U0276794

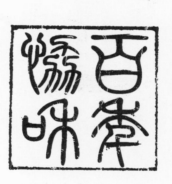

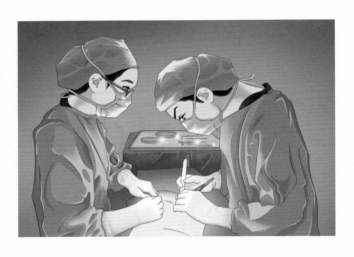

严谨求精勤奉献
妙手回春百年情
——致敬北京协和医院建院100周年！

（北京协和医学院　北京协和医院）

协和临床外科手册

名誉主编：邱贵兴
主　　编：于健春
副主编：康维明　马　超
主编助理：叶　欣　王　裕

编　委：（以姓氏笔画为序）

于健春	马　超	马志强	王　炜	王　裕	王升儒
邓　侃	邓建华	叶　欣	冯　宾	边焱焱	李小毅
刘　暴	刘剑州	刘洪生	刘雯静	阮　侠	孙蒙清
花苏榕	杨远帆	来志超	肖剑春	吴　昊	吴　南
何怀武	余可谊	宋小军	张　磊	张圣洁	张学斌
陆君阳	陈　伟	陈跃鑫	邵　江	范欣荣	林　进
林　燕	周　熹	周小昀	郑永昌	姚　勇	姚　儒
秦应之	徐　徕	徐　梅	徐　源	徐晓辉	徐维锋
黄久佐	康维明	常　晓	梁乃新	梁锦前	韩显林
谢　勇	蔡思逸	蔺　晨	翟吉良	魏俊吉	

中国协和医科大学出版社
北　京

图书在版编目（CIP）数据

协和临床外科手册 / 于健春主编. —北京: 中国协和医科大学出版社, 2020.10 (2025.4 重印).

ISBN 978-7-5679-1280-9

Ⅰ.①协… Ⅱ.①于… Ⅲ.①外科学—手册 Ⅳ.①R6-62

中国版本图书馆CIP数据核字（2019）第016509号

协和临床外科手册

主　　编：于健春
责任编辑：高淑英

出版发行：**中国协和医科大学出版社**
（北京市东城区东单三条9号　邮编100730　电话010－65260431）
网　　址：www.pumcp.com
经　　销：新华书店总店北京发行所
印　　刷：三河市龙大印装有限公司

开　　本：787mm×1092mm　　1/32
印　　张：27.75
字　　数：600千字
版　　次：2020年10月第1版
印　　次：2025 年 4 月第 6 次印刷
定　　价：78.00元

ISBN 978-7-5679-1280-9

名誉主编简介

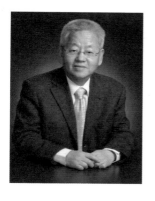

　　邱贵兴，中国协和医科大学（八年制）毕业，北京协和医院教授、博士生导师，中国工程院院士，白求恩公益基金会理事长，中华骨与关节外科杂志、中华关节外科杂志主编，国际矫形与创伤学会（SICOT）中国部主席，骨骼畸形遗传研究北京市重点实验室主任，香港骨科医学院荣誉院士等。20世纪80年代初就对骨关节炎进行病因学研究并构建动物模型，软骨退变与再生论文获北京市优秀论文奖。国际上首次提出特发性脊柱侧凸中国分型—协和分型，并在国际权威杂志*Spine*发表。首先发现先天性脊柱侧凸患者最重要的致病基因（TBX6）并在*The New England Journal of Medicine*发表。曾获国家科学技术进步二等奖2项、三等奖1项，及教育部自然科学奖一等奖，北京市科学技术、中华医学科技、卫生部科技进步二等奖，国家教委三等奖等。

主编简介

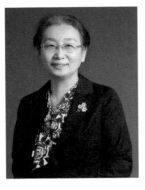

于健春，医学博士，主任医师，教授，博士生导师，北京协和医院基本外科副主任。

中华医学会肠外肠内营养学分会前任主任委员；中华医学会外科学分会营养支持学组副组长；中国医师协会外科医师分会临床营养医师委员会副主任委员；北京市住院医师规范化培训外科委员会副主任委员；北京医学会肠外肠内营养学分会主任委员；北京医师协会临床专家营养委员会主任委员；欧洲肠外肠内营养学会（ESPEN）委员；美国肠外肠内营养学会（ASPEN）委员；美国胃肠与内镜外科医师学会（SAGES）委员；国际胃癌学会（IGCA）委员；《肠外与肠内营养》杂志副主编。

学术成就：培养外科研究生38名，其中博士研究生33名、硕士研究生5名；培养外科博士后2名，发表文章200余篇，主编及参编专业图书16部，主编继续教育专著6本；主编科普专著1本。曾荣获1996、2002年度卫生部、北京市及国家级科技进步二等奖；2018年获中华医学会肠外肠内营养学会（CSPEN）杰出贡献奖；2018年获欧洲肠外肠内营养学会荣誉会员等。

专业擅长：主要从事普外科，胃肠外科与营养代谢专业相关临床和基础研究工作。作为主要研究者完成多项全国多中心临床营养研究；带领中华医学会肠外肠内营养学分会制定中国临床肠外肠内营养指南和共识；开展营养风险筛查与营养规范治疗、胃肠肿瘤化疗与免疫营养研究，保留胃功能的腹腔镜微创手术、减肥手术与多学科综合治疗等。

副主编简介

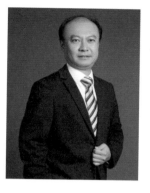

　　康维明，医学博士、主任医师、教授、博士生导师、博士后导师。1998年毕业于中国协和医科大学。2018年荣获《胡润·平安中国好医生榜》上榜医生、2017年荣获人民日报第一届国家名医盛典"国之名医——优秀风范"奖。北京协和医院多学科临床营养团队2017年荣获健康报"减重多学科治疗顶级学科宣传团队奖"、本人荣获2012年度北京市科学技术奖三等奖（第二排名），2013年度华夏医学科学技术奖二等奖（第二排名）。历任第四届中华医学会肠外肠内营养学分会秘书长、中华医学会肠外肠内营养学分会委员、北京医学会肠外肠内营养委员会副主任委员、中国医师协会快速康复外科委员会委员、中国抗癌协会胃癌专业委员会委员等。参与制定了中国多项临床营养共识及指南。

副主编简介

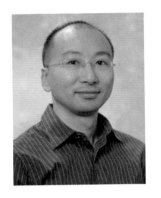

　　马超，医学博士，北京协和医学院教务处长，中国医学科学院基础医学研究所、北京协和医学院基础学院人体解剖与组织胚胎学系主任，博士生导师，"协和学者"特聘教授。中国解剖学会副理事长，北京解剖学会副理事长。

主编助理简介

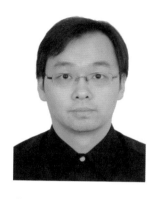

叶欣，中国协和医科大学医学博士。中国医学科学院北京协和医院基本外科主任助理、副主任医师。现任中华医学会肠外肠内营养学分会第五届青年委员会委员、中国医师协会外科医师分会临床营养医师委员会青年委员会副主任委员、中国老年保健医学研究会老年胃肠外科分会首届青年委员会副主任委员、中国抗癌协会胃癌专业委员会青年委员、北京医学会肠外肠内营养学分会第二届青年委员会委员、海峡两岸医药卫生交流协会肿瘤防治专家委员会青年委员会委员、《中国普通外科杂志》中青年编委。主要从事胃肠外科与肠外肠内营养相关临床及研究工作。先后参与及承担国家863计划、卫生部行业基金、北京市自然科学基金等科研项目6项，发表SCI及核心期刊论文30余篇，参编专业书籍4部。

主编助理简介

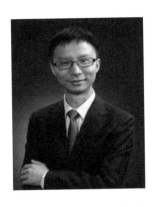

　　王裕，医学博士，副主任医师。中国医师协会脑胶质瘤专业委员会委员，主要致力于中枢神经恶性肿瘤和脑转移瘤的诊断和以手术为基础的综合治疗。

　　1998年进入中南大学湘雅医学院临床医学七年制学习。2004年转入中国协和医科大学八年制学习，于2006年获得中国协和医科大学医学博士学位。

　　2013—2014年赴美国MD Anderson Cancer Center的神经肿瘤中心进行博士后研究。在美国著名神经肿瘤学家WK Alfred Yung指导下进行脑胶质瘤的发病机制、分子靶向治疗及综合治疗的基础和临床研究工作。

序

外科住院医师培养是现代外科理论与技术进一步延伸和发展的必由之路。《协和临床外科手册》凝聚了大外科各级医师多年来临床实践的心血和经验，用他们的知识和智慧结晶来引导外科医师的临床实践，以利于更好地适宜外科医师的培训，有助于年轻医师的成长和发展。

我从一个普通的外科医师成长为骨科教授、主任医师，过程艰苦、复杂，虽然随着现代医学技术的飞速发展，每个医师的成长过程会有所不同，但让我最为珍惜、不能忘怀的还是外科住院医师的培养过程，这是决定每个外科医师命运的必由之路。

这本书从总论、普外科、骨科、心胸外科、泌尿外科、神经外科、整形外科等专业章节，将外科住院医师规范化培训中的常见问题系统梳理，参考北京市住院医师培养大纲和理论与技能要求，从外科临床常见疾病的诊断、鉴别诊断及治疗等外科知识与各种技术，到如何做好实习医师和住院医师，如何与患者交流、签署知情同意书，以及上级医师如何进行病历修改等相关人文内容，都做了详细的阐述，凝聚了协和外科教学医师的精华和智慧。

在21世纪飞速发展的中国，我衷心地希望年轻外科医师能踏实勤奋地做好住院医师、总住院医师、主治医师的工作。珍惜培训机会，教学相长，探索出外科医师培养和成长的成功之路，为更好地救治患者、造福人类做出新的贡献。

北京协和医院外科　骨科　邱贵兴院士

2020年6月

前　言

　　外科住院医师培训是医学教育的延续，是外科职业生涯走向成功的基石。外科医师规范化培训和管理是国际和国内的共识，是达到均质化培训的质量保证。

　　北京协和医院具有悠久的教学历史和住院医师培养的成功经验，《协和临床外科手册》将外科住院医师规范化培训中的常见问题系统梳理，参考北京市住院医师培养大纲和理论与技能要求，针对外科临床常见疾病、诊断、鉴别诊断及治疗等方面，由培训工作中优秀的带教各级医师—住院医师、总住院医师、主治医师、副主任医师及主任医师组成编写委员会，编写了总论、基本外科、骨科、心胸外科、泌尿外科、神经外科、整形外科等专业章节。

　　针对外科实习医师、住院医师及研究生或进修生常见问题，如如何做好一名外科实习大夫？如何做好一名外科住院大夫？上级医师如何修改外科病历？本书涉及了外科病历书写规范、外科临床工作规范、外科知情同意、医患沟通、急诊工作原则、外科总论及专科分论等。如外科无菌术、围术期处理及并发症防治，外科水、电解质平衡与肠内肠外营养，外科重症患者管理外科麻醉与术后镇痛及并发症处理；外科手术操作和手术室是外科住院医师的教学核心内容，本书涵盖了外科基本操作、门诊手术技巧，微创外科技术及加速康复管理外科临床进展等，有利于外科医师尽快复习和了解相关操作步骤；特别是外科医师将临床解剖线条图与基础解剖相结合，为外科医师呈现新视野。

　　本书凝集外科医师同道的经验、智慧和教学理念，在此感谢外科同道作者们在外科临床繁忙工作中，认真查阅文献和经典教科书，特别感谢并致敬中国工程院院士、北京协和医院外科学系主任邱贵兴教授作序，寄语年轻医生，感谢中国协和医科大学出版社编辑们的共同努力，历经两年时间终于完成本书。相信在住院医师培训以及外科临床实践中，本书将会成为临床外科各级医师必备的教学实用参考指导用书。

北京协和医院基本外科

于健春

2020年6月

目　录

◎ 医生的训练从写病历开始——如何修改下级医师的病案

1.以"模式病历"作为最基本的"标准格式"要求。

2.发现并解析病历中的共性缺陷

- 拷贝——张冠李戴、千篇一律、严重错误；
- 粗心——各种低级错误；
- 被动应付——低水准、不全面、简而不明；
- 缺乏责任心——危害病人、毁掉职业生涯。

3.重视语文"童子功"

- 标点符号、格式、术语、逻辑、计量单位。

4.手术记录的书写形式是否体现出各自特征

- 叙述式——常用而严谨；
- 步骤式——条理而清晰；
- 表格式——简明而准确。

5.是否遵循伦理、合法、合规、遵共识、遵指南。

6.照片、插图、图表是否合理应用。

7.病历内涵

- 知识的广、深、精；
- 涵盖的医、教、研；
- 体现的专科特色；
- 对普通病例的独到关注；
- 对复杂、严重、罕见病例的学习与认识；
- 参考文献的引用与科学分析、判断；
- 对描述措辞技巧的把握——模糊或精准。

8.从病历洞见年轻医生的问题

- "三基、三严"不扎实——督促磨练；
- 侥幸心理——纠纷警示；
- 懒惰拖延——抽查处罚；
- 粗糙求快——培养良好习惯。

（林　进）

◎ 外科知情同意

《知情同意书》是病案中最为重要的法律文书之一，也是临床医学领域体现出的自然科学和人文科学最重要的结合点。在整个临床医学的实践中，医务工作者对患者所采取的一切医疗诊治行为，包括手术及很多操作，或多或少都会给患者带来一定的创伤或风险，有些是可预知的，有些是不可预知的，也叫意外。在实施诊疗行为前，主管医生有责任和义务将罹患疾病详细如实地告知患者或其法定委托人，其中包括疾病发展方向、可能的结局，并对所要实施的医疗行为的目的、方法及预定结果加以说明，更重要的是要将该医疗行为可能出现的意外、失败或因此可能出现的并发症进行一一说明。术前的知情同意包括书面的《知情同意书》和术前谈话两个部分。

一、《知情同意书》

《知情同意书》力求客观、科学。语句力求专业、严谨。内容包括主病（该次入院治疗的主要目标）诊断，合并症名称。疾病进展程度、手术适应证、手术预定方案，以及根据术中情况可能进行变更的备选方案。

1.各种意外情况：包括围术期出现无法预知的心脑血管问题；麻醉过程中出现的突发情况等。

2.手术过程中，经过探查获得跟手术前的临床状况判断相左的情况，需要更改手术方案，或者无法达到手术预期目标的情况。

3.术前虽有预估，但手术中出现更为严重的状况，需要紧急抢救，甚至术中危机患者生命的情况，比如大量出血等。

4.术前虽有预案，但术中需要扩大手术范围，需要联合脏器切除；术前预想保留患者重要脏器功能而术中无法达成的情况，如直肠手术无法保留肛门等。

5.术后出现较为严重的并发症，如术后大出血，需再次手术干预的情况。

6.虽然成功实施了手术，但是疾病的发展进一步恶化，导致跟预想结果相反的结局。

7.手术后出现跟手术创伤相关或不相关的意外事件，如应急性出血、穿孔等。

8.手术后出现手术区域或非手术区域甚至全身性感染等。

9.手术后原发疾病仍然无法获得控制或治愈，出现反复者，如恶性肿瘤等。

10.手术后中长期可能出现的与该次手术相关联的并发症，如肠粘连、营养不良等。

二、外科术前谈话

术前谈话既是《知情同意书》内容的解释说明，也是对该内容的外延部分必要的补充，语言力求内容科学真实，通俗易懂，避免照本宣科、言过其实。可以采用恰当的比喻加以说明，让对方能够充分理解谈话内容。谈话中应该将理论上的手术以外的替代治疗方案进行说明，介绍替代方案的利弊，说明该手术的必要性。

1.谈话医师　一般为患者的住院医师或主治医师，危重患者及复杂手术应由上级医师主持，必要时请医务处、律师共同参加。

2.谈话对象　《侵权责任法》第55条、56条规定，告知对象是患者本人，不宜向患者说明的，应当向患者的近亲属说明。《民法通则》中规定，近亲属包括配偶、父母、子女、兄弟姐妹、祖父母、外祖父母、孙子女、外孙子女。医师需要提前告知其谈话的时间和地点。

3.谈话前准备

时间——多在术前1天谈话。

地点——选择安静、可保护隐私的地点，如有条件最好在单独的谈话间进行。

文件——知情同意书作为重要法律文件，在谈话前必须准备好，谈话时签署，需要进行补充或改动时必须再次取得谈话对象书面同意。

4.谈话内容

（1）开场：自我介绍，建立信任关系，介绍谈话目的。

（2）信息收集：①询问患者对疾病和手术的认识；②询问此次手术相关的社会心理信息，如社会支持、心态、情绪等；③不轻易打断，避免诱导或命令式问题；④核实信息。

（3）信息给予：①告知诊断，解释为何需要做手术；②介绍手术方案，手术预想目标；③告知手术风险及并发症；④尽量少用医学术语，多采用图画、数字概率等方式辅助，根据患者理解能力调整语速；⑤鼓励患者提问，多核实其是否理解。

（4）理解患者：①认同患者合理担忧；②察觉患者的顾虑；③表达对患者的关心、鼓励，建立对手术的信心，要始终保持尊重的语气。

（5）结束：①询问是否还有其他问题；②说明术后治疗方案和注意事项。

5.技巧

（1）着装、谈吐要专业化，良好的第一印象对于建立信任关系十分重要。

（2）有些问题必须严肃认真地说明：①肿瘤极有可能切不尽、有复发风险；②肿瘤性质难以判定；③切除脏器的可能与决定；④造瘘的可能与必要性；⑤涉及病情危重、抢救风险、无法估计成功把握等情况。

（3）告知多种风险、强调严重性并不是为了推脱责任，而是为了让患者及家属感受到医院对于病情有充分的理解，并做好了周密计划与应急准备。

（马志强　陈羽飞）

一、患者管理

1.**按时查房**　工作日每日早、晚各1次查房，周末、节假日每日1次早查房。

2.早、晚查房前管床医师要先看1遍患者，包括在ICU的患者。

3.ICU转回的患者须由主管医师负责同ICU医师接班、开医嘱，如不能到场，要交代好同级别的医师负责，以防出现值班医师或见实习医师不熟悉患者情况的现象。

4.**病历管理**　运行病历-管床医师完成电子签名、每日病历按时完成、下班前将病历夹整理好；出院病历需当日整理交上级医师审核修改。

5.**签字**　完成谈话签字后手术同意书要及时请主刀医师签字；病理单按冷冻和石蜡病理数量准备好并签字。

6.**术前常规**　患者入院后，管床医师按疾病诊治流程完成相应医嘱、检验检查，并注意充分和患者沟通病情以及手术前要做的准备工作，如甲状腺结节患者术前颈部锻炼、胰腺胃肠患者术前进行呼吸功能锻炼；在术前一日要完成患者的下医嘱、术前准备、排手术、记录病程，并仔细浏览病历，查看返回的实验室检验及影像学检查结果，查漏并及时补缺，如有异常值及时向上级医师请示，如有可疑手术禁忌证及时请相应科室会诊。

7.下班前应当同值班医师交代所管理的严重患者情况和注意事项，并记录在交班本上，值班医师在下班前按时完成交接班本的记录，并签字。

8.疑难病例或危重病例要根据讨论及时记录在讨论本上，并按前面格式参考写多科讨论、签字。

9.如患者存在心肺功能等合并症，入院后及时请会诊，包括相应科室、麻醉科、ICU等科室。

10.术后要注意有目的地观察患者恢复指标，如术后24小时注意观察患者生命体征、血压、出入量的调节；术后短期监测相应可能的并发症和恢复情况，如胰腺、胃肠等腹部大手术术后血糖控制情况、询问过渡饮食情况、询问排气、排便、肠道恢复情况、注意监督下地锻炼情况、每日听呼吸音并监督呼吸功能锻炼，及时根据情况修改医嘱、注意多与患者沟通病情、及时发现新情况，并将发现的异常值、检测检查结果、查房意见、分析及处理结果，有序地记录在病程上。

二、手术方面

1.第一台手术的管床医师要提前至手术室签到、更衣、准备。

2.管床医师职责　进手术间后核对患者、调整灯光位置、放置影像学资料、摆体位、根据需要导尿、备皮、画手术切口。

3.完成或指导完成消毒、铺巾。

4.术前复习相应解剖、阅片，提前同上级医师交流并进行手术方面答疑。

三、见习、实习医师职责

1.见习、实习医师会被分配一位管床医师进行带教。

2.值班时视情况跟随带教的管床医师值班，学习病房值班的常见情况及处理。

3.积极参加轮转科室的大查房、教学活动，如教学查房、疑难病例讨论、英文学习、手术学习等。

4.积极上手术，多观摩手术，多提问，多交流，提出希望教学、实践的内容。

5.按时参加查房，在管床医师之前查看管理的病房或ICU患者，学习知晓要观察患者哪些指标和内容，了解患者出现的新问题或情况，早交班前汇总患者情况，并向管床医师汇报。

6.着装注意整洁，每年10月至次年5月期间需常规穿衬衫、打领带。

（蔺　晨）

◎ 外科病历书写规范

病历的书写贯穿医生的整个职业生涯。病历是医生对治疗过程的记录，它不仅体现了医生的诊治思路、鉴别诊断对下一步处理的考虑，也是未来进行临床研究的宝贵素材。在出现医疗纠纷时，病历更是非常重要的证据。

在不同的阶段，对病历书写有着不同的要求。对于刚开始工作的住院医师，首先要能够达到病历书写的基本要求。不要小看这些基本要求，大多数住院医师在工作的第一年中很难完全做到，而对高年资的住院医师以及更高级别的医师，能达到病历书写的进阶要求，是临床积累的开始，既方便了后续的医疗行为（转诊、随诊等），又是很好的科研素材。

一、基础要求

在临床工作中，病历书写应遵守以下规范：

1.使用签字笔或钢笔书写，符合所在地区病历保存的要求（不要用圆珠笔）。

2.及时完成　要求入院后8小时内完成首次病程记录，24小时内完成入院记录，48小时内完成上级医师首次查房记录。术前1日有主刀医师查房及术前讨论。出院总结和死亡记录应在当日完成。不要集中补写病历，因为补写的病历不可能详实。

3.入院的第一诊断应和患者本次住院所想解决的主要问题相关；在既往史中记载的患者的合并症、既往手术情况及并发症，均应在入院诊断中体现。

4.出院的第一诊断应和患者本次住院解决的主要问题相关（通常为手术治疗的指征）；诊治过程中新发现/出现的合并症及并发症，均应在出院诊断中体现。

5.在病程记录、出院记录、首页中，均应详细记录病理结果，方便统计和门诊随诊。

6.科内或全院性会诊及疑难病症的讨论，均应做详细记录（不要漏记会诊记录）。

7.交接班、转科、转院时书写较为详细的交接班、转科或转院记录;接收交班或转入的患者时,不能简单地复制病历记录,应自主整理既往诊疗情况。

8.可以使用模板,但要对模版非常熟悉,知道哪些地方需要核对和修改。切不可简单地复制、粘贴。

9.语言要求 通顺、完整、简练、准确,字迹清楚、整洁。删改应标注清晰,符合所在地区病历删改的要求。不得随意删改、倒填、剪贴。

10.核对自动引用项,尤其是首页中项目(患者费用类别、入院途径、血型;手术/操作名称及术者;病理情况)的自动引用往往有错,或更新不及时。

11.院内感染、非计划二次手术、住院超过60天应及时上报。

12.所有病历中,主管医师应签全名。手术同意书中,主刀医师应签全名。

对于工作1年以上的住院医师而言,病历书写的基本要求应成为一种肌肉记忆。如果没有做到,应能够感到某种不适(就像出门没有带手机),而能够很快地自我察觉。然而,对于刚开始工作的住院医师,有时候很难发现自己的问题。每周花一些时间,坐下来让上级医师当面帮助修改病历,可以很快地发现自己的问题,获得高效的反馈意见,并尽快地达到病历的基本要求。

二、进阶要求

1.主诉的提炼 病历就是让同行花5分钟读完你花了20分钟问诊所获得的信息。而主诉就是让同行花5秒钟获得该病历50%~80%的信息。早查房时、电梯里向主任汇报病例时,都靠这一句主诉。

2.故事的陈述 尽管病历不是文艺作品,但是病史陈述的文艺性和可读性也影响着病历的质量。尤其是病程复杂,病情发展中多条主线(例如,一名溃疡性结肠炎患者,病情反复;接受了结肠切除手术,术后肠梗阻、吻合口愈合不良;近期发现胃肿物)同时存在时,如何陈述这个故事(病史）就是一门艺术。分段叙述、使用小标题和（或）子标题等方法能够帮助勾勒主线，明确逻辑关系；同时也有助于病情的分析。

3.病例的分析　再简单、常见的疾病都不只有一种治疗选择，即使阑尾炎也至少有保守治疗、开放手术和腹腔镜手术三种选择。每一个患者病情的特点，加上对病例的分析，方能形成一套最适合的治疗方案。病例分析的过程，是治疗策略形成的过程，是整个诊疗行为过程中最精华、最有魅力的部分。详细记录病例、分析、抽丝剥茧的过程，是非常珍贵的学习和思考过程，是和同行之间无声的交流，也是对诊疗思路最好的展示。这会大大增加一份病历的含金量和耐读性。

4.表格及图片　文字并不总是最好的陈述方式。有时候一张表格，一幅图片，能表达一大段文字无法表达的意义。术前、术后重要化验指标的变化趋势（如血红蛋白、肿瘤标志物等），患者躯体形态的变化等，都可以用图表来表示。这会大大增加病历的直观性和可读性。

5.文献回顾　除了常见病，临床上偶尔还有一些罕见病，也并不是所有的疾病都有指南或诊疗规范。当遇到罕见情况时，或许文献能给你最多的帮助和指引。把查阅文献的结果和结论记录下来，不仅是自己学习、总结和锻炼写作的大好机会，也可以帮助后人了解该病，更可以写成一篇病例报道发表。

6.患者教育　病历不仅是给同行看的，也是给患者看的。对于一些遗传性疾病的患者，出院记录中的一份家系图和遗传咨询文字，可能解决了他一生的困惑。而对于一些慢性疾病患者和长期生存的肿瘤患者，生活方式指导和注意事项是他们最在意的，不要只是一句简单的"门诊随诊"。

一份优秀的病历没有统一的模式。无论是对罕见病例的分析及文献回顾，还是常见疾病的罕见表现的剖析，抑或是对常见疾病的复杂病程的良好总结，一份优秀的病历总是让人赏心悦目。优秀在于心，而不在于形。用心写病历的医生，总会写出优秀的病历。

（花苏榕）

◎ 如何做一名外科住院医师

1.尽快进入角色，熟悉环境

要做一名好住院医生，首先要做一名合格的住院医生。进入新的单位或是新的科室工作，尽快进入自己的角色并熟悉周围的环境是最基本的要求。住院医师需要掌握病房患者的第一手资料，从入院时完整、详细的病史查体，到术中的详细情况，再到每日的病情动态变化，住院医都应该是心里最有数的，并且能够经过个人的归纳、提炼，向上级医师和同事有重点、有思路地汇报病情、交班，而不是机械地复述事实和化验数据。用一位带教的话说，住院医就好比是战争中的"侦察兵"，采集一线资料为上级制定整体方案做参考。如果一名住院医生在查房时总是被上级追问各种检查结果，或是需要上级医生告知患者的最新变化，那么他就该反思自己的工作了。熟悉环境方面，包括硬件和软件两部分。所谓硬件，就是医院的基础设施，比如病房的各个工作区域如何分布，相关辅助科室的位置，手术室的位置和仪器陈设等；所谓软件则繁杂许多，比如病房医护的团队架构，患者住院的全套流程，HIS系统的使用，科室的习惯氛围等。很多人都有所体会，刚刚参加工作或是轮换科室时，由于各种各样细节方面的不熟悉，工作起来非常容易手忙脚乱、事倍功半。而流程熟悉后，同样的工作做起来就收放自如。一般来说住院医轮转都比较频繁，两三个月就要换一个科室，熟悉、适应的过程越短，就能越早地融入科室工作、跟上整体的节奏，也能学到更多的东西。

2.基础过关，不断更新

作为一名医生，再怎么强调基础知识的重要性都不为过。大家虽然都是久经考场、经验丰富的高手，但进入临床后还是免不了各种尴尬：哎呀，患者房颤了，怎么处理？这是第几组淋巴结来着？患者发热、寒战，我该用什么抗生素？临床中各种各样的问题都需要我们快速应对，尤其是遇到急症患者，扎实的基础知识往往能够提供给我们正确的"第一反应"。学生阶段学习的生理、生化、病理、病理生理、药理等课程，一来距离工作时间已长，难免遗忘，二来

10

脱离临床实际去死记硬背一个个知识点，确实以应付考试为主。进入临床，每天遇到大量的实际案例，正是复习、巩固基础知识的宝贵教材。比如碰到一个胃癌的病例，收完患者回去仔细复习胃的动静脉走行、淋巴引流、周围组织毗邻关系、手术步骤，等上台时才能跟得上主刀的节奏，看得懂术野的结构。看完手术对着课本再次回想一遍手术过程，则会更有体会。

对于外科大夫，消毒铺巾、切开缝合、打结剪线等基本功是要在台下经常练习的。台上的机会和时间都很有限，不会放任你从零基础开始练习。上级大夫会在前几次操作中观察你的习惯、细节，只有小操作过关后才会放手让你做一些更复杂的操作。试想，如果一个住院医在台上连续几次都打不紧结，那么他的上级医生还会继续让他打结吗？还会让他协助开关腹吗？所以"台上一分钟，台下十年功"这句话对我们也很受用。自己准备一套手术器械，没事缝缝假皮、打打结，有机会的话还可以参与一些专业的培训班，在专业模具辅助下练习。台下工夫做足了，台上才可能有机会。

3.能力可培养，态度很重要

刚工作时大家都是缺乏经验的"菜鸟"，怎么才能快速成长、逐渐成为一名合格的大夫呢？我觉得至少有两点，首先是态度，其次才是能力。开始管患者时，系统不会用、医嘱不会开、操作不会做、术前谈话不知从何入手都是正常的，一定要虚心向身边人请教。千万别觉得自己博士毕业如何如何，问别人一些简单的问题是多丢人的事，很多工作中的细节你不问是不会有人特意去提醒你的，而且谦虚、相互尊重是团队合作的基础。不懂装懂、自以为是，不但会让你被同事敬而远之，还会威胁到患者的安全，所以端正态度、保持谦虚好学的态度是非常重要的。

再说能力，人与人之间在能力上确实是存在差距的，我们要清楚地认识到自己的差距，并尽力去锻炼、培养。一个快速培养能力的"秘诀"是多接手危重病例。假如都是临床常见疾病，围术期也一切顺利，那么这种患者管一个和管一百个不会给你带来本质上的变化，无非是流程更加熟练而已。假如是一个危重或罕见病例，比如大动脉炎导致多发动脉狭窄、颅内一过性缺血、偏瘫，术前不但需要完善各种专科评估，还要请神外、神内、免疫、ICU、麻醉等多学科共同协商治疗方案，术中开胸、开腹、多支血管搭桥，术后需要精密监测四肢血压、颅内血流，并维持出入量、电解质平衡，定期观察多处切口的愈合情况，整个过程还要和患者家属保持良好而密切的沟通，这样一个病例管下来相信你的收获绝对比管十个普通病例还要多。日积月累，你对病情的判断把握、危重病情的抢救处理、患者家属的百般问题都能应对自如，成为组里的骨干力量。当然，重患者会占用你大量的时间和精力，不过大家在这个阶段本来就是一个学习过程，即使不收重患者也不会轻松，与其千篇一律收常规患者，何不收一些有意思的病例，增长自己的阅历呢？

4.合理利用时间，多面发展

一名优秀医生需要"医教研管"全面发展，所以，我们住院医在日常工作中，临床只是一部分，在此基础上，我们还有带教医学生、做临床研究、撰写标书论文、参加学术活动、参与医院业余文化生活建设等多项任务。如果是研究生参加住院医规培的话，还要经常和导师出门诊、汇报课题进展等。如何面面兼顾，确实是个难题。在此我仅提供几个小建议：首先，所有事情的原则是患者安全第一，不能因为任何事情耽误了正常的治疗而使患者出现意外，在这个前提下其他事情才有意义。其次，提高自己的临床能力，处理患者的问题干净利落、不拖泥带水，才可能解放出更多时间。再次，养成良好的时间管理习惯，比如利用日程管理软件做好规划、随手记录有待完成的事项、合理评估多项任务的重要性和紧迫性等。最后，适当取舍，虽然我们要多方面发展，但切忌贪多、贪全、什么事都想参与一下，只有投入的时间、精力达到一定程度才可能对自己、对团队产生正面效果，否则无非是四处打酱油，到头来临床没做好，文章也写不出来，也没负责过项目。

（吴　南）

◎ 怎样做一名好的实习医师

1.既然最终选择行医，就永远不要抱怨，永远不要发牢骚，积极阳光的你一定会给大家带来正能量。

2.愿意做一些看似杂活的跑腿，并负责地完成每一件小事。

3.永远不要迟到。

4.在出现异常和紧急情况的时候，努力推动处理流程，促使应对程序加快进行。

5.查房时不要当着领导和患者纠正其他同事，在不直接影响患者安全的时候，可以下来谈。

6.对待他人的纠正、指导和指示，千万不要顶嘴，永远都虚心接纳，并乐意尝试修改。

7.在进手术室之前，务必清楚患者的疾病，手术方式，手术指征以及重要解剖标志。

8.每次进手术室等待时，先将患者关键的影像学资料挂在手术室观片灯上。

9.每隔一段时间，询问周围同事、护士与带教医师，了解他们对你的工作评价和建议。

10.对重点的患者，不仅了解他的疾病，还要了解他的人生，包括他的社会生活，性格特点，家庭关系以及潜在顾虑。

11.不要过分强调自己的感受，而要做团队的一员，有时候会有所牺牲。

12.做成一件事情的结果，会自动解释所有的过程，这永远都好于一百个没做成的理由。

13.一位专业的外科医师，需要具备一副不会破的铁膀胱，能贮存的弹性胃，还需要一颗金子般的心。

14.不要让你的住院医师或同班同学，在患者和上级医师面前难堪。

15.毫不犹豫先完成每日病程记录，再交给住院医师修改。

16.遇到情况一般情况不要越级上报，而要遵循临床的制度，主治医师和教授会通过你的带教住院医和其他同事们了解你的工作和努力。

17.除非对方特殊说明，一般到了新环境，都可以对台上、台下和病房护士称老师。

18.当你的患者临床情况需要你留下的时候，患者的安危和处理，需要优先于自己个人的安排、科研需要等。

19.要感谢每一个直接向你提出批评意见的老师和同事。否则大家都是好好先生，回避缺点，会使青年人误认为不用努力也能轻易地把事情做好，给将来发展带来不利的影响。

20.关于责任感，就是当我们对待一件事情的时候，即使在我们觉得没有动力、没有精力，甚至认为没有意义的时候，仍然驱动我们尽力把它做好的力量。这是临床医生这个职业特别重视的基本素质，是使你变得深沉、厚重、可靠的出发点。

21.临床实习中，你会遇到不同价值观的碰撞，有时候外界的排名与荣耀，和同行中内心的评价与信赖，并不完全重叠。追随内心，形成自己的价值观，有时候比知识还重要。

（杨远帆）

参 考 文 献

■ Lorne H.Blackbourne.Surgical Recall.Lippincott Williams and Wilkins，2011.

外科急诊

一、诊疗工作

1.五个最重要的判断　急诊？外科？会诊？留观？手术？

从更宽的视野看待急诊，特别是对于外院转运过来或本院门诊转来的患者。

对于急诊、外科医师而言，第一需要明确的是，患者的情况究竟是否属于自己的诊疗范围（急诊/门诊；内科/外科/妇产科/儿科/神经科等）。若属于急诊外科的诊疗范围，是否需要专科会诊（骨科、泌尿外科、血管外科等）。

对于不放心的、没有把握的患者，一开始可以放开留观。留住患者的办法很简单，给患者开两袋糖盐水，等患者输完液再检查患者变化情况。

2.如果是危重患者，如血压低、休克、血气分析提示乳酸高，神志异常等，可以直接联系抢救室。

3.总结模块　对于常见问题，如外伤、腹痛、消化道出血等常见的情况，怎么写病历、开哪些检查、对患者交代哪些情况，都应该心里有数，按照相应的常规进行处理。避免遗漏。

4.影像学检查　自己一定要亲自看片子，不能单纯依赖放射科的报告。

5.对于没有把握的患者，尽量找内科或者其他相关科室会诊一下，在急诊多科协作是规避医疗风险的最重要原则。

6.育龄女性开放射性检查之前，要问是否怀孕，并记在病历本上。育龄女性腹痛或腰痛来诊，要进行尿妊娠试验，请妇科会诊。

7.每次接诊时，都应把患者病历写好，否则接班大夫或者随诊时，就会缺乏判断依据。写病例耽误的时间永远比重新问病史要少。

8.每个患者都要去分诊台测量生命体征及血氧饱和度，避免遗漏危重患者。永远记得要自己查体！

9.育龄女性一定要警惕妊娠可能。开放射性检查和任何药物之前一定要确认患者是否处于妊娠或哺乳状态!

10.累及多器官病变的患者,比如颅颌面多发伤患者,多科会诊后,均表示无急诊手术指征,此时需要明确,没有手术指征,不代表没有留观指征。应留下明确会诊意见,确定各专科是否有留观指征。

二、交流沟通

(一) 沟通原则

1.要对患者所患疾病过程、目前状况及可能的发展方向有全面的了解和判断,这是最基本前提,否则就会沟通困难。

2.与患者及家属交流时要有眼神交流,不要躲闪,要有亲和的态度,不要表现出不耐烦。

3.关于病情的交代语气要坚定,但不要过于武断及绝对,要给自己留有余地。

4.不要制造过长时间的冷场,在书写交代事项时可以向家属询问一些患者日常的情况,这样可以掌握谈话的主动权,了解家属想法,避免家属出难题,体现热情周到的服务态度。不要在家属签字时你冷冷地在旁边看着,像盯犯人一样。

5.能够共情,体现出能够体会到患者的痛苦、家属的焦急、家庭及经济方面的压力及困难。

6.向家属及患者适当解释要做的检查及治疗的必要,及自己对患者疾病的逻辑思考,可以得到患者及家属的信任,更容易让他们完成医生想让他们完成的治疗及检查,减少纠纷。

7.要有多种策略准备,注意协作,不要让医生独自应付不利局面,看到局面僵持,需要有其他医生出面从另外的策略出发与患者及家属交流。要主动出现,不要等着患者或家属要求找领导。

8.要寻找能够解释本专业相关问题的通俗例子,这样可以更好地让患者及家属了解病情及治疗过程。不要用"您别再问了""说了您也不懂""您就照我说的做就行了"之类的语言。

9.多从患者及家属的角度出发考虑问题，可以适当地帮他们分析利弊，通过和他们交流家庭情况了解家属的意图，有助于有导向性的交流。

（二）常见困境

1.遇到抉择问题时，家属说"我们听医生的"。

如：有创抢救签字、大型高费用检查等。

解决方法：再次告知利弊，具体到患者进行个性化利弊分析，交流中可以举出周围的例子作为佐证帮助家属做出决定，有利于取得有导向性的结果。避免使用"您就这么决定""您就听我的"具有指示性的语言，也不要不给家属任何意见、建议和帮助，全都丢给家属，造成推卸责任的嫌疑。

2.患者及家属不能理解疾病的危险性及检查和治疗的必要性。

如：心梗患者需要PCI、危重患者外出检查等。

解决方法：尽量用通俗易懂的语言解释病情，可以利用比喻的方法协助患者及家属理解病情。向家属列出可能的不良后果，尤其是给家庭带来的经济负担及给患者造成的长期痛苦。再次清楚地列出利弊，重复家属及患者的决定，并得到他们的确认。

3.过度纠结于检查及治疗的副作用，而忽视其必要性及积极作用。

如：哮喘急性发作拒绝使用静脉激素；急性心梗拒绝接受支架植入，因为怕长期吃抗血小板药物；血糖严重升高拒绝应用胰岛素。

向患者及家属交待病情，应用检查、药物及治疗的原因及必要性，谈话中应该表明利大于弊，介绍副作用的发生率，有无预防、检测及治疗措施，消除患者后顾之忧。

4.家属数量多，互相推诿，无人做主或都要做主，意见不一。

解决方法：通过与个别家属谈病情尽量了解家庭人员组成及成员间的关系、矛盾。找到直系亲属或能够做出决定的亲属，尽量向能够沟通的家属交待病情。如果家属间意见分歧较大，尽量避免逐一交代病情，应该尽早将所有有决定权的家属聚在一起交代病情，避免反复交代，可以根据患者情况个性化有导向性的交代，在交代的同时，尽量多地观察患者情况，取得家属的信任。最后告诉家属，目前情况紧急，需要家属配合尽快给出决定，否则会耽误患者的治疗效果，危及生命，迫使家属选出代表做决定。注意避免出现不同的医生和不同的家属交流，出现交流不一致的情况。

5.提出有悖于治疗或不利于患者的治疗要求。

如：家属要求为呼吸衰竭肺性脑病又拒绝插管的患者开镇静药。

解决方法：向家属再次告知病情，告知家属所要求的治疗存在的危险，如果家属坚持应用这样的药物，那么就必须先行同意插管，将矛盾抛回给家属，让其做选择，在其两难之际提出有导向性的建议，这样家属更容易接受我们的建议。

6.患者或家属过度紧张焦虑，反复询问，要求检查。

如：短时间内不停地提出同一主诉，反复要求做心电图、量血压，家属反复询问病情及预后等。

解决方法：既不要对患者的要求置之不理，也不要被患者的要求牵着鼻子跑。适当增加巡视患者的次数，争取在患者找医生之前先到他的床旁，同理，在家属找到医生之前先找家属交代，掌握主动权。告知患者反复坚持的不利性，如增加患者反复起床活动的次数，不利于症状控制，甚至可能加重病情，反复量血压可能造成局部皮下出血。对于患者短时间内反复提出同一主诉，一定要给予同情关注，解释症状不会在短时间内好转，已经给予了治疗，症状会缓慢缓解，过度紧张可能造成症状难以缓解。必要时可以给予安慰性治疗。

（三）举例

1.心梗需要马上PCI，家属犹豫。

您现在可能觉得患者症状好转了，生命体征也比较平稳，命应该保住了。但是这种病随时还是会有反复的，像一个定时炸弹，如果再有一次急性缺血的过程，那死亡率极高。即便您的家属没有再发作缺血，如果这次不及时再通的话，他的心脏部分心肌也会发生坏死，心脏收缩的功能就会严重下降，以后体力活动就会受限，稍微一动就喘，晚上也躺不平，连觉都睡不了，不仅自己没法再工作，还需要人照顾起居，后半辈子可能就废了，这样会给患者造成很大的痛苦，也会给家庭带来极大的负担，到时候就后悔莫及了，我们建议您还是再跟患者商量商量，为了以后的生活质量，尽快配合我们的治疗，不要错过最佳治疗时间。

2.危重患者外出检查。

患者目前情况非常不好，生命体征有不稳定的表现。但是目前他的病因还没有明确，所以治疗上我们也只能摸着石头过河，恐怕难以让他得到最佳的治疗效果。现在为了明确病因，我们需要您合作一起带着患者去做一个××检查，转运的过程中我们会全程陪护，但是患者病情重，转运和检查的过程中还是有可能出现病情的变化，出现×××××，可能会危及生命。利弊各半，所以要先跟您商量好，检查对患者可能是必要而且有益处的，但是风险也是非常大的，不检查可能难以明确病因，无法达到及时治疗，获得最佳的治疗效果，请您跟您的家人商量好，尽快给我们一个决定。

3.非急症患者要求就诊或提前就诊。

急诊候诊患者较多，一名想来开感冒药（补诊断证明）的"患者"嫌等待时间太长，反复挤进诊室要求优先："大夫，我就开一个药（开个证明），先给我弄好吧，这里人太多了，得等到什么时候去啊，就这么简单的事，先给我办了不就得了。"

患者往往把急诊当成方便门诊，常因为门诊患者多、挂号数有限制、化验出结果周期长、开诊时间短等，便直接到急诊要求完成门诊的就诊内容。

解决方法：向患者告知急诊不是方便门诊，如果只是开药、开化验可以到门诊或者社区医院完成。如果需要补就诊证明或者一定要在急诊完成门诊的就诊内容，那么急诊的就诊顺序是急危重症、老人、儿童、孕妇患者优先，在没有上述患者的情况下，请按照挂号顺序就诊，不能优先就诊。希望患者理解。

如果诊室患者及就诊患者较多，可以利用其他患者候诊心理，当众大声向希望提前就诊的患者及家属讲出以上道理，同时提醒该患者如果反复进诊室催促，会打断大夫看病过程，浪费大家的时间，反而延长他本人候诊的时间，劝其安静等待。注意态度一定要诚恳，耐心。这样其他候诊及正在就诊的患者大部分时间都会站出来替医生说话，有效地孤立这部分不安分的患者及家属，使之知难而退。

但是要注意，上述手段运用的前提条件是该患者病情可以等待、无需提前看，要是危急患者要求提前看被拒绝了，等排队到他时非常危急，这时再交代病情危急就很被动了，立即会引起纠纷。

4.非急症患者要求就诊。

反复咳嗽3个月的患者，夜间就诊急诊，要求进行全面检查及治疗。

解决方法：不要一听到患者主诉就立即不耐烦地拒绝给他看病，让他看门诊。纠纷就此产生，医生还觉得自己没错。

首先应该询问此次就诊的原因是什么，如果没有急性加重或者喘憋等急危重变化，可以向患者建议明日门诊就诊，告知患者病程较长，可能存在慢性病因，急诊为处理急危重疾病场所，对于没有急性加重变化的慢性病检查及治疗手段有限，很多检查只有门诊可以开展，很多药物也只有门诊有。在急诊看病可能造成检查不全面、治疗局限的可能，而且造成疾病控制不佳，反而影响患者以后在门诊治疗的效果，还会给患者造成经济支出增多的可能。如果目前没有什么急性加重的变化，建议患者明日门诊专科就诊。可以向患者建议一两个医生，一两种检查，一两种药物。使患者觉得医生是从患者角度考虑问题，而不是敷衍了事。

（四）金玉良言

1.一定要亲自跟家属交代病情，以便了解家属的态度。病情有重大变化的时候，也要及时跟患者及家属沟通，因为医生的建议和意见往往会发生变化。

2.自己觉得搞不定的场面，及时向上级医师寻求帮助；

如果与患者及家属可能出现纠纷时，及时转化矛盾，如请专科会诊或请上级医师（总值班）会诊。

3.对于医疗纠纷，要坚持原则，只要医疗原则没有问题，心里就不慌。交代病情或治疗方案后，该签字就签字。

4.重视患者及其家属前来反应病情变化，尽可能及时到患者身边，亲自了解病情变化。通常留观的患者病情都是相对不平稳的，尽可能避免出现患者或家属要求看患者2～3次后仍未能到场的情况，尤其在自己诊室门口等候看病的患者多时。

5.觉得自己的情绪即将暴发的时候，先从1数到10。在工作岗位上发飙，无论是对谁，都不会有好结果，一定切记。

6.要有耐心，尤其是在经历了每班繁重的工作即将下班时。

7.急诊是最能锻炼医师沟通能力的地方，有效的沟通是医疗安全最重要的保障，甚至比你的医疗水平更重要。

（来志超）

◎ 急腹症

1.概述

- 急腹症是指腹腔、盆腔和腹膜后组织和器官发生了急剧的病理变化，从而产生以腹部为主要症状和体征，同时伴有全身反应的临床综合征。
- 常见的急腹症包括：急性阑尾炎、溃疡病急性穿孔、急性肠梗阻、急性胆道感染及胆石症、急性胰腺炎、腹部外伤、泌尿系结石及异位妊娠子宫破裂等。急腹症的突出症状是急性腹痛，是急诊患者最常见的情况之一，但由于腹痛症状多变、病因复杂，所以需对急性腹痛的机制有基本的了解，才能掌握其规律，有助于得出正确的诊断。

2.发生机制

- 内脏性腹痛：是腹腔某一器官受到刺激，信号经交感神经通路传入脊髓，其疼痛特点为：①疼痛部位含混，接近腹中线；②疼痛感觉模糊，多为痉挛、不适、钝痛、灼痛；③常伴恶心、呕吐、出汗等其他自主神经兴奋症状。
- 躯体性腹痛：是来自腹膜壁层及腹壁的痛觉信号，经体神经传至脊神经根，反映到相应脊髓节段所支配的皮肤。其特点是：①定位准确，可在腹部一侧；②程度剧烈而持续；③可有局部腹肌强直；④腹痛可因咳嗽、体位变化而加重。
- 牵涉痛：是腹部脏器引起的疼痛，刺激经内脏神经传入，影响相应脊髓节段而定位于体表，即更多具有体神经传导特点，疼痛较强，程度剧烈，部位明确，局部有压痛、肌紧张及感觉过敏等。

3.临床表现

- 典型表现：腹痛，可以表现为内脏痛、躯体痛、牵涉痛。
- 胃肠道症状：恶心、呕吐最为常见，根据腹痛原因亦可出现腹泻、里急后重、停止排气排便等。
- 全身症状：发热、乏力、头晕、头痛。

4.体格检查

- 全身情况：由于急腹症病因很多，特定情况下可能由于存在感染中毒、脱水等而危及生命，故体格检查要尤其注意患者全身情况，如血压、脉搏、呼吸、神志等。
- 视诊：注意腹式呼吸、有无腹部膨隆、胃肠型及蠕动波等。
- 触诊：由健侧至患侧，动作轻柔，注意有无肌紧张、反跳痛等。
- 叩诊：注意叩诊音，鼓音提示肠管胀气，移动性浊音提示腹腔内有大量渗出液或积血等。
- 听诊：主要了解肠蠕动音变化。
- 肛门指诊：对于诊断不能确定的患者，肛门指诊为明确诊断提供必要的信息。

5.辅助检查

- 血液检查：血常规、肝肾胰功能、凝血功能、β-HCG等。
- 尿液检查：尿常规、尿淀粉酶、尿胆原等。
- 腹腔穿刺：对于诊断困难的患者，如腹部叩诊有移动性浊音时，可做腹腔穿刺，常能获得非常有价值的资料。
- 影像学检查：腹部平片、B超、CT、选择性动脉造影、内镜检查等。

6.诊断

- 病史采集
  - 发病（如突然发病、缓慢起病）。
  - 诱发或缓解因素（如疼痛是否在饭后减轻）。
  - 性质（如钝痛、锐痛、绞痛、时好时坏）。
  - 放射（如向肩膀、背、侧腹、腹股沟或胸部放射）。
  - 部位（如某一特定的象限或弥漫性）。
  - 腹痛伴发的症状（如发热、呕吐、腹泻、血便、阴道分泌物异常、尿痛、呼吸短促）。
  - 病程（如持续数小时 vs 数周、持续性或者间歇性）。

> 患者的年龄、性别、既往内科和外科史以及用药情况。

- 体格检查
  > 体温、呼吸频率、肠鸣音、反跳痛、特殊体征。
- 实验室检查
  > 血常规、肝酶、胰酶、凝血、血气分析、腹腔穿刺。
  > 尿常规。
  > 立位腹平片：X线片检查在怀疑肠梗阻、肠穿孔或不透射线的异物时比较有用，但不能完全依靠这一检查来排除上述疾病的诊断。腹部X线片大约可发现5ml的游离气体，但是，当患者直立5~10分钟之后，直立CXR可发现少至1~2ml的游离气体。
  > 腹部超声：妊娠期患者的首选检查。当怀疑腹主动脉瘤或胆囊疾病时，超声是首选的初始检查手段。超声检查可提供异位妊娠、腹腔积血、肾绞痛（可能发现肾盂积水）、胰腺炎以及静脉血栓形成等多种病况的有用信息。但是超声检查对探测游离气体（如肠穿孔所致）或腹膜后出血没有用。
  > 腹部CT：是评估不明病因的腹痛的首选检查。在到急诊科就诊的急性腹痛患者中，约2/3可以通过CT明确诊断。一项小型、回顾性研究发现，在"急腹症"患者中，CT检查能正确诊断出90%的病例的腹痛原因，而仅仅依靠病史和体格检查的结果来诊断，正确率只有76%。CT检查对老年患者而言尤其有用，对75%的病例和85%的外科急症可明确或提示诊断，对大多数急诊科的患者而言，非增强螺旋CT检查在诊断非创伤性腹痛方面优于X线检查。
  > 血管造影：血管造影对肠系膜缺血的诊断和治疗很有帮助。如果患者处于休克或需要血管加压药时，应当在行剖腹术过程中做出诊断。血管造影对腹主动脉瘤破裂的紧急评估没有作用。

7.鉴别诊断

- 致死性腹痛：对于出现的急性腹痛，首先要警惕致死性疾病，常见的致死性急性腹痛包括以下疾病：

> 胃肠道穿孔：胃肠道穿孔的病因很多，但消化性溃疡最为常见。穿孔也可并发阑尾炎、憩室炎、肠缺血和中毒性巨结肠。如果有消化性溃疡症状病史的患者突发严重的、弥漫性腹痛，应怀疑溃疡穿孔。详细的评估显示大多数患者有消化性溃疡疾病或溃疡症状的病史，但一个值得注意的例外是，年龄较大的患者因非甾体类抗炎药物（nonsteroidal antiinflammatory drugs，NSAIDs）诱导的穿孔。穿孔在老年患者中更常见且更致命。延迟诊断24小时以上会使死亡率显著升高。食管穿孔（Boerhaave综合征）患者可同时出现严重的干呕，并可表现出严重的进行性上腹部疼痛。

> 急性肠梗阻：大部分肠梗阻累及小肠。肠绞窄的死亡率范围根据手术时间不同在8%（在36小时内进行手术）至25%（手术延迟超过36小时）之间。小肠梗阻（small bowel obstruction，SBO）最常见的症状是腹部膨隆、呕吐、痉挛性腹痛和无排气。与远端梗阻相比，近端梗阻的恶心和呕吐症状相对更严重，但腹部膨隆更轻一些。发生肠梗阻后，结肠需要12～24小时才能排空，因此患者出现肠梗阻症状后仍可能有排气甚至排便。患者通常描述腹痛位于脐周，且呈痉挛性，每4～5分钟发作1次。腹痛会从痉挛性进展为持续性且更严重，并且有些医生认为，这种进展是即将发生肠绞窄的一种征象。局灶性腹痛伴随其他梗阻症状可能是一个危险征象，不应被忽视。既往的上腹部或下腹部手术会增加梗阻的风险。SBO的病因包括：粘连（50%～70%）、嵌顿性疝（15%）和肿瘤（15%）。老年患者中多达20%的病例是由胆石性肠梗阻引起的。Crohn病患者经常出现肠梗阻。

> 肠扭转：①大多数盲肠扭转患者的表现与小肠梗阻患者的相似，其症状包括腹痛、恶心、呕吐和顽固性便秘。疼痛往往比较平稳，叠加有绞痛的成分。

患者的腹部常广泛膨隆。发热、腹膜炎或低血压则可能提示存在肠坏疽。盲肠扭转的危险因素包括粘连、近期外科手术、先天性系带以及长时间的便秘。盲肠扭转的死亡率范围为12%~17%；老年患者的死亡率可高达65%。②乙状结肠扭转占肠扭转病例的大多数。大部分乙状结肠扭转的患者表现为腹痛、恶心、腹部膨隆和便秘；呕吐症状较不常见。较年轻患者的表现可能更隐匿，表现为反复发作腹痛，间断缓解，可能与自发性的反扭转有关。乙状结肠血供不足可引起坏疽，从而导致腹膜炎和脓毒症。腹痛往往持续且严重，叠加有绞痛的成分。患者的腹部通常膨隆伴鼓音。危险因素包括过度使用泻药、镇静剂、抗胆碱能药物、神经节阻滞剂和治疗帕金森病的药物。

> 心肌梗死：心肌梗死的非典型表现最常见于年龄超过65岁的女性。腹痛作为主诉约占急性心肌梗死非典型病例的1/3。患有糖尿病的心肌梗死患者其表现也可能不典型。

> 异位妊娠：对于任何处于育龄期的女性腹痛患者，医生必须考虑异位妊娠的诊断，并对所有这样的患者进行人绒毛膜促性腺激素（human chorionic gonadotropin，HCG）检测。危险因素包括：盆腔炎病史、既往输卵管妊娠、既往输卵管外科手术、子宫内膜异位症病史以及留置的子宫内避孕器。尽管典型的异位妊娠症状包括闭经、腹痛和阴道出血的三联征，但高达30%的患者没有阴道出血。盆腔检查常常不具有诊断性；应采用经阴道超声检查或连续的HCG检查进行诊断。

> 胎盘早剥：急性胎盘早剥的典型临床表现为阴道出血、腹痛或背痛以及子宫收缩。子宫可能呈僵硬感，也可能有压痛。阴道出血的量与胎盘剥离的程度基本没有相关性，在有些病例中甚至可无阴道出血。如果出现严重早剥（胎盘剥离程度≥50%），母体与胎儿都可能有风险，并可能发生急性弥散性

血管内凝血（disseminated intravascular coagulation，DIC）。在10%~20%的病例中，胎盘早剥的女性仅表现出早产且无阴道出血。因此，在有腹痛和子宫收缩的情况下，即使仅有少量的阴道出血，也应提示对母体和胎儿进行及时细致的评估。母体高血压是胎盘早剥最常见的原因，44%的病例由此原因导致。其他危险因素包括使用可卡因、饮酒、吸烟、创伤以及高龄妊娠。

> 腹主动脉瘤（abdominal aortic aneurysm，AAA）：动脉瘤是指与正常主动脉相比，主动脉局灶性扩张至少50%，只要测得大于3cm，则视为异常。大多数腹主动脉瘤在破裂之前并无症状，但一些可表现出腹痛、背痛或胁腹痛。动脉瘤破裂往往会引起大量出血和严重的、不稳定的低血压。腹主动脉瘤破裂存在许多不典型表现，造成误诊率高达30%。腹主动脉瘤可破裂进入腹膜后腔从而可能造成填塞，使患者的血压最初保持正常。腹主动脉瘤患者可表现出背痛和血尿，这些症状可导致其被误诊为肾结石。腹主动脉瘤最常见于年龄超过60岁的男性，当患者年龄超过60岁，风险会显著升高。腹主动脉瘤与慢性阻塞性肺疾病、周围血管疾病、高血压、吸烟和家族史有关。

> 肠系膜血管缺血性疾病：肠系膜缺血可被分为4种类型：动脉栓塞（50%）、动脉血栓形成（15%）、非闭塞性肠系膜缺血（20%）以及静脉血栓形成（15%）。肠系膜缺血的死亡率很高，尽管迅速诊断至关重要，但常常较为困难。较为经典的说法是，急性肠系膜缺血表现为突发严重的脐周腹痛，往往与体格检查发现不相称。患者常常出现恶心和呕吐。对于有相关危险因素的患者，如果出现突发腹痛但几乎没有腹部体征，并且伴有恶心呕吐，则应高度怀疑肠系膜缺血。有肠系膜静脉血栓形成的患者，其病程进展更缓慢，报告显示的死亡率也更低。肠系膜缺血的危险因素包括：高龄、动脉

粥样硬化、低心输出量状态、心律失常（如心房颤动）、严重的心脏瓣膜疾病、近期发生的心肌梗死以及腹内恶性肿瘤。

■ 常见的急性腹痛病因：包括胃肠道疾病、泌尿生殖系统疾病、创伤相关病、腹外疾病以及其他少见的情况（表1-1）。

表1-1 常见的急性腹痛病因

	常见的疾病
消化系统疾病	阑尾炎、胆囊炎、胆管炎、胆绞痛、胰腺炎、憩室炎、消化性溃疡、嵌顿疝、胃肠道感染、食源性疾病、炎性肠病、肝炎、自发性腹膜炎、肠易激综合征
泌尿生殖系统疾病	尿路感染、肾结石、附件扭转、卵巢囊肿破裂、子痫前期、盆腔炎性疾病、输卵管-卵巢脓肿、Fitz-Hugh Curtis综合征（PID继发肝周炎）、子宫内膜异位症、睾丸扭转
创伤相关疾病	脾破裂、迟发性肠穿孔、迟发性胰腺炎、迟发性肝脏损伤、迟发性胆囊损伤、迟发性泌尿生殖道损伤
腹外疾病	酮症酸中毒、酒精性酮症酸中毒、肺炎、肺栓塞、带状疱疹
其他少见的情况	毒物/药物、肿瘤、镰状细胞病、中毒性巨结肠、肠系膜淋巴结炎、传染性单核细胞增多症、中毒性休克综合征、卟啉症、血管性水肿、腹直肌鞘水肿、系统性红斑狼疮、过敏性紫癜、高钙血症、胸神经根功能紊乱、青光眼、嗜铬细胞瘤、卵巢过度刺激综合征

8.诊断要点

■ 急腹症的诊断通常建立在鉴别诊断后才能确立。

■ 需要注意：是否是腹腔以外疾病引起的腹痛（如急性心梗或心肌炎、胸膜炎等），是否是胸腹壁引起的腹痛（如肋间神经痛等），是否是内科急腹症（如急性肠胃炎等），是否是妇科急腹症（如黄体破裂、宫外孕、卵巢囊肿扭转等）。

9.处理原则

- 镇痛

  - 曾经有一段时间，学界认为给腹痛患者镇痛会干扰对腹痛患者的评估。但是，多项随机对照试验的结果已经否定了这一看法，对于正在急诊科接受腹痛评估的患者，应明智而审慎地给予适当的镇痛药进行治疗。根据对这些研究进行的系统回顾，阿片类药物能够改变急性腹痛患者的体格检查结果，但并不会增加不恰当的处理决策。

  - 给予镇痛药的目的是将疼痛降低至可控制的范围，使患者能更好地配合检查，并通过将患者的自主肌卫最小化，可能提高腹部检查的准确性。给予镇痛药的目的不是消除所有疼痛，也不是让患者嗜睡。

- 评估全身情况：年龄、体温、循环、氧合、电解质平衡。

- 一般处理：禁食水、抗感染、监护、纠正循环及电解质。

- 需要手术的情况：急性阑尾炎、化脓性梗阻性胆管炎、化脓性或坏疽性胆囊炎、溃疡病穿孔伴弥漫性腹膜炎、绞窄性肠梗阻、肝癌破裂出血等；保守/介入治疗无效可以保守治疗或暂缓手术的情况：单纯急性胆囊炎、空腹溃疡穿孔伴局限腹膜炎，单纯肠梗阻、单纯阑尾炎；观察过程中应注意生命体征及腹部体征变化。情况不明需开腹探查：感染严重伴弥漫性腹膜炎、循环不稳定、腹腔内活动性出血表现。

（肖剑春）

◎ 胸外科急诊处理

胸外科急诊约占急诊外科整体流水量的10%～30%。随着抗生素的研发、升级及普遍应用，CT等影像硬件的普及，胸外科相关手术量的骤然上升、支持治疗及转运技术的进步，胸外科急诊的疾病谱也开始发生了一定的变化。诊疗疾病主要为自发性气胸（50%以上）、胸部外伤（胸壁软组织挫伤及肋骨骨折，严重者为复合创伤）（0～30%）、大咯血（<10%）、食管穿孔及纵隔脓肿（10%～20%），支气管胸膜瘘及脓胸（<10%）（数据来源于协和医院胸外科近5年统计数据）。

由于胸部骨性结构坚固稳定，肌肉及软组织覆盖保护多，加上人体本身的自我保护机制，胸部创伤要么很轻（多见于异常天气及老年人的行动意外），对症处理即可，要么很重（高能量损伤：车祸、坠落、火器、锐器伤），对循环及生命支持的迅速跟进都有很高要求。所以对急诊外科医师提出了较高的要求。

将在下面对自发性气胸、胸部外伤、大咯血的外科治疗、食管穿孔及纵隔脓肿、支气管胸膜瘘及脓胸等分别详述。

自发性气胸

1. 病因
- 胸膜腔是脏-壁层胸膜间的一个闭合的腔。由于肺的弹性回缩力，它是一负压腔［-0.29～0.49kPa（-3～5cmH₂O）］。当某种诱因引起肺泡内压急剧升高时，病损的肺-胸膜发生破裂，胸膜腔与大气相通，气流便进入胸腔而形成自发性气胸。自发性气胸大都是继发性的。部分患者由于在呼气时肺回缩，或因有浆液渗出物使脏层胸膜自行封闭，不再有空气漏入胸膜腔，成为闭合性（单纯性）气胸；部分患者的肺组织已与壁层胸膜粘连，气胸形成时肺组织破裂裂孔或细支气管胸膜瘘孔不能随肺压缩而闭合，致使瘘孔持续开放，胸腔压力接近于零，而成为"交通性（开放性）气胸"；部分患者因支气管狭窄、半阻塞而形成活瓣样，以致吸气时空气进入胸腔，呼气时仍稽留于此，胸腔压力可超过1.96kPa（20cmH₂O），成为"张力性（高压性）气胸"；由于上述原因，自发性气胸常难以愈合，再发气胸、局限性气胸比较多见，而单纯的闭合性气胸反而较少。

2.临床表现

- 呼吸困难：气胸发作时患者均有呼吸困难，其严重程度与发作的过程、肺被压缩的程度和原有的肺功能状态有关。年轻的呼吸功能正常的患者，可无明显的呼吸困难，即使肺被压缩＞80%，亦仅能在活动时稍感胸闷，而患有慢性阻塞性肺气肿的老年患者，肺被轻度压缩时就有明显的呼吸困难。急性发作的气胸，症状可能更明显；而慢性发作的气胸，健侧肺脏可以代偿性膨胀，临床症状可能会较轻。

- 胸痛：气胸发生时常突然出现尖锐性刺痛和刀割痛，与肺大疱突然破裂和肺被压缩的程度无关，可能与胸膜腔内压力增高、壁层胸膜受牵张有关。疼痛部位不固定，可局限在胸部，亦可向肩、背、上腹部放射。明显纵隔气肿存在时，可出现持续的胸骨后疼痛。疼痛是气胸患者最常见的主诉，而且在轻度气胸时，可能是唯一症状。

- 刺激性咳嗽：自发性气胸时偶有刺激性咳嗽。

- 其他症状：气胸合并血气胸时，如出血量多，患者会心悸、血压低、四肢发凉等。

3.检查

- 动脉血气检查：急性发期气胸患者由于萎陷肺组织的无效灌流，引起右到左的分流而出现低氧血症。后期由于萎陷肺的血流减少，低氧血症反而可以有所缓解。中青年人气胸一般在肺被压缩20%～30%才会出现低氧血症。自发性气胸者常在轻度肺压缩时即发生低氧血症。

- 实验室检查：胸腔气体分析：运用胸腔气体PaO_2、$PaCO_2$及$PaO_2/PaCO_2$比值3项指标，对判断气胸类型有一定意义。闭合性气胸的胸腔内$PaO_2 \leq 5.33kPa$

（40mmHg）、PaCO₂常＞5.33kPa、PaO₂/PaCO₂＞1；开放性气胸PaO₂常＞13.33kPa（100mmHg）、PaCO₂＜5.33kPa、PaO₂/PaCO₂＜0.4；张力型气胸PaO₂常＞5.33kPa、PaCO₂＜5.33kPa、PaO₂/PaCO₂＞0.4但＜1。

- 影像学检查
  - X线检查：是诊断气胸最可靠的方法，可显示肺萎缩程度、有无胸膜粘连、纵隔移位及胸腔积液等。气胸侧透明度增强，无肺纹理，肺萎缩于肺门部，和气胸交界处有清楚的细条状肺边缘，纵隔可向健侧移位，尤其是张力性气胸更显著；少量气胸则占据肺尖部位，使肺尖组织压向肺门；如有液气胸则见液平面。
  - CT检查：此检查对胸腔内少量气体的诊断较为敏感。对反复发作的气胸、慢性气胸者观察肺边缘是否有造成气胸的病变，如肺大疱、胸膜带状粘连、肺被牵拉、裂口不易闭合等。气胸基本表现为胸膜腔内出现极低密度的气体影，伴有肺组织不同程度的压缩萎缩改变。
  - 胸膜腔造影：此方法可以明了胸膜表面的情况，易于明确气胸的病因。当肺压缩面积在30%～40%时行造影为宜，肺大疱表现为肺叶轮廓之内单个或多个囊状低密度影；胸膜裂口表现为冒泡喷雾现象，特别是当患者咳嗽时，由于肺内压增高，此征象更为明显。
- 胸腔镜检查：可以较容易地发现气胸的病因，操作灵活，可达叶间裂、肺尖、肺门，几乎没有盲区，观察脏层胸膜有无裂口、胸膜下有无肺大疱及胸腔内有无粘连带。

4.诊断
- 根据临床表现结合X线和CT检查诊断不难。

5.鉴别诊断
- 肺大疱：多次反复发作的气胸，由于胸内有粘连，气胸易形成局限性包裹，此时在X线胸片上易与张力性肺大疱相混淆。气胸往往有突然发作的病史，而张力性肺大疱则是长时间反复胸闷，X线胸片上张力性肺大疱在胸壁边缘尤其是肋膈角处可见到纤细的肺大疱边缘线。气胸和张力性肺大疱的鉴别很重要，把张力性肺大疱误诊为气胸而放置胸腔引流管很容易引起严重的病理生理改变。

- 支气管断裂：应当说支气管断裂是造成外伤性张力性气胸的原因之一。支气管断裂往往有胸部的外伤史，外伤的特点是加速运动过程中突然停止的过程，支气管断裂引起的张力性气胸，胸腔引流管常有持续性逸气，在X线胸片上可见到"肺下垂征"，即萎陷的肺上缘低于肺门水平，而一般原因引起的气胸，肺萎陷是朝向肺门的。
- 急性肺栓塞：在临床上可有呼吸困难等症状，同时常伴有低热、咯血、休克、白细胞计数增多等，一般多有下肢反复发作的静脉血栓形成史或长期卧床史，X线胸片无气胸征象。
- 其他胸痛、呼吸困难等症状：在临床上应与支气管哮喘、阻塞性肺气肿、心肌梗死、胸膜炎、急腹症等鉴别。

6.治疗
- 闭合性气胸积气量少于该侧胸腔容积的20%时，不一定需抽气，一般在2周内可自行吸收。大量气胸需进行胸膜腔穿刺，抽尽积气，或行闭式胸腔引流术，以减轻积气对肺和纵隔的压迫，促进肺尽早膨胀，同时应用抗生素治疗，预防感染。

胸部外伤

1.病因
- 胸部损伤（thoracic trauma）是由车祸、挤压伤、摔伤和锐器伤所致，包括胸壁挫伤、裂伤、肋骨及胸骨骨折、气胸、血胸、肺挫伤、气管及主支气管损伤、心脏损伤、膈肌损伤、创伤性窒息等，有时可合并腹部损伤。

2.分类
- 根据损伤暴力性质不同，胸部损伤可分为钝性伤和穿透伤。

- 根据损伤是否造成胸膜腔与外界沟通，可分为开放伤和闭合伤。
  - 钝性胸部损伤：是由减速性、挤压性、撞击性或冲击性暴力所致，损伤机制复杂，多有肋骨或胸骨骨折，常合并其他部位损伤，伤后早期容易误诊或漏诊；器官组织损伤以钝挫伤与挫裂伤为多见，心肺组织广泛钝挫伤后继发的组织水肿常导致急性呼吸窘迫综合征、心力衰竭和心律失常，钝性伤患者多数不需要开胸手术治疗。
  - 穿透性胸部损伤：是由火器、刃器或锐器致伤，损伤机制较清楚，损伤范围直接与伤道有关，早期诊断较容易；器官组织裂伤所致的进行性血胸是伤情进展快、患者死亡的主要原因，相当部分穿透性胸部损伤患者需开胸手术治疗。

3.急诊开胸手术适应证
- 胸膜腔内进行性出血。
- 心脏大血管损伤。
- 严重肺裂伤或气管、支气管损伤。
- 食管破裂。
- 胸腹联合伤。
- 胸壁大块缺损。
- 胸内存留较大的异物。

4.急诊紧急处理　包括入院前急救处理和院内急诊处理两部分。
- 院前急救处理：包括基本生命支持与严重胸部损伤的紧急处理。
  - 基本生命支持的原则为：维持呼吸通畅、给氧、控制外出血、补充血容量、镇痛、固定长骨骨折、保护脊柱（尤其是颈椎），并迅速转运。
  - 威胁生命的严重胸外伤需在现场施行特殊急救处理：张力性气胸需放置具有单向活瓣作用的胸腔穿刺针或胸腔闭式引流；开放性气胸需迅速包扎和封闭胸部吸吮伤口，有条件时安置上述穿刺针或引流管；对大面积胸壁软化的连枷胸有呼吸困难者，予以人工辅助呼吸。

■ 院内急诊处理

➤ 胸部损伤大多数可通过比较简单的处理（胸腔闭式引流：一根胸管、一个闭式引流瓶）得到缓解，甚至挽救生命。

➤ 需要剖胸手术者仅占10%～15%。因而对胸部创伤应严格掌握手术适应证及把握手术时机，如有明确手术指征，应及时开胸。

肋骨骨折

1.病因及发病机制

■ 直接暴力或间接暴力作用于胸壁可以造成肋骨骨折，其占全部胸部外伤的60%以上。不同的外界暴力作用方式所造成的肋骨骨折病变可具有不同的特点：作用于胸部局限部位的直接暴力所引起的肋骨骨折，断端向内移位，可刺破肋间血管、胸膜和肺，产生血胸和（或）气胸。间接暴力如胸部受到前后挤压时，骨折多在肋骨中段，断端向外移位，刺伤胸壁软组织，产生胸壁血肿。枪弹伤或弹片伤所致肋骨骨折常为粉碎性骨折。

2.临床表现

■ 肋骨骨折多发生在第4～7肋；第1～3肋有锁骨、肩胛骨及肩带肌群的保护而不易伤折；第8～10肋渐次变短且连接于软骨肋弓上，有弹性缓冲，骨折机会减少；第11和12肋为浮肋，活动度较大，很少骨折。但是，当暴力强大时，这些肋骨也有可能发生骨折。儿童的肋骨富有弹性，不易折断，而在成人，尤其是老年人，肋骨弹性减弱，容易骨折。

■ 单处肋骨骨折时，患者述胸痛，深呼吸或咳嗽时疼痛加重。检查局部无明显异常，或有轻度皮下组织淤血肿胀，但骨折处有压痛。胸廓挤压试验阳性（用手前后挤压胸廓可引起骨折部位剧痛）有助于诊断。

■ 多处肋骨多处骨折，成为连枷胸。可产生胸壁软化，形成反常呼吸运动。严重连枷胸多合并肺挫伤，可导致气短、发绀和呼吸困难，是胸外伤死亡原因之一。第1或第2肋骨骨折合并锁骨骨折或肩胛骨骨折时，应注意有无锁骨下血管、神经及胸内脏器损伤。下胸部肋骨骨折，要注意有无膈肌及腹腔脏器损伤。

3.诊断

- 单处肋骨骨折，根据局部压痛和胸廓挤压实验阳性，易于诊断。多根多处肋骨骨折依据症状，反常呼吸运动，查体发现浮动胸壁，以及胸部X线检查，诊断并不困难。胸部X线平片或肋骨像可证实肋骨骨折诊断，并能显示胸内脏器有无损伤及并发症（如气胸、肺挫伤、纵隔增宽等）。需要注意如肋骨无明显移位，或肋骨与肋软骨交界处离断，胸片可能不显示，或看不出骨折线，3~6周后复查X线胸片始显现骨痂影。怀疑合并肺挫伤，应行胸部CT检查明确肺挫伤的部位、范围和严重程度，有时可发现肺内血肿和肺裂伤。严重多发性肋骨骨折或连枷胸应进行连续动脉血气分析检查，以明确低氧血症程度。

4.治疗

- 肋骨骨折的治疗原则：镇痛、保持呼吸道通畅、预防肺部感染。
- 单处肋骨骨折不需要整复及固定，治疗主要是镇痛，可口服镇痛药。
- 多根多处肋骨骨折，胸廓浮动，选用下述适宜方法处理，以消除反常呼吸运动。
- 开放性肋骨骨折的胸壁伤口需彻底清创，固定骨折断端。如胸膜已穿破，需放置闭式胸腔引流。手术后应用抗生素预防感染。
- 加压包扎法（目前随着镇痛药物及呼吸机的早期参与，绝大多数肋骨骨折可以通过加压包扎实现稳定胸廓、维持基本呼吸条件）：适用于在胸壁软化区施加外力，或用厚敷料覆盖，加压固定。这只适用于现场急救或较小范围的胸壁软化。
- 牵引固定法（少用）：适用于大块胸壁软化。

- 手术固定法［目前创伤旨在纠正创伤性湿肺及早期急性呼吸窘迫综合征（ARDS），创伤较大的切开复位内固定方法已被引入择期手术的患者，而更少参与急诊手术］：适用于因胸部外伤合并症需开胸探查的患者。严重胸部外伤合并肺挫伤的患者，出现明显的呼吸困难、发绀、呼吸频率＞30次/分或＜8次/分，动脉血氧饱和度＜90%或动脉血氧分压＜60mmHg，动脉二氧化碳分压＞55mmHg，应气管插管机械通气支持呼吸。正压机械通气能纠正低氧血症，还能控制胸壁反常呼吸运动。

气 胸

1.概述

- 胸膜腔内积气称为气胸。气胸的形成多由于肺组织、气管、支气管、食管破裂，空气逸入胸膜腔，或因胸壁伤口穿破胸膜，胸膜腔与外界相通，外界空气进入所致。根据胸膜腔压力情况，气胸可以分为闭合性气胸、开放性气胸和张力性气胸三类。游离胸膜腔内积气都位于不同体位时的胸腔上部。当胸膜腔因炎症、手术等原因发生粘连，胸腔积气则会局限于某些区域，出现局限性气胸。

2.分类

- 闭合性气胸：闭合性气胸的胸内压仍低于大气压。胸膜腔积气量决定伤侧肺萎缩的程度。伤侧肺萎陷使呼吸面积减少，将影响肺通气和换气功能，通气血流比例也失衡。伤侧胸内负压减少可引起纵隔向健侧移位。根据胸膜腔内积气的量与速度，轻者可无明显症状，重者可有呼吸困难。体检可能发现伤侧胸廓饱满，呼吸活动度降低，气管向健侧移位，伤侧胸部叩诊呈鼓音，呼吸音降低。胸部X线检查可显示不同程度的肺萎陷和胸膜腔积气，伴有胸腔积气时可见液平面。发生气胸时间较长且积气量少的患者，无需特殊处理，胸腔内的积气一般可在1~2周内自行吸收。中量或大量气胸需进行胸膜腔穿刺术，或闭式胸腔引流术，以排除胸膜腔积气，促使肺尽早膨胀。

- 开放性气胸：开放性气胸时，外界空气随呼吸经胸壁缺损处自由进入胸膜腔。胸壁缺损直径>3cm时，胸内压与大气压相等，呼吸困难程度与胸壁缺损的大小密切相关。由于伤侧胸内压显著高于健侧，纵隔向健侧移位，使健侧肺扩张也明显受限。呼、吸气时，两侧胸膜腔压力不均衡并出现周期性变化，使纵隔在吸气时移向健侧，呼气时移向伤侧，称为纵隔扑动。纵隔扑动和移位会影响腔静脉回心血流，引起循环障碍。

  - 临床表现：主要为明显的呼吸困难、鼻翼煽动、口唇发绀、颈静脉怒张。伤侧胸壁可见伴有气体进出胸腔发出吸吮样声音的伤口，称为胸部吸吮伤口。气管向健侧移位，伤侧胸部叩诊鼓音，呼吸音消失，严重者伴有休克。胸部X线检查可见伤侧胸腔大量积气，肺萎陷，纵隔移向健侧。

  - 急救处理要点：将开放性气胸立即变为闭合性气胸，赢得时间，并迅速转送。使用无菌敷料或清洁器材制作不透气敷料和压迫物，在伤员用力呼气末封盖吸吮伤口，并加压包扎。转运途中如伤员呼吸困难加重，应在呼气时开放密闭敷料，排出高压气体后再封闭伤口。送达医院后的处理：给氧，补充血容量，纠正休克；清创、缝合胸壁伤口，并做闭式胸腔引流；给予抗生素，鼓励患者咳嗽、排痰，预防感染；如疑有胸腔内脏器严重损伤或进行性出血，则需行开胸探查。

- 张力性气胸：为气管、支气管或肺损伤处形成活瓣，气体随每次吸气进入胸膜腔并积累增多，导致胸膜腔压力高于大气压，又称为高压性气胸。伤侧肺严重萎陷，纵隔显著向健侧移位，健侧肺受压，导致腔静脉回流障碍。高于大气压的胸内压，驱使气体经支气管、气管周围疏松结缔组织或壁层胸膜裂伤处，进入纵隔或胸壁软组织，形成纵隔气肿或面、颈、胸部的皮下气肿。

➤ 临床表现：张力性气胸患者表现为严重或极度呼吸困难、烦躁、意识障碍、大汗淋漓、发绀。气管明显移向健侧，颈静脉怒张，多有皮下气肿。伤侧胸部饱满，叩诊呈鼓音；听诊呼吸音消失。胸部X线检查显示胸腔严重积气，肺完全萎陷、纵隔移位，并有纵隔和皮下气肿征象。胸腔穿刺时可见高压气体将空针芯向外推。不少患者有脉细快、血压降低等循环障碍表现。

➤ 张力性气胸是可迅速致死的危急重症。院前或院内急救需迅速使用粗针头穿刺胸膜腔减压，在紧急时可在针柄部外接剪有小口的柔软塑料袋、气球或避孕套等，使胸腔内高压气体易于排出，而外界空气不能进入胸腔。进一步处理应安置闭式胸腔引流，使用抗生素预防感染。闭式引流装置的排气孔外接可调节恒定负压的吸引装置，可加快气体排除，促使肺复张。待漏气停止24小时后，X线检查证实肺已复张，方可拔除胸腔引流管。持续漏气而肺难以复张时，需考虑开胸手术探查或电视胸腔镜手术探查。

3.胸腔闭式引流术的适应证

- 中、大量气胸，开放性气胸，张力性气胸。
- 胸腔穿刺术治疗下肺无法复张者。
- 需使用机械通气或人工通气的气胸或血气胸者。
- 拔除胸腔引流管后气胸或血胸复发者。
- 开胸手术。

  ➤ 其方法为：根据临床诊断确定插管的部位，气胸引流一般在前胸壁锁中线第2肋间隙，血胸则在腋中线与腋后线间第6或第7肋间隙。取半卧位，消毒后在胸壁全层做局部浸润麻醉，切开皮肤，钝性分离肌层，经肋骨上缘置入带侧孔的胸腔引流管。引流管的侧孔应深入胸腔内2~3cm。引流管外接闭式引流装置，保证胸腔内气、液体克服0.29~0.39kPa（3~4cmH$_2$O）的压力能通畅引流出胸腔，而外界空气、液体不会吸入胸腔。术后经常挤压引流管以保持管腔通畅，记录定时的引流液量。引流后肺复张良好，已无气体和液体排出，可在患者深吸气屏气时拔除引流管，并封闭伤口。

血　胸

1.概述

■ 胸膜腔积血称为血胸，全部胸部损伤中70%有不同程度的血胸，与气胸同时存在称为血气胸。当胸腔内迅速积聚大量血液，超过肺、心包和膈肌运动所起的去纤维蛋白作用时，胸腔内积血发生凝固，形成凝固性血胸。凝血块机化后形成纤维板，限制肺与胸廓活动，损害呼吸功能。血液是良好的培养基，经伤口或肺破裂口侵入的细菌，会在积血中迅速滋生繁殖，引起感染性血胸，最终导致脓血胸。持续大量出血所致胸膜腔积血称为进行性血胸。少数伤员因肋骨断端活动刺破肋间血管或血管破裂处血凝块脱落，发生延迟出现的胸腔内积血，称为迟发性血胸。

2.临床表现

■ 血胸的临床表现与出血量、速度和个人体质有关。一般而言，成人血胸量≤0.5L为少量血胸，0.5～1.0L为中量血胸，＞1.0L为大量血胸。伤员会出现不同程度的面色苍白、脉搏细速、血压下降和末梢血管充盈不良等低血容量休克表现；并有呼吸急促，肋间隙饱满，气管向健侧移位，伤侧叩诊浊音和呼吸音减低等胸腔积液的临床和胸部X线表现。立位胸片可发现200ml以上的血胸，卧位时胸腔积血≥1000ml也容易被忽略。胸膜腔穿刺抽出不凝固的血可明确诊断。

3.诊断

■ 具备以下征象提示存在进行性血胸：①持续脉搏加快、血压降低，或虽经补充血容量血压仍不稳定；②闭式胸腔引流量每小时超过200ml，持续3个小时；③血红蛋白量、红细胞计数和红细胞比容进行性降低，引流胸腔积血的血红蛋白量和红细胞计数与周围血相接近。

- 具备以下情况应考虑感染性血胸：①有畏寒、高热等感染的全身表现；②抽出胸腔积血1ml，加入5ml蒸馏水，无感染呈淡红透明状，出现混浊或絮状物提示感染；③胸腔积血无感染时红细胞白细胞计数比例应与周围血相似，即500：1，感染时白细胞计数明显增加，比例达100：1；④积血涂片和细菌培养发现致病菌。当闭式胸腔引流量减少，而体格检查和放射学检查发现血胸持续存在的证据，应考虑凝固性血胸。

4.治疗

- 治疗非进行性血胸可根据积血量多少，采用胸腔穿刺或闭式胸腔引流术治疗。原则上应及时排出积血，促使肺复张，改善呼吸功能，并使用抗生素预防感染。由于血胸持续存在会增加发生凝固性或感染性血胸的可能性，因此闭式胸腔引流术的指征应放宽。进行性血胸应及时行开胸探查手术。凝固性血胸应待伤员情况稳定后尽早手术，清除血块，并剥除胸膜表面血凝块机化而形成的包膜。感染性血胸应及时改善胸腔引流，排尽感染性积血、积脓；若无明显效果或肺复张不良，应尽早手术清除感染性积血，剥离脓性纤维膜。近年电视胸腔镜已用于凝固性血胸、感染性血胸的处理，具有手术创伤小、疗效确切、术后患者恢复快等优点。

胸骨骨折

1.病因

- 胸骨骨折通常由暴力直接作用所致，最常见的是交通事故中驾驶员胸部撞击方向盘。大多数胸骨骨折为横断骨折，好发于胸骨柄与体部交界处或胸骨体部。胸骨旁多根肋软骨骨折，可能发生胸骨浮动，导致连枷胸。胸骨骨折容易合并钝性心脏损伤，气管、支气管和胸内大血管及其分支损伤。

2.临床表现

- 胸骨骨折患者有明显胸痛、咳嗽，呼吸和变动体位时疼痛加重，伴有呼吸浅快、咳嗽无力和呼吸道分泌物增多等。胸骨骨折部位可见畸形，局部有明显压痛。骨折断端移位通常为骨折下断端向前，上断端向后，两者重叠。侧位和斜位X线片可发现胸骨骨折断裂线。

3.治疗

■ 单纯胸骨骨折的治疗主要为卧床休息、局部固定、镇痛和防治并发症。断端移位的胸骨骨折应在全身情况稳定的基础上，尽早复位治疗。一般可在局部麻醉下，采用胸椎过伸、挺胸、双臂上举的体位，借助手法将重叠在上方的骨折端向下加压复位。手法复位勿用暴力，以免产生合并伤。骨折断端重叠明显、估计手法复位困难，或存在胸骨浮动的患者，需在全麻下手术切开复位，在骨折断端附近钻孔，用不锈钢丝予以固定。采用手术固定者可早期下床活动，经手法复位者，需卧床休息2~3周。

肺损伤

1.病因

■ 根据损伤的组织学特点，肺损伤包括肺裂伤、肺挫伤和肺爆震（冲击）伤。肺裂伤伴有脏层胸膜裂伤者可发生血气胸，而脏层胸膜完整者多形成肺内血肿。肺爆震伤由爆炸产生的高压气浪或水波浪冲击损伤肺组织。肺挫伤大多为钝性暴力致伤，引起肺和血管组织损伤，在伤后炎症反应中毛细血管通透性增加，炎性细胞沉积和炎性介质释放，使损伤区域发生水肿，大面积肺间质和肺泡水肿则引起换气障碍，导致低氧血症。

2.诊断

■ 肺裂伤所致血气胸的诊断与处理如前所述。肺内血肿大多在胸部X线检查时发现，表现为肺内圆形或椭圆形、边缘清楚、密度增高的团块状阴影，常在2周至数月自行吸收。肺挫伤患者表现为呼吸困难、咯血、血性泡沫痰及肺部啰音，重者出现低氧血症。常伴有连枷胸。X线胸片出现斑片状浸润影，一般伤后24~48小时变得更明显，CT检查准确率高于X线检查。

3.治疗原则
- 及时处理合并伤。
- 保持呼吸道通畅。
- 氧气吸入。
- 限制晶体液过量输入。
- 给予肾上腺皮质激素。
- 低氧血症使用机械通气支持。

气管与主支气管损伤

1.钝性气管、主支气管损伤的可能机制为
- 胸部受压时骤然用力屏气，气管和主支气管内压力骤增引发破裂。
- 胸部前后方向挤压使两肺移向侧方，气管分叉处强力牵拉导致主支气管起始部破裂。
- 减速和旋转产生的剪切力作用于肺门附近主支气管，产生破裂。
- 头颈部猛力后仰，气管过伸使胸廓入口处气管断裂。穿透性气管、支气管损伤直接与伤道或弹道路径有关，颈部气管伤常伴有甲状腺、大血管与食管损伤，胸内气管、主支气管损伤常伴有食管和血管损伤。气管插管、气管切开、内镜检查和异物摘取都可能误致气管或主支气管损伤。

2.气管损伤
- 颈前部钝性暴力可导致喉与气管分离、气管破裂或断裂，也可引起多个气管软骨环破坏，致气管软化而发生窒息。胸骨骨折断端向后移位可能撕裂胸内气管段。气管损伤常合并颈椎、甲状腺、食管和颈部大血管损伤。
- 钝性气管损伤的临床表现为咳嗽、喘鸣、呼吸困难、发音改变、咯血、颈部皮下或纵隔气肿。有的患者伴有胸骨骨折。穿透性气管损伤可发现颈胸部的伤道和弹道，伤口处常可有气体随呼吸逸出。患者常伴有咯血、颈部皮下和纵隔气肿。

■ 治疗：应紧急行气管插管，阻止血液与分泌物流入远端气管，保持呼吸道通畅。气管横断或喉气管分离时远端气管可能回缩入胸腔，需紧急做颈部低位横切口，切开气管旁筋膜，手指探查后用组织钳夹住远断端，插入气管导管。气管插管困难时可插入纤维支气管镜，再引入气管插管。修补吻合时如发现气管壁严重挫伤，可切除2~4个气管环，再做吻合手术。

3.主支气管损伤

■ 多发生在距隆突2~3cm的主支气管段。左主支气管较长，损伤机会较多。

■ 临床表现：主支气管损伤表现为咳嗽、咯血、呼吸困难、纵隔和皮下气肿、张力性气胸或张力性血气胸。

■ 具备以下情况之一者应怀疑存在主支气管损伤：

  ➢ 胸部损伤存在严重纵隔和皮下气肿。

  ➢ 张力性气胸。

  ➢ 安置闭式胸腔引流后持续漏气且肺不能复张。

  ➢ 胸部X线正位片显示肺不张，肺尖降至主支气管平面以下，侧位片发现气体聚积在颈深筋膜下方。纤维支气管镜检有助于确定诊断和判断损伤部位。

■ 治疗：首先保持呼吸道通畅、纠正休克和缓解张力性气胸。明确诊断，应尽早开胸探查，行支气管修补成形手术。早期手术有助于肺复张、防止支气管狭窄，而且手术操作较容易。晚期手术患者都存在肺不张，能否保留肺的关键在于远端肺能否复张，对于不能复张的肺应做肺叶或全肺切除。

心脏损伤

1.概述

■ 钝性心脏损伤多由胸前区撞击、减速、挤压、高处坠落、冲击等暴力所致。穿透性心脏损伤多由锐器、刃器或火器所致。

2.分类

■ 钝性心脏损伤　钝性心脏损伤的严重程度与钝性暴力

的撞击速度、质量、作用时间、心脏舒缩时相和心脏受力面积有关。轻者多为无症状的心肌挫伤，重者甚至可发生心脏破裂。

> 临床表现及诊断：轻度心肌挫伤可能无明显症状，中重度挫伤可出现胸痛、心悸、气促，甚至心绞痛等。患者可能存在胸前壁软组织损伤和胸骨骨折。

> 常用的辅助检查：①心电图；②超声心动图；③心肌酶学检测。

> 治疗：主要为休息、严密监护、吸氧、镇痛等。临床特殊治疗主要针对可能致死的并发症，如心律失常和心力衰竭。

■ 穿透性心脏损伤　穿透性心脏损伤多由火器、刃器或锐器致伤。

> 临床表现及诊断：穿透性心脏损伤的病理生理及临床表现取决于心包、心脏损伤程度和心包引流情况。致伤物和致伤动能较小时，心包与心脏裂口较小，心包裂口易被血凝块阻塞而引流不畅，导致心脏压塞。临床表现为静脉压升高、颈静脉怒张，心音遥远、心搏微弱和脉压小、动脉压降低的贝克三联征。致伤物和致伤动能较大时，心包和心脏裂口较大，心包裂口不易被血凝块阻塞，大部分出血流入胸腔，主要表现为失血性休克。

> 诊断要点
　　◇ 胸部伤口位于心脏体表投影区域或其附近。
　　◇ 伤后时间短。
　　◇ 贝克三联征或失血性休克和大量血胸的体征。

> 检查：穿透性心脏伤的病情进展迅速，依赖胸部X线、心电图、超声波、超声心动图，甚至心包穿刺术明确诊断都是耗时、准确性不高的方法。对于伤后时间短、生命体征尚平稳、不能排除心脏损伤者，应在具备全身麻醉手术条件的手术室，在局麻下扩探伤道以明确诊断，避免延误抢救的黄金时机。

> 治疗：已有心脏压塞或失血性休克者，应立即在急

诊室施行开胸手术。在气管插管全身麻醉下，切开心包缓解压塞，控制出血，迅速补充血容量。心脏介入诊治过程中发生的医源性心脏损伤，发现后应立即终止操作、拔除心导管，给予鱼精蛋白中和肝素抗凝作用，进行心包穿刺抽吸治疗。穿透性心脏损伤经抢救存活者，应注意心脏内有无残留的异物及其他病变，如创伤性室间隔缺损、瓣膜损伤、创伤性室壁瘤、心律失常、假性动脉瘤或反复发作的心包炎等。

膈肌损伤

1.概述

■ 根据致伤暴力不同，膈肌损伤可分为穿透性膈肌伤或钝性膈肌伤。穿透性损伤多由火器或刃器致伤，伤道的深度与方向直接与受累的胸腹脏器有关，多伴有失血性休克。钝性损伤的致伤暴力大，损伤机制复杂，常伴有多部位损伤。而膈肌损伤的临床表现较轻，往往被其他重要脏器损伤所掩盖而漏诊，至数年后发生膈疝才被发现。

2.分类

■ 穿透性膈肌损伤：下胸部或上腹部穿透性损伤都可累及膈肌，造成穿透性膈肌损伤。穿透性暴力所致单纯膈肌伤较为少见。

➤ 胸腹或腹胸联合伤除了躯体伤口处大量外出血、失血性休克等临床表现外，一般多同时存在血胸、血气胸、心包积血，腹腔积血、积气和空腔脏器穿孔所致的腹膜炎体征。

➤ 床旁B超检查可快速、准确地判断胸腹腔积血情况。

➤ 胸腔穿刺术和腹腔穿刺术，是判断胸腹腔积血的简单而有效的措施。

➤ 穿透性膈肌损伤应急诊手术治疗。首先处理胸部吸吮伤口和张力性气胸，输血补液纠正休克，并迅速手术。根据伤情与临床表现选择经胸或经腹切口，控制胸腹腔内出血，仔细探查胸腹腔器官，并对损伤的器官与膈肌予以修补。

- 钝性膈肌损伤：钝性膈肌伤多由于膈肌附着的胸廓下部骤然变形和胸腹腔之间压力梯度骤增引起膈破裂。交通事故和高处坠落是导致钝性膈肌伤最常见的原因。约90%的钝性膈肌损伤发生在左侧。
  - ➤ 钝性伤所致的膈肌裂口较大，有时达10cm以上，常位于膈肌中心腱和膈肌周边附着处。腹内脏器很容易通过膈肌裂口疝入胸腔，常见疝入胸腔的腹内脏器依次为胃、脾、结肠、小肠和肝。严重钝性暴力不单可致膈肌损伤，还常导致胸腹腔内脏器挫裂伤，并常伴有颅脑、脊柱、骨盆和四肢等多部位伤。
- 血气胸和疝入胸腔的腹腔脏器引起肺受压和纵隔移位，导致呼吸困难、伤侧胸部呼吸音降低，叩诊呈浊音或鼓音等。疝入胸腔的腹内脏器发生嵌顿与绞窄，可出现腹痛、呕吐、腹胀和腹膜刺激征等消化道梗阻或腹膜炎表现。
- 值得注意的是，膈肌破裂后初期可能不易诊断，临床体征和胸部X线检查结果均缺乏特异性，CT检查有助于诊断。由于进入肠道的气体和造影剂可将疝入肠袢的部分梗阻转变为完全梗阻，故禁行肠道气钡双重造影检查。膈疝患者应慎做胸腔穿刺或闭式胸腔引流术，因为可能伤及疝入胸腔的腹内脏器。对于疑有创伤性膈疝者，禁用充气的军用抗休克裤，以免增加腹内压。
- 一旦高度怀疑或确诊为创伤性膈破裂或膈疝，而其他脏器合并伤已稳定者，应尽早进行膈肌修补术。仔细探查胸腹腔内脏器，并予以相应处理。

创伤性窒息

1.概述
- 创伤性窒息是钝性暴力作用于胸部所致的上半身广泛皮肤、黏膜的末梢毛细血管淤血及出血性损害。当

49

胸部与上腹部受到暴力挤压时，患者声门紧闭，胸内压骤然剧增，右心房血液经无静脉瓣的上腔静脉系统逆流，造成末梢静脉及毛细血管过度充盈扩张并破裂出血。

2.临床表现

■ 为面、颈、上胸部皮肤出现针尖大小的紫蓝色淤点和淤斑，以面部与眼眶部为明显。口腔、球结膜、鼻腔黏膜有淤斑，甚至出血；视网膜或视神经出血可产生暂时性或永久性视力障碍；鼓膜破裂可致外耳道出血、耳鸣，甚至听力障碍。

■ 伤后多数患者有暂时性意识障碍、烦躁不安、头昏、谵妄，甚至四肢痉挛性抽搐，瞳孔可扩大或极度缩小，上述表现可能与脑内轻微点状出血和脑水肿有关。若有颅内静脉破裂，患者可发生昏迷，甚至死亡。

3.治疗

■ 创伤性窒息所致的出血点及淤斑，一般经2~3周后可自行吸收消退。一般患者需在严密观察下进行对症处理，有合并伤者应针对具体伤情给予积极治疗。

咯　血

1.概述

■ 咯血患者首诊多为急诊内科，根据咯血量及对呼吸循环影响的情况判断是否需要进入监护病房并进行气道保护。在明确咯血诊断后，首先完成胸部增强CT，明确胸部有无肿瘤占位、感染病灶、支气管扩张等基础病变，并完成呼吸内科会诊及支气管镜检查，明确出血部位及可能的出血原因（病原学、病理学）。如增强CT发现出血部位或患者一般情况无法耐受手术，可由介入科试行支气管动脉造影＋栓塞术控制咯血，改善患者的一般情况或挽救生命。胸外科会诊评估是否需要急诊或择期手术干预，切除引发出血的病灶（肿瘤、支气管扩张、动静脉瘘）。对于晚期肺癌侵犯气管及血管、气管食管瘘、气管主动脉瘘、双肺弥漫出血性病变等引发的出血，外科无法达到根治性切除及改善预后的目的，需向患者及家属充分交代病情，行充分的药物及介入保守治疗。

- 年轻的外科医师应对咯血的病因、鉴别诊断及治疗有基本了解，以备临床之需。

2.病因　引起咯血的疾病并非只局限于呼吸系统疾病，虽然咯血以呼吸系统疾病为多见。下面列出可引起咯血的各种疾病。

- 呼吸系统疾病：如肺结核、支气管扩张、支气管炎、肺脓肿、肺癌、肺炎、肺吸虫病、肺阿米巴病、肺孢子虫病、肺真菌病、肺囊虫病、支气管结石、肺部转移性肿瘤、肺腺瘤、硅沉着病等。炎症可导致支气管黏膜或病灶毛细血管渗透性增高，或黏膜下血管壁溃破，从而引起出血。
- 循环系统疾病：常见的有风湿性心脏病二尖瓣狭窄、高血压性心脏病、肺动脉高压、主动脉瘤、肺梗死及肺动静脉瘘等。
- 外伤：胸部外伤、挫伤、肋骨骨折、枪弹伤、爆炸伤和医疗操作（如胸腔或肺穿刺、活检、支气管镜检查等）也偶可引起咯血。
- 全身出血性倾向性疾病：常见的如白血病、血友病、再生障碍性贫血、肺出血型钩端螺旋体病、流行性出血热、肺型鼠疫、血小板减少性紫癜、弥散性血管内凝血、慢性肾衰竭、尿毒症等。
- 其他较少见的疾病或异常情况：如替代性月经（不从阴道出血）、氧中毒、肺出血肾炎综合征、鼻窦炎、内脏易位综合征等。

3.临床表现

- 咯血伴有发热，多见于肺结核、肺炎、肺脓肿、肺出血型钩端螺旋体病、流行性出血热、支气管肺癌等。
- 咯血伴胸痛，常见于大叶性肺炎、肺栓塞、肺结核、支气管肺癌等。
- 咯血伴呛咳，可见于支气管肺癌、支原体肺炎等。

- 咯血伴皮肤黏膜出血，可见于血液病（如白血病、血小板减少性紫癜）、钩端螺旋体病、流行性出血热等。
- 咯血伴黄疸，多见于钩端螺旋体病、大叶性肺炎、肺梗死等。

4.检查

- 病史询问：出血为初次或多次。如为多次，与以往有无不同。青壮年咳嗽、咯血伴有低热者应考虑肺结核。中年以上的人，尤其是男性吸烟者应注意肺癌的可能性；须细致询问和观察咯血量、色泽，有无带痰；询问个人史时需注意结核病接触史、多年的吸烟史、月经史、职业性粉尘接触史、生食螃蟹史等。

  ➤ 咯血伴胸痛者多见于肺梗死、肺炎链球菌肺炎；咯血伴呛咳者多见于支气管肺癌，血痰见于肺脓肿；大量咯血者多见于空洞性肺结核，支气管扩张、动脉瘤破裂等。国内文献报告，无黄疸型钩端螺旋体病也可引起致命的大咯血。

- 体格检查：对咯血患者均应做胸部细致反复的检查。有些慢性心、肺疾病可并杵状指（趾），进行性肺结核与肺癌患者常有明显的体重减轻。有些血液病患者有全身出血性倾向。

- 实验室检查：痰检查有助于发现细菌（链球菌、结核杆菌）、真菌、癌细胞、寄生虫卵、心力衰竭细胞等；出血时间、凝血时间、凝血酶原时间、血小板计数等检查有助于出血性疾病诊断；红细胞计数与原红蛋白测定有助于推断出血程度，嗜酸性粒细胞增多提示寄生虫病的可能性。

- 器械检查

  ➤ X线检查：咯血患者均应做X线检查，胸部透视，胸部平片体层摄片，有必要时可做支气管造影协助诊断。

  ➤ CT检查：有助于发现细小的出血病灶。

  ➤ 支气管镜检查：原因不明的咯血或支气管阻塞肺不张的患者应考虑支气管镜检查，如存在肿瘤、结核异物等，需同时取活体组织病理检查。

> 放射性核素镓检查：有助于肺癌与肺部其他包块的鉴别诊断。

5.诊断

■ 根据病史、临床表现及相关检查即可确诊。

6.鉴别诊断

■ 需与呕血相鉴别。

7.治疗

■ 一般治疗：进行吸氧、监护、止血、输血、输液及对症和病因治疗。

■ 大咯血的抢救：大咯血要及时抢救，否则患者生命会受到威胁。大咯血对人体的影响，除咯血的量和出血的速度外，还和患者的一般状况有关，如为久病体弱，即使出血量小于300ml，也可能是致命的。大咯血造成的直接危险主要是窒息和失血性休克，间接危险是继发肺部感染或血块堵塞支气管引起肺不张，如为肺结核患者还可通过血行播散。

> 体位：保持镇静，不要惊慌，令患者取卧位，头偏向一侧，鼓励患者轻轻将血液咯出，以避免血液滞留于呼吸道内。如已知病灶部位取患侧卧位，以避免血液流入健侧肺内。如不明出血部位时则取平卧位，头偏向一侧，防止窒息。

> 镇静：避免精神紧张，给予精神安慰，必要时可给少量镇静药，如口服地西泮。

> 咳嗽剧烈的大咯血患者，可适量给予镇咳药，但一定要慎重，禁用剧烈的镇静镇咳药，以免过度抑制咳嗽中枢，使血液淤积气道，引起窒息。

> 观察病情：密切观察患者的咯血量、呼吸、脉搏等情况，防止休克的发生。

> 防止用力大便而加重咯血。

> 保持呼吸道通畅：如患者感觉胸闷、气短、喘憋，要帮助患者清除口鼻分泌物，保持室内空气流通，有条件时给予吸氧。

> 窒息患者的抢救如若发生大咯血窒息，立即体位引

　　流，取头低足高位（可将床尾抬高45°左右），或侧头拍背。

- 经初步处理，咯血稍有缓和，患者的血压、脉搏、呼吸相对平稳时，应尽快护送患者到附近医院，以便进一步救治；如出血不止，请急救中心急救医师进行就地抢救，一旦病情稍微平稳，允许转运时，仍需送医院进行吸氧、监护、止血、输血、输液及对症和病因治疗。

食管穿孔

1.诊断及鉴别诊断

- X线检查：根据穿孔的部位和原因做X线片检查，颈部穿孔可以发现颈部筋膜平面含有气体，气管移位，食管后间隙增宽，正常的颈椎生理弯曲消失。有些患者可在食管后间隙发现有气液平，颈部或纵隔气肿以及气胸、气腹。胸部食管穿孔时发现纵隔影增宽，纵隔内有气体或气液平，胸腔内气液平。腹部食管穿孔时可发现膈下游离气体。用普通X线检查，有12%～33%的病例不能显示这些提示食管穿孔的X线征象，并受穿孔后时间的影响。

- 食管造影：许多患者就诊时并非都具有典型症状，而表现为严重的呼吸困难、低血压、败血症、休克、昏迷，或是模糊不清的急腹症或胸部急症。因此，应对怀疑有食管穿孔而一般情况允许的患者，用食管造影来肯定诊断。对普通X线平片提示有食管穿孔的病例，也应用食管造影来明确穿孔的大小和部位。在透视下口服造影剂可以显示食管腔、食管穿孔的部位及食管远端有无狭窄。口服碘油造影的效果较好，刺激性小。如使用钡剂一旦漏出食管外，手术清除困难。Foley等介绍先用水溶性造影剂，如果没有看到瘘口，再加钡剂来进一步明确诊断。应当指出，尽管使用造影作为常规诊断手段，但仍有10%的假阴性，因此当造影阴性时也不能完全除外食管穿孔。

- 食管镜检查对胸部创伤、异物引起的食管损伤有重要诊断价值，当食管造影阴性时，有时用食管镜可直接看到食管损伤的情况，并能提供准确的定位，了解污染的情况。食管镜的结果也有助于治疗的选择。
- 当今胸腹部CT检查已普遍应用。当临床怀疑有食管损伤而X线又不能提示确切的诊断依据时，进一步的诊断还包括选用胸部或腹部的CT检查。对食管造影"正常"的患者，根据病史、体检及CT检查结果来诊断。
- 当CT影像有以下征象时，应考虑食管穿孔的诊断。
  - 围绕食管的纵隔软组织内有气体。
  - 在纵隔或在胸腔的脓腔紧靠食管。
  - 充气的食管与一个邻近纵隔或纵隔旁充液的腔相通。
  - 胸腔积液特别是左侧胸腔积液则更进一步提示食管穿孔的可能。
    - 当具备以上任何一项时，应做食管造影以肯定诊断和确定穿孔的部位，这对指导手术治疗是非常重要的。另外，用CT对患者进行最初疗效的随诊观察，也是特别有效的方法。

2.治疗
- 非手术治疗适应证：①器械引起损伤穿孔，特别是在颈部的穿孔，多未累及胸腔；②溃疡性狭窄和贲门失弛缓症或食管静脉曲张用硬化剂治疗后，在扩张时引起的穿孔，以及食管周围有纤维化形成，能限制纵隔的污染；③从食管穿孔到诊断已经间隔数天，但症状轻微有自愈趋势者；④早期诊断小而局限的穿孔；⑤穿孔后引起的污染仅限于纵隔或纵隔与壁层胸膜之间，没有造影剂溢入附近体腔；⑥有效的脓腔引流使穿孔对胸腔污染很小；⑦从损伤到诊断未经口进食；⑧穿孔远端通畅；⑨穿孔的位置不在肿瘤部位、不在腹腔和梗阻的近端；⑩症状轻微，无全身感染迹象。
- 禁食：在怀疑或一时诊断有食管损伤时，应立即停止经口进食、进水并嘱患者尽可能地减少吞咽动作。
- 胃肠减压：尽管有人提出选择性地应用胃肠减压，

放入胃肠减压管使食管下段括约肌不能完全关闭，有可能加重胃反流，但多数认为应常规使用胃肠减压，以减少胃液潴留，采用多孔的上下缘，以达到有效吸引，防止外渗的作用。除胃肠减压外，有时还需经鼻腔间断吸引口咽部分泌物。

- 广谱抗生素：食管穿孔后引起的主要病理是食管周围组织的炎症感染，如纵隔炎、胸膜炎或腹膜炎，因此一旦怀疑有食管损伤应早期选用广谱有效抗生素。广谱抗生素需使用至少7～14天。
- 维持营养：由于食管穿孔的治疗时间较长，往往需停止经口进食10天以上，因此不论是否采用保守治疗，在最初治疗时，都需要同时建立预防性的胃肠外营养或有效的胃肠道营养如空肠造瘘。
- 积极纠正和维持水、电解质平衡。

纵隔脓肿

1.病因
- 常由金黄色葡萄球菌侵入组织或血管内引起。纵隔脓肿常因外伤、手术或纵隔感染引起急性结缔组织化脓性炎症。当外伤或手术并发症造成气管或食管穿孔时，气体及炎性物质进入纵隔疏松结缔组织，蔓延到整个纵隔，最后形成脓肿。

2.临床表现
- 患者可有寒战、高热、烦躁不安等症状，主诉胸骨后剧烈疼痛，深呼吸或咳嗽时疼痛加重，甚至麻醉性镇痛药不能缓解。疼痛可放射至颈部、耳后、整个胸部和两侧肩胛之间，有的可出现神经根疼痛。局限性的纵隔脓肿可出现肿物对周围脏器的压迫症状，如声音嘶哑（喉返神经受压）、膈肌收缩无力或麻痹（膈神经受压）、霍纳综合征（交感神经星状神经节受压）、迷走神经受压可出现心跳加快。纵隔脓肿形成脓液后可破入胸膜腔形成脓胸及脓气胸，气体可沿疏松结缔组织到达全身皮下，形成皮下气肿，可出现呼吸困难甚至休克。纵隔脓肿常并发右肺上叶感染。

3.检查

- X线检查是诊断纵隔脓肿的主要方法，可见颈部软组织增厚、纵隔增宽、胸腔气液平面和气管移位等。脓胸的诊断，除根据临床表现外，X线示胸腔积液，CT扫描更能明确病变的位置及病变范围，并为早期诊断及治疗提供更准确的依据。

4.诊断

- 有急性化脓性感染病史。
- 局部红肿疼痛且有波动感，有脓液抽出。
- 有发热、乏力等全身症状。
- 白细胞计数增多。
- 经B超检查可发现深部液性暗区。

5.鉴别诊断

- 本病应与纵隔肿瘤相鉴别，特别是肿瘤合并感染。

6.治疗

- 本病主要针对原发病及病因治疗。纵隔外伤致气管破裂者，可行气管修补术。食管破裂或术后吻合口瘘者，可行食管修补术，需禁食、补液及胃肠减压。行纵隔引流十分必要。脓液培养，选择敏感抗生素治疗。
- 对症治疗主要有以下措施
  - ➢ 早期炎症可采取局部热敷、外敷消炎散等中药。
  - ➢ 全身应用抗生素。
  - ➢ 脓肿形成后切开引流（VATS胸腔镜，右侧进胸）。

支气管胸膜瘘

1.概述

- 支气管胸膜瘘是支气管与胸膜间形成的异常通道。可由多种原因引起，如结核性脓胸、大叶性肺炎、肺脓肿及术后感染等。其形成是由于慢性脓胸的脓液腐蚀临近肺组织后穿破支气管，或因肺内病灶直接侵袭胸腔或破溃至胸膜腔形成瘘管，也有因胸腔穿刺或手术切除脓腔感染造成。脓液可从支气管咳出，严重时大量脓液被吸进支气管，可使患者窒息而死。

■ 现代医学治疗该病时，在各并发症得到有效控制后，采用经纤维支气管镜瘘道注胶技术，填补瘘道，以达治疗目的。但缺点是短期易复发需补注，而且不宜多次补注。所以治疗该病，主要以手术为主。

2.临床表现

■ 支气管胸膜瘘的临床表现，主要是胸膜腔脓液经支气管瘘口进入呼吸道，引起频发性咳嗽、咳脓性痰，其程度除了与瘘口的大小和胸膜腔脓液量的多寡有关外，体位改变常影响症状的轻重。凡促使脓液经瘘口流入支气管的体位，均使咳嗽及咳脓性痰的症状加重。然而由于脓液外排，使发热等全身性感染症状会相应减轻。

3.诊断

■ 胸部X线检查可发现液、气胸征象；患侧胸腔内注入亚甲蓝液少许，片刻后即可见咳出蓝色痰液，可明确诊断。

4.支气管炎和胸膜炎的区别

■ 二者发病部位和病理基础完全不同，没有什么必然联系。区别相当大。胸膜炎发生在胸膜，在肺的外面。胸膜炎分干性和湿性，一般干性者有胸痛，听诊有胸膜摩擦音；湿性者胸膜腔里有液体渗出，X线或CT可查到胸水。而气管炎多发生在肺内细小的支气管，可引起气急、呼吸困难，慢性的支气管炎容易合并肺气肿。也有些疾病同时侵犯胸膜和气管，但一般不称为"气管炎"或"胸膜炎"。

5.手术

■ 胸廓改形术：手术切除病侧部分肋骨和增厚的纤维板（脏层胸膜），使胸壁塌陷，脓腔闭合，而达到治疗的目的。

■ 胸膜肺切除术：即将病肺与纤维板一并切除。用于结核性脓胸伴有肺内空洞，广泛干酪性病变或合并支气管胸膜瘘。

■ 上述两种手术方法比较常用，缺点是术后残腔容易感染再形成结核性脓胸或合并支气管胸膜瘘。

脓　胸

1.病因

■ 胸膜腔的化脓性感染所造成的胸膜腔的积脓。病原菌可以通过以下途径进入胸膜腔：

> 肺部炎症，特别是靠近脏层胸膜的肺炎可直接扩散到胸膜腔。

> 肺脓肿或结合空洞直接破溃到胸膜腔。

> 胸壁、肺或食管的外伤。

> 纵隔感染扩散到胸膜腔，如食管自发性破裂或穿孔。

> 膈下脓肿通过淋巴管扩散至胸膜腔。

> 菌血症或脓毒血症的致病菌经血液循环进入胸膜腔。

> 医源性感染，如胸腔穿刺或手术造成污染引起脓胸。

■ 在抗生素问世之前，肺炎双球菌、链球菌、葡萄球菌是脓胸的主要致病菌，现在较为多见的致病菌为葡萄球菌和某些革兰阴性杆菌，如克雷伯菌、大肠埃希菌、铜绿假单胞菌等，也可为结核菌、阿米巴原虫和放线菌等特殊病原微生物感染。

2.临床表现

■ 病史与症状：脓胸继发于肺部感染时，通常都有急性肺炎的病史，当肺炎引起的发热等症状逐渐好转后，患者再次出现高热、胸痛、大汗、食欲缺乏和咳嗽加剧等症状；如果为肺脓肿破溃引起的急性脓胸病例常有突发性的剧烈胸痛、高热和呼吸困难，有时还有发绀和休克症状。如发生支气管-胸膜瘘时突然咳大量脓痰，有时有血性痰。

■ 慢性脓胸为急性脓胸经历6～8周未能及时治愈转入慢性期，由于较厚的纤维板形成，脓液中的毒素吸收减少，临床上急性中毒症状较轻，主要为慢性中毒症状和长期慢性消耗造成的低热、乏力、消瘦、贫血、低蛋白等，并有慢性咳嗽、咳痰、气短和胸痛，活动时呼吸困难。

- 体征：
  - ➤ 脓胸急性期患者呈急性面容，有时不能平卧，患侧呼吸运动减弱，叩诊浊实，听诊呼吸音明显降低或消失。
  - ➤ 脓胸慢性期患侧胸廓塌陷，呼吸运动减弱，脊柱向患侧侧弯，气管和纵隔移向患侧，叩诊为浊音或实音，听诊呼吸音明显降低或消失。如果合并支气管胸膜瘘，当患者健侧卧位时可出现呛咳加重。病程长久患者可有杵状指（趾）。

3.检查

- 血液化验：白细胞计数增多，中性粒细胞比例增多，核左移，可见中毒颗粒，慢性期有贫血，血红蛋白和白蛋白降低。
- 胸腔穿刺液化验：早期渗出液，继而脓性，部分有臭味，白细胞计数达（10~15）×10⁹/L，以中性粒细胞为主；蛋白质含量>30g/L，葡萄糖<1.11mmol/L（20mg/dl），涂片染色镜检可找到致病菌，进行培养可确定致病菌，药敏试验用于指导治疗。
- 胸部X线检查：早期X线同一般胸腔积液征或包裹性胸腔积液影像，合并有支气管-胸膜瘘时有气液平。慢性期胸膜粘连，患侧胸容积缩小，肋间隙变窄，纵隔移位等。
- 肺功能检查：慢性期为限制性通气功能障碍，肺活量减低。
- 痰色检查：疑有支气管-胸膜瘘时，可于胸腔内注入1%亚甲蓝2~5ml后观察咳出痰之颜色，以助诊断。

4.诊断

- 根据症状、体征、X线表现，特别是胸穿结果，均能明确诊断。

5.治疗

- 急性脓胸的治疗原则为抗感染、排净脓液促进肺复张以消灭脓腔、全身给予一般治疗。

- 一般治疗：应加强营养、补充血浆或白蛋白、维持水、电解质和酸碱平衡及对症处理。
- 抗菌药物治疗：根据胸腔液或血培养结果和药敏试验结果，选择有效的抗菌药物，一般采用联合、足量、静脉内全身给予。特殊菌种如结核菌、真菌、放线菌等应给予有效的抗结核方案和抗真菌治疗。
- 脓胸的局部处理
  - 及早穿刺排脓、消灭脓腔是控制感染的关键。每次抽净脓液后用生理盐水灌洗，然后向胸腔内注入抗生素，如庆大霉素，溶于10～15ml生理盐水中使用，或其他对细菌敏感的抗菌药物。开始每日或间日1次，以后视病情而定。
  - 如穿刺引流脓液不佳，病情进展，毒血症明显者，或合并支气管胸膜瘘或食管胸膜瘘的脓或脓气胸，可在局麻下做肋间插管或经肋床插管闭式引流排脓，灌洗和局部抗生素注入治疗，脓腔关闭后拔管。
- 慢性脓胸的治疗：对慢性脓胸的治疗原则是改善患者全身状况，排除造成慢性脓胸的原因，闭合脓腔，消除感染。具体可包括：
  - 纠正贫血与营养不良，改善全身营养状况，对贫血严重的患者可以少量多次输血。
  - 改善原有胸腔引流，使引流更通畅，为以后的手术创造条件，部分患者可因此得以闭合脓腔。
  - 胸膜纤维板剥脱术：剥除壁层和脏层胸膜上的纤维板，使肺组织从纤维板的束缚中游离出来，重新扩张，不仅消除了脓腔，而且还能改善肺的通气功能，这是最理想的手术。但由于肺内有广泛病变或增厚的胸膜与肺组织粘连过紧，使胸膜纤维层常无法剥除。因此，该手术的适应证比较严格，仅适用于肺内无空洞、无活动性病灶、无广泛纤维性变、肺组织能够扩张的慢性脓胸。
  - 胸膜肺切除术：慢性脓胸合并广泛而严重的肺内病

变，如空洞、器官和支气管高度狭窄或支气管扩张等，需施行胸膜全肺切除或胸膜肺叶切除术。

> 胸廓成形术：目前多用改良的Schede手术，即仅切除壁层纤维板，骨膜下切除肋骨，保留骨膜和肋间肌、肋间神经和血管，将肋间束固定在脏层纤维板上，消除脓腔。

（周小昀）

参 考 文 献

■ 陈孝平，等.外科学［M］.8年制版.北京：人民卫生出版社，2005：445－454.

■ 张志庸，等.协和胸外科学［M］.第2版.北京：科学出版社，2004：207－257.

■ 吴孟超，等.黄家驷外科学［M］.第7版.北京：人民卫生出版社，2008：2018－2031.

急性尿潴留

1. 概述
- 急性尿潴留指急性发生的无法排尿，导致尿液滞留于膀胱内的一种症候群。常伴随膀胱内尿液胀满引起的明显尿意、疼痛和焦虑等症状。多发生于老年男性。女性和儿童较少发生。

2. 病因
- 尿道梗阻性因素：前列腺增生、尿道狭窄、尿道结石、炎症等。
- 神经性因素：膀胱感觉或运动神经受损。
- 膀胱肌源性因素：如膀胱过度充盈导致的逼尿肌收缩乏力。

3. 检查
- 体格检查：可在耻骨上区看到过度充盈的膀胱（过度肥胖者不易观察），叩诊为浊音。注意男性是否有尿道外口狭窄、包茎。肛门指诊注意前列腺情况。
- 辅助检查：推荐行尿常规、B超检查。根据病情可选择行血常规、肾功能、血糖、血清PSA等检查。必要时CT及磁共振检查作为重要的补充。

4. 诊断
- 结合患者性别、年龄、详细的病史了解，常可初步判断尿潴留的原因。病史询问应包括本次发病时下尿路症状的特点，发病前手术史（尤其盆腔、会阴手术史）、外伤史、经尿道检查治疗史。既往有无前列腺增生症、尿石症、尿潴留史、糖尿病史、神经系统病史。女性还应注意产后尿潴留、盆腔炎及其他妇科疾病史。

5. 急诊处理
- 原则是急诊置管排出膀胱内尿液使膀胱减压。置管方式可经尿道留置Foley导尿管、耻骨上膀胱造瘘。

- 导尿术：是最常用和简单的方法，局部麻醉剂和润滑剂（利多卡因凝胶等）的使用可增加成功率、减少患者不适。如常规导尿困难，有经验的医生可使用金属探条、导丝引导、示指肛门内引导等方法。禁忌证包括：严重的尿道损伤和尿道狭窄。注意膀胱过度充盈的患者导尿成功后宜分次放出尿液，以免快速减压后出现血尿、低血压等并发症。
- 耻骨上膀胱穿刺造瘘：经尿道置管失败或有禁忌者可选择。必要时可使用B超辅助定位的方法。禁忌证包括膀胱充盈不满意、下腹部手术瘢痕。
- 无法导尿、无条件穿刺造瘘时为暂时缓解患者痛苦，可在无菌条件下行耻骨上膀胱穿刺，抽出尿液暂时缓解病情。

阴茎异常勃起

1.概述
- 阴茎异常勃起（priapism）是一种较少见的阴茎病理性勃起状态，由于缺血性阴茎异常勃起可引起严重后果，属于泌尿男科急症之一（图1-1）。

2.临床表现
- 阴茎异常勃起是指与性欲和性刺激无关，持续4小时以上的阴茎持续勃起，不能自行恢复疲软状态。
- 可分为缺血性（低流量型、静脉型）（low-flow priapism，LFP）和非缺血性（高流量型、动脉型）（high-flow priapism，HFP），并以前者较常见。

3.体格检查
- 全身系统性检查：筛查可能病因。
- 局部查体，以检查阴茎为主，包括硬度、温度、触痛程度和颜色变化，以及是否可触及海绵体搏动。
- 腹部、会阴部和肛诊检查：偶尔可发现这些部位的创伤或恶性肿瘤的证据。

4.辅助检查
- 实验室检查

> 血液学检查：白细胞计数和分类、血小板计数检查。

> 阴茎海绵体内血气分析：可区分缺血型和非缺血型阴茎异常勃起。

■ 影像学检查

> 彩色多普勒超声检查：可鉴别缺血型和非缺血型阴茎异常勃起。

> 动脉造影：有创检查，主要用于非缺血型阴茎异常勃起。

5.诊断要点

■ 病史：根据患者主诉，阴茎在非性刺激下异常勃起持续4小时以上。

■ 查体：阴茎坚硬勃起，不可回缩及弯曲。

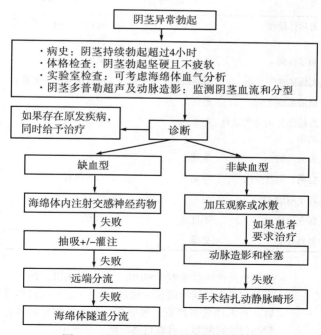

图1-1 基于诊断分型系统的处理流程

- 实验诊断：血常规、血气分析。
- 辅助检查：B超、动脉造影。

6.鉴别诊断

- 主要需考虑排除以下疾病。
  - 两种阴茎异常勃起型别的鉴别。
  - 与其他疾病的鉴别主要包括：睡眠相关性痛性勃起（SRPE）。
- 常见鉴别诊断要点
  - 缺血型和非缺血型阴茎异常勃起的鉴别诊断要点见表1-2。

表1-2　缺血型和非缺血型阴茎异常勃起

	低流量型阴茎异常勃起	高流量型阴茎异常勃起
海绵体硬度	通常4级（完全勃起）	通常2～3级（不完全勃起）
阴茎疼痛	常见	少见
海绵体血气分析	低氧血症、酸中毒	接近动脉血、不缺氧
血液系统疾病	常见	罕见
海绵体注射血管活性药物	很常见	罕见
相关药物	常见	罕见
会阴、阴茎外伤	罕见	几乎都有
发生ED风险	高	低
保守治疗	不推荐	推荐
紧急处置	必要	不必要

  - 睡眠相关性痛性勃起（SRPE）：一般来讲，阴茎异常勃起具有持续时间长（超过4小时）、不能自然缓解、对人体危害严重；睡眠相关的痛性勃起则具有勃起持续时间短、可以自然缓解、危害小。

7.治疗原则

- 治疗目的是消除持续勃起状态、恢复阴茎海绵体正常血流和保护阴茎勃起功能。一般推荐采取阶梯式的治疗方式，即从简单无创到有创。缺血型阴茎异常勃起一旦确诊需要立即治疗。
- 缺血型阴茎异常勃起的治疗
  - ➢ 病因治疗：去除或控制原发疾病。
  - ➢ 一般治疗：镇静、镇痛和阴茎局部冷敷、口服拟交感神经药物收缩血管。
  - ➢ 阴茎海绵体注射药物治疗：海绵体注射拟交感神经药物。
  - ➢ 减压治疗：阴茎海绵体穿刺放血。
  - ➢ 阴茎海绵体分流术：分为远端分流和近端分流，建议首选远端分流术。
- 非缺血型阴茎异常勃起的治疗
  - ➢ 保守治疗：包括阴茎局部冰敷、加压包扎和特定位置（如会阴部等）的压迫等。
  - ➢ 选择性动脉栓塞：推荐应用高选择性海绵体动脉栓塞术。
  - ➢ 手术治疗：手术结扎动脉瘘口或切除假性动脉瘤。

参 考 文 献

- 郭应禄，胡礼泉.男科学.北京：人民卫生出版社，2004.
- 王晓峰，朱积川，邓春华.中国男科疾病诊断治疗指南.北京：人民卫生出版社，2013.
- 李宏军.男科诊疗常规.北京：中国医药科技出版社，2016.

精索静脉曲张

1.概述

- 精索静脉曲张（varicocele，VC）是指精索静脉回流受阻或静脉瓣膜失效，血液反流导致精索蔓状静脉丛的伸长、扩张及迂曲，通常以左侧发病为多。绝大多数患者无明显临床症状，仅小部分患者因局部的坠胀疼痛不适求治，或因不生育、精液质量异常而接受治疗。

2.临床表现

- 多数精索静脉曲张患者可无临床症状，仅在体检时或诊治不育症时发现。
- 临床症状主要是阴囊部坠胀感和隐痛，可放射至下腹部和腰部。
- 站立过久或劳累后症状加重，平卧和休息后症状减轻或消失。

3.体格检查

- 可见患侧阴囊较健侧阴囊明显松弛下坠，严重者视诊和触诊可见精索内静脉似蚯蚓团块，平卧位时曲张静脉随即缩小或消失。
- 轻者局部体征不明显，可做Valsalva试验阳性，即嘱患者站立，用力屏气增加腹压，由于血液回流受阻，曲张静脉显现。

4.辅助检查

- B超、红外线或接触式阴囊测温。
- 对于平卧位静脉曲张不消失者，应警惕继发性病变，须检查同侧腰腹部，并可做排泄性尿路造影或CT、MRI等检查。
- 伴有男性不育者，应做精液分析等生殖相关检查。

5.诊断要点

- 症状：患侧下腹及睾丸坠胀疼痛，可伴有阴囊饱满或膨隆。
- 查体：精索内静脉似蚯蚓团块状，直观可视或可触及压缩感。
- 辅助检查：超声诊断精索静脉曲张一般精索内静脉直径≥2mm，可伴有血液反流征象。

6.诊断分级系统

- 临床上可将精索静脉曲张的严重程度区分为3个级别：
  - ➢ 轻度（Ⅰ度）：外观正常，触诊不明显，患者屏气增加腹压（Valsalva法）后方可触到曲张静脉。

➤ 中度（Ⅱ度）：触诊可触到曲张静脉，但外观正常。

➤ 重度（Ⅲ度）：曲张静脉如成团蚯蚓，触诊及视诊均较明显。

7.鉴别诊断

■ 主要需考虑排除以下疾病：睾丸鞘膜积液和附睾炎。

■ 常见鉴别诊断要点（表1-3）：

表1-3 精索静脉曲张鉴别要点

常见阴囊疾病	问诊	查体	辅助检查
睾丸鞘膜积液	患侧坠胀不适	平卧无回流	B超
附睾炎	患侧明显疼痛	附睾有触痛	B超
必要时请相关科室会诊！			

8.治疗原则

■ 对于轻微（Ⅰ度）曲张、临床症状不明显者可不予处理；伴有男性不育者，虽然有明显的曲张，但是只要精液质量正常，也不需要手术治疗。

■ 若有较明显的临床症状，可用阴囊托带或穿护身裤，以减轻症状。

■ 病因治疗药物包括口服迈之灵等，对轻中度（Ⅰ、Ⅱ度）精索静脉曲张患者可有一定的帮助。

■ 中重度（Ⅱ、Ⅲ度）精索静脉曲张以及症状严重者以手术治疗为主。

➤ 手术指征

◇ 对症状较重，精索静脉曲张明显（Ⅱ、Ⅲ度）或经非手术治疗疼痛不缓解者，以及精索静脉曲张不严重但精液质量异常者。

◇ 对于不育患者，存在精液质量异常，排除女方因素。

◇ 青少年精索静脉曲张患者伴有不耐受的疼痛不适者，或患侧睾丸体积明显缩小者。

> ➤ 手术方式
>> ✧ 开放手术：可分经阴囊、腹股沟及腹膜后手术入路。
>> ✧ 硬化剂治疗：手术简单，费用低廉，患者恢复快。
>> ✧ 腹腔镜：应用较多也较为成熟，手术创伤小，患者恢复快，并且可同时处理双侧的精索静脉曲张。
>> ✧ 显微镜下精索静脉高位结扎术：该方法保留了输精管静脉，还可保留精索内的动脉、神经、淋巴管，被认为是治疗VC的首选方法，具有复发率低、并发症少的优点，术后可明显提高受孕率，改善精液质量。

参 考 文 献

- 郭应禄，李宏军.男性不育症.北京：人民军医出版社，2003.
- 李宏军，黄宇烽.实用男科学（第2版）.北京：科学出版社，2015.
- 《精索静脉曲张诊断与治疗中国专家共识》编写组，中华医学会男科学分会.精索静脉曲张诊断与治疗中国专家共识.中华男科学杂志，2015，22（11）：1035−1042.

前列腺炎

1.概述
- 前列腺炎（prostatitis）是由于前列腺受到微生物等病原体感染或某些非感染因素刺激而发生的炎症反应，及由此造成的患者前列腺区域不适或疼痛、排尿异常、尿道异常分泌物等临床表现，是一种常见且让人十分困惑的疾病。前列腺炎一般不会危及生命，但可严重地影响全面生活质量，多数患者对治疗效果不满意，许多医生在诊治前列腺炎过程中感到很棘手。

2.分型
- 根据发病过程和临床表现，可将前列腺炎分为急性前列腺炎与慢性前列腺炎。目前常用的分型方法为：

Ⅰ型（急性细菌性前列腺炎）、Ⅱ型（慢性细菌性前列腺炎）、Ⅲ型（慢性非细菌性前列腺炎/慢性骨盆疼痛综合征，CP/CPPS）和Ⅳ型（无症状的炎症性前列腺炎，AIP）。Ⅲ型前列腺炎又可进一步分为ⅢA型和ⅢB型，ⅢA型为炎症性慢性骨盆疼痛综合征，也称为无菌性前列腺炎，在患者的精液、挤压前列腺分泌物（EPS）或前列腺按摩后尿液标本中存在有诊断意义的白细胞；ⅢB型为非炎症性慢性骨盆疼痛综合征，在精液、EPS或前列腺按摩后尿液中不存在有诊断意义的白细胞。

3.临床表现

- Ⅰ型前列腺炎（急性细菌性前列腺炎）：起病急、症状重，多数可出现全身感染中毒症状，局部症状主要表现为排尿不适与下腹部、盆腔、会阴及尿道疼痛等严重的尿路刺激症状。

- Ⅱ型、Ⅲ型前列腺炎（CP/CPPS）：临床表现相近且多样化，排尿异常和局部疼痛不适是主要和常见症状。

- Ⅳ型前列腺炎（无症状的炎症性前列腺炎）：无明显的临床症状，仅在前列腺内有炎症（白细胞）存在的证据。

4.体格检查

- 全身检查：了解患者一般情况，并进行鉴别诊断或对伴发疾病的诊断。

- 局部检查：前列腺的直肠指诊（DRE），并可获取前列腺按摩液（EPS）。

5.辅助检查

- 实验室检查：与无症状的对照人群相比，实验室诊断检查的许多重要参数（细菌培养和白细胞的定位诊断等）与患者症状的持续时间、发作频度和严重程度并无很好的相关性，而且这些参数不能准确地区分两者，使得检验诊断面临尴尬。

  ➢ 前列腺按摩液检查（EPS）：主要观察白细胞和脓细胞数量。

  ➢ 尿液检查：对急性细菌性前列腺炎的诊断具有参考

价值。当EPS难以获得时，分析前列腺按摩后尿液可以作为诊断的参考指标。

> 精液检查：用于诊断和鉴别诊断前列腺疾病，尤其是在提取EPS比较困难时，对精液的检查可以起到重要的补充作用。

> 血液检查：急性前列腺炎白细胞总数增多；前列腺炎患者血清前列腺特异抗原（PSA）水平可以有一定程度的增高

> 病原学诊断："四杯检查法"进行细菌的定位培养，"二杯法"（pre and post massage test，PPMT）仅取中段尿（VB2）和按摩前列腺后的尿液（VB3）进行尿常规和细菌培养，可获得"四杯检查法"同样的结果。

- 影像学检查：主要用于鉴别诊断，其中的超声检查具有简单、经济等特点，应用较多。

- 其他检查
  > 尿流动力学。
  > 前列腺穿刺活检。
  > 前列腺内组织压力测定。
  > 尿道探子探查。
  > 膀胱尿道镜检查。
  > 腹腔镜检查。

6.诊断要点

- 症状：下腹及会阴部位的下坠、胀痛不适，排尿异常。

- 查体：前列腺的直肠指诊（DRE）可触及局部的疼痛、肿胀等改变。

- 实验诊断：尿常规、前列腺按摩液（EPS）及病原体分析。

- 辅助检查：泌尿系统B超，主要用于排除其他泌尿系疾病。

7.诊断评分系统

- 慢性前列腺炎症状指数（chronic prostatitis symptom index，CPSI）评估前列腺炎的三个重要症状：疼痛、排尿异常和对生活质量的影响，一共有9个问题，具有客观、简单、方便、快速为患者接受等特点，并具有稳定性、可重复性。

■ 疼痛或不适症状评分：

（1）最近1周，你在以下区域出现过疼痛或不适吗？

A.睾丸与肛门之间区域（会阴部）　　有（1）　　无（0）

B.睾丸　　　　　　　　　　　　　　有（1）　　无（0）

C.阴茎头部（与排尿无关）　　　　　有（1）　　无（0）

D.腰部以下、耻骨上或膀胱区域　　　有（1）　　无（0）

（2）最近1周，你有以下症状吗？

A.排尿时疼痛或烧灼感？　　　　　　有（1）　　无（0）

B.性高潮（射精）时或以后出现疼痛或不适？

　　　　　　　　　　　　　　　　　有（1）　　无（0）

（3）最近1周，你在上述这些区域是否经常疼痛或不适？

无（0）；很少（1）；有时（2）；经常（3）；频繁（4）；几乎总是（5）

（4）请你描述最近1周中平均疼痛或不适感觉的程度。

□　□　□　□　□　□　□　□　□　□　□

0　1　2　3　4　5　6　7　8　9　10分

（不疼）　　　　　　　　　　　　　（最严重的疼痛）

■ 排尿症状评分：

（5）最近1周，你是否经常有排尿不尽感？

无（0）；

5次中少于1次（1）；

少于一半时间（2）；

大约一半时间（3）；

多于一半时间（4）；

几乎每次都有（5）。

（6）最近1周，你在两小时以内排尿的频度有多少？

无（0）；

5次中少于1次（1）；

少于一半时间（2）；

73

大约一半时间（3）；

多于一半时间（4）；

几乎每次都有（5）。

- 症状的影响：

（7）最近1周，你是否因为临床症状而妨碍了你做事情？

无（0）；仅有一点（1）；有时候（2）；很多（3）。

（8）最近1周，你是否经常想起自己的症状？

无（0）；仅有一点（1）；有时候（2）；很多（3）。

- 生活质量：

（9）如果你的余生将会伴随着现在最近1周同样的临床症状，你会感觉如何？

非常高兴（0）；

愉快（1）；

比较满意（2）；

一般（3）；

不太满意（4）；

不愉快（5）；

非常恐惧（6）。

- NIH-CPSI积分研究结果包括：
  - 疼痛和不适的评分包括1A，1B，1C，1D，2A，2B，3和4问题分数的总和＝0～21。
  - 排尿症状评分包括对5和6问题分数的总和＝0～10。
  - 临床症状对生活质量的影响评分包括对问题7、8、9回答分数的总和＝0～12。
- 积分的报告形式包括：
  - 将上述3个方面的积分分别报告，其中疼痛的亚评分为0～21分，排尿症状的亚评分为0～10分，症状对生活质量影响的亚评分为0～12分。
  - 将疼痛不适与排尿症状评分两项相加后进行报告，范围在0～31。轻症的积分在0～9；中等程度积分在10～18；严重患者的积分在19～31。
  - 报告总积分，范围在0～43。轻症的积分在1～14；中等程度积分在15～29；严重患者的积分在30～43。总积分越高，患者的临床症状或病情越严重。

8.鉴别诊断

■ 主要需考虑排除以下疾病：一切引起下腹部疼痛不适
及排尿异常的前列腺的其他疾病和前列腺外的疾病，
主要包括间质性膀胱炎、良性前列腺增生（BPH）、
表浅性膀胱肿瘤、睾丸鞘膜积液、附睾炎、精索静脉
曲张、尿道炎。

■ 常见鉴别诊断要点（表1-4）：

表1-4　前列腺炎常见鉴别诊断要点

常见阴囊疾病	问　诊	查　体	辅助检查
间质性膀胱炎	无特殊	无特殊	膀胱镜、膀胱病理活检、尿液细胞学
BPH	年龄偏大	直肠指检前列腺增大	B超、残余尿
表浅性膀胱肿瘤	血尿	无特殊	膀胱镜、膀胱病理活检、尿液瘤细胞阳性
睾丸鞘膜积液	无特殊	患侧坠胀不适、透光试验阳性	B超
附睾炎	患侧出现疼痛	附睾有触痛	B超
精索静脉曲张	患侧出现坠痛	患侧阴囊内有可压缩的扩张血管	B超
尿道炎	感染病史	尿道口红肿	尿常规及泌尿系B超

必要时请相关科室会诊！

9.治疗原则

■ Ⅰ型前列腺炎：选择敏感抗生素，并配合支持对症
疗法。

■ Ⅱ型、Ⅲ型前列腺炎（CP/CPPS）：目前尚没有统一、
规范的治疗方案，多倾向于根据病情及个体化的原
则，同时选择多种疗法的综合治疗措施，达到控制症

状、改善生活质量的目的。

- Ⅳ型前列腺炎：一般不需要治疗。

10.治疗方法

- 一般疗法
- 药物
  - ➤①抗生素；②α肾上腺素能受体阻断剂；③抗炎治疗；④镇痛治疗；⑤植物药；⑥M受体阻断剂/抗胆碱能神经药物；⑦降低尿酸；⑧精神心理治疗；⑨功能整体医学和互补替代医学；⑩类固醇激素与免疫抑制剂。
- 局部治疗
  - ➤前列腺按摩。
  - ➤生物反馈。
  - ➤局部用药：前列腺内直接注射、经尿道灌注、经输精管给药、经直肠给药。
  - ➤前列腺热疗：微波、短波与超短波及红外线或中波透热疗法、射频、磁疗、药物直流电导入、经尿道针刺消融以及激光治疗。
  - ➤其他局部治疗方法：针灸、电刺激治疗、电化学治疗。
- 手术治疗：只有对那些长期采用常规治疗手段不能或难以控制，而临床症状又十分严重的慢性前列腺炎患者，尤其是同时合并前列腺结石、前列腺脓肿、严重影响排尿的梗阻型前列腺增生、前列腺癌、严重的前列腺结核、严重的前列腺疼痛、尿道狭窄等患者，在万不得已的情况下才考虑进行手术治疗。

参 考 文 献

- 郭应禄，李宏军.前列腺炎（第2版）.北京：人民军医出版社，2007.
- 那彦群.中国泌尿外科疾病诊断治疗指南.北京：人民卫生出版社，2007.
- 李宏军.男科诊疗常规.北京：中国医药科技出版社，2016.
- 李宏军，黄宇烽.实用男科学（第2版）.北京：科学出版社，2015.

急性睾丸扭转

1. 概述
- 由于睾丸或精索本身解剖异常或活动度加大而引起的扭转，使精索内血循环发生障碍，引起睾丸缺血、坏死。

2. 分类
- 鞘膜内型：此型常见，好发于青春期。睾丸在鞘膜内发生扭转。
- 鞘膜外型：此型罕见，常发生于新生儿和1岁以内婴儿。扭转发生在睾丸鞘膜之上，有人称为精索扭转。

3. 临床表现
- 常突然发病。典型表现为突发性一侧睾丸痛，常在睡眠中痛醒。有时疼痛向腹股沟及下腹部放射，伴有恶心、呕吐。

4. 体征
- 患侧睾丸位置上移，可呈横位，触痛明显。初期皮肤可无红肿，发病时间长可见皮肤红肿。阴囊抬高试验阳性：即抬高阴囊时睾丸疼痛加剧。

5. 检查
- 血常规检查可见白细胞轻度升高。
- 彩色多普勒超声检查：患侧睾丸血流减少或消失，但应注意扭转早期，静脉淤滞而动脉搏动尚在时可造成假阴性。

6. 诊断
- 青少年患者如无外伤史而突发一侧睾丸痛，应考虑本病，根据典型临床表现、体格检查及超声检查多可诊断。
- 本病主要应与急性附睾炎、睾丸附件扭转鉴别。

7. 治疗
- 手术复位及睾丸精索固定：做出诊断后应争取尽早手术复位，力争出现症状后6小时内完成手术。即使对睾丸扭转的诊断有怀疑，也应及早进行手术探查。术中处理好患侧后还应手术固定对侧睾丸，尤其是患侧已被切除者。

泌尿系统外伤

（一）肾损伤

1.分类

- 按损伤原因：闭合性损伤和开放性损伤。
- 病理分型：①肾挫伤；②肾部分裂伤；③肾全层裂伤；④肾蒂损伤。
- 临床分级（表1-5）：

表1-5　美国创伤外科协会肾损伤分级

分　级	类　型	表　现
I	挫伤	镜下或肉眼血尿，泌尿系统检查正常
II	血肿	包膜下血肿，无实质损伤
	血肿	局限于腹膜后肾区的肾周血肿
	裂伤	肾实质裂伤深度不超过1cm，无尿外渗
III	裂伤	肾实质裂伤深度超过1cm，无集合系统破裂或尿外渗
IV	裂伤	肾损伤贯穿肾皮质、髓质和集合系统
V	血管损伤	肾动脉、静脉主要分支损伤伴出血
	裂伤	肾脏碎裂
	血管损伤	肾门血管撕裂、离断伴肾脏无血供

2.诊断

- 病史：诊断的重要依据。
- 临床表现

  ➢ 血尿：可为镜下血尿或肉眼血尿。严重程度并不完全与肾损伤的程度一致。

  ➢ 疼痛。

> 肿块：可为出血或尿外渗引起腰部肿块。

> 休克。

> 多脏器损伤。

■ 体格检查：腰部或腹部伤口情况，腰部淤斑，肾区压痛。

■ 实验室检查：血常规、尿常规、肾功能。

■ 影像学检查：根据病情选择B超，腹部平片及静脉肾盂造影；CT；磁共振；肾动脉造影。

3.治疗

■ 保守治疗：绝大多数肾损伤患者可行保守治疗。血流动力学稳定的情况下，下列情况可行保守治疗：①Ⅰ级和Ⅱ级肾损伤推荐行保守治疗；②Ⅲ级肾损伤倾向于保守治疗；③Ⅳ级和Ⅴ级肾损伤少数可保守治疗；④极少部分开放性肾损伤。

> 保守治疗措施包括：①卧床2周以上；②观察尿量及尿色；③观察生命体征；④补充血容量；⑤根据需要使用止血药、镇痛药、镇静药。

■ 手术探查：①血流动力学不稳定；②大部分Ⅳ级和Ⅴ级肾损伤；③绝大部分开放性肾损伤。

■ 介入治疗：合并出血的肾损伤，不需或因其他情况不宜行手术探查时。

（二）输尿管损伤

1.病因

■ 外伤性损伤。

■ 手术损伤。

■ 器械损伤。

■ 放射性损伤。

2.临床表现

■ 血尿；尿路梗阻；尿外渗相关症状（腰背部疼痛、尿性腹膜炎、尿液经输尿管与阴道、直肠等腔道形成的瘘管渗出成为尿瘘）；感染。

3.诊断

■ 根据病史及影像学检查（特别是CTU或排泄性尿路造影）做出。

4.治疗

- 输尿管损伤的治疗原则是恢复输尿管的连续性，避免尿液漏出，保护患侧肾功能。根据输尿管损伤的病因、损伤部位、长度及损伤程度，可分别采取放置输尿管支架管，输尿管部分切除、吻合，输尿管膀胱再植术。

（三）膀胱损伤

1.概述

- 膀胱位于骨盆深部，一般不易损伤。

2.分型

- 按照损伤原因：可分为外伤性膀胱破裂、医源性膀胱破裂、自发性膀胱破裂、锐器所致的膀胱贯通伤。
- 按照膀胱破裂口与腹膜的关系
  - ➢ 腹膜外型膀胱破裂：较常见。多发生于骨盆骨折，并常伴有尿道外伤。
  - ➢ 腹膜内型膀胱破裂：较少见。但尿液进入腹膜腔可引起尿性腹膜炎。

3.临床表现

- 血尿和排尿困难是主要症状；其他还包括腹痛、腹胀、尿瘘、休克、氮质血症（尿液被腹膜吸收引起）等。

4.诊断　需结合病史、体格检查及辅助检查明确。

- 体格检查：腹膜外型可发现膀胱空虚，耻骨上区压痛，直肠指诊可有触痛。腹膜内型可有全腹疼痛及肌紧张，并有移动性浊音。
- 辅助检查
  - ➢ 膀胱造影：首选的诊断方法。CT膀胱造影也可使用。
  - ➢ 膀胱镜检查：了解破裂部位及范围。诊断术中发生的膀胱损伤时常用。
- 导尿试验：导尿时无尿液或仅有少量尿液流出。然后经尿管注入300ml生理盐水，5分钟后回抽，若出入量悬殊，提示可能存在膀胱破裂。但注意有假阳性及假阴性可能。

5.治疗

- 腹膜外型膀胱破裂：如无其他严重合并伤，可留置导尿管2周左右。合并其他损伤的可手术治疗。

- 腹膜内型膀胱破裂：多数情况下需要手术探查，缝合膀胱破裂口，留置导尿管或膀胱造瘘管。

（四）尿道损伤

1.概述

- 尿道损伤多见于男性，约占97%。球部和膜部尿道的损伤较多见。

2.类型

- 后尿道损伤：主要为骨盆骨折引起，此外还有医源性损伤以及穿通性损伤。

- 前尿道损伤：骑跨伤较为常见。此外，还有医源性损伤，开放性损伤，性交时损伤等。

3.临床表现

- 疼痛：受伤部位的疼痛，并可向周围放射。

- 排尿困难或尿潴留。

- 出血及血肿：可表现为尿道外口流血或局部血肿（如骑跨伤时的会阴、阴囊处）。

- 尿外渗：尿外渗范围因损伤部位而不同。阴茎部尿道损伤表现为阴茎肿胀。球部尿道损伤表现为阴茎、阴囊、会阴及下腹部肿胀。膜部尿道损伤，当合并尿生殖膈上破裂时，表现为耻骨后膀胱周围尿外渗，合并尿生殖膈下破裂时，表现类似于球部尿道损伤。

- 休克。

4.诊断

- 病史及临床表现（如前述）。

- 体格检查：直肠指诊可对确定尿道损伤的部位、程度及是否合并直肠损伤提供重要线索。后尿道断裂时前列腺可向上移位。

- 诊断性导尿：有争议，有加重尿道损伤的可能性。但目前临床仍使用，若一次试插尿管能成功可能避免手术。但应注意，如判断尿道完全断裂，不宜使用。不应反复进行试插。

- 尿道逆行造影：评估尿道损伤较好的方法。
- 内镜检查：有条件时对球部尿道损伤可行尿道镜检查。但对骨盆骨折导致的后尿道损伤早期不推荐采用。

5.治疗

- 前尿道损伤的处理
  - ➤ 闭合性前尿道损伤：钝性不完全损伤可采用膀胱镜下留置尿管。如置管失败可行膀胱造瘘。当条件允许时也可考虑一期尿道吻合术。钝性完全性断裂，视患者和医疗条件可采用膀胱造瘘或急诊一期手术修复。
  - ➤ 开放性前尿道损伤：急诊手术清创、探查，根据情况决定是否可行一期尿道吻合。
- 后尿道损伤的处理
  - ➤ 抗休克治疗：后尿道损伤常合并骨盆骨折或其他脏器损伤，防治休克是重要的措施。
  - ➤ 留置导尿管：尿道损伤不严重时。
  - ➤ 耻骨上膀胱造瘘术：可避免尿道内操作进一步损伤尿道。
  - ➤ 早期尿道会师术：损伤不是特别严重或因其他合并损伤行开放手术时。
  - ➤ 延期尿道会师术。

（五）阴茎损伤

- 根据阴茎损伤类型不同，处理原则不同。
  - ➤ 阴茎皮肤损伤：根据损伤的范围和程度，可采取的治疗包括：①伤口较小时清创后一期缝合；②较少皮肤缺损时可游离边缘皮肤直接缝合；③阴茎皮肤部分或严重撕脱时，可采取游离中厚皮片移植、带血管蒂阴囊皮瓣修复或取大腿内侧，腹股沟区或下腹部带蒂皮瓣植皮。
  - ➤ 阴茎挫伤：无尿道损伤的轻度挫伤可保守治疗。
  - ➤ 阴茎海绵体破裂：外伤时患者常可感觉局部组织破裂，有时可听到响声，同时感觉阴茎剧痛，勃起的阴茎即刻松软。一般应尽早治疗，手术清除血肿，缝合破裂白膜。

参 考 文 献

- 鲁功成，曾甫清.现代泌尿外科学.湖北科学技术出版社，2003.
- 吴阶平，顾方六，郭应禄，等.吴阶平泌尿外科学.山东科学技术出版社，2004.
- 那彦群，叶章群，孙颖浩.中国泌尿外科疾病诊断治疗指南.人民卫生出版社，2014.
- 郭应禄，胡礼泉.男科学.北京：人民卫生出版社，2004：732-738.
- 王晓峰，朱积川，邓春华.中国男科疾病诊断治疗指南.人民卫生出版社，2013：273-291.
- 李宏军主编.男科诊疗常规.中国医药科技出版社，2016：119-123.

肾绞痛（见尿石症）

外伤性颅内血肿

（一）硬膜外血肿

1.概述

- 因外伤致硬脑膜动静脉撕裂，以及板障出血使血液积聚于硬膜外和颅骨之间，形成硬膜外血肿。血肿形成使硬脑膜与颅骨内板剥离，又可撕裂另外一些小的血管，导致血肿不断增大。硬膜外血肿好发于颞部或额颞部。

2.临床表现

- 头部外伤史。

- 不同程度的意识障碍：①无原发昏迷，血肿增大，出现进行性颅内压增高和意识障碍；②昏迷—清醒—昏迷，中间清醒期；③伤后持续昏迷。以中间清醒期最为常见和典型。

- 颅压增高：头痛、恶心、呕吐、烦躁、视盘水肿、Cushing反应等。

- 可有小脑幕切迹疝：患侧瞳孔散大，对光反射迟钝或消失，对侧肢体瘫痪，锥体束征。

3.体格检查

- 意识状态：根据意识障碍的程度不同，GCS 3～15分均可出现（表1-6）。

- 瞳孔变化：如出现脑疝，可出现患侧瞳孔散大，直接对光反射迟钝或消失。

- 肌力：因血肿压迫运动中枢，可出现对侧肌力不同程度下降。

- 病理征：可出现对侧病理征阳性。

表1-6　Glasgow昏迷量表（Glasgow Coma Scale，GCS）

分值	睁眼反应（E）	语言反应（V）	运动反应（M）
6	—		遵嘱活动
5	—	对答切题	刺痛定位
4	自主睁眼	答非所问	刺痛躲避
3	呼唤睁眼	可说单字	刺痛屈曲
2	刺痛睁眼	仅能发声	刺痛伸直
1	不能睁眼	无反应	无反应

注：总分15分，最低3分。按得分多少，评定其意识障碍程度。13~14分为轻度障碍，9~12分为中度障碍，3~8分为重度障碍。因气管插管或气切等无法发声时，V项记为T分

4.辅助检查
- 头CT平扫：如合并颅骨骨折，头颅CT骨窗可见骨折线，CT脑窗可见颅骨内板下凸透镜状高密度灶，多在骨折线附近。
- 头颅MRI：可见颅骨内板下凸透镜状异常信号区，其T_1、T_2信号强度与血肿形成的时间有关。

5.诊断要点
- 临床症状：头外伤病史，颅高压征象，偏瘫、失语等。
- 体格检查：GCS评分低于15分，患侧瞳孔散大，对侧肢体肌力下降，对侧病理征阳性。
- 辅助检查：头CT颅骨内板下凸透镜状高密度灶。

6.治疗原则
- 内科治疗
  - 监测生命体征、血氧饱和度和神经系统功能，若有神经功能恶化，及时复查头颅CT。
  - 保持气道通畅。
  - 吸氧，避免低氧血症。
  - 避免低血压。
  - 降低颅内压：头高15°~30°、甘露醇、呋塞米、轻度过度通气（$PaCO_2$维持在25~35mmHg）。
  - 预防性使用抗癫痫药。

> 维持水、电解质平衡。
> 病情稳定后，可开始康复治疗。

- 外科治疗
  > 手术指征
    ◇ 急性小脑幕上硬膜外血肿＞30ml，颞部＞20ml，幕下＞10ml需立刻开颅手术清除血肿。
    ◇ 急性硬膜外血肿＜30ml，颞部＜20ml，幕下＜10ml，最大厚度＜15mm，中线移位＜5mm，GCS评分＞8分，没有局灶性神经功能障碍症状和体征的患者可保守治疗。但必须住院严密观察病情变化，行头部CT动态观察血肿变化。一旦出现临床意识改变、颅内压增高症状，甚至瞳孔变化或CT血肿增大，都应该立刻行开颅血肿清除手术。
  > 手术方法
    ◇ 按照血肿部位采取相应区域骨瓣开颅，清除血肿和彻底止血，骨窗缘悬吊硬脑膜，骨瓣原位复位固定。
    ◇ 但对于巨大硬膜外血肿、中线移位明显、瞳孔散大的患者，可采用去骨瓣减压和硬脑膜减张缝合技术，避免手术后大面积脑梗死造成的继发性高颅压和脑疝，再次行去骨瓣减压手术。

（二）硬膜下血肿

1.概述

- 头部外伤后，脑皮质动静脉或桥静脉撕裂，血肿积聚于硬膜下腔，多在脑挫裂伤基础上发生。3天以内为急性硬膜下血肿，3周以内为亚急性硬膜下血肿，3周以上为慢性硬膜下血肿。

2.临床表现

- 头部外伤史。
- 急性和亚急性硬膜下血肿多有进行性意识障碍，少数可有中间清醒期。
- 颅压增高：头痛、恶心、呕吐、烦躁、视盘水肿、库欣综合征等。

- 慢性硬膜下血肿多见于老年人，表现为慢性颅压增高、精神症状、智能下降等，头部外伤常轻微，易被患者忽视。
- 可有小脑幕切迹疝：患侧瞳孔散大，对光反射迟钝或消失，对侧肢体瘫痪，锥体束征。
- 可有局灶性神经功能障碍。

3.体格检查
- 意识状态：根据意识障碍的程度不同，GCS 3 ~ 15分均可出现。
- 瞳孔变化：如出现脑疝，可出现患侧瞳孔散大，直接对光反射迟钝或消失。
- 肌力：可出现对侧肌力不同程度下降。
- 病理征：可出现对侧病理征阳性。

4.辅助检查
- 头颅CT：可见颅骨内板下新月状高密度区，慢性硬膜下血肿可表现混杂密度区。
- 头颅MRI：可见新月状异常信号区，其T_1、T_2信号强度与血肿形成的时间有关。

5.诊断要点
- 临床症状：头外伤病史，颅内压增高征象，偏瘫、失语等。
- 体格检查：GCS评分低于15分，患侧瞳孔散大，对侧肢体肌力下降，对侧病理征阳性。
- 辅助检查：头CT颅骨内板下新月状高密度灶。

6.治疗原则
- 内科治疗
  - 监测生命体征、血氧饱和度和神经系统功能，若有神经功能恶化，及时复查头颅CT。
  - 保持气道通畅，吸氧，避免低氧血症。
  - 避免低血压。
  - 降低颅内压：头高15° ~ 30°、甘露醇、呋塞米、轻度过度通气（$PaCO_2$维持在25 ~ 35mmHg）。
  - 预防性使用抗癫痫药。
  - 维持水、电解质平衡。

> 病情稳定后，可开始康复治疗。

- 外科治疗
  > 手术指征
    ◇ 急性幕上硬膜下血肿＞30ml、颞部＞20ml、血肿厚度＞10mm或中线移位＞5mm、幕下＞10ml的患者，需立刻采用手术清除血肿。

    ◇ 急性幕上硬膜下血肿＜30ml、颞部＜20 ml、血肿最大厚度＜10mm，中线移位＜5mm，GCS评分＜9分的患者，可以先行非手术治疗。如果出现伤后进行性意识障碍，GCS评分下降＞2分，应该立刻采用外科手术治疗。

    ◇ 慢性硬膜下血肿临床出现颅内压增高的症状和体征，伴有或不伴有意识改变和大脑半球受压体征，需行手术治疗。

    ◇ 慢性硬膜下血肿CT或MRI扫描显示单侧或双侧硬膜下血肿厚度＞10mm、单侧血肿导致中线移位＞10mm，无论有无症状，需行手术治疗。

  > 手术方法
    ◇ 对于临床最常见的额颞顶急性硬膜下血肿，特别是合并脑挫裂伤颅内压增高的患者，提倡采用标准大骨瓣开颅血肿清除，根据术前GCS评分、有无脑疝以及术中颅内压情况决定保留或去骨瓣减压，硬膜原位缝合或减张缝合。

    ◇ 双侧额颞顶急性硬膜下血肿应该行双侧标准外伤大骨瓣手术，也可采用前冠状开颅去大骨瓣减压术。

    ◇ 慢性硬膜下血肿：低密度硬膜下血肿通常采用单孔钻孔引流术；混合密度可采用双孔钻孔引流冲洗方法；对于慢性硬膜下血肿反复发作、包膜厚、血肿机化的患者，则需要行骨瓣开颅手术剥除血肿膜、清除机化血肿。

（三）脑内血肿

1.概述

- 头部外伤后，脑组织受力变形或剪力作用使深部动静脉撕裂出血，常伴有脑挫裂伤伴脑内血肿。

2.临床表现

- 头部外伤史。

- 多有意识障碍进行性加重，且较持久。

- 颅内压增高：头痛、恶心、呕吐、烦躁、视盘水肿、库欣综合征等。

- 易出现小脑幕切迹疝：患侧瞳孔散大，对光反射迟钝或消失，对侧肢体瘫痪，锥体束征；常有局灶性神经功能障碍。

3.体格检查

- 意识状态：根据意识障碍的程度不同，GCS 3～15分均可出现。

- 瞳孔变化：如出现脑疝，可出现患侧瞳孔散大，直接对光反射迟钝或消失。

- 失语：如血肿压迫语言中枢，可能出现运动性或感觉性失语。

- 视力下降、视野缺损：枕叶血肿可压迫视觉中枢出现不同程度的视力下降、视野缺损。

- 肌力：可出现对侧肌力不同程度下降。

- 病理征：可出现对侧病理征阳性。

4.辅助检查

- 头颅CT：可见脑内高密度区，周围可有水肿，脑室和脑池受压变窄，可有中线移位。

- 头颅MRI可见脑内异常信号区，T_1、T_2信号强度与血肿形成的时间有关。

5.诊断要点

- 临床症状：头外伤病史，颅内压增高征象，偏瘫、失语等。

- 体格检查：GCS评分低于15分，患侧瞳孔散大，对侧肢体肌力下降，对侧病理征阳性，根据血肿部位不同，还可能出现失语、视力下降、视野缺损等。

- 辅助检查：CT可见脑内高密度区，周围可有水肿，脑室和脑池受压变窄，可有中线移位。

6.治疗原则

- 内科治疗

> 监测生命体征、血氧饱和度和神经系统功能，若有神经功能恶化，及时复查头颅CT。
> 保持气道通畅，吸氧，避免低氧血症。
> 避免低血压。
> 降低颅内压：头高15°～30°、甘露醇、呋塞米、轻度过度通气（$PaCO_2$维持在25～35mmHg）。
> 预防性使用抗癫痫药。
> 维持水、电解质平衡。
> 病情稳定后，可开始康复治疗。

- 外科治疗
  > 手术指征
    ◇ 对于急性脑实质损伤（脑内血肿、脑挫裂伤）的患者，如果出现进行性意识障碍和神经功能损害，药物无法控制高颅压，CT出现明显占位效应，应该立刻行外科手术治疗。
    ◇ 额颞顶叶挫裂伤体积＞20ml，中线移位＞5mm，伴基底池受压，应该立刻行外科手术治疗。
    ◇ 急性脑实质损伤患者，通过脱水等药物治疗后颅内压≥25mmHg，脑灌注压≤65mmHg，应该行外科手术治疗。
    ◇ 后颅窝血肿＞10ml、CT扫描有占位效应（第四脑室的变形、移位或闭塞，基底池受压或消失，梗阻性脑积水），应立即行外科手术治疗。

  > 手术方法（表1-7）
    ◇ 大骨瓣开颅血肿清除术。
    ◇ 小骨窗开颅血肿清除术。
    ◇ 神经内镜血肿清除术。
    ◇ 立体定向血肿抽吸术。
    ◇ 血肿钻孔引流术。

表1-7 脑内血肿手术方式优缺点对比

手术方式	优 点	缺 点
大骨瓣开颅血肿清除	直视下操作，血肿清除干净，止血可靠，减压充分	全麻，手术时间长，创伤大，脑组织损伤重
小骨窗开颅血肿清除	创伤小，脑损伤轻，血肿清除相对干净	彻底止血困难，减压不充分，需要显微操作基础
神经内镜血肿清除	直视，定位准确，损伤小，手术处理深部血肿、脑室血肿有优势	空间狭小，应急大出血能力差，容易感染
立体定向血肿抽吸（引流）	局麻或全麻均可，定位准确，损伤小，手术时间短，适合深部小血肿或狭长血肿	准备过程繁琐，血肿清除可能不彻底，术中出血，不能发现出血点并止血

参 考 文 献

- 中国颅脑创伤外科手术指南.
- Guidelines for the surgical management of traumatic brain injury.

高血压性脑出血

1.概述

- 高血压性脑出血是指因长期的高血压和脑动脉硬化使脑内小动脉因发生病理性的改变而破裂出血。需明确的是，高血压脑出血这一诊断是排除性诊断，即需排除其他因素后（脑血管病变、颅内肿瘤，凝血功能障碍等）做出的诊断。在非外伤性脑出血的病因中，高血压占60%左右，有高发病率、高致残率、高致死率的特点。多见于50~60岁，男性多于女性。

2.临床表现

- 一般症状：急骤发病，初为急性颅内压增高表现，可伴有失语、偏瘫，继之进入昏迷状态，严重的可在短时间内发生脑疝（双侧瞳孔散大、病理呼吸、去脑强直）而死亡。
- 神经定位征：常在发病后半小时内出现体征，表现与出血部位相关。

> 壳核出血：最常见，出血累及内囊和（或）外囊，有典型的三偏征：①偏瘫：出血对侧中枢性面瘫、不完全或完全性偏瘫；②偏身感觉障碍；③偏盲并有双眼同向凝视；累及优势半球的可伴有失语。

> 丘脑出血：表现为三偏征，同时伴有眼球运动障碍和霍纳综合征，出血可破入脑室。

> 皮层及皮层下出血：多以抽搐发病，昏迷较少见。

> 小脑出血：眩晕、呕吐症状较显著，可伴有眼球震颤和共济失调，易发生梗阻性脑积水。

> 脑干出血：90%位于脑桥，发病后迅即进入深昏迷，表现为呼吸循环不稳定，瞳孔呈针尖样，伴有四肢瘫、中枢性高热。死亡率极高。

> 脑室出血：多数情况下出血破入脑室使病情进一步恶化，表现为不同程度的意识障碍、脑膜刺激征、中枢性高热和急性梗阻性脑积水。

3.体格检查

■ 意识状态：根据意识障碍的程度不同，GCS 3~15分均可出现。

■ 瞳孔变化：如出现脑疝，可出现患侧瞳孔散大，直接对光反射迟钝或消失。

■ 失语：如血肿压迫语言中枢，可能出现运动性或感觉性失语。

■ 视力下降、视野缺损：枕叶血肿可压迫视觉中枢出现不同程度的视力下降、视野缺损。

■ 肌力：可出现对侧肌力不同程度下降。

■ 病理征：可出现对侧病理征阳性。

4.辅助检查

■ 头颅CT扫描：是确诊脑出血的首选检查，新鲜出血为脑内高密度、边缘清晰、有占位效应的病灶，吸收期血肿边缘模糊，周边有水肿带。阅片时应明确血肿部位、出血量、占位效应（中线移位、脑室脑池受压等）、是否破入脑室、周边水肿带以及有无急性脑积水或蛛网膜下腔出血等。按以下公式测量血肿量：血肿量＝血肿最大层面的长径×血肿最大层面的宽径×整个血肿层数×0.5。

5.诊断要点

- 有高血压病史，且排除其他因素导致的自发性颅内出血。
- 临床症状：头外伤史，颅高压征象，偏瘫、失语等。
- 体格检查：GCS评分低于15分，患侧瞳孔散大，对侧肢体肌力下降，对侧病理征阳性，根据血肿部位不同，还可能出现失语，视力下降、视野缺损等。
- 辅助检查：CT可见脑内高密度区，周围可有水肿，脑室和脑池受压变窄，可有中线移位。

6.鉴别诊断

- 出血性脑梗死：有脑梗死病史，出血区内为混杂密度影，CT值不如脑出血的高。
- 动脉瘤破裂：表现为蛛网膜下腔出血，血肿部位与动脉瘤部位一致，很少见于壳核和丘脑等高血压脑出血好发部位。对怀疑动脉瘤的病例，应行脑血管造影检查。
- 脑动脉畸形：多见于青少年或青壮年，很少见于高血压性脑出血的好发部位。MRI检查可见到局部有异常血管流空影，脑血管造影对诊断有决定性意义。
- 海绵状血管瘤：临床症状较轻，可表现为癫痫、局灶性神经功能障碍等。CT扫描可见密度更高的钙化灶。MRI检查具有诊断价值，T_1像呈等或混杂信号，T_2像呈高信号，周围因含铁血黄素沉积呈低信号环影，病变可不同程度强化。
- 颅内肿瘤出血：出血可使病情在原有症状基础上突然加重，也可为首发症状。增强的头颅CT和MRI扫描具有诊断意义。
- 脑内出血还应考虑的鉴别诊断有脑动脉淀粉样变、脑外伤、凝血机制障碍等。

7.治疗原则

- 一般处理
  - ➤ 密切观察病情变化，有条件的进入重症监护室。

> 体位：绝对卧床，头高位20°~30°，有意识障碍的应定时侧卧。被动活动肢体，防止发生深静脉血栓、压疮和失用性肌肉关节萎缩。

> 呼吸道管理：及时清除呼吸道和口腔分泌物、呕吐物，防止舌后坠。定时翻身拍背、雾化吸入和吸痰，预防坠积性肺炎。如估计昏迷时间较长，需做预防性气管插管和气管切开，并留置鼻饲管。

> 支持治疗：每24小时入量一般维持在2500ml左右，纠正水电解质和酸碱紊乱。每日热量摄入至少在40kcal/kg，可鼻饲，也可同时或单独给予静脉营养。

> 对症治疗：酌情应用镇痛、镇静药物，高热患者应予以物理和药物降温治疗。

> 应用润肠通便药物，咳嗽者予以镇咳药物。

■ 内科治疗

> 控制颅内压：甘露醇脱水作用最强，但有肾损害副作用，可以125~250ml静脉快速输注。甘油果糖作用次之，用法同上，无肾损害。

> 控制血压：收缩压维持在140mmHg以下，高于上述水平应给予药物降压。

> 止血剂和抗纤维蛋白酶制剂的应用能够促进动脉破裂口处的凝血过程或抑制纤溶过程，同时防治消化道出血和治疗有出血倾向的患者。

> 防治应激性溃疡。

> 防治癫痫发作。

■ 手术治疗

> 手术指征

◇ 小脑出血伴神经功能恶化、脑干受压和（或）脑室梗阻致脑积水的患者应尽快行血肿清除术。不推荐以脑室引流作为这类患者的初始治疗。

◇ 对于大多数幕上出血的患者，手术的有效性尚未被证实。

◇ 早期血肿清除并不一定使患者获益。

◇ 对于病情恶化的幕上ICH患者，血肿清除可能是挽救生命的手段。

✦ 对于幕上ICH合并昏迷、明显的中线移位，难治性颅内压升高者，去骨瓣减压（单纯或同时行血肿清除）可能会降低死亡率。

✦ 利用立体定向或内镜，加或不加溶栓药物，以微创的方式清除血肿，其效果尚不确定。

❯ 手术方法

✦ 开颅血肿清除术，必要时去骨瓣减压。

✦ 神经内镜血肿清除：尤其适用深部血肿及脑室出血。

✦ 立体定向脑内血肿穿刺吸除术。术中酌情在血肿腔置管引流，术后如无禁忌可经引流管注入尿激酶来促使血肿液化和排出，方法是：尿激酶10000 U溶于3ml生理盐水中注入血肿腔，夹管1~2小时，然后开放引流。可反复给药不超过3次/日，至引流液变清。

（魏俊吉　吴　昊）

参 考 文 献

■ Guidelines for the Management of Spontaneous Intracerebral Hemorrhage.

◎ 骨科急诊处理

（一）止血包扎

1.血管损伤的诊断

- 肢体血管的开放性损伤诊断一般比较容易，在重要血管行经部位有开放性伤口，动脉出血为鲜红色喷射性、搏动性出血。对于闭合性损伤，则要注意观察以下一些征象。

  ➢ 四肢有无进行性增大的血肿。

  ➢ 肢体远端的动脉，如足背动脉、胫后动脉、桡动脉搏动有无减弱或消失，需两侧做对比。

  ➢ 远侧肢体皮肤有无苍白，这是肢体远端血供不足的表现。

  ➢ 与对侧肢体对照观察有无皮肤温度的下降。

  ➢ 疼痛，肢体远端血运障碍后，导致缺血、缺氧，使肌肉失去弹性，被动牵拉后引起疼痛。

  ➢ 麻木，周围神经及肌肉对缺氧十分敏感，皮肤感觉会很快减退，甚至消失，肌肉麻痹，活动消失。

  ➢ 毛细血管充盈度，在肢体缺血后，末梢毛细血管充盈时间会延长，充盈度差。做针刺试验，往往无出血或少量出血后即停止。

2.急诊常用止血方法

- 加压包扎：适应于多处出血点。

- 压迫止血：现场暂时止血，可用指压出血动脉近心端，以便包扎或其他措施止血。压迫部位为颞、面、颈部、锁骨下、肱及股动脉等。

- 止血带

  ➢ 适应证：主要是肢体伤。

  ➢ 注意事项

    ✧ 包绕于出血处近侧，一般在肢体上部。

    ✧ 局部皮肤加以衬垫保护，不宜贴皮用。

    ✧ 松紧适度。

    ✧ 记录时间，及时松解，一般不持续使用超过 1～1.5h，动脉硬化者慎用。

        ◇ 注意可能发生的并发症，如止血带麻痹、缺血性
          损害。

- 其他
  - 结扎：止血钳夹住出血处血管，再予结扎。
  - 填塞：常用消毒长纱布条填塞在伤口内，压迫破裂的血管。对一般小血管出血有效，如继发性出血或看不到出血部位等。
  - 血管缝合修复：对大血管出血可采用，使血流恢复，避免肢体坏死。

（二）清创术

- 清创是对开放性损伤的污染创口进行处理，以使其转变为接近无菌的清洁创口。彻底清创是治疗开放性骨折的关键步骤。清创并不能彻底清除已侵入的细菌，但却完全可能相当彻底地清除有利于细菌生存和繁殖的条件。任何开放性损伤，均应争取尽早进行清创手术。

- 通常伤后6~8h，污染伤口的细菌尚未侵入深部组织，是清创术的黄金时间。对于污染不太严重的创口，基本可以做到彻底清创。即使超过8h，在24h以内，感染尚未确立，在使用有效抗生素的情况下进行清创术也是有益的。而超过24h的污染创口，细菌已侵入深部组织，原则上不应施行彻底清创，但应简单清除明显坏死的组织和异物，建立畅通的引流，待二期处理。

（三）手法整复

1.手法整复在骨科急诊中的应用

- 适应证
  - 新鲜性闭合性骨折，常见的有桡骨远端骨折，掌（指）骨、跖（趾）骨骨折，踝关节骨折，肱骨髁上骨折等。
  - 新鲜性闭合性脱位，常见的有颞颌关节脱位，肩关节脱位，桡骨小头半脱位，指（趾）间关节脱位等。
  - 创口较小，清创后可一期缝合，手法整复不致撕裂伤口的开放性骨折与脱位。
  - 在麻醉状态下，手法整复还可用于其他多个部位的

骨折与脱位。

- 手法禁忌证
  - 急性传染病、高热、恶性肿瘤、脓肿和脓毒血症、骨关节结核、骨髓炎、血友病。
  - 妊娠3个月左右妇女的急、慢性腰痛。
  - 手法区域有皮肤病或化脓性感染的患者。
  - 诊断不明的急性脊柱损伤或伴有脊髓压迫症状，不稳定型脊柱骨折或有脊柱重度滑脱的患者。
  - 肌腱、韧带完全或大部分断裂。
  - 精神病患者，对手法治疗不能合作的患者。
  - 患有严重内科疾病，暂时不适应手法治疗者。
  - 年长体弱或合并潜在内科疾病患者，要在安全麻醉下慎行手法治疗。

2.常用整复手法

- 手摸心会：就是在骨折整复前后，医者必须在患处仔细触摸，先轻后重，由浅及深，从远到近，两头相对，目的是了解骨折移位情况或整复结果。
- 拔伸牵引：是整复骨折、脱位的重要步骤、基本手法。根据"欲合先离，离而复合"的原则，牵引时，按肢体的原来位置，沿肢体纵轴方向，由远近骨折两端，做对抗牵引，并做持续牵引，以解除肌肉痉挛。主要是矫正患肢的短缩移位，恢复肢体长度。
- 旋转屈伸：是在有旋转移位骨折的肢体上，应用旋转、屈伸与外展、内收等，根据骨折时旋转外力作用的方向，用相反方向的旋转手法，目的是矫正骨折断端间的旋转及成角移位。
- 提按端挤：用于有侧方移位的骨折。前后侧移位以提按为主，内外侧移位用端挤手法。
- 摇摆触碰：摇摆手法用于横型、短斜型和锯齿型骨折（有侧方移位骨折而锯齿相嵌）。触碰手法，用于须使骨折部紧密嵌顿者。
- 夹挤分骨
  - 用于矫正两骨或多骨并列部位的骨折，如尺桡骨双骨折，胫腓骨、掌骨与跖骨骨折等。

> 骨折段因受骨间膜或骨间肌的牵拉而相互靠拢，导致骨间隙狭窄，形成成角移位或侧方移位，骨间隙失去正常距离。

■ 折顶回旋

> 折顶手法用于矫正横断或锯齿型骨折而肌肉又较发达的部位，骨折重叠移位较多，单纯靠拔伸牵引手法难以完全矫正重叠移位者。本法不仅有助于矫正重叠移位，亦可矫正侧方移位，多用于前臂骨折。临床上选用本法时折角方向应避开重要神经、血管。

> 回旋手法用于矫正背向移位的斜行骨折、螺旋骨折，或骨折端有软组织嵌入的骨折。也可用于关节内骨折有游离骨片翻转移位者。

■ 推拿按摩：适用于骨折复位后，调理骨折周围的软组织。对关节附近的骨折更为重要。

（四）夹板固定

1.夹板固定的适应证和禁忌证

■ 适应证

> 四肢闭合性骨折。股骨骨折因大腿肌肉有较大的收缩力，常需结合持续牵引。

> 四肢开放性骨折，创面小或经处理后创口已愈合者。

> 陈旧性四肢骨折适合于手法复位者。

■ 禁忌证

> 较严重的开放骨折。

> 难以整复的关节内骨折。

> 固定不宜牢靠部位的骨折（如髌骨、锁骨、股骨颈）。

2.夹板固定后的注意事项

■ 适当抬高患肢，以利肢体肿胀消退。

■ 密切观察患肢的血液循环情况，注意肢端动脉的搏动以及温度、颜色、感觉、肿胀程度、手指或足趾主动活动等。

■ 若在夹板的固定垫处、夹板两端或骨骼隆突部位出现固定的疼痛点时，应及时拆开夹板进行检查，以防发生压迫性溃疡。

■ 注意经常调整夹板的松紧度。

- 定期做X线透视或摄片检查，了解骨折是否再发生移位。
- 及时指导患者进行功能锻炼。

（五）石膏固定

1.石膏固定在急诊室的应用

- 适应证
  - 各种骨折、脱位的临时固定与整复后固定。
  - 急性关节部位扭挫伤较严重者，利于尽早消肿。
  - 急性骨髓炎、化脓性关节炎、关节部位的急性无菌性炎症（如痛风性关节炎、反应性关节炎等）等需要确实有效的制动者。
  - 肌腱断裂，经缝合后需石膏固定。
- 石膏固定种类
  - 石膏托。
  - 石膏夹（上下石膏托）。
  - U形石膏。
  - 管型石膏。
- 固定时，石膏与夹板的选择：肌肉丰厚的部位多用石膏；关节部位骨折常选用石膏；炎性疾病需固定者和急诊手术后需固定者选用石膏固定；上肢骨折可选用夹板；前臂骨折夹板固定多优于石膏。

2.石膏固定注意事项

- 固定肢体关节：必须固定在关节能发挥最大功能的位置（即使关节在这种位置强直），此位置称为关节功能位。
- 包扎：皮肤应清洗干净。若有伤口，应更换敷料。应有专人浸泡石膏绷带，做石膏板和缠绕石膏绷带，要配合协调，否则将影响石膏绷带的效果。在扶持包扎石膏绷带的肢体时，必须用手掌托扶，不能用手指按压，以防将石膏压成陷凹，致使皮肤受压。四肢石膏绷带固定，应将手指、足趾露出，以便观察肢体血液循环、感觉及功能活动，同时有利于手指、足趾进行功能锻炼。待石膏硬固后方可搬动患者。

（吴　南）

外 科 总 论

◎ 外科无菌术

1.概念

- 外科手消毒（surgical hand antisepsis）：外科手术前医务人员用皂液和流动水洗手，再用手消毒剂清除或者杀灭手部暂居菌和减少常居菌的过程。使用的手消毒剂常具有持续抗菌活性。

- 无接触式戴无菌手套（closed gloving/non-contact gloving）：手术人员在穿无菌手术衣时手不露出袖口独自完成或由他人协助完成戴手套的方法。

- 无菌技术（sterile technique）：在医疗、护理操作中，防止一切微生物侵入人体和防止无菌物品、无菌区域被污染的操作技术。

- 刷手服（scrub attire）：进行外科无菌手术前外科手消毒时所穿着的专用洁净服装。

- 手术衣（scrub gown）：针对外科手术无菌要求而设计的专用服装。

- 外科口罩（surgical mask）：用于覆盖住使用者的口、鼻及下颌，为防止病原体微生物、体液、颗粒物等的直接透过提供物理屏障。

2.手术室工作各项要求

- 手术室着装原则

  ➤ 工作人员由专用通道进入手术室，在指定区域内更换消毒的手术服装及拖鞋，帽子应当完全遮盖头发，口罩遮盖口鼻面部。特殊手术，如关节置换等手术建议使用全围手术帽。

  ➤ 保持刷手服清洁干燥，一旦污染应及时更换。

  ➤ 刷手服上衣应系入裤子内。

  ➤ 内穿衣物不能外露于刷手服或参观衣外，如衣领、衣袖、裤腿等。

  ➤ 不应佩戴不能被刷手服遮盖的首饰（如戒指、手表、手镯、珠状项链等），不应化妆、美甲。

  ➤ 手术过程中如需使用防护用品，应正确佩戴。

  ➤ 工作人员出手术室时，应穿着外出衣和鞋。

- 穿着手术服装注意事项
  - ➢ 刷手服及外科口罩一旦被污染物污染或可疑污染时，须立即更换。
  - ➢ 外科口罩摘下后应及时丢弃，摘除口罩后应洗手。所摘口罩应丢于医用垃圾中。
  - ➢ 如需穿着保暖夹克为患者进行操作时，应避免夹克污染操作部位。
  - ➢ 如工作人员身体被血液、体液大范围污染时，应淋浴或沐浴后更换清洁刷手服。
  - ➢ 使用后的刷手服应每天更换，不应存放在个人物品柜中。
  - ➢ 手术帽应每天更换，污染时应立即更换。
  - ➢ 防护拖鞋应"一人一用一消毒"。
  - ➢ 外出衣应保持清洁，定期更换、清洗、消毒。
- 手术无菌操作原则
  - ➢ 明确无菌概念建立无菌区域
    - ✧ 分清无菌区、相对无菌区、相对污染区的概念。无菌区内无菌物品都必须是灭菌合格的，无菌操作台边缘平面以上属无菌区，无菌操作台边缘以下的桌单不可触及、也不可再上提使用。任何无菌操作台或容器的边缘，以及手术台上穿着无菌手术衣者的背部、腰部以下和肩部均视为相对无菌区，取用无菌物品时不可触及以上部位。若无菌包破损、潮湿、可疑污染时均视为污染。
  - ➢ 保持无菌物品的无菌状态
    - ✧ 手术中若手套接触到污染物品，应立即更换无菌手套；无菌区的铺单若被浸湿，应加盖无菌巾或更换无菌单；严禁跨越无菌区；若有或疑似被污染应按污染处理。
  - ➢ 保护皮肤、保护切口
    - ✧ 皮肤消毒后贴皮肤保护膜，保护切口不被污染。切开皮肤和皮下脂肪层后，边缘应以盐水纱布垫遮盖并固定或条件允许者建议使用切口保护套，显露手术切口。凡与皮肤接触的刀片和器械不应再用，延长切口或缝合前再次消毒皮肤；手术中途因故暂停时，切口应使用无菌巾覆盖。

➢ 正确传递物品和调换位置。

➢ 减少空气污染，洁净效果

❧ 手术间门随时关闭状态；控制人员数量、减少人员流动、手术间安静、手术床应在净化手术间的手术区域内，回风口无遮挡。

■ 外科手消毒

➢ 外科手消毒应遵循的原则

❧ 先洗手，后消毒。

❧ 不同患者手术之间、手套破损或手被污染时，应重新进行外科手消毒。

➢ 洗手方法与要求

❧ 洗手之前应先摘除手部饰物，并修剪指甲，长度应不超过指尖。

❧ 取适量的清洁剂清洗双手、前臂和上臂下1/3，并认真揉搓。清洁双手时，应注意清洁指甲下的污垢和手部皮肤的皱褶处。

❧ 流动水冲洗双手、前臂和上臂下1/3。

❧ 使用干手物品擦干双手、前臂和上臂下1/3。

➢ 外科手消毒方法

❧ 刷手消毒法：取无菌手刷，取适量外科手消毒液，刷洗双手、前臂、至上臂下1/3，刷手时稍用力，勿漏刷指间、腕部尺侧和肘窝部，共刷洗2遍，用时约5分钟。

❧ 冲洗手消毒方法：取适量的手消毒剂涂抹至双手的每个部位、前臂和上臂下1/3，并认真揉搓2~6分钟，用流动水冲净双手、前臂和上臂下1/3，无菌巾彻底擦干。流动水应达到GB 5749的规定。特殊情况水质达不到要求时，手术医师在戴手套前，应用醇类手消毒剂再消毒双手后戴手套。手消毒剂的取液量、揉搓时间及使用方法遵循产品的使用说明。

❧ 免冲洗手消毒方法：取适量的免冲洗手消毒剂涂

抹至双手的每个部位、前臂和上臂下1/3，并认真揉搓直至消毒剂干燥。手消毒剂的取液量，揉搓时间及使用方法遵循产品的使用说明。

> 注意事项
>> ◇ 不应戴假指甲，保持指甲和指甲周围组织的清洁。
>> ◇ 在整个手消毒过程中应保持双手位于胸前并高于肘部，使水由手部流向肘部。
>> ◇ 洗手与消毒可使用海绵、其他揉搓用品或双手相互揉搓。
>> ◇ 术后摘除外科手套后，应用肥皂（皂液）清洁双手。
>> ◇ 用后的清洁指甲用具、揉搓用品如海绵、手刷等，应放到指定的容器中；揉搓用品应每人使用后消毒或者一次性使用；清洁指甲用品应每日清洁与消毒。

■ 穿无菌手术衣
> 手术衣折叠时应内面朝外，自内面抓取手术衣，拿离无菌台。
> 自领口在与肩同齐水平打开手术衣，内面朝向自身，切忌剧烈抖动。
> 将手伸入袖管，向前平举伸展手臂插进袖管，手不要露出袖口。
> 巡回护士只能触及手术衣的内面、领部和背部衣带。

■ 无接触式自戴手套法
> 无触及闭式自戴手套法的原则：未戴手套的手不得触及无菌面及无菌物品。
>> ◇ 穿无菌手术衣时手留在袖口内侧，不得露出袖口外。
>> ◇ 隔衣袖取出一只手套，与同侧手掌心相对，手指朝向肘关节方向置于袖口上。
>> ◇ 翻起手套反折部，套住袖口。
>> ◇ 同法戴好另一只手套后，双手调整舒适。
>> ◇ 洗手护士戴好手套后方可触及无菌台上的物品，协助医生戴手套。
> 注意事项
>> ◇ 向近心端拉衣袖时用力不可过猛，袖口拉到拇指

关节处即可。

◇ 双手始终不能露于衣袖外，所有操作双手均在衣袖内。

◇ 戴手套时，将反折边的手套口翻转过来包裹住袖口，不可将腕部裸露。

◇ 感染、骨科等手术时手术人员应戴双层手套，有条件内层为彩色手套。

- 摘除手套的方法
  > 用戴手套的手抓取另一手的手套外面翻转摘除。
  > 用已摘除手套的手伸入另一手套的内侧面翻转摘除。注意清洁手不被手套外侧面所污染。

- 手术区皮肤消毒的原则
  > 消毒前检查皮肤清洁情况，应在清洁的皮肤上进行消毒。
  > 消毒范围原则上以最终切口为中心向外20cm。
  > 医生应遵循刷手方法刷手后方可实施消毒。
  > 消毒顺序以手术切口为中心，由内向外、从上到下，已接触边缘的消毒纱球，不得返回中央涂擦，若为感染伤口或肛门区消毒，应由外向内。
  > 医生按顺序消毒1遍后，应更换消毒钳及消毒纱球后再消毒第2遍。
  > 使用后的消毒钳应放于指定位置，不可放回无菌台面上。
  > 若用碘酊消毒，碘酊待干后，应用酒精彻底脱碘两遍，避免遗漏，以防化学烧伤皮肤。
  > 在距离切口四周2~3cm铺置无菌巾，无菌巾一旦放下，不要再移动，必须移动时，只能由内向外。
  > 严格遵循铺巾顺序，方法视手术切口而定。原则上第一层无菌巾铺置的顺序是先遮住污染区域，而后顺序铺出手术野。如腹部手术巾的铺巾顺序为：先铺下方，然后对侧，再铺上方，最后近侧。
  > 打开无菌中单时，应注意无菌单不要触及无菌衣腰以下的部位。

（张圣洁　徐　梅）

107

◎ 围术期处理及并发症防治

1.概述

■ 围手术期是围绕手术的一个全过程，从患者决定接受手术治疗开始，到手术治疗直至基本康复，包含手术前、手术中及手术后的一段时间，具体是指从确定手术治疗时起，直到与这次手术有关的治疗基本结束为止，时间约在术前5~7天至术后7~12天。

2.术前准备：目的为使患者具有最佳的心理和生理状况。包括术前宣教、术前评估、预防性应用抗菌药物及抗血栓治疗等。

■ 术前宣教：多数患者在术前存在不同程度的恐慌与焦虑情绪。个体化的应对病情、手术方法、手术效果、并发症和愈后沟通，可以缓解患者紧张焦虑情绪，以使患者理解与配合，并签署术前同意书。

■ 营养不良的筛查和治疗：营养不良是术后并发症的独立预后因素，以下指标提示存在重度营养风险：①6个月内体重下降10%~15%或更高；②患者进食量低于推荐摄入量的60%，持续>10天；③体重指数<18.5kg/m²；④清蛋白<30g/L（无肝肾功能不全）。术前营养支持的方式优先选择经口营养或肠内营养，若仍无法满足基本营养需求（<推荐摄入量的60%），推荐术前7~10天联合肠外营养治疗。

■ 术前禁食水：无胃肠道动力障碍患者术前6小时禁食固体饮食，术前2小时禁食清流质。若患者无糖尿病史，术前2小时饮用400ml含12.5%碳水化合物的饮料，可减缓饥饿、口渴、焦虑情绪，降低术后胰岛素抵抗和高血糖的发生率。

■ 肠道准备：胃肠道（尤其是结肠）手术，术前1~2天进流质饮食，如果行左半结肠或直肠手术，则应行清洁肠道。

■ 预防性应用抗菌药物：清洁手术（Ⅰ类切口）通常不需要预防性应用抗菌药物，仅在下列情况时可考虑预防用药：①手术范围大、时间长、污染机会多等；

②手术涉及重要器官，如颅脑手术、心脏手术等；
③异物植入如人工心脏瓣膜植入、永久性心脏起搏器留置、人工关节置换等；④存在感染高危因素如高龄、糖尿病、免疫功能低下（尤其是接受器官移植者）、营养不良等。清洁-污染手术（Ⅱ类切口）和污染手术（Ⅲ类切口）需要预防性使用抗菌药物。对于已存在感染（Ⅳ类切口），术前即治疗性应用抗菌药物的患者，不属于预防应用范畴。

> 抗菌药物的选择应同时针对目标细菌，并根据药物半衰期和手术时间及时补充。若手术时间超过3小时或超过所用药物半衰期的2倍以上，或成人出血量超过1500ml时，术中应及时补充单次剂量抗菌药物。

- 预防性抗血栓治疗：高龄、恶性肿瘤、复杂性手术、化疗和长时间卧床是静脉血栓栓塞症的危险因素，中、高危患者手术前2～12小时开始预防性抗血栓治疗，并持续用药至出院或术后14天。除药物治疗外，必要时应联合机械措施，如间歇性充气压缩泵或弹力袜等。

- 麻醉前评估和处理：麻醉的术前评估和处理主要包括5个方面。

> 心血管系统和呼吸系统功能评估。

> 外科术后急性肾功能不全的预后因素：年龄>56岁，男性，急诊手术，胸腔和腹腔内手术，需要口服药物或胰岛素治疗的糖尿病，充血性心力衰竭，腹水，高血压，术前轻、中度肾功能不全等。

> 贫血：贫血是术后并发症和死亡的独立预后因素，需进行良好的术前评估与处理。

> 治疗的优化：患者戒烟、戒酒，积极治疗合并症，力争达到最佳状态。

> 麻醉前用药：术前加强与患者交流，减轻患者紧张焦虑情绪，可使用短效抗焦虑与镇痛药物，老年患者应替换苯二氮䓬类药物。

3.术后处理

- 疼痛治疗

> 治疗目标：良好的镇痛效果；较小的不良反应和并

发症；维护良好的器官功能；有利于患者术后康复；较高的性价比。

> 常用方法

◇ 静脉镇痛：单次或间断静脉注射给药镇痛。一般术后镇痛采用持续静脉注射给药，推荐使用患者自控镇痛方法。

◇ 肌内注射给药：常用药物包括非甾体类抗炎药物、曲马多、哌替啶、吗啡和羟考酮的注射剂。连续使用不超过5天。

◇ 口服给药：常用口服药物有对乙酰氨基酚、非甾体类抗炎药物、可待因、曲马多、羟考酮、氢吗啡酮，丁丙诺啡速释制剂、控释制剂和缓释制剂，以及对乙酰氨基酚与可待因、曲马多或羟考酮的复合制剂等。

■ 引流管的留置与拔除：各类导管尽早拔除，有助于减少感染等并发症，减少对术后活动的影响及患者术后康复的心理障碍。

■ 切口管理：保持切口的干燥整洁，及时发现并处理切口并发症，如血肿、裂开及感染等。根据患者年龄、营养状况、切口部位、局部血供等决定缝线拆除时间。

■ 早期下床活动：长期卧床可增加下肢静脉血栓形成、肺不张、肠道功能下降等风险。应积极鼓励患者从术后第1天开始下床活动。

■ 营养支持治疗：合理的营养支持应充分了解机体各种状况下的代谢变化，正确进行营养状况评估，选择合理的营养支持途径，提供合适的营养底物，尽可能地避免或减少并发症的发生。

4.常见并发症

■ 出血：主要包括术后手术创面出血及消化道出血。

> 手术结束后24小时以内发生的出血称为早期出血；24小时以后发生的出血称为迟发性出血。其原因包括术中止血不彻底、不完善，结扎血管坏死脱落，手术野的感染和消化液外渗等因素，使血管壁发生

坏死、破裂。

> 临床表现：包括局部皮下血肿、青紫，引流管流出血性液体，呕血及黑便，心率增加，血压下降，血红蛋白动态下降。

> 轻度出血：指临床症状轻，出血量不大，不需要介入或手术治疗。对于轻度早期出血可考虑非手术治疗，同时密切观察临床表现，若非手术治疗后出血加重或中重度早期出血，建议手术治疗。

- 切口相关：切口感染和裂开为术后常见并发症。其原因包括患者全身因素、手术切口类型、切口缝合技巧等相关。

> 切口感染的病源菌具有内源性和混合性的特点，主要致病菌有金黄色葡萄球菌、粪链球菌、铜绿假单胞菌和大肠埃希菌。

> 临床表现包括术后发热，3天～1周换药发现切口渗液，局部红肿、压痛及波动感。

> 切口感染需要敞开切口彻底引流，对于切口感染及切口裂开，术后早期再次清创缝合可显著缩短恢复时间。

- 感染：常见感染部位为肺、泌尿系统及腹、盆腔。

> 对于术后出现发热的患者均应考虑感染的可能性，进行相关的监测及检查。尤其需要针对病原学进行检查，如血培养、痰培养等。

> 一旦确认感染，需要针对病原菌应用抗生素，同时加强全身营养支持。对于腹盆腔的感染积液，最佳的治疗方法为早期有效的引流。

- 吻合口漏：为吻合手术后的常见并发症。

> 其原因多为全身情况差，局部吻合张力及血运障碍。

> 临床表现为术后发热，肠蠕动功能下降，引流管出现消化液或食物。

> 治疗的原则为早期发现，充分引流，全身营养支持。

- 下肢深静脉血栓形成：下肢深静脉内血栓形成的高危

因素有肿瘤患者、高龄、术后长期卧床、盆腔和下腹部手术。

> 血栓好发于下肢的深静脉内，已经形成的血栓脱落，可引起致死性的肺动脉栓塞。

> 临床表现一般为小腿肌肉疼痛，下肢肿胀。下肢静脉超声可明确诊断。

> 预防措施包括手术后应加强早期活动，尤其是下肢的自动或被动活动，对于高危的患者可考虑弹力袜机械预防及抗凝。对于发生静脉血栓的患者，需要卧床及抗凝治疗。

（谢 勇）

参 考 文 献

■ 中国加速康复外科围手术期管理专家共识（2016）.

◎ 外科水、电解质与酸碱平衡

1.概述

- 机体内的水、电解质与酸碱平衡紊乱是由于疾病、创伤、感染或不正确的治疗措施遭到破坏，并超过了机体可能的代偿程度，就会发生水、电解质及酸碱平衡的紊乱。尤其在肠外营养治疗期间，水、电解质、酸碱平衡监测及紊乱的治疗是临床工作中的常见问题。下面就水、电解质和酸碱平衡的监测及治疗分别讲述。

2.水平衡监测与紊乱的治疗

- 正常成人水的需求：体内水分占成人体重的50%～70%，分布于细胞内液、细胞间质、血浆和脂肪中。一般工作量的成人每日需水量为30～40ml/kg，儿童需水量则为50～90ml/kg，体温超过38℃时，每升高1℃需水量增加10%。

- 水平衡监测指标：常用指标包括尿量、中心静脉压、皮肤弹性等。如果患者肾功能正常，尿量是监测水平衡的重要指标。中心静脉压也是常用的监测指标，但其受血容量以外的许多因素影响较大，因此，需多次测定，观察其变化趋势才具有一定的临床意义。其他如包括心率、周围动脉血压等基本生命指标和皮肤可凹性水肿，均对于水平衡监测非常重要。

- 水平衡紊乱治疗：水平衡紊乱通常伴有电解质紊乱，其正常调节受抗利尿激素（ADH）和醛固酮（ALD）的控制。ADH主要调节细胞外液的渗透压，ALD主要调节细胞内外的电解质平衡，两者同时也都受血容量影响。血管内外水的转移由胶体渗透压、毛细血管通透性及静水压进行调节，正常情况下，主要由胶体渗透压进行调节。细胞内外水的转移由晶体渗透压进行调节，主要由细胞外液Na^+的浓度进行调节。机体对水代谢的调节主要通过神经内分泌及肾脏进行。水平衡、电解质平衡紊乱二者临床工作中密不可分，其根据所伴随的电解质紊乱类型的不同治疗方法不同，治疗方案详见电解质平衡紊乱治疗。

3.电解质平衡的监测与紊乱的治疗

- 正常成人电解质的需求：细胞内和细胞外的电解质成分和含量均有差别，细胞膜内外的渗透压经常处于平衡状态，主要依靠电解质的主动转运和被动交换来进行维持。不同电解质具有不同的重要生理功能。

  - 钠离子是细胞外液中的主要阳离子。正常人血清中的钠含量正常值平均为142mmol/L（135～145mmol/L），正常成人每日需钠量一般为100～170mmol/L（6～10g）。钠主要在空肠吸收，由尿、汗、粪中排出，肾脏是主要的调节器官。

  - 钾离子是细胞内液中的主要阳离子，主要功能是维持细胞内外液的渗透压及神经肌肉的兴奋性和心肌功能。正常人血清中的钾含量正常值平均为5mmol/L（3.5～5.5mmol/L），正常成人每日需钾量一般为3～4g。钾主要在上胃肠道吸收，由尿、汗中排出，肾脏是主要的调节器官。

  - 其他电解质：钙离子在维持神经肌肉的兴奋性、血液凝固、细胞膜功能、多种酶的活性、一些多肽激素的分泌和活性方面都起着重要作用。镁的主要作用是能激活ATP酶和其他多种酶的金属辅酶，尤其在糖原分解过程中起着重要作用。磷除与钙形成骨骼之外，还以有机磷化合物的形式广泛分布于体内，它是磷脂、磷蛋白、葡萄糖中间代谢产物和核酸的组成部分，并参与氧化磷酸化过程，形成ATP等。

- 电解质平衡监测指标：临床上主要监测血清钠、钾、氯离子浓度。由于钠/水在毛细血管壁可以自由通过，故测定血清钠即可真实反映体内可交换钠离子的主要情况。钾离子则主要位于细胞内，需要一定时间，细胞内外才能达到平衡。低血钾静脉输入钾后可以暂时提高血钾浓度，但随着钾向细胞内转移，如后续补充不够，血钾可能再度降低，所以应注意持续补充。此外，每小时尿钠、钾排出量的监测，对于危重病例钾、钠平衡的监测具有一定意义。

■ 电解质平衡紊乱治疗
  ➤ 钠代谢紊乱：临床上水、钠代谢紊乱经常同时发生，根据失钠与失水的比例，可分为等渗性、高渗性和低渗性脱水。
    ✧ 等渗性脱水（isotonic dehydration）：又称急性脱水或混合性脱水，外科患者最易发生。特征是水和钠等比例丢失，血清钠在正常范围（Na^+ 135～145mmol/L），细胞外液渗透压保持正常，主要是细胞外脱水和血容量减少，易发生循环衰竭。
      ✓ 主要病因：包括消化液的急性丧失，如大量呕吐、肠瘘、胆道引流等；或体液丧失在感染和软组织第三间隙内，如腹腔或腹膜后感染、肠梗阻、烧伤等。
      ✓ 主要临床表现：尿少、畏食、恶心、乏力，但不口渴。最明显的是皮肤弹性降低、干燥，严重时出现脉搏细弱、四肢湿冷、血压下降等休克或休克前期表现。实验室检查血清Na^+正常，尿比重增高。
      ✓ 治疗：首先要去除病因，减少水和钠的继续丢失，若伴有早期休克表现，体液丢失量超过体重5%时，可先从静脉中滴注等渗盐水或平衡盐溶液3000ml（按体重60kg计算），以恢复血容量。若无血容量不足征象，体液丢失量小于体重5%时，可先给予上述液体的1/2～2/3量，即1500～2000ml，补充失水量。也可根据细胞压积计算补水量：等渗盐水（L）＝血细胞比容上升值/血细胞比容正常值×体重（kg）×0.2，此外尚需补充日需量约2000ml和氯化钠4.5g。同时在治疗过程中应注意单纯补充等渗盐水有导致高氯性酸中毒的危险。
    ✧ 高渗性脱水（hypertonic dehydration）：又称为原发性脱水或高钠血症。特征是以水丢失为主，缺水多于缺钠，血清钠高于150mmol/L，血浆渗透压>310mmol/L，造成细胞内脱水。

✓ 主要病因包括水摄入不足，多见于上消化道的炎症或肿瘤造成患者不能饮水、昏迷等危重患者，给水不足等；或水丢失过多，常见于腹泻、高热大量出汗、烧伤暴露疗法、糖尿病昏迷等。

✓ 临床表现中最为突出的表现为不同程度的口渴。根据症状的轻重，可将其分为轻、中、重三种。轻度失水：失水量占体重的2%~4%，除口渴外无其他表现。中度失水：失水量占体重的4%~6%，极度口渴、乏力，尿少和尿比重增高，口腔黏膜干燥，皮肤弹性差，精神不集中。重度失水：失水量超过体重的6%以上，除上述症状外，由于脑组织严重脱水，可出现躁狂、幻觉、谵妄，甚至昏迷。体温调节中枢功能紊乱，出现高热，严重时可致肾衰竭。实验室检查血清Na^+>150mmol/L，尿比重增高，血红蛋白和血细胞比容增高。

✓ 治疗：应尽早去除病因，补充足量的水。原则上能通过胃肠道补充就应充分利用消化道补液，包括口服或鼻饲。不能进食或病情严重时，可采用静脉补液，给予5%葡萄糖溶液或0.45%氯化钠溶液。补液量可按下列方法计算：①根据临床表现的严重程度，按体重百分比的丧失来估计，每丧失体重的1%，补液400~500ml；②根据血钠浓度计算，补水量（ml）=［血Na+实测值（mmol/L）-血钠正常值（mmol/L）］×体重（kg）×4。计算所得的补水量不宜在当日一次补充，以免发生水中毒。一般可分两日补给，当日先补充一半，剩余部分次日补给。此外，尚需补充当日生理需要量2000ml，血容量不足的指标是每小时尿量30~40ml。在补水的同时应注意补钾和纠正机体酸中毒（可采用5%碳酸氢钠）。

❖ 低渗性脱水（hypotonic dehydration）：又称为慢性脱水或继发性脱水或低钠血症。特征是水和钠同时缺失，但失水少于失钠，血清钠低于135mmol/L，血浆渗透压<280mmol/L，致细胞外脱水。

✓ 主要病因包括：①胃肠道消化液持续性丧失，如反复呕吐、慢性肠梗阻、大量钠随消化液丢失；②大创面慢性渗液；③肾排水和排钠过多而未注意补钠。

✓ 临床表现：根据缺钠的程度，低渗性脱水可分为三度：①轻度缺钠：口渴不明显，患者感疲乏、头晕。尿Na^+减少，血清钠在135mmol/L以下，每千克体重缺氯化钠0.5g。②中度缺钠：除上述症状外，尚有恶心、呕吐、脉细、血压不稳定或下降，脉压变小。尿中几乎不含钠和氯。血清Na^+在130mmol/L以下，每千克体重缺氯化钠0.5~0.75g。③重度缺钠：患者神志不清，肌痉挛性抽痛，肌腱反射减弱或消失，常出现休克。血清Na^+在120mmol/L以下，每千克体重缺氯化钠0.75~1.25g。实验室检查发现，血清Na^+在135mmol/L以下，尿Na^+、Cl^-明显减少，尿比重常在1.010以下，血红蛋白、血细胞比容和尿素氮增高。

✓ 治疗：应积极纠正原发病因。对于轻、中度缺水患者，可通过静脉滴注5%葡萄糖盐水补充所需钠量，当天补给一半和日需量4.5g，其余次日补充。重度缺钠患者应先补足血容量，以改善微循环和组织灌流。静脉滴注高渗的5%氯化钠200~300ml，尽快纠正血钠过低。一般可按公式计算需补充的钠盐量（mmol/L），需补充的钠盐量（mmol/L）=［血钠正常值（mmol/L）－血钠测得值（mmol/L）］×体重（kg）×0.60（女性0.50）。按17mmol/L Na^+=

1g钠盐计算补给氯化钠的量。当天补给一半和日需量，其中2/3以5%氯化钠溶液输给，其余量用等渗盐水补给。

❖ 水中毒（water intoxication），又称稀释性低钠血症。当抗利尿激素（ADH）分泌过多时、肾功能不全，排尿能力下降时或机体摄入水分过多时，使大量水在体内潴留，导致细胞内外液容量扩大，并出现包括低钠血症在内的一系列症状和体征，即为水中毒。

　✓ 主要病因包括：①ADH分泌过多；②急、慢性肾衰竭少尿、无尿或严重心力衰竭或肝硬化；③严重低渗性脱水补液不当；④摄入水分过多：手术后大量输注等渗葡萄糖液等。

　✓ 临床表现：水中毒有慢性和急性之分。轻度和慢性水中毒的症状不明显。可有软弱无力、头痛、嗜睡、恶心、呕吐和肌肉挛痛，有时有唾液、泪液过多等。急性重度水中毒（血钠<120 mmol/L，血浆渗透压<250mmol/L）可引起脑神经细胞水肿和颅压增高，对患者生命危害极大。各种神经精神症状出现较早，也可突然发生脑疝致心跳、呼吸骤停。此外，水中毒尚可能引起肺水肿或心力衰竭。实验室检查表现为红细胞、血细胞比容和血浆蛋白量均降低，血浆渗透压降低。

　✓ 治疗：应积极纠正原发病因，此外还包括：①停止水摄入：程度轻者即可缓解；②增加水排泄：程度重者，甘露醇可减轻脑水肿和增加排水，或静注利尿剂；③预防措施包括：纠正可能导致ADH分泌过多的因素，如疼痛、失血、休克、创伤及大手术等。对于肾脏或心功能不全者，严格限制入水量；④危重患者或因肾功能不全不适于利尿者，可采用透析疗法。

➤ 钾代谢紊乱：机体内钾约98%分布在细胞内，在细胞外液仅为70mmol左右。机体具有很强的保钠能力，但保钾作用相对较低。当进食钾减少或停止后，每日仍有50mmol的钾继续排泄。血清钾正常范围为3.5~5.5mmol/L。临床上钾代谢紊乱包括低钾血症和高钾血症。

◇ 低钾血症：血清钾低于3.5mmol/L，称低血钾，严重低血钾可至2.0mmol/L以下。

　✓ 常见病因：①长期禁食或偏食，而静脉又输入无钾溶液；②长期或大量使用利尿剂、糖皮质激素及肾功能不全的多尿期；③呕吐、持续胃肠减压、肠瘘、腹泻、输尿管乙状结肠吻合术（乙状结肠代膀胱）等；④体内分布异常，体内总钾量并不低，如细胞代谢和酸碱失衡而引起钾在细胞内外移动所致。

　✓ 临床表现：最早出现的临床症状是肌无力，表现为肌肉软弱、收缩无力，甚至瘫痪、肠蠕动减弱甚至肠麻痹；心脏受累主要表现为传导和节律异常。典型的心电图改变早期出现T波降低、变宽、双相或倒置，随后出现ST段降低、QT间期延长和U波。低血钾的临床表现和血钾降低的程度和速度有关。

　✓ 治疗：首先应尽快去除病因，减少钾的继续丢失并同时补钾。参考血清钾测定结果初步确定补钾量。血清钾<3mmol/L，给K^+200~400mmol，一般能提高血清钾1mmol/L。血清钾为3.0~4.5mmol/L，补K^+100~200mmol，即可提高血清钾1mmol/L。补钾原则：①速度不宜过快，如果从静脉中输入K^+速度过快，血钾在短时间内剧增，可引起致命后果，因此，补钾速度一般限制在10~20mmol/h；②浓度不宜过高，一般不超过40mmol/L，切不可静脉推注，否则会导致心脏骤停；③有尿才能补钾，尿量在40ml/h以上方可补钾；④单日总剂量不宜过大，一般限制在80~100mmol/d。轻度缺钾可口服氯化钾溶

液，并鼓励患者进食含钾丰富的水果、蔬菜和肉类。缺钾较重又不能口服，或出现严重心律不齐，有神经肌肉症状者，可静脉滴注氯化钾。

❖ 高钾血症：血清钾＞5.5mmol/L时，即称高钾血症。其原因多为肾功能减退，不能有效地从尿内排除钾有关。

✓ 常见病因：①肾衰竭、盐皮质激素不足，钾不能有效地从尿中排出；②进入体内或血液内的钾增多，如口服或静脉输入氯化钾，服用含钾药物，组织损伤或大量输入库存血等；③酸中毒、应用琥珀酰胆碱，输注精氨酸等使钾在体内分布异常。

✓ 临床表现：早期症状无特异性，常有肢体异常、麻木感、极度疲乏、肌肉酸痛等。严重时可出现皮肤苍白、青紫、血压下降等。当血钾超过7mmol/L时，心电图改变早期为T波高而尖，QT间期延长，随后出现QRS增宽，PR间期延长，患者出现心律不齐、心跳缓慢，甚至心搏骤停。

✓ 治疗原则：①立即停止钾盐的摄入；②积极防治心律失常；③迅速降低血清钾浓度；④积极及时处理原发疾病和恢复肾功能。方法包括：A：碱化细胞外液，静脉注射5%碳酸氢钠50～100ml，使血容量增加，钾得到稀释，又使钾移入细胞内或从尿中排出；B：促进糖原合成，用25%葡萄糖溶液250ml加胰岛素20U，可使血钾移入细胞内，必要时3～4小时重复给药；C：肾衰竭时，因不能补液过多，可用10%葡萄糖酸钙10ml、11.2%乳酸钠溶液50ml、25%葡萄糖溶液400ml、胰岛素30U，持续静滴24小时，每分钟6滴；D：应用阳离子交换树脂，每日口服4次，每次15g，促进钾从消化道排出；E：静注10%葡萄糖酸钙20ml，有缓解K^+对心脏的毒性作用。上述方法仍不能降低血清钾浓度时，可采用血液透析或腹膜透析。

4.酸碱平衡紊乱的监测与治疗

■ 正常体液动脉血浆pH正常范围为7.35～7.45，机体通过自身体液的缓冲系统、肺脏的呼吸作用、肾脏的排泄重吸收作用来完成对机体酸碱平衡的调节作用。当机体处于病理状况下，如酸碱物质超负荷，或是机体调节功能发生障碍时，会形成不同形式的酸碱平衡失调。原发性酸碱平衡失调可分为代谢性酸中毒、代谢性碱中毒、呼吸性酸中毒和呼吸性碱中毒四种。若同时存在两种以上的原发性酸碱平衡失调，即为混合型酸碱平衡失调。

■ 代谢性酸中毒：危重患者酸碱平衡失调中最常见的一种。

➢ 常见病因：①碱性物质丢失过多：如腹泻、肠瘘、胆瘘和胰瘘患者等，经粪便、消化液丢失大量HCO_3^-。应用碳酸酐酶抑制剂（如乙酰唑胺），可使肾小管排H^+及重吸收HCO_3^-减少，导致酸中毒。②酸性物质产生过多：如失血性及感染性休克致急性循环衰竭、组织缺血缺氧，发生乳酸性酸中毒。糖尿病或长期不能进食，引起酮症酸中毒。临床使用酸性药物，如NH_4Cl、盐酸精氨酸等，导致血中Cl^-增多，HCO_3^-减少，引起酸中毒。③急、慢性肾功能不全：由于肾小管功能障碍，内生性H^+不能排出体外，或HCO_3^-吸收减少，均可导致酸中毒。

➢ 临床表现：轻度代谢性酸中毒可无明显症状。重症患者可有疲乏、眩晕、嗜睡，可有感觉迟钝或烦躁。最明显的表现是呼吸深快，呼吸肌收缩明显。呼吸频率有时可高达40～50次/分，呼出气体带有酮味。患者面颊潮红，心率加快，血压常偏低。可出现腱反射减弱或消失、神志不清或昏迷。代谢性酸中毒可降低心肌收缩力和周围血管对儿茶酚胺的敏感性，患者容易发生心律不齐、急性肾衰竭和休克。

> 诊断：血气分析可以明确诊断，并可了解代偿情况和酸中毒的严重程度。代谢性酸中毒可直接或间接地使HCO_3^-减少，血浆中H_2CO_3相对过多。血液pH和HCO_3^-明显下降，机体很快会出现呼吸代偿反应。代偿期的血pH可在正常范围，但HCO_3^-、BE和$PaCO_2$均有一定程度的降低。同时，肾小管上皮细胞中的碳酸酐酶和谷氨酰胺酶活性开始增高，增加H^+和NH_3的生成。H^+与NH_3形成NH_4^+后排出，使H^+的排出增加，$NaHCO_3$的再吸收亦增加。此外在除外呼吸因素之后，二氧化碳结合力（正常值为25mmol/L）下降也可确定酸中毒的诊断和大致判定酸中毒的程度。

> 治疗原则：代谢性酸中毒的治疗重点是病因治疗。较轻的代谢性酸中毒（血浆HCO_3^-为16~18mmol/L）通常可以自行纠正，不必应用碱性药物。对于有明显症状或pH<7.15，血浆HCO_3^-低于10mmol/L的重症代谢性酸中毒患者，应立即输液，并采用碱性药物进行治疗。常用的碱性药物是$NaHCO_3$溶液。5%$NaHCO_3$每100ml含有Na^+和HCO_3^-各60mmol。HCO_3^-需要量（mmol）=［HCO_3^-正常值－HCO_3^-测得值（mmol/L）］×体重（kg）×0.4，一般将计算值的半量在2~4小时内输入。临床上根据酸中毒严重程度，补给5%$NaHCO_3$溶液的首次剂量可达100~250ml不等。在用后2~4小时复查动脉血血气分析及血浆电解质浓度，根据测定结果决定是否需继续输给及用量。边治疗边观察，逐步纠正酸中毒。

■ 代谢性碱中毒：体内H^+丢失或HCO_3^-增多均可引起代谢性碱中毒。

> 常见病因：①胃液丢失过多：是发生代谢性碱中毒的最常见的原因。酸性胃液大量丢失，例如，严重呕吐、长期胃肠减压等，可丧失大量的H^+及Cl^-，使血浆HCO_3^-增高，造成碱中毒；②碱性物质

摄入过多：如长期服用碱性药物、大量输注库存血均可造成碱中毒；③低钾血症：由于长期摄入不足或消化液大量丢失，可导致低钾血症，引起细胞内酸中毒和细胞外碱中毒。若同时伴有血容量不足，机体为了保存Na^+，经远曲小管排出的H^+及K^+则增加，HCO_3^-的回吸收也增加，更加重了细胞外液的碱中毒及低钾血症。此时可出现反常酸性尿；④利尿剂的作用：呋塞米、依他尼酸等能抑制近曲小管对Na^+和Cl^-的再吸收，但并不影响远曲小管内Na^+与H^+的交换。因此，随尿排出的Cl^-比Na^+多，回吸收入血的Na^+和HCO_3^-增多，发生低氯性碱中毒。

> 临床表现和诊断：血气分析可确定诊断及判断其严重程度。患者一般无明显症状，有时可有呼吸变浅变慢，或精神经方面的异常，如嗜睡、精神错乱或谵妄等。可以有低钾血症和脱水的临床表现。严重时可因脑和其他器官的代谢障碍而发生昏迷。机体对代谢性碱中毒的代偿过程表现为：呼吸中枢抑制，呼吸变浅变慢，CO_2排出减少，使$PaCO_2$升高。同时肾小管上皮细胞中的碳酸酐酶和谷氨酰胺酶活性降低，使H^+排泌和NH_3生成减少。HCO_3^-的再吸收减少，经尿排出增多，从而使血HCO_3^-减少。失代偿时，血液pH和HCO_3^-明显增多，$PaCO_2$正常。代偿期血液pH可基本正常，但HCO_3^-和BE值均有一定程度的增高。可伴有低氯血症和低钾血症。

> 治疗原则：积极治疗原发疾病。对丧失胃液所致的代谢性碱中毒，可输注等渗盐水或葡萄糖盐水，既恢复了细胞外液量，又补充Cl^-，即可纠正轻症低氯性碱中毒。必要时可补充盐酸精氨酸，既可补充Cl^-，又可中和过多的HCO_3^-。此外，碱中毒时多伴有低钾血症，故须同时补给KCl。补K^+之后可纠正细胞内、外离子的异常交换，终止从尿中继续排H^+，有利于加速代谢性碱中毒的纠正。对于严重的代谢性碱中毒（血浆HCO_3^- 45～50mmol/L，pH＞7.65），可

以采用稀释的盐酸溶液。将1mol/LHCl溶液150ml溶入生理盐水1000ml或5%葡萄糖溶液1000ml中（HCl浓度成为0.15mmol/L），经中心静脉导管缓慢滴注（25～50ml/h）。同时密切监测血气分析及血电解质，q4h～q6h，必要时第2天可重复治疗。

■ 呼吸性酸中毒：指肺泡通气及换气功能障碍，不能充分排出体内生成的CO_2，以致血液$PaCO_2$增高，引起高碳酸血症，对于危重患者，急性呼吸性酸中毒较为常见。

  ➤ 常见病因包括：①通气功能障碍所致急性高碳酸血症。如全身麻醉过深、镇静剂过量、中枢神经系统损伤、气胸、急性肺水肿和呼吸机使用不当等；②换气功能障碍或肺泡通气-血流比例失调，均可引起CO_2潴留，导致高碳酸血症，如肺组织广泛纤维化、重度肺气肿等慢性阻塞性肺部疾病。

  ➤ 临床表现和诊断：患者可有胸闷、呼吸困难、躁动不安等，因换气不足所致缺氧，可伴头痛、发绀。随着酸中毒加重，可有血压下降、谵妄、昏迷等。脑缺氧可致脑水肿、脑疝，甚至呼吸骤停。动脉血血气分析显示pH明显下降，$PaCO_2$增高，血浆HCO_3^-可正常。慢性呼吸性酸中毒时，血pH下降不明显，$PaCO_2$增高，血HCO_3^-增高。

  ➤ 治疗原则：机体对呼吸性酸中毒的代偿能力较差，且通常合并缺氧，对机体的危害性极大，应积极治疗原发病因，同时采取积极措施改善患者的通气功能，如使用呼吸兴奋剂或气管插管、气管切开，同时使用呼吸机，有效地改善机体的通气及换气功能。

■ 呼吸性碱中毒：由于肺泡通气过度，体内CO_2排出过多，以致血$PaCO_2$降低，最终引起低碳酸血症，血pH上升。

  ➤ 造成通气过度的原因很多，如癔症、疼痛、发热、损伤、中枢神经系统疾病、低氧血症、呼吸机使用不当等，是危重患者早期较常见的导致酸碱失衡的病因。

> 临床表现和诊断：多数患者表现为呼吸急促，患者可伴有眩晕，手、足和口周麻木感，肌震颤，手足搐搦，Trousseau征阳性。危重患者发生急性呼吸性碱中毒常提示预后不良，或将发生ARDS。动脉血气分析显示血pH增高，$PaCO_2$和HCO_3^-下降。$PaCO_2$的降低，起初虽可抑制呼吸中枢，使呼吸变浅变慢，CO_2排出减少，血中HCO_3^-代偿性增高。肾的代偿作用表现为肾小管上皮细胞分泌H^+减少，以及HCO_3^-的再吸收减少，排出增多，使血中HCO_3^-降低，维持机体pH在正常范围之内。

> 治疗原则：首先应积极治疗原发疾病。可用纸袋罩住口鼻，增加呼吸道死腔，减少CO_2的呼出，提高血$PaCO_2$。如果是呼吸机使用不当所造成的过度通气，应调整呼吸频率及通气量。

5.总结

■ 危重患者的治疗过程中水、电解质和酸碱平衡紊乱十分常见，机体代谢紊乱会进一步加重病情恶化，导致多器官衰竭，甚至死亡。

■ 必须及时纠正机体各种代谢紊乱，一般情况下，处理水、电解质及酸碱平衡紊乱应采取以下基本原则：①积极治疗原发病，纠正出现代谢紊乱的各种病因；②积极恢复患者的血容量，保证重要生命器官的有效血流灌注及机体良好的循环状态；③积极纠正缺氧；④根据患者病史、查体、相关实验室检查，判断患者代谢紊乱类型，并进行相应治疗；⑤积极纠正严重威胁生命的代谢紊乱，尤其是严重的酸中毒、碱中毒及高钾血症。

■ 此外，肠外营养治疗期间还应该注意，电解质可以增加液体渗透压，全合一配液时应注意避免添加过多，必要时可以另外输液补充电解质，以保持肠外营养配液的稳定性。

（徐　徕）

◎ 肠内肠外营养

■ 规范营养治疗的三个关键步骤：营养筛查与评定、营养干预、营养监测。营养筛查是由临床医护人员或营养师应用最简便、可重复且经济的方法，快速、早期寻找患者因各种原因而出现潜在营养问题的可能性，对筛查有风险的患者可进一步行全面营养评定，以制定和实施个体化的营养支持计划（筛查和评定方法可详见附录）。营养干预根据实施途径可分为肠内营养和肠外营养。

（一）肠内营养

1.概述

■ 肠内营养（enteral nutrition，EN）是一种采用口服或管饲等途径经胃肠道提供满足代谢需要的能量及营养物质的营养治疗方式。对于存在营养风险/不良的患者，只要其胃肠道有功能，应尽早开始EN支持。

> 口服营养补充（oral nutrition support，ONS）：患者能够自主进食，但摄入量长期不足时，可考虑ONS，但需补充维生素和钾、磷和镁等微量营养素，定期监测血电解质水平。

> 管饲EN：患者无法自主进食或吞咽困难而胃肠道功能良好，可经胃或空肠行营养支持。

2.适应证

■ 有营养支持指征且胃肠道有（部分）功能，如：

> 经口摄食不足或不能实施：吞咽和咀嚼困难、意识障碍或昏迷。

> 非高流量的消化道瘘。

> 炎性肠病。

> 急性胰腺炎。

> 慢性消耗性疾病。

> 纠正和预防围术期营养不良。

> 特殊代谢类型疾病。

3.禁忌证

■ 胃肠道衰竭、完全性肠梗阻或高流量小肠瘘患者。

4.途径

■ 进入消化道的途径很多，实际应用时应考虑胃肠道病变情况、预计管饲时间、患者意愿等综合因素，可参考下图：

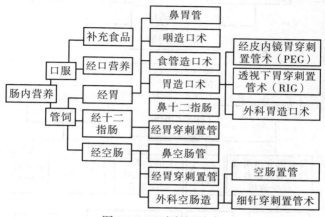

图2-1　EN途径汇总表

［引自：《临床营养基础（第3版）》，复旦大学出版社，2006］

5.常用EN制剂

■ 整蛋白型：胃肠道消化吸收功能近正常的患者，分通用型和疾病专用型配方。

■ 短肽/游离氨基酸配方型：通过水解高分子营养物质促进消化吸收。

  ➤ 选择原则：需综合考虑患者病情、机体状况和代谢需要进行个体化选择，可参考图2-2。

6.并发症

■ 预防EN并发症关键在于给予途径与方法的合理选择。

  ➤ 腹泻、腹胀等肠道不耐受表现：可通过控制EN制剂的温度、浓度和速度及渗透压减轻胃肠道症状。

  ➤ 机械性并发症：多由饲管过粗、过硬所致，可选择管径细、质地软的管子。

  ➤ 代谢性并发症（表2-1）。

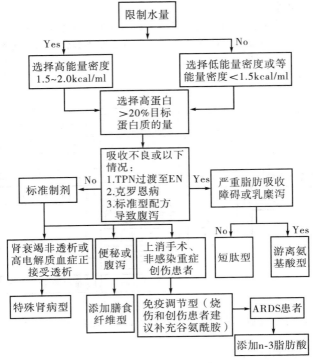

图 2-2　EN 选择原则

表2-1　肠内营养常见代谢性并发症

类　型	原　因	处理方法
低钠血症	水分过多	更换配方，限制液体
高钠血症	液体摄入不足	增加自由水
脱水	腹泻，液体摄入不足	评估腹泻原因，增加自由水摄入
高血糖	能量摄入过量，胰岛素不足	评估能量摄入，调整胰岛素剂量
低钾血症	腹泻，再喂养综合征	纠正K缺乏，评估腹泻原因
高钾血症	K摄入过量，肾功能不全	更换配方
低磷血症	再喂养综合征	增加磷摄入，减少能量负荷
高磷血症	肾功能不全	更换配方

（二）肠外营养

1.概述

- 肠外营养（PN）：经静脉为无法使用肠内营养的患者提供维持机体代谢所需的营养物质。当患者完全禁食、所有营养物质均经静脉途径提供时，为全肠外营养（TPN）。

2.适应证

- 有营养支持指征但无法实施EN的患者。
  - ➢ 完全性肠梗阻、高流量消化道瘘、短肠综合征。
  - ➢ 重症活动期炎性肠病。
  - ➢ 重症胰腺炎，无法耐受EN或能量供应不足时，联合PN。
  - ➢ 重症放射性肠炎。

3.禁忌证

- 严重水、电解质、酸碱平衡紊乱。
- 休克，血流动力学不稳定。

4.输注途径

- 周围静脉营养（PPN）：经周围静脉置管输液，适用于那些接受低渗透压（$<850mOsm/LH_2O$）营养液进行短期治疗，且有较好周围静脉的患者。
- 中心静脉营养（CPN）：经中心静脉置管（CVC）输注PN，又分为经外周穿刺置入中心静脉导管（PICC）、直接经皮穿刺中心静脉置管、隧道式中心静脉置管（CVTC）、输液港（Port）等。

5.肠外营养组分

- PN配制是将机体所需的营养成分在无菌条件下混合，通常包括葡萄糖、15～20种氨基酸、脂肪乳、水、6种电解质、8～14种微量元素和11～12种维生素。
  - ➢ 葡萄糖：是非蛋白能量的主要来源，供能比例50%～60%；经肠外途径时每克碳水化合物（以水合葡萄糖计）产能约3.4kcal，每天用量200～300g为宜。
  - ➢ 脂肪乳：除了供能（比例20%～30%），还提供必需脂肪酸（EFA）；对于脂代谢障碍患者，可限制在总能量的15%~20%。通常，糖脂比6：4~4：6均可。

> 氨基酸：正常成人每日蛋白质生理需要量为0.8~1.0g/kg，相当于氮量0.15g/kg，而疾病时需要量增加至1.0~1.5g/（kg·d），甚至可达2g/kg；肝肾功能不全患者，需要限制蛋白质入量。多数患者适宜的热氮比为（100~200）：1。

> 水：成人水分每天生理需要量为2000~2500ml，或按照30~40ml/kg补充。

> 矿物质（包括电解质和微量元素）：6种电解质包括钾（氯化钾4.5~6g/d）、钠（氯化钠6~10g/d）、氯、钙（10%葡萄糖酸钙5~10ml/d）、镁（25%硫酸镁3~5ml/d）、磷（甘油磷酸钠10ml/d）。铁、碘、锌、铜、硒、铬、锰等微量元素，需监测下调整，尤其对限制水、钠、钾患者应慎重。

> 维生素：水溶性维生素和脂溶性维生素（一般成人不含维生素K）。

6.处方设计

■ 能量估算

> 美国FDA推荐：成人2000 kcal/d。

> Harris-Benedict 公式：（W：体重，kg；H：身高，cm；A：年龄，岁）。

男：BEE（kcal/d）＝66.4730＋13.7513W＋5.0033H－6.7750A。

女：BEE（kcal/d）＝655.0955＋9.5634W＋1.8496H－4.6756A。

能量需求＝BEE×活动系数×应激系数

> 应激状态下，计算能量需求的最简单方法是遵循拇指法则：25~30kcal/（kg·d）。

■ 液体量估算：总液量一般包括三部分：①治疗药物所需液量；②电解质所占液量；③每天的总能量所需液量。成人总液量可根据1500ml/m² ×实际BSA（体表面积）计算，PN液量不超过患者每日所需总液量去除所有治疗所需液体量后剩余的液量。

- 特殊营养物质添加：如谷氨酰胺、n-3脂肪酸，尤其是外科术后患者，推荐补充鱼油脂肪乳减轻应激。
- 脏器功能正常时PN处方的基本设计
  - ➤ 液体入量：40～60ml/（kg·d）
  - ➤ 能量：CPN 20～35kcal/（kg·d）
    PPN 15～20kcal/（kg·d）
  - ➤ 能量分配：Fat 40%～50%，CHO 60%～50%
  - ➤ 氨基酸：35～70g/d，N＝0.1～0.2g/（kg·d）
  - ➤ 其他：电解质、微量元素、维生素等。
  - ➤ TPN大于1周应适量补充谷氨酰胺，术后可添加鱼油脂肪乳减轻应激反应。

7.并发症及防治

- 中心静脉置管、输液等技术问题所致的机械性并发症：术者熟练掌握技术，严格按照操作规程和解剖标志，大多数并发症可以避免。
- 输注路径相关并发症：包括感染、血栓性静脉炎、导管断裂和闭塞等。治疗过程中出现感染迹象和不明原因的发热，应想到与导管和输入物有关，需留取病原学证据。
- 感染性并发症：包括导管相关性感染和由于肠黏膜萎缩、肠道细菌移位导致的肠源性感染，防治关键在于早期EN，可适当补充益生元。
- 代谢相关并发症
  - ➤ 急性并发症：水、电解质紊乱（K、Na、Cl、Ca、P等）；高血糖、低血糖；高脂血症和脂肪超载综合征；肾前性氮质血症等。关键措施是监测并及时对症处理。
  - ➤ 慢性并发症：机制复杂，处理起来也更困难，重在预防。如淤胆和肝功能损害、肠屏障功能损害及肠源性感染、代谢性骨病等。为减少和避免与长期TPN有关的肝胆系统并发症，尽早启动EN；一旦有肝功受损，应及时调整PN配方，减少总能量摄入量。

（于健春　陈　伟）

参 考 文 献

- 临床肠外肠内营养支持治疗学（2012年）.
- 临床诊疗指南：肠外肠内营养学分册.
- 临床肠内营养支持治疗（2011-2012）.
- 临床肠外肠内营养指南与共识（2008）.

协和临床外科手册

◎ 外科麻醉与术后镇痛

- 麻醉（anesthesia）一词来源于希腊文，原意是感觉丧失，即指应用药物或其他方法消除手术时的疼痛。
- 手术是治疗外科疾病的有效方法，但手术引起的创伤失血可使患者的生理功能处于应激状态；各种麻醉方法和药物对患者的生理功能都有一定影响；外科疾病本身所引起的病理生理改变以及并存的非外科疾病所导致的器官功能改变，都是围术期潜在的危险因素。如何在手术麻醉期间维持和调控患者的生理功能，是临床麻醉的重要内容。
- 麻醉过程主要是利用麻醉药物使中枢神经系统或神经系统中某些部位受到暂时的、完全可逆的抑制。根据麻醉作用部位和所用药物不同，可将临床麻醉方法进行如下分类（表2-2）。

表2-2 临床麻醉方法分类

全身麻醉
吸入全身麻醉
静脉全身麻醉
局部麻醉
表面麻醉
局部浸润麻醉
区域阻滞
神经阻滞
椎管内麻醉
蛛网膜下腔阻滞（腰麻）
硬脊膜外腔阻滞（硬膜外麻醉）
骶管阻滞
复合麻醉
基础麻醉

（阮　侠）

◎ 麻醉前评估与术前准备

1.麻醉前病情评估

■ 麻醉前病情评估的目的是了解患者的病情状态，判断围术期风险，优化患者的合并疾病并制订适合的麻醉方案。

■ 为提高麻醉安全性，麻醉前应仔细阅读病历，详细了解临床诊断、病史记录及与麻醉有关的检查，询问手术麻醉史、吸烟史、药物过敏史及药物治疗情况，平时体力活动能力及目前的变化。重点检查生命体征，心、肺、呼吸道、脊柱及神经系统，同时对并存疾病的严重程度进行评估。根据手术类型、缓急情况及患者的一般状态，对其耐受麻醉及手术的能力做出恰当的评估。

■ 美国麻醉医师协会（ASA）颁布的患者全身体格健康状况分级标准（表2-3）。第1、2级患者的麻醉耐受力良好，麻醉经过平稳；第3级患者接受麻醉存在一定风险，麻醉前需尽可能做好充分准备，对麻醉中和麻醉后可能发生的并发症要采取有效措施积极预防。第4、5级患者的麻醉危险性极大，充分、细致的麻醉前准备尤为重要。

表2-3　ASA病情评估分级

分级标准		围术期死亡率
第1级	正常健康	0
第2级	有轻度系统性疾病，无功能受限	0.06% ~ 0.08%
第3级	有中度至严重的系统性疾病，日常活动受限，但未丧失工作能力	0.27% ~ 0.4%
第4级	有严重系统性疾病，已丧失工作能力，且经常面临生命威胁	1.8% ~ 4.3%
第5级	不论手术与否，生命难以维持24小时的濒死患者	7.8% ~ 23%
第6级	脑死亡患者，其器官供移植用	9.4% ~ 51%

注：如系急症手术，在每级数字后标注"急"或"E"字

- 外科手术危险性：术前访视时应向手术医师了解手术的目的、部位、切口及切除的脏器范围，手术难易程度并预计出血量。不同外科手术会对患者产生不同的影响，根据不同类型的非心脏外科手术围术期发生心脏原因并发症或死亡的机会将外科手术的危险性分为高危、中危、低危。
  - 高危手术：预计心脏意外危险如致命性心肌梗死、心源性死亡发生率大于5%。
    - 急诊大手术，特别是老年患者。
    - 主动脉或其他大血管手术。
    - 周围血管手术。
    - 预计长时间的外科操作，伴大量体液和（或）血液丢失。
  - 中危手术：心脏意外危险发生率介于1%~5%。
    - 颈动脉内膜剥脱术。
    - 头、颈部手术。
    - 胸、腹腔内手术。
    - 骨科手术。
    - 前列腺手术。
  - 低危手术：心脏意外危险发生率小于1%。
    - 内镜操作。
    - 体表手术。
    - 白内障手术。
    - 乳房手术。
2. 重要器官功能的评估
- 心血管系统的评估
  - 高血压：术前需了解高血压严重程度及对心血管、脑、肾等靶器官的损害情况（如脑血管事件、心肌肥厚、心律失常、心力衰竭、肾动脉狭窄、肾衰竭等）。除紧急手术外，一般手术应在高血压得到控制后进行，尽可能使舒张压控制在≤100mmHg。降压药物应持续服用至手术当日，某些降压药物（如利血平）与麻醉药物协同作用可导致顽固性低血压，对升压药反应差，术前应停用，更换其他降压药物。

> 冠心病：术前应明确心绞痛的类型（稳定型心绞痛或不稳定型心绞痛）、既往心肌梗死史、心功能状况及心肌缺血的诱发、缓解因素等。不稳定型心绞痛患者围术期心肌梗死的风险明显增加。择期手术建议在心肌梗死后6个月再行手术，以降低发生再次心肌梗死的风险。

> 心力衰竭：典型症状包括肺水肿、夜间阵发性呼吸困难、下肢水肿及双肺啰音等，术前可以通过运动耐量（如代谢当量METS）评估心脏功能。心力衰竭患者心脏功能失代偿，围术期严重心血管事件的发生率显著升高，死亡率明显增加。

> 心律失常：心律失常对麻醉和手术耐受性的影响决定于其发生频率、性质，是否影响循环状态，必要时进行动态心电图（Holter）监测。

■ 呼吸系统的评估

> 哮喘：了解患者哮喘发作的频率、严重程度、诱发因素，症状发作时对吸入药物的反应性、是否使用静脉激素以及是否合并其他肺部疾病，体检应听诊双肺是否存在哮鸣音。精神紧张、寒冷、环境变化、气管插管、术后疼痛及围术期药物等均可诱发哮喘发作。对于哮喘没有得到控制或频繁发作的患者，在外科情况允许的条件下，应首先接受内科治疗，控制哮喘症状，然后再接受手术。

> COPD：应了解患者是否存在咳、痰、喘症状，是否合并肺部感染及肺心病，FEV1%、FEV1/FVC、运动耐量、血气分析均有助于了解COPD的严重程度及对麻醉手术的耐受性。

> 呼吸道急性感染患者应积极控制感染，待感染控制1周后行择期手术为宜。

■ 其他系统的评估

> 糖尿病：了解糖尿病病程、靶器官受累情况、目前用药方案及血糖控制情况，空腹血糖应控制在7.77mmol/L（140mg/dl）以内，餐后2小时血糖低于

11.1mmol/L（200mg/dl），酮体阴性。

> 甲状腺功能亢进症（甲亢）：控制不佳的甲亢患者有发生围术期甲亢危象的风险，死亡率很高，术前应了解甲亢控制情况。甲状腺肿大可能压迫气管或使气管移位，应结合体检、是否存在憋气症状以及气管相关检查进行气道评估。

> 神经系统的评估：神经系统功能障碍和有相关病史的患者围术期发生心血管意外及认知功能障碍的风险显著增加。术前应仔细记录神经系统障碍情况，麻醉恢复后进行比较。

3.体格检查

■ 麻醉前体格检查应包括生命体征、身高、体重。并根据患者病史有针对性地进行呼吸、心血管、脊柱、神经系统查体。

■ 从麻醉医师的角度，查看气道情况是体格检查中的重要部分。气道评估包括张口度、Mallampati分级、颈部活动度、甲颏距离、颈部长度、颈周径、有无浓密胡须等，并注意有无小下颌、牙齿松动、义齿及面部畸形。判断患者有无通气、插管困难，并制订相应的插管方案。

■ Mallampati分级方法（图2-3）：让患者头处于自然位张大口，尽量伸舌但不发音。Ⅰ级：可清楚看见软腭、腭弓和悬雍垂；Ⅱ级：可见软腭和腭弓，悬雍垂被舌根部分遮住；Ⅲ级：仅能见到软腭，腭弓和悬雍垂全部被舌根遮住；Ⅳ级：只能见到硬腭。一般Ⅰ、Ⅱ级患者插管多无困难，Ⅲ、Ⅳ级患者多存在气道异常或不通畅，插管容易遇到困难。

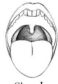

Class Ⅰ   Class Ⅱ   Class Ⅲ   Class Ⅳ

图2-3 Mallampati分级

4.重要器官功能的优化改善

- 通过术前全面评估后进行补液、药物、支持治疗等改善重要器官的功能，可提高患者对手术和麻醉的耐受性。对于有严重心血管疾病或呼吸系统疾病的高危患者，尤其是接受高危手术者，术前器官功能的改善尤为重要，将显著降低患者的围术期风险。

- 支持治疗
  > 液体治疗、输血：改善氧供。
  > 吸氧、戒烟、雾化排痰：改善肺功能，增加氧储备，降低呼吸道反应性。
  > 耐心解释和安慰：减轻应激反应。

- 病因治疗：对重要器官的病变进行除手术外的其他治疗：如药物治疗、放疗、化疗、血滤等。

5.胃肠道准备

- 择期手术前应常规排空胃，以避免围术期发生胃内容的反流、呕吐或误吸及由此导致的窒息和吸入性肺炎。成人择期手术前应禁食8～12小时，禁饮4小时，以保证胃排空。小儿术前应禁奶/食4～6小时，禁水2～3小时。急症患者也应充分考虑胃排空问题。饱胃又需立即手术者，即使选用神经阻滞或椎管内麻醉，也有发生呕吐、误吸的危险。选用全身麻醉时，可考虑行清醒气管内插管，有利于避免或减少误吸的发生。

6.签署知情同意书

- 麻醉医师应向患者及家属提供有关麻醉和围术期的相关信息，并签署麻醉同意书。此外，对患者及家属提供关于围术期的详细信息，也有助于减轻患者的焦虑，帮助其配合麻醉的实施。

7.术前用药

- 术前用药可缓解患者的焦虑情绪、减少唾液分泌、止吐、抑制胃酸分泌等。常用的药物包括苯二氮䓬类药物、阿片类药物、抗胆碱能药物、H_2受体阻断剂、质子泵抑制剂等。

（阮　侠）

◎ 全身麻醉

1.概述

■ 麻醉药经呼吸道吸入或静脉、肌内注射进入人体内，产生中枢神经系统的抑制，临床表现为神志消失、全身痛觉丧失、遗忘、反射抑制和一定程度的肌肉松弛，这种方法称为全身麻醉。对中枢神经系统抑制的程度与血液内的药物浓度有关，并且可以调控。这种抑制是完全可逆的，当药物被代谢或从体内排出后，患者的神志和各种反射逐渐恢复。

2.全身麻醉的实施

■ 静脉全麻的诱导

> 静脉诱导适合多数常规麻醉，特别适合需要快速诱导的患者。常联合应用多种麻醉药物，以使其作用相加或协同，减少用量，减轻副作用。

> 利用TCI技术诱导时，单独应用丙泊酚使50%患者意识消失的靶浓度为4μg/ml，5.7μg/ml时可完成诱导。联合应用阿片类药物时，上述浓度可降低。

> 强调个体化原则，药物的选择和剂量应根据患者的具体情况调整，如体重、年龄、循环状况、术前用药等。如对于老年患者或循环时间较慢的患者（如休克、低血容量及心血管疾病等），药量应减少，注射应缓慢，同时密切监测心血管系统变化。

> 一些麻醉药注射可引起局部疼痛，术前或诱导前给予阿片类药物或混合利多卡因可以减少注射痛的发生。

■ 吸入全麻的诱导

> 单纯吸入麻醉诱导适用于不宜采用静脉麻醉，需要保持自主呼吸，或不易开放静脉通路的小儿等。

> 用面罩吸氧去氮后，开始予以低浓度吸入麻醉药，嘱患者深呼吸，每3～4次后逐渐增加吸入药浓度。此慢诱导法可使诱导较平稳，但诱导时间的延长增加了兴奋期出现意外的可能。也可以开始即吸入高浓度麻醉药。维持呼吸道通畅，同时监测患者对刺激的反应。

> 麻醉后静脉扩张，应尽早建立静脉通道，然后行气

管插管。

3.气管插管术

- 麻醉过程中气管插管术应用的目的在于：①麻醉期间保持患者的呼吸道通畅，防止异物进入呼吸道，及时吸出气管内分泌物或血液；②进行有效的人工或机械通气，防止患者缺氧和二氧化碳积蓄；③便于吸入全身麻醉药的应用。气管内插管在危重患者的抢救中同样发挥了重要作用。呼吸衰竭需要进行机械通气者，心肺复苏、药物中毒以及新生儿严重窒息时，都必须行气管内插管。常用插管方法有经口腔或鼻腔明视插管和经鼻腔盲探插管。

  - 经口腔明视插管：借助喉镜在直视下暴露声门后，将导管经口腔插入气管内的方法。

    - 操作方法：使患者头后仰，口张开。左手持喉镜柄将喉镜片放入口腔后缓慢推进，先见到悬雍垂，将镜片垂直提起前进可见会厌，挑起会厌显露声门。如采用弯镜片插管将镜片置于会厌与舌根交界处（会厌谷），用力向前上方提起即显露声门。如用直镜片插管，应直接挑起会厌显露声门。右手持气管导管由右口角插入口腔，同时双目注视导管前进方向，准确轻巧地将导管尖端插入声门。

    - 导管插入气管内的深度成人为4~5cm，导管尖端至中切牙的距离为18~22cm。插管完成后，要确认导管已进入气管内再固定。确认方法包括：①人工呼吸时，可见双侧胸廓对称起伏，并可经听诊器听到清晰对称的肺泡呼吸音；②如用透明导管时，吸气时管壁清亮，呼气时可见明显的白雾样变化；③患者如有自主呼吸，接麻醉机后可见呼吸囊随呼吸而张缩；④如能监测呼气末CO_2分压（$ETCO_2$），随呼吸显示有$ETCO_2$图形则可确认插管无误。

  - 经鼻腔盲探插管：将气管导管经鼻腔在非明视条件下，插入气管内。操作方法：先做鼻腔黏膜表面麻醉,并滴入3%麻黄碱使鼻腔黏膜血管收缩以减少出血。选用合适管径的气管导管插入鼻腔。在插管过程中边前进边侧耳听呼出气流的强弱,同时调整患者头部位置,以寻找呼出气流最强的位置。在声门开放时将导管迅速推进,如进入声门则感到推进阻力减小,管内呼出气流亦明显增大,有时患者有咳嗽反射,接上麻醉机可见呼吸囊随患者呼吸而张缩,表明导管插入气管内。

- 气管内插管的并发症
  - 气管插管时可能导致牙齿损伤或脱落,口腔、咽喉部和鼻腔黏膜损伤引起出血,颞下颌关节脱位等机械性损伤。
  - 浅麻醉下行气管内插管可引起剧烈呛咳、憋气、喉头及支气管痉挛,心率增快及血压剧烈波动而导致心肌缺血。严重的迷走神经反射可导致心律失常、心动过缓,甚至心搏骤停。
  - 气管导管内径过小,可使呼吸阻力增加;导管内径过大或质地过硬都容易损伤呼吸道黏膜,甚至引起急性喉头水肿或慢性肉芽肿(表2-4)。导管压迫、扭折可引起呼吸道梗阻。
  - 导管插入太深可误入一侧支气管,引起通气不足、缺氧或术后肺不张。导管插入太浅时,可因患者体位变动而意外脱出。因此,插管后及改变体位时应仔细检查导管插入深度,并常规听诊双肺呼吸音。

表2-4　经口插管的管号选择

年　龄	内　径	距门齿长度
足月婴儿	3.5	12
小儿	4+年龄/4	12+年龄/2
成人		
女性	7.0 ~ 7.5	21 ~ 23
男性	7.5 ~ 8.5	22 ~ 24

4.麻醉维持

- 静脉麻醉的维持
  - 麻醉深度的调节：调节麻醉药的输注速率以调节麻醉深度。预先的主动调节以适应即将出现的强刺激比出现刺激后才被动调节更有效。
  - 联合用药：静脉全麻药合用时每种药物的用量应小于单独使用时的剂量。
- 吸入麻醉的维持
  - 麻醉深度的调节：在不改变分钟通气量时，主要通过调节挥发罐浓度和增加新鲜气流量改变麻醉深度。行外科手术时大约1.3倍MAC可使95%的患者保持不动，该MAC值可因患者健康状况不同及合用的药物等因素而有所差异。为预防术中知晓，术中应保持吸入麻醉药大于0.6倍MAC。
  - 高海拔地区需要较高的吸入浓度以达到相同的麻醉药分压。

5.麻醉苏醒

- 静脉麻醉的恢复
  - 苏醒时间：静脉麻醉的苏醒时间与中央室（血浆）麻醉药的浓度密切相关。按等效剂量单次静注给药，恢复快慢的顺序为：丙泊酚、依托咪酯、硫喷妥钠、咪达唑仑、氯胺酮。对于较长时间持续输注麻醉药物，药物的持续输注即时半衰期越小，患者苏醒越迅速。
  - 副作用：丙泊酚恢复期副作用少。氯胺酮及依托咪酯麻醉后，苏醒期常出现躁动，咪达唑仑可以较好地减少这些副作用，但使麻醉恢复延迟。患者在恢复期出现躁动首先应排除缺氧、二氧化碳蓄积、疼痛、肌松药残余等影响因素。
- 吸入麻醉的恢复
  - 吸入麻醉药的洗出：手术结束后，可用高流量氧快速冲洗患者及回路里的残余麻醉药。0.3～0.4倍MAC时患者开始从麻醉中苏醒。吸入麻醉药洗出越干净越有利于苏醒过程的平稳和患者的恢复。过多的药物残余可能导致烦躁、呕吐，甚至抑制清醒状况和呼吸。

> 减轻拔管反应：在洗出吸入麻醉药时，静脉可给予一定剂量的镇痛药或利多卡因，以增加患者对气管导管的耐受性，并减轻拔管时的应激反应。

6.全麻后气管拔管

■ 拔管指征

> 吸尽口、鼻、咽喉和气管内分泌物。

> 肌力完全恢复。

> 麻醉性镇痛药的呼吸抑制作用不明显。

> 咳嗽、吞咽反射活跃。

> 自主呼吸，呼吸方式正常，最大吸气压力 $<-25cm$ H_2O，快速浅呼吸指数（呼吸频率/潮气量L）<100，潮气量 $>5ml/kg$，PaO_2 或 SpO_2 正常。

■ 注意事项

> 拔管前吸100%纯氧。

> 拔管后即刻可能出现呛咳或喉痉挛。拔管前1~2分钟静注利多卡因0.5~1.5mg/kg，有助于减轻呛咳和喉痉挛；喉痉挛患者，可用面罩加压给氧，或给予少量琥珀酰胆碱（司可林）或丙泊酚以解除痉挛。

> 拔管时如果患者麻醉过浅而未完全清醒，偶可遇到因喉痉挛而将气管导管夹住的情况，不应用力勉强拔管，应在充分供氧的基础上等待喉松弛后再予拔管。

> 饱胃患者，应留置气管导管至完全清醒，以防止呕吐误吸意外。

> 对颌、面、鼻腔手术涉及呼吸道患者，应等待患者完全清醒，保护性反射恢复，呼吸交换量满意后才予拔管，并在拔管前做好再次插管的准备。

> 甲状腺手术可能损伤喉返神经，或发生气管软化萎陷，在拔管前需做好再次插管的准备。

7.全身麻醉并发症及其防治

■ 反流、误吸

> 危险因素

    ◇ 胃内容物增多：胃排空延迟、胃液分泌增多、过饱、未禁食。

    ◇ 增加反流倾向：食管下端括约肌张力低下、食管裂孔疝、胃食管反流、食管狭窄/食管癌、贲门失弛缓、高龄患者、糖尿病自主神经病变。

    ◇ 保护性反射功能不全：药物影响、全身麻醉、头部创伤、脑梗死/出血、神经肌肉疾病。

➢ 临床表现

    ◇ 酸性液体误吸可导致肺不张，肺水肿，肺表面活性物质丧失。颗粒性物质误吸还可导致小气道阻塞，肺泡坏死。

    ◇ 肺内分流造成缺氧。

    ◇ 其他表现还包括肺动脉高压、二氧化碳蓄积、高碳酸血症、肺部哮鸣音、心跳呼吸加速。

➢ 反流和误吸处理

    ◇ 一旦发生误吸，患者应置于头低侧位，使胃内容物流出口腔。

    ◇ 迅速检查口腔，吸尽胃内容物。如有条件，特别是当吸入物为颗粒性物质时，病情许可时可使用纤支镜对气管内进行吸引。

    ◇ 对于出现低氧血症的患者，面罩吸氧，必要时气管插管，呼气末正压机械通气（PEEP）或CPAP。

    ◇ 目前一般不推荐使用激素。

    ◇ 不推荐进行肺及支气管冲洗。

    ◇ 除非吸入物为粪便等，一般不推荐使用广谱抗生素预防感染。

➢ 预防

    ◇ 禁食和胃的排空：对刚进食不久的患者，若病情许可，应推迟手术时间。对饱胃患者尽可能采用局部阻滞麻醉或椎管内阻滞。若必须行全身麻醉，又不允许推迟手术时，可采取如下措施：置入粗胃管，吸引排空胃内容物；应用加快胃排空、抗酸和抑制胃液分泌量的药物。

◇ 诱导：对饱胃患者，如可能为困难气道，行清醒气管内插管。否则可行快速顺序诱导，诱导时把环状软骨向后施压于颈椎体上，以闭合食管。

■ 支气管痉挛

► 病因

◇ 气道高反应性。

◇ 与麻醉手术有关的神经反射，如牵拉反射、疼痛反射、咳嗽反射、肺牵张反射等。

◇ 局部刺激如浅麻醉下行气管插管、吸痰等。

◇ 应用具有兴奋迷走神经、促使组胺释放作用的药物。

► 处理

◇ 明确诱因，消除刺激因素，停用相关药物。

◇ 如因麻醉过浅所致，应加深麻醉。吸入性麻醉药有助于扩张支气管。

◇ 氯胺酮可明显减低支气管痉挛的气道阻力，但是对于使用茶碱类药物的患者应慎用，因为两者合用可能诱发癫痫。

◇ 首选选择性β_2受体激动剂如吸入沙丁胺醇。静注皮质类固醇激素（如氢化可的松或地塞米松）起效较慢。

◇ 如果没有禁忌证，可在患者恢复自主呼吸、吸尽分泌物后在深麻醉状态下拔除气管导管。

► 预防

◇ 术前尽可能禁烟。若近期有急性哮喘发作，应延缓择期手术，请呼吸专科医生会诊，必要时应用激素、支气管扩张药、抗生素等作为术前准备。

◇ 避免应用可诱发支气管痉挛的药物如哌替啶、吗啡、阿曲库铵等。

◇ 使用局麻药进行完善的咽喉部和气管表面麻醉，可防止因刺激气道而诱发的支气管痉挛。利多卡因也可于术中静脉给予，同样可用于降低呼吸道的反应性。

- 急性心肌梗死
  - 诊断
    - 全麻期间，如发生心律失常尤其是室性期前收缩、左心衰或不能以低血容量或麻醉解释的持续性低血压时，应考虑急性心梗之可能。
    - 及时行十二导联心电图，观察是否存在相关导联心电图的动态演变。
    - 血清酶学检查：心肌肌钙蛋白cTnI在心肌梗死2～4小时左右开始升高，12小时达到峰值，可持续7天，对诊断急性心肌梗死的敏感度高。
  - 处理
    - 围术期心肌梗死的临床表现不典型，主要依据心电图提示和血流动力学改变。TEE检查的敏感性高于心电图和血流动力学改变。
    - 及时请心血管专科医生会诊。
    - 充分供氧，必要时行机械辅助呼吸。给予硝酸甘油、阿司匹林及吗啡（如患者为清醒状态）。如果没有禁忌证，给予β受体阻断剂。
    - 行血流动力学监测，如动脉压、中心静脉压，必要时置入漂浮导管，以了解肺动脉压、肺毛细血管楔压和左室舒末压等。
    - 必要时应用血管活性药物如肾上腺素、去甲肾上腺素，以保持冠状动脉血液灌注。
    - 血流动力学不稳定的患者，可应用主动脉内球囊反搏系统，降低收缩压，减少左室做功，使心肌耗氧量下降，同时增加舒张压，有利于冠状动脉灌注和心肌供氧。
    - 暂停手术或尽快结束手术操作后心内科专科处理。
  - 预防
    - 力求实现围术期的心肌氧供需平衡。降低氧耗如降低心率，减轻心脏做功，改善血流动力学；提高氧供如纠正低氧、贫血，保证满意的冠状动脉灌注压。
    - 对急性心肌梗死患者的择期手术应延迟到6个月以后再施行。

- 恶性高热
  - ➤ 诱因
    - ✧ 诱发恶性高热的药物为挥发性吸入麻醉药和琥珀胆碱。
  - ➤ 临床表现

  - ✧ 应用琥珀胆碱后不出现肌肉成束收缩后的肌肉松弛，反而出现肌强直，可从颌面部开始扩展到全身骨骼肌；或术中出现肌强直，不能由非去极化肌松药缓解；也可能在手术结束后，患者在术后恢复室才开始出现症状。
  - ✧ 呼吸深快，由于呼出大量CO_2使碱石灰迅速变热。呼气末CO_2分压显著升高。
  - ✧ 心动过速与心律失常。早期血压升高或波动明显。
  - ✧ 体温骤升（$>40℃$）。
  - ✧ 少尿，肌红蛋白尿，肾衰竭。
  - ✧ 动脉血气分析显示低氧血症，$PaCO_2$显著升高，pH下降，并迅速转变为混合型酸中毒。
  - ✧ 高血钾。
  - ✧ 肌酸激酶（CK）升高，发病后需监测至其达到峰值。
  - ✧ 凝血异常，可出现DIC。
  - ✧ 渡过急性期后，可能经数小时后再次复发。
  - ➤ 处理
    - ✧ 立即停用可能诱发恶性高热的麻醉药物，终止手术，高流量纯氧过度通气，排出CO_2。
    - ✧ 应用丹曲洛林（dantrolene），负荷剂量2.5mg/kg，重复剂量至症状缓解。必要时用药总量可超过10mg/kg。
    - ✧ 检查血气，使用碳酸氢钠纠正代谢性酸中毒。
    - ✧ 补液，利尿，使尿量保持在1ml/（kg·h）以上。如有肌红蛋白尿，使用碳酸氢钠碱化尿液。
    - ✧ 如有高血钾，采取措施降血钾。
    - ✧ 积极降温，使核心体温降至39℃以下。如核心体温低于38℃则不必降温。

- 术后躁动
  - 病因
    - 可能原因包括疼痛、低氧血症、高碳酸血症、胃胀气、尿潴留、尿管刺激等。
    - 术前使用东莨菪碱、吩噻嗪类药物可增加术后兴奋和躁动的发生率。
    - 氯胺酮可引起噩梦和幻觉等精神反应，苯二氮䓬类可减轻此反应。
  - 预防和处理
    - 术中维持合适的麻醉深度，术后充分镇痛，保持充分通气和血流动力学稳定，避免不良刺激。
    - 消除引起躁动的因素，包括减少或拔除有创性导管刺激，变动患者体位以改善呼吸功能并避免长时间固定体位的不适等。必要时应用镇静药物。
    - 防止因躁动引起的患者自身伤害。
- 术后恶心与呕吐
  - 影响因素
    - 年轻妇女，早期妊娠，月经周期，体重过大，有晕动症，既往有术后恶心呕吐史的患者易发生。
    - 使用阿片类药、挥发性吸入麻醉剂、依托咪酯的患者易发生。
    - 全麻比局部麻醉多见。
    - 牵拉卵巢和宫颈扩张术，扁桃体手术，腹腔镜手术，斜视纠正术，中耳手术等多见。
    - 疼痛、低血压等常引起呕吐。
    - 使用丙泊酚麻醉，术前吸烟史等，可减少术后恶心呕吐的发生率。
  - 治疗
    - 5-羟色胺受体阻断剂：对$5-HT_3$受体有高选择性，能预防和治疗术后恶心与呕吐（PONV）。代表药昂丹西酮等，副作用较少。
    - 地塞米松4~10mg（儿童0.1mg/kg），与其他止吐药合用，有效期可长达24小时。
    - 胃动力药：代表药甲氧氯普胺。与5-羟色胺受拮抗剂相比有较多的锥体外系症状。

- ❖ 抗胆碱能药：代表药东莨菪碱贴剂。副作用有瞳孔扩大、加重青光眼、视觉障碍、尿潴留等。
- ❖ 吩噻嗪类：阻断中枢化学触发带多巴胺受体。代表药氯丙嗪、异丙嗪。与5-羟色胺受体阻断剂相比较多的锥体外系症状如烦躁不安、眼球旋动等。
- ❖ 丁酰苯类：拮抗中枢多巴胺受体。代表药氟哌利多。可延长QT间期，可能导致心律失常。
- ❖ 非药物治疗与预防：包括充分补液补充容量、针灸等。

- 麻醉后恢复室
  - ➢ 入室常规
    - ❖ 手术后患者由麻醉医生和手术医生共同转运护送进入麻醉后恢复室（PACU）。搬运与护送过程中密切观察患者，防止躁动，防止各种导管脱出，保持呼吸道通畅，患者保暖等。
    - ❖ 麻醉医生向麻醉恢复室医生、护士详细交班，并评估术后可能发生的并发症。
    - ❖ 立即监测血压、脉搏、呼吸、脉氧饱和度等。妥善固定患者，以免摔伤或擅自拔除各种导管。
  - ➢ 离室指征
    - ❖ 神志清楚，定向力恢复，能完成指令性动作。
    - ❖ 呼吸道通畅，保护性反射恢复。
    - ❖ 无急性麻醉或手术并发症，如呼吸道水肿、恶心呕吐、活动性出血等。
    - ❖ 血压、心率、血氧饱和度等生命体征保持平稳至少15～30分钟。
    - ❖ 术后在恢复室使用静脉镇痛药的患者，用药后至少观察20～30分钟，确认没有呼吸抑制方可转出恢复室。
    - ❖ 接受腰麻或硬膜外阻滞的患者应该在离开麻醉恢复室前有麻醉减退的表现。如果术后6小时阻滞未减退，应警惕是否有硬膜外血肿形成，及时进行影像学检查。

（阮　侠）

◎ 局部麻醉

- 应用局部麻醉药暂时性阻断某些周围神经的冲动传导，使这些神经所支配区域产生麻醉作用的方法称为局部麻醉（local anesthesia），简称局麻。局麻是一种简便易行、并发症较少的麻醉方法，可保持患者意识清醒，适用于较表浅、局限的手术。

（一）局部麻醉药

1.化学结构和分类

- 常用局麻药分子的化学结构由芳香族环、氨基团和中间链三部分组成，中间链可为酯链或酰胺链。根据中间链的不同，局麻药可分为：①酯类：如普鲁卡因、丁卡因等；②酰胺类：如利多卡因、布比卡因、罗哌卡因等。

- 按作用强度和时效，局麻药可分为：①低效能、短时效：如普鲁卡因；②中效能、中时效：如利多卡因；③高效能、长时效：如丁卡因、布比卡因、罗哌卡因等。

2.药理作用

- 神经阻滞：阻断神经的冲动传导是局麻药的主要药理作用。其中布比卡因、罗哌卡因阻滞感觉神经纤维的作用强于运动神经纤维，即存在所谓的感觉-运动阻滞的分离现象。

- 抗心律失常：局麻药能降低心肌细胞除极化最大速率，增加心肌细胞膜的稳定性，降低心肌细胞对兴奋的反应性，产生抗心律失常作用。临床上常用利多卡因治疗室性心律失常。

- 抗惊厥作用。

- 中枢性镇痛作用。

3.局麻药的不良反应

- 毒性反应：局麻药吸收入血，当血药浓度超过一定阈值时，就会出现局麻药的全身毒性反应，严重者可致患者死亡。引起毒性反应的常见原因包括：①局麻药一次用量超过患者的耐受量；②意外血管内注药；

③注药部位血供丰富，吸收增快；④患者因体质衰弱等原因导致耐受力降低。

> 局麻药毒性反应主要表现在中枢神经系统和心血管系统。中枢神经系统症状在轻度毒性反应时，可表现为嗜睡、眩晕、多语、寒战、惊恐不安和定向力障碍等。此时如药物已停止吸收，一般在短时间内症状可自行消失，如继续发展，则可表现为意识丧失，并出现面肌和四肢震颤。一旦发生抽搐或惊厥，可因呼吸困难缺氧导致呼吸和循环衰竭而死亡。

> 局麻药对心血管系统的作用主要表现在对心肌、传导系统和周围血管平滑肌的抑制，使心肌收缩力减弱，心输出量减少，血压下降。当血药浓度极高时，周围血管广泛扩张，房室传导阻滞，心率缓慢，甚至心搏骤停。

> 为了预防局麻药毒性反应的发生，局麻药一次用药量不应超过限量，注药前应回吸无血液，根据具体情况和用药部位个体化选择剂量，药液内加入适量肾上腺素，以及给予麻醉前用药如苯二氮䓬或巴比妥类药物等。

> 一旦发生毒性反应，应立即停止用药。静脉注射丙泊酚或咪达唑仑控制抽搐；面罩吸氧必要时行气管内插管人工呼吸，纠正缺氧和呼吸抑制。如出现低血压，可用血管活性药物维持血压，心率缓慢则静注阿托品。一旦出现呼吸心跳停止，应立即进行心肺复苏。

■ 过敏反应：临床上酯类局麻药过敏者较多，酰胺类极罕见。有时常易将局麻药毒性反应或添加肾上腺素的不良反应误认为过敏反应。过敏反应是指使用很少量局麻药后，出现荨麻疹、咽喉水肿、支气管痉挛、低血压和血管神经性水肿，甚至危及患者生命。如发生过敏反应时应首先中止用药；保持呼吸道通畅，吸氧；维持循环稳定，适当补充血容量，紧急时可使用肾上腺素，同时应用糖皮质激素和抗组胺药。

4.常用局麻药

■ 普鲁卡因：属酯类局麻药。是一种弱效、短时效但较安全的常用局麻药。它的麻醉效能较弱，黏膜穿透力很差，故不用于表面麻醉和硬膜外阻滞。由于它毒性较小，适用于局部浸润麻醉。成人一次限量为1g。起效约2~5分钟，时效45~60分钟。

- 丁卡因：又名地卡因。是一种强效、长时效的酯类局麻药。此药的黏膜穿透力强，麻醉效能是普鲁卡因的10倍，适用于表面麻醉、神经阻滞、腰麻及硬膜外阻滞。一般不用于局部浸润麻醉。成人一次限量表面麻醉40mg、神经阻滞80mg。丁卡因的不良反应主要是毒性反应。

- 利多卡因：是中等效能和时效的酰胺类局麻药。它的组织弥散性能和黏膜穿透力都很好，可用于各种局麻方法，但使用的浓度不同。最适用于神经阻滞和硬膜外阻滞。成人一次限量表面麻醉为100mg，局部浸润麻醉和神经阻滞为400mg。

- 布比卡因：是一种强效和长时效的酰胺类局麻药。常用于神经阻滞、腰麻及硬膜外阻滞，很少用于局部浸润麻醉。它与血浆蛋白结合率高，故透过胎盘的量少，较适用于分娩镇痛。作用时间为4~6小时。成人一次限量为150mg。使用时应注意其心脏毒性。左旋布比卡因的基本药理性能和临床使用与布比卡因相似，但其心脏毒性弱于布比卡因。

- 罗哌卡因：是一种新的酰胺类局麻药。其作用强度和药代动力学与布比卡因类似，但它的心脏毒性较低。使用低浓度、小剂量时几乎只阻滞感觉神经；又因它的血浆蛋白结合率高，故尤其适用于硬膜外镇痛和分娩镇痛。成人一次限量200mg。

（二）局部麻醉方法

- 根据使用局麻药的方法不同，局部麻醉可分为表面麻醉、局部浸润麻醉、区域阻滞、周围神经和神经丛阻滞和椎管内麻醉。

1.表面麻醉

- 表面麻醉是将穿透力强的局麻药施用于黏膜表面，使其透过黏膜阻滞位于黏膜下的神经末梢而产生局部麻醉作用。眼、鼻、咽喉、气管、尿道等处的浅表手术或内镜检查常用此法。常用药物为1%～2%丁卡因或2%～4%利多卡因。

2. 局部浸润麻醉
- 将局麻药注射到手术区的组织内，阻滞神经末梢而达到麻醉作用的方法称为局部浸润麻醉。基本操作方法：先在手术切口线一端进针，针尖斜面向下刺入皮内，注药后形成橘皮样隆起，称皮丘。将针拔出，在第1个皮丘的边缘再进针，如法操作形成第2个皮丘，如此在切口线上形成皮丘带。再经皮丘向皮下组织注射局麻药，即可切开皮肤和皮下组织。上述操作方法的目的是保证患者只在第1针刺入时有痛感。局部浸润麻醉的常用药物为0.5%～1%利多卡因，最大剂量400～500mg或0.2%～0.5%罗哌卡因，最大剂量200mg。
- 局部浸润麻醉时应注意：①注入组织内的药液需有一定容积，在组织内形成张力，借水压作用使药液与神经末梢广泛接触，从而增强麻醉效果；②为避免用药量超过一次限量，应降低药液浓度；③每次注药前都应回抽，以免注入血管内；④药液中加入肾上腺素浓度1：20万～1：40万可减缓局麻药的吸收，延长作用时间，但指（趾）或阴茎部位浸润麻醉时禁用肾上腺素。

3. 区域阻滞
- 将局麻药注入手术区的四周和底部，阻滞通入手术区的神经纤维，称区域阻滞。适用于小囊肿、小肿块切除术。用药同局部浸润麻醉。其优点为：①可避免刺入肿瘤组织；②避免因局部浸润药液后导致一些小肿块不易被扪及或局部解剖结构难以辨认而导致手术难度增加。

4. 周围神经和神经丛阻滞
- 在神经干、丛、节的周围注射局麻药，阻滞其冲动传导，使所支配的区域产生麻醉作用，称神经阻滞。临床常用的神经阻滞包括颈丛神经、臂丛神经、椎旁神经、腰丛神经、坐骨神经阻滞，以及诊疗用的星状神经节和腰交感神经节阻滞等。

- 神经阻滞常用的定位方法有解剖关系定位、寻找异感、神经刺激器、多普勒超声引导等，近年来广泛开展的超声引导下神经丛阻滞具有直视下穿刺、提高穿刺准确性、减少周围组织损伤、减少局麻药用量的优点。与全麻相比，神经阻滞麻醉可减少术后认知功能障碍，减少术后恶心呕吐，尤其适用于血流动力学不稳定或病情较严重不能耐受全麻的患者。神经阻滞麻醉的相对禁忌证包括：患者不合作、出血倾向、穿刺部位感染、外周神经病变等。

- 神经阻滞时常常注入大量局麻药，需要警惕局麻药毒性反应。每注入5ml药液前均应回抽注射器避免误入血管。神经阻滞时常用局麻药包括1%～2%利多卡因或0.5%～1%罗哌卡因，术后镇痛时所需用的局麻药浓度常常较低。

- 颈神经丛阻滞：颈神经丛由$C_{1～4}$脊神经组成，分为浅丛及深丛。颈浅神经丛在胸锁乳突肌后缘中点处由深筋膜穿出，形成放射状分支，分别为颈前神经、锁骨上神经、耳大神经、枕小神经，支配头颈以及胸肩的后部。深丛主要支配颈侧面及前面的区域。

  ➢ 操作方法：患者去枕平卧，头偏向手术对侧。于胸锁乳突肌及颈外静脉交叉点处按压可触及C_4横突，并可能出现异感即为穿刺点。经穿刺点垂直进针，针尖触及横突表面时微微后退注射局麻药6～8ml阻滞颈深神经丛，退针至胸锁乳突肌浅面后分别向头、尾及横向各注入局麻药4ml阻滞颈浅神经丛。

  ➢ 适应证：颈部手术，如甲状腺手术、气管切开术、颈动脉内膜剥脱术等。

  ➢ 并发症：①局麻药误入硬膜外间隙或蛛网膜下腔引起高位硬膜外阻滞甚至全脊麻；②穿刺针误入颈动脉或椎动脉引起局麻药毒性反应；③膈神经阻滞；④喉返神经阻滞；⑤颈交感神经阻滞引起Horner综合征；⑥椎动脉刺伤引起出血。

- 臂神经丛阻滞：臂神经丛由$C_{5～8}$及T_1脊神经的前支组

成，主要支配整个手、臂运动和绝大部分手、臂的感觉。临床上根据手术所需的阻滞范围不同，选择不同途径进行臂丛神经阻滞，主要包括肌间沟、腋路、锁骨上、锁骨下血管旁臂丛神经阻滞等。

➢ 肌间沟阻滞法
  ◇ 操作方法：患者去枕仰卧位，手臂贴体旁。寻找前、中斜角肌与肩胛舌骨肌构成的三角结构，该三角靠近肩胛舌骨肌处即为穿刺点。穿刺针垂直皮肤刺入，略向脚侧推进，直至出现异感或神经刺激器诱发下的相应肌肉抽动，回抽无血和脑脊液，注入局麻药20～30ml。
  ◇ 优点：可阻滞上肢及肩部。
  ◇ 缺点：尺神经阻滞效果不理想；有损伤椎动脉可能；有误入蛛网膜下腔或硬膜外间隙的危险；不可同时进行两侧阻滞；低位肌间沟法可误破胸膜产生气胸；由于喉返神经阻滞，可出现短暂声音嘶哑；对于有慢性呼吸系统疾病患者，阻滞一侧膈神经后可出现呼吸困难；星状神经节阻滞后可产生Horner综合征。

➢ 腋路阻滞法
  ◇ 操作方法：仰卧、头偏向对侧，阻滞侧上肢外展90°，肘屈曲，前臂外旋，手背贴床呈行军礼状。在腋窝处触及腋动脉搏动，穿刺针在腋动脉搏动最高点与动脉呈10°～20°刺入皮肤，缓慢进针直至出现刺破腋鞘的落空感。松开手指，针随动脉搏动而摆动，即认为针已进入腋鞘内，注射器回抽无血后注入局麻药30～35ml。
  ◇ 优点：不会引起气胸；不会阻滞膈神经、迷走神经或喉返神经；无误入硬膜外间隙或蛛网膜下腔的危险；用于前臂及以下手术效果较好；可留置导管进行间断连续阻滞。
  ◇ 缺点：上肢不能外展或腋窝部位有感染、肿瘤或骨折无法移位的患者不能应用本法。臂内侧皮神经（C_8～T_1）在锁骨下离开神经鞘；肋间臂神经

（T_2）不在神经鞘中，两者均需单独阻滞以避免上臂止血带疼痛。

> 锁骨上臂丛阻滞法

◇ 操作方法：患者去枕仰卧位，手臂贴体旁。锁骨中点上方1～1.5cm处为进针点。穿刺针刺入皮肤后水平进针直至上肢出现异感或触及第一肋骨，然后穿刺针沿第1肋骨骨面前后移动寻找异感，出现异感后回抽无血、无气体，注入局麻药20～30ml。

◇ 优点：由于臂丛在此处的神经干粗大集中，对于上肢的阻滞效果较完全。

◇ 缺点：气胸发生率较高达1%～6%；Horner综合征和膈神经阻滞也时有发生；不可同时进行两侧阻滞。

■ 腰神经丛阻滞

> 腰丛的三根主要分支（股神经、闭孔神经及股外侧皮神经）都包裹在腰大肌后内方和腰方肌前方的筋膜间隙中，局麻药注入腰大肌间隙可阻滞腰丛神经，称后路丛阻滞法。包裹腰丛的筋膜，随股神经下行，延伸到腹股沟韧带以下，构成股鞘，在腹股沟处注药入股鞘以阻滞腰丛，称腹股沟血管旁腰丛阻滞。

> 后路腰丛阻滞法（腰大肌间隙法）：患者侧卧，以髂嵴连线水平，脊柱外侧旁开4～5cm处为进针点。经皮垂直进针，直达L_4横突，然后将针尖滑过L_4横突，再前进约0.5cm后出现落空感，或经神经刺激器引发股四头肌颤搐确认腰丛，注入局麻药30～40ml。本法适用于膝部、大腿前部和髋部手术。并发症包括局麻药中毒、血肿形成、神经内注射等。

> 腹股沟血管旁腰丛阻滞法（三合一法）：患者仰卧，在腹股沟韧带下方扪及股动脉搏动，在股动脉外侧为进针点，穿刺针与皮肤呈45°向头侧刺入，直至出现异感或引发股四头肌颤搐，表明已进入股鞘，回抽无血注入局麻药20ml。本法适用于大腿前部及膝盖手术，常和其他的下肢神经阻滞合用。虽

然其称为三合一法，但常常只能够阻滞股神经而对闭孔神经及股外侧皮神经阻滞不完全。

- 坐骨神经阻滞
  - 坐骨神经出骨盆后，位于臀大肌的深面，经股骨大转子和坐骨结节之间下降至大腿后面。坐骨神经支配髋关节后部以及膝关节后部、膝关节远端（除了前内侧由隐神经支配）。坐骨神经单独阻滞或与其他阻滞合用可应用于髋关节、膝关节及膝以下的手术。
  - 坐骨神经阻滞入路包括侧卧位后入路坐骨神经阻滞、平卧位前入路坐骨神经阻滞等。可在坐骨神经走行路线上多个点进行阻滞。使用神经刺激器或超声引导可协助定位。
  - 传统后侧入路操作方法：患者置于Sims位（侧卧，阻滞侧在上，屈髋屈膝）。由股骨大转子与髂后上棘做一连线，连线中点做一垂直线，该垂直线与股骨大转子和骶裂孔连线的交点即为穿刺点。10cm穿刺针垂直刺入皮肤直至出现异感，或以神经刺激器引发坐骨神经支配区肌肉的运动反应时，注入局麻药20~30ml。
- 椎旁神经阻滞
  - 在胸或腰脊神经从椎间孔发出处进行阻滞。胸椎棘突从上至下逐渐变长，且逐渐增加倾斜度，通常棘突与下一横突处于同一平面。腰部棘突较长较宽，横突较短较薄。
  - 操作方法
    - 定位棘突，在棘突旁2.5cm处入针。穿刺针垂直刺入，待针尖触到横突时，将针退出，斜向下越过横突，比原有深度再深入1cm（胸椎）或0.5cm（腰椎），回抽无血、气或液体后给药4~5ml。超声引导对定位很有帮助。
    - 发生气胸的可能性较大。若针尖过于靠内，有可能进入硬膜外腔或蛛网膜下腔。

（阮　侠）

◎ 椎管内麻醉

■ 椎管内有两个可用于麻醉的腔隙，即硬脊膜外间隙和蛛网膜下隙。根据局麻药注入的腔隙不同，分为硬膜外阻滞、蛛网膜下腔阻滞（简称腰麻）及腰麻-硬膜外间隙联合阻滞，统称椎管内麻醉。

（一）硬膜外阻滞

1.准备工作

■ 麻醉前访视：了解患者的病情和手术要求，决定穿刺部位，检查患者呼吸循环系统代偿能力是否能耐受麻醉，脊柱是否有畸形，穿刺部位是否有感染，是否存在神经系统疾病及症状，是否存在颅内压升高，是否存在严重低血容量，既往有无局麻药过敏史，是否服用抗凝药物，必要时行凝血功能检查。

> 麻醉前用药：为减轻局麻药中毒反应以及减轻患者焦虑，术前可视情况给予苯二氮䓬类药。

> 急救设备和药物：硬膜外阻滞一旦发生全脊麻，常导致呼吸循环骤停，因此必须准备气管插管器械、给氧装置及其他急救药品。

2.穿刺点选择（表2-5）

表2-5　硬膜外阻滞穿刺点选择

手术部位	手术名称	穿刺间隙
颈部	甲状腺、甲状旁腺、颈淋巴系	$C_{4\sim5}$或$C_{5\sim6}$
上肢	上肢各种手术	$C_7\sim T_1$
胸壁	乳癌根治	$T_{4\sim5}$
上腹部	胃、胆、脾、胰、肝手术	$T_{8\sim9}$
中下腹	小肠、结肠手术	$T_{9\sim10}$
泌尿系统	肾、肾上腺、输尿管、膀胱、前列腺手术	$T_{10\sim11}$至$L_{3\sim4}$
盆腔	子宫、剖宫产等	$T_{12}\sim L_1$至$L_{3\sim4}$
会阴	肛门、会阴、尿道	$L_{3\sim4}$或骶管
下肢	下肢各种手术	$L_{2\sim3}$或$L_{3\sim4}$

3.穿刺操作方法

- 硬膜外阻滞穿刺的体位有侧卧位及坐位。临床上侧卧位患者较舒适；对于肥胖患者，坐位更易于找到解剖中线。

  ➢ 直入法：颈椎、胸椎上段及腰椎的棘突与椎体横截面呈水平方向，多可用直入法垂直进针。在棘突间隙靠近下棘突的上缘入针，入针位置在正中矢状线上。针尖穿透黄韧带有阻力骤失感，提示进入硬膜外间隙。

  ➢ 旁入法：胸椎中下段的棘突呈叠瓦状，棘突与椎体呈锐角，直入时穿刺方向要向头侧倾斜；穿刺困难时可用旁入法。棘上韧带钙化，间隙不清者，也可用旁入法。在棘突间隙靠近上棘突旁开1cm处，穿刺针垂直进入，直抵椎板，退针1cm，针干略向头侧，指向正中线，沿椎板上绕，经棘突间孔突破黄韧带而进入硬膜外间隙。

4.硬膜外间隙的确定

- 阻力骤减：穿刺针抵达黄韧带时，阻力增大，有韧性感；一旦突破黄韧带，有阻力顿时消失的落空感，同时注液无阻力，表示针尖已进入硬膜外间隙。

- 负压现象：拔出穿刺针芯，针蒂上接盛有液体的玻璃管，当针尖进入硬膜外间隙时，管内液体可被吸入。负压出现率以颈部及胸部硬膜外间隙最高；腰部次之；骶管不出现负压。影响负压大小的因素有体位、咳嗽、屏气、妊娠等。

- 插管试验：如果针尖在硬膜外间隙，置入导管一般无困难。

- 试验用药：不能确定针尖是否进入硬膜外间隙，但已排除进入蛛网膜下腔可能时，可试注局麻药3～5ml，如出现麻醉平面，提示已进入硬膜外间隙。

5.连续硬膜外阻滞的置管

- 插管前根据拟定的置管方向调整好针蒂小缺口的方向。导管插入长度以2～6cm为宜，太短容易脱出，太长容易单侧阻滞。需将导管退出重插时，必须将导

159

管与穿刺针一并拔出，否则有针尖斜口割断导管的危险。

■ 插管过程如患者出现一侧肢体异感，说明导管偏于一侧而刺激脊神经根，应将穿刺针与导管一并拔出，重新穿刺插管。导管内流出血液，提示导管刺破硬膜外间隙静脉丛，可用生理盐水冲洗，仍流血时，应考虑另换间隙穿刺。

6.硬膜外阻滞的给药

■ 局麻药中加肾上腺素可减慢局麻药吸收，延长作用时间。一般浓度为1：20万。高血压患者应免加或用较小浓度。

■ 不同的局麻药及其浓度决定阻滞深度和作用持续时间。

■ 局麻药溶液内加入阿片类药物可增强阻滞效果。

■ 增加局麻药的pH可增加非离子化局麻药的浓度。在局麻药中加入少量碳酸氢钠，可加快阻滞起效时间。此方法适用于利多卡因，通常不适用于布比卡因，因其在pH值大于6.8时产生沉淀。

■ 注药方法

> 试验剂量3ml，通常为1.5%利多卡因与1：20万肾上腺素，尽量排除误入蛛网膜下腔或血管的可能。如果注药后5分钟内出现下肢感觉和运动消失，血压下降等症状，提示局麻药误入蛛网膜下腔，严重时可发生全脊麻，应立即抢救。单纯的注射前回吸不足以预防血管内注射。

> 观察5～10分钟，如无蛛网膜下腔阻滞征象，一般可每5分钟注入5ml局麻药，直至阻滞范围满足手术要求。每次注射的剂量需要足够大，从而可以在血管内注射时产生症状，同时这个剂量又需要足够小，以防止癫痫或心血管并发症的出现。

> 术中患者由无痛转而出现痛感，肌肉由松弛转为紧张，应考虑追加局麻药，一般维持量为首次总量的1/3～1/2。

7.硬膜外阻滞平面的调节

■ 局麻药的容量和浓度：大容量局麻药使阻滞范围广，

高浓度局麻药使阻滞更完全，而稀释局麻药浓度可获得分离阻滞，适用于术后镇痛。对于成年人，一般1～2ml局麻药可阻滞一个节段。妊娠后硬膜外间隙静脉充盈，间隙相对变小，药物容易扩散，用药量需减少。

- 年龄：从4岁开始椎管随年龄增长而加大，18～20岁脊椎生长停止，故局麻药用量最多，以后用药量随年龄增长而逐渐下降。

- 身高：患者的身高可影响局麻药向头侧的扩散，身高矮的患者通常所需的药量较身高高的患者少。

- 体位：体位对局麻药在硬膜外间隙扩散的影响没有腰麻明显。临床上较少用体位来控制阻滞平面，但常见体位低的部位麻醉范围较广。

- 导管的位置和方向：导管向头侧时，药物易向头侧扩散；向尾侧则相反。如果导管偏于一侧，可出现单侧麻醉；偶尔导管进入椎间孔，则只能阻滞几个脊神经根。

8.硬膜外阻滞患者的术中管理

- 血压、心率下降：硬膜外麻醉后血管扩张，血压、心率下降。对于健康的患者，麻醉前给予静脉输液10～20ml/kg，可部分代偿麻醉后回心血量的下降。静注血管活性药物，同时可视情况置患者于头低位。有些患者，特别是年轻健康、基础心率低的患者，可发生心搏骤停，常常与迷走反应及前负荷降低有关，因此，推荐麻醉前给予静脉扩容，并积极治疗心率过缓。

- 呼吸抑制：硬膜外麻醉患者可出现呼吸抑制，严重可致呼吸困难，甚至呼吸停止。此时在恢复血流动力学稳定之后，呼吸抑制通常可以得到缓解，表明通常是由于脑干低灌注，而不是膈神经阻滞引起呼吸抑制。术中必须观察患者呼吸，并做好呼吸急救准备。

- 恶心、呕吐：硬膜外阻滞不能有效克服牵拉内脏引起的牵拉痛或牵拉反射，患者常出现胸闷不适、烦躁、恶心、呕吐，可静注辅助药物加以控制。血压下降时，患者也可出现恶心、呕吐，恢复血流动力学稳定之后，通常可以得到缓解。

（二）蛛网膜下腔阻滞

1.体位

- 一般取侧卧位或坐位。采用重比重溶液时，手术侧在下；采用轻比重溶液时，手术侧在上。鞍区麻醉一般取坐位。

2.穿刺部位

- 成人脊髓圆锥终止于L_1下缘或L_2平面，儿童终止于L_3。成人常选$L_{2~5}$为穿刺点。两侧髂嵴的最高点连线与脊柱相交处一般为L_4椎体或$L_{3~4}$间隙。

3.穿刺方法

- 直入法：穿刺针在棘突间隙中点，与患者背部垂直，针尖稍向头侧刺入。当针穿过黄韧带时，有阻力突然消失的"落空"感觉，继续推进时常有第2个"落空"感觉，提示已穿破硬膜与蛛网膜而进入蛛网膜下腔。

- 旁入法：可避免棘上及棘间韧带，适用于韧带钙化的老年患者、脊柱畸形、棘突间隙不清楚的肥胖患者。于棘突间隙中点旁开1.5cm处，穿刺针与皮肤呈75°对准棘突间孔刺入，经黄韧带及硬脊膜而到达蛛网膜下腔。

4.常用局麻药

- 蛛网膜下腔阻滞常用局麻药，包括布比卡因、利多卡因、罗哌卡因。

- 阻滞的持续时间与局麻药种类、剂量有关。加入适量肾上腺素，可减慢药物吸收，延长作用时间，但不应超过$0.1 ~ 0.2$mg。

5.阻滞平面的调节

- 阻滞范围取决于局麻药用量、比重、注射位置、针头朝向、患者体位、年龄、脊柱曲度、腹腔内压、患者身高等。

- 将局麻药配成"重比重""等比重"或"轻比重"溶液，配合体位调节，可有效地控制麻醉范围。重比重液向低处移动，轻比重液向高处移动。注药后应在

5～10分钟之内调节患者体位，超过此时限，药物与脊神经充分结合，体位调节无效。

- 脊椎的生理曲度在仰卧位时，L_3最高，T_6最低。如果经$L_{2～3}$间隙穿刺，重比重药液向胸段移动，麻醉平面偏高；如果在$L_{3～4}$或$L_{4～5}$间隙穿刺，重比重药液向骶段移动，骶部及下肢麻醉较好，麻醉平面偏低。
- 一般注药速度越快，麻醉范围越广；反之麻醉范围越小。
- 穿刺针斜口方向指向头侧，麻醉平面易升高；反之不易过多上升。

（三）硬膜外阻滞并发症

1.穿破硬膜

- 由于穿刺针较粗，穿破后头痛发生率较腰麻高。一旦硬膜被穿破，可改用其他麻醉方式。如手术区域在下腹部、下肢或肛门会阴区者，可审慎施行腰麻。

2.穿刺针或导管误入血管

- 局麻药中毒症状：局麻药早期中毒症状为舌头麻木、头晕、耳鸣，有些患者表现为精神错乱。随着毒性的增加，患者可有肌颤、癫痫样抽搐、昏迷等。如果血药浓度继续升高，可出现心血管毒性反应，表现为血压降低、心率减慢、心律失常、心脏停搏。氯普鲁卡因毒性最低，因为其能够快速分解；利多卡因、左旋布比卡因、罗哌卡因等毒性居中；脂溶性、蛋白结合率高的布比卡因毒性最强。
- 处理：停止注药并立即注意呼吸循环状况。
- 预防措施：①有观点认为正中入路所经过的静脉分布较旁路所经过的静脉分布少；②注入局麻药前应抽吸；③常规先注入试验剂量局麻药；④分次给药。

3.导管折断

- 导管插入穿刺针之后，如果要拔出导管，必须与穿刺针一起拔出。
- 对于折断于硬膜外间隙导管的处理，由于导管残端不易定位，而残留导管一般不会引起并发症，因此可密切观察同时做必要解释；如果导管残端位于浅表组织，易造成感染，需外科取出。

4.全脊麻及异常广泛阻滞

■ 全脊麻：局麻药误注入蛛网膜下腔，注药后数分钟内出现全部脊神经支配的区域无痛觉、低血压，甚至意识丧失、呼吸停止、心搏骤停。处理原则是维持循环及呼吸功能。气管插管行人工通气，加速输液及静注血管活性药物维持循环稳定。

■ 硬膜外间隙阻滞：临床表现与高位脊麻类似。延缓发生，多出现在注完首量局麻药后15～30分钟。由于硬膜下间隙延伸至颅内，注入的局麻药可以达到比硬膜外更高的水平。其效果通常延续一到数小时。处理以支持治疗为主。

5.硬膜外血肿

■ 在硬膜外麻醉中硬膜外血肿发生率大约为1/15万，在腰麻中发生率大约为1/22万。大多发生于有凝血功能异常的患者。

■ 开始时背痛、腿痛，进而出现麻木、肌无力及括约肌障碍，发展至完全截瘫。

■ 当怀疑有血肿形成时，应立即行影像学检查，神经外科会诊。在8～12小时内接受外科减压者，神经功能恢复较好。

6.神经系统损伤

■ 神经根损伤：表现为受损神经根的分布区神经功能障碍。大部分可自动缓解，少数可留下永久神经功能障碍。

■ 脊髓损伤：导管插入脊髓或局麻药注入脊髓，可造成严重损伤，患者立即感觉剧痛，偶有一过性意识障碍，即刻出现完全弛缓性截瘫，部分患者因局麻药溢至蛛网膜下腔而出现脊麻或全脊麻，暂时掩盖截瘫症状。严重损伤所致的截瘫预后不良。强调预防为主，L_1及以上（儿童L_3及以上）穿刺应谨慎，遇异感或疼痛，应退针观察，切忌注入局麻药或插管。

7.硬膜外脓肿

■ 经1～3天或更长潜伏期后出现头痛、发热、白细胞增多等全身征象；背痛部位常与脓肿发生的部位一致，并有叩击痛；随后出现神经放射性疼痛；然后产生感觉运动功能或括约肌功能障碍；最后出现截瘫。

- 预后与确诊时神经功能障碍的程度有关。怀疑硬膜外脓肿时应拔除导管，培养病原体，并开始抗生素抗葡萄球菌治疗；行影像学检查，神经外科会诊。
- 强调预防为主，注意无菌操作，硬膜外导管留置一般不超过4天。

（四）蛛网膜下腔阻滞并发症

1.腰麻后背痛

- 与针头穿过深部组织发生充血、局部组织刺激及反射性肌痉挛有关。此外还与长时间体位不当、手术方式等因素有关。
- 术后背痛通常是轻度的，自限性的。如需要治疗，通常使用非甾体类抗炎药，局部冷敷或热敷，可有助于疼痛缓解。
- 虽然背痛通常是良性的，但也可能是更为严重的并发症，如硬膜外血肿或脓肿的重要临床症状，故应引起注意。

2.腰麻后头痛

- 多发于年轻孕期女性。多发病于穿刺后0.5～3天。头痛常为双侧，前额或眼后疼痛，枕部头痛，延至颈部。可伴有恶心呕吐、畏光、复视（脑脊液量减少，颅神经受牵拉，神经功能受到损害，以外展神经受累最为常见）、耳鸣。受体位影响，抬头、坐起或站立时症状加重，平卧时症状减轻或消失。持续可达数周。
- 麻醉前应对患者做必要的解释。穿刺使用较细的笔尖式针头。
- 头痛发生后，保守治疗包括平卧位、镇痛、补液、咖啡因。如果保守治疗12～24小时后不能有效缓解疼痛，或疼痛剧烈，硬膜外自体血注射是可以考虑的治疗方法。在无菌状态下采自体血15～20ml，注入穿刺节段的硬膜外间隙。约半数患者经过单次注射后，疼痛有所好转。

3.高平面腰麻

■ 平面高达上胸段或颈部时会产生严重低血压、心动过
缓、呼吸功能受累。

■ 处理原则是维持循环及呼吸功能。面罩或气管插管
行人工通气，加速输液及静注血管活性药物维持循环
稳定。

（阮　侠）

◎ 术后镇痛

1.概述

■ 围术期急性疼痛是指手术患者由于自身疾病、手术操作（包括引流管、胸管、胃管等）或上述两种原因共同作用导致的疼痛。术后患者可能经历不同程度的疼痛，而术后镇痛不充分可能引发许多不良的血流动力学（如心动过速、高血压）、代谢（如分解代谢增加）、免疫（如免疫应答反应受损）以及凝血系统（如血小板激活）改变，完善的术后镇痛能促进患者早期活动、减少下肢血栓形成及肺栓塞的发生率、促进胃肠功能早期恢复，从而减少手术的并发症发生率和死亡率，提高患者的舒适度和满意度。因此，必须重视术后镇痛并努力提高临床镇痛治疗的水平。

2.术后急性疼痛的临床治疗原则

■ 使用适当方法对疼痛进行评估，最常用的视觉模拟评分法（visual analogue scale，VAS）是一种简单、有效的疼痛测量方法。VAS通常采用标有10cm刻度的尺子，一端表示"无疼痛"，另一端表示"最剧烈的疼痛"，患者根据自己感受的疼痛程度在尺子上作一标记点，根据标记点的位置对应尺子的刻度即为患者的疼痛评分，评分范围为0~10分或0~100分。

■ 术前访视患者，对患者的情况进行评估，具体包括：了解患者接受的手术类型、预计患者术后疼痛的严重程度、了解患者的并存疾病（如呼吸系统或循环系统疾病、过敏史等）、评估相关镇痛技术的风险-获益比、了解患者自己的要求以及患者既往的疼痛治疗史等。

■ 术前评估后制订镇痛计划，做到按时按规律用药，而不是"按需用药"，并将所涉及镇痛技术的使用方法、效果、副作用以及注意事项等对患者及家属进行讲解，使患者及家属了解术后镇痛的意义和重要性，以便得到患者及其家属的理解和配合，提高镇痛效果及患者的满意度。

■ 可提前应用镇痛药物，即所谓的"超前镇痛"，作为多模式镇痛方案的一个组成部分。

- 如无禁忌，尽量使用多模式的联合镇痛方案，即经相同途径给予不同作用机制的两种镇痛药物（如硬膜外阿片类药物＋硬膜外局部药、静脉阿片类药物＋酮咯酸）或经两种不同途径给予镇痛药物（如静脉阿片类药物＋口服非甾体类抗炎药），获得最大限度的镇痛水平的同时尽量避免各种副作用是多模式联合镇痛方案的目标。
- 在整个急性疼痛治疗的过程中，应根据急性疼痛的原因、病史，因人而异地选择镇痛方案，镇痛开始后必须定时进行评估，根据疼痛变化及时调整镇痛方案。

3.术后急性疼痛的治疗方法

- 急性疼痛的治疗方法包括经不同途径给予镇痛药物（如口服、静脉、肌肉注射、皮下注射、经皮贴剂、硬膜外给药等）、机械（物理）疗法、电刺激及心理治疗等技术（表2-6），结合患者的具体情况，有针对性地相互配合使用，因人而异地制订镇痛方案。

表2-6　急性疼痛常用的治疗方法

方　法	特　点
NSAIDs	
单独口服	适用于轻～中度疼痛，术前口服
静脉输注	适用于中～重度疼痛，可用于阿片类药物禁忌的患者，可避免呼吸抑制和过度镇静
辅助阿片类药物口服	与阿片类药物合用，加强镇痛作用
阿片类药物	
口服	简单、无创，与全身使用效果相同，患者愿意接受，一旦可以耐受口服给药后即可开始使用
肌内注射	因注射疼痛且药物吸收不可靠，应尽量避免使用
皮下注射	小剂量持续输注优于肌内注射，但同样有注射疼痛且药物吸收不可靠的缺点
经皮肤	简便、无创、镇痛效果显著，并发症少，但可控性差，不能满足同一患者不同时刻的镇痛要求

方　法	特　点
静脉输注	手术后常用镇痛给药方法，可分次或持续输注（包括PCA），可能出现呼吸抑制，因此需要严密监测
PCA	可使用静脉或皮下PCA，镇痛效果满意且稳定，但需要专门的PCA输注泵及专业培训
硬膜外或鞘内输注	能提高满意的镇痛效果，可进行持续输注，可能导致延迟性呼吸抑制，所以需严密监测
局麻药	
硬膜外或鞘内	镇痛效果满意，联合使用阿片类药物能提高镇痛效果，但可能出现低血压、全身无力、麻木的副作用
周围神经阻滞	镇痛效果满意，留置导管可延长镇痛作用时间
经皮电神经刺激	有效缓解疼痛并改善功能，可用于药物镇痛的辅助治疗
教育/心理治疗	有效缓解疼痛，需要医护人员的时间和耐心

4.急性疼痛常用药物

- 非甾体类抗炎药（NSAIDs）
  - ➤ 单独使用可用于轻～中度疼痛的治疗。
  - ➤ 与阿片类药物同时使用，可以增强镇痛效果，同时减少阿片类药物的用量。
  - ➤ 除镇痛外，NSAIDs还具有解热和抗炎的作用，导致前列腺素抑制，由此导致其主要的副作用：胃炎、血小板功能异常及肾损害。
  - ➤ NSAIDs禁用于消化性溃疡、胃炎、循环衰竭、NSAIDs耐受、阿司匹林过敏哮喘、肾功能不全（肌酐＞1.5）或出血倾向病史的患者，因可能导致出血增加及愈合延迟，在肾脏手术、肝脏手术、移植手术、肌肉皮瓣植入术或接骨术后早期不建议使用NSAIDs。
  - ➤ 所有NSAIDs的药物学作用模式相似，故不宜同时应用2种或2种以上NSAIDs药物，但小剂量阿司匹林除外。

- 阿片类药物
  - 全身应用阿片类药物是治疗中至重度疼痛的主要方法，最佳药量的标准是"镇痛完善而无有害的副作用"。
  - 通过作用于中枢神经系统的阿片受体产生镇痛作用。
  - 可选择的给药途径包括：口服、直肠给药、经皮给药、皮下注射、肌内注射、静脉注射或连续输注（包括PCA）、硬膜外或蛛网膜下腔，目前多选择在监测疼痛程度、呼吸幅度及意识状态的情况下，采用小剂量单次静脉注射给药或PCA的方式，既安全又易于被患者接受。术后患者能耐受口服给药后，应立即改为口服用药。
  - 呼吸抑制是阿片类药物最严重的副作用，接受阿片类药物治疗的患者需要严密监测意识状态、呼吸频率、呼吸幅度及模式、皮肤及黏膜颜色。术后早期或存在危险因素的患者应进行氧饱和度监测。一旦出现呼吸抑制可静注纳洛酮治疗。
  - 阿片类药物其他相关的副作用包括：恶心呕吐、皮肤瘙痒、便秘、尿潴留等。在等效镇痛剂量下，所有μ受体激动剂均具有相似的副作用。

5.患者自控镇痛（PCA）

- 传统的术后镇痛方法是当患者出现疼痛时肌内注射适量的镇痛药物，这是一种"按需给药"的方法，不够灵活，难以使患者的疼痛得到及时有效的控制，而患者自控镇痛（patient-controlled analgesia，PCA）技术即可克服这一缺点。患者使用PCA后可以根据自己的需要少量、频繁地使用镇痛药物，有效减少不同个体之间药代动力学和药效动力学的差异，防止药物过量。与传统的镇痛方法相比，PCA减少了血药浓度的波动及药物的副作用，可以避免意识不清的患者用药过量，不但适用于术后的疼痛治疗，还可用于分娩镇痛和癌性疼痛的治疗。

- PCA的分类：依据给药途径和参数设定的不同，PCA可以分为静脉PCA（PCIA）、硬膜外PCA（PCEA）、皮下PCA（PCSA）和区域神经PCA（PCNA）。常用PCA的主要特征见表2-7。

表2-7　常用不同种类PCA的主要特征

种类	常用浓度	单次给药量	锁定时间	常用药物
PCIA	吗啡0.25mg/ml	4ml	15min	阿片类药物（如吗啡、舒芬太尼、曲马多、氢吗啡酮）、非甾体抗炎药（如氯诺昔康）等
	舒芬太尼0.6~1μg/ml	2~4μg	15min	
PCEA	罗哌卡因0.15%~0.2%芬太尼1~3μg/ml	5ml	20min	局麻药和（或）阿片类镇痛药
PCSA	吗啡5mg/ml	0.5ml	20min	吗啡等
PCNA	罗哌卡因0.15%~0.2%	5~8ml	30min	长效局麻药、可乐定等

- PCA实施过程中需严密监测镇痛效果和出现的不良反应（镇静、恶心、呕吐、皮肤瘙痒等），评估患者的呼吸频率、镇静程度、疼痛评分，出现镇痛不足或严重不良反应需要及时处理，同时应定时观察PCA泵内的药物输注情况，避免在短时间内输注过量药物。
- PCA的技术参数
  - 负荷剂量：给予负荷剂量的目的在于迅速达到镇痛所需的血药浓度。
  - 单次给药量：每次按压PCA时给出的药量。
  - 锁定时间：在锁定时间内再次按压PCA时不做出反应，以避免在一次给药完全起效之前再次给药，导致用药过量。
  - 最大给药量：限制1小时或4小时内的最大允许剂量，以避免用药过量。
  - 背景输注剂量：减少镇痛药物血药浓度的波动，改

171

善镇痛效果。

- PCA实施过程中可能出现的问题及其处理
  - 爆发性疼痛和镇痛不足
    - ◇ 调整PCA的技术参数（如增大单次给药量或背景输注剂量）或上调镇痛药物的浓度。
    - ◇ 爆发性疼痛比较严重时，可额外给予单次静脉镇痛药物，以达到满意的镇痛效果，而后可以考虑适当调整PCA方案。
    - ◇ 如无禁忌证，可以考虑复合使用NSAIDs药物。
    - ◇ 调整技术参数或药物浓度后，应加强监护、定期随访，以防出现严重的不良反应。
  - 过度镇静或呼吸抑制
    - ◇ 在术后首日或调整PCA方案后常规吸氧，确保患者获得严密的监护（对于高龄或危险因素较高的患者可适当延长吸氧和监护时间）。
    - ◇ 出现过度镇静或呼吸抑制时可以考虑使用纳洛酮进行拮抗，同时考虑调整PCA的技术参数（如减少单次给药量和/或延长锁定时间）、下调镇痛药物浓度或暂停PCA镇痛治疗。
    - ◇ 在高危患者中出现呼吸抑制可能导致严重的后果，必须给予积极处理，若经上述治疗患者情况仍无改善，甚至出现昏迷，应及时进行动脉血气分析，必要时可以考虑使用无创（甚至有创）呼吸支持治疗。
  - 恶心、呕吐
    - ◇ 可额外给予适当的止吐药物。
    - ◇ 目前部分医院可常规将止吐药物（如昂丹司琼）加入PCA泵中。
    - ◇ 若止吐药物治疗后，恶心、呕吐仍无缓解，可考虑更换阿片类药物。
    - ◇ 术后的恶心、呕吐是由多种因素造成的，因此当上述症状出现时，也应积极寻找是否存在其他原因并给予适当处理。

（阮　侠）

◎ 术后呼吸衰竭

1. 概述

- 呼吸衰竭是由各种原因引起的肺通气和（或）换气功能严重障碍，以至在静息状态下亦不能维持足够的气体交换，导致缺氧伴/不伴二氧化碳潴留。术后出现呼吸衰竭需迅速地进行评估和处理，避免出现心搏骤停等严重并发症。

- 呼吸衰竭的诊断标准如下

  ➢ I型呼吸衰竭：低氧血症（$PaO_2 < 60mmHg$）或$SpO_2 < 92\%$。

  ➢ II型呼吸衰竭：CO_2潴留（$PaCO_2 > 50mmHg$）合并呼吸性酸中毒。

2. 常见病因

- 肺不张、胸腔积液、气胸，常见心胸外科术后。

- 肺部感染，常见老年体弱术后患者，长期卧床。

- 静水压增高型肺水肿，基础心功能差或合并新发心肌梗死，输入液体过多。

- ARDS，常见大手术创伤后。

- 肺栓塞，术后下地活动后易出现，基础高凝状态。

- 上气道梗阻，常见甲状腺、颈动脉体瘤、头颈部等术后患者。

- 呼吸肌无力，常见胸腺瘤重症肌无力术后。

3. 临床表现

- 低氧血症：呼吸困难、呼吸急促。

- 上气道梗阻：喉鸣、三凹征。

- CO_2潴留：躁动、昏迷。

4. 辅助检查

- 动脉血气分析：评价低氧血症和CO_2潴留的程度。

- BNP：静水压增高相关肺水肿的评估。

- 床旁胸片：评价气胸、胸腔积液、肺部感染等。

- 重症超声：评估气胸、胸腔积液、肺水肿、血管容量、心功能等。

- 心肌酶、心电图：明确有无急性心肌梗死。

- D-D：除外有无肺栓塞。
- CTPA：在条件允许时，可明确是否存在肺栓塞。

5.处理流程及治疗原则

- 氧疗，必要时给予储氧面罩，增加吸入氧浓度，维持基本氧合。
- 对严重低氧或CO_2潴留者，应给予气管插管机械通气。
- 尽快明确病因治疗，进行针对性治疗。
- 针对高于怀疑肺栓塞时，外科术后抗凝又可能存在较大出血风险，应行CTPA明确诊断。
- ICU会诊，转入重症医学进行抢救治疗。

（何怀武）

◎ 术后低血压

1. 概述

- 低血压是外科术后常见的严重并发症，需迅速地进行评估和处理以避免出现心搏骤停等严重并发症，早期发现并治疗低血压是控制休克发生和进展的重要手段。

- 低血压的诊断标准如下（符合以下任一条标准即可诊断）：
  - SBP＜90mmHg或MAP＜65mmHg。
  - SBP下降超过40mmHg（较基础下降20%）。
  - 低于年龄段正常值两个标准差。

2. 致死性低血压诊断标准

- MAP＜40mmHg。

3. 常见病因（血流动力学分型）

- 低血容量：活性出血、大量体液丢失（腹泻、多尿等）。

- 低血管张力：感染性休克、镇痛药物过量。

- 心源性：急性心肌梗死、应激性心肌病。

- 梗阻性：大面积肺栓塞、心包压塞、张力性气胸。

4. 临床表现（低血压常合并组织低灌注）

- 淡漠、躁狂。

- 皮肤花斑。

- 末梢冰冷。

- 少尿。

- 高乳酸血症。

- 代谢性酸中毒。

- 肝肾功能不全。

- 心肌酶升高。

5. 辅助检查（低血压时主要判断是否合并组织低灌注）

- 动脉血气分析：血乳酸升高（＞2mmol/L提示组织低灌注）。

- 心肌酶、心电图：明确有无急性心肌梗死。

- D-D：除外有无肺栓塞。

- 重症超声：判断心脏功能、容量状态，明确低血压血流动力学病因。
- 肝肾功能：评估器官功能是否受累。
- 超声及CT：筛查感染灶、出血部位等，进行病因筛查。

6.处理流程及治疗原则

- 判断低血压是否存现临床后果，若同时伴随组织低灌注或器官功能不全，应紧急给予休克复苏。
- 在致死性低血压（MAP<40mmHg）时，可紧急给予血管活性药物快速纠正低血压，避免严重低血压导致循环崩溃。
- 针对低血压休克复苏的同时，应积极明确低血压休克病因，并采取针对性的病因治疗。
- 低血容量性休克，积极补充血容量，如考虑存在活动性出血，在休克复苏同时，积极止血。
- 感染性休克，补充血容量的同时，首选去甲肾上腺素维持血压（0.05μg/（kg·min）起泵，可逐渐加量，维持初始血压MAP>65mmHg）。
- ICU会诊，转至重症医学进行抢救治疗。

（何怀武）

◎ 常用手术器械部分

1.手持式、非动力器械（表2-8）

表2-8　手持式、非动力器械

分类	常用器械	功能和特点	备注
钳夹类	止血钳	按形态分为直钳和弯钳。弯钳是最为常用的血管钳，便于分离组织、进行下一步结扎操作；直钳常用于固定器械，牵引 按其大小可以分为不同的型号，做深部手术可以使用长器械，浅部手术使用短器械	图2-4及图2-5
	阻断钳	齿较细小、弹性好，对血管内膜及血管壁损伤小，外形按照要阻断的血管的位置不一样来设计，常见的阻断钳有心耳钳、腔静脉阻断钳、主动脉阻断钳、颈动脉阻断钳、门静脉阻断钳等	图2-6
	其他特殊用途的钳子	直角钳主要用于体腔组织的分离 蚊式钳可用于精细操作、固定缝线，注意固定血管缝线需用橡皮蚊式 Alis钳又称为鼠齿钳，有多个无损伤齿，用于牵拉，帮助术者显露手术视野而不造成损伤	图2-7 图2-8
切割类	可拆卸手术刀	刀柄：按号数增加依次变长，以适应深浅不同的操作。3号刀柄主要用于眼科、手外科等精细操作，外科常用4号和7号刀柄 刀片分尖刀和圆刀，尖刀主要是在腔镜手术、血管手术和切取深部组织时用，圆刀主要用于切开腹膜等深部组织或进行锐性分离	图2-9、图2-10 皮刀常为4号刀柄＋20号刀片 切割时刀要与切割部位垂直
	剪刀	组织剪：锐利、精细，用来解剖、剪断或分离剪开组织。通常浅部手术操作用直剪，深部手术操作用弯剪 线剪：剪断缝线、敷料、引流物等 区别：组织剪刃薄锐，线剪的刃较钝厚	图2-11、图2-12 注意避免用组织剪代替线剪，会损坏刀刃而缩短使用的寿命

协和临床外科手册

分类	常用器械	功能和特点	备　注
夹持器械	镊	用于提起和夹持组织。镊尖端根据用途不同而有不同样式	图2-13、图2-14、图2-15
	持针器	用于夹持缝合针。分为普通持针器、弹簧持针器，弹簧持针器对针的夹持更好	图2-16 执笔式握持法可利于提高操作的稳定性
	巾钳	用于固定毛巾、布单位置	图2-17
撑开器械	拉钩	用于显露手术野，如各种拉钩、压肠板等	图2-18、图2-19

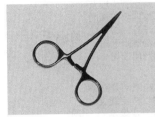

图2-4　直钳

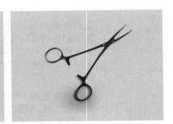

图2-5　弯钳

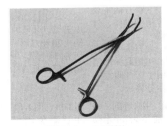

图2-6　心耳钳

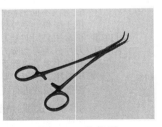

图2-7　直角钳

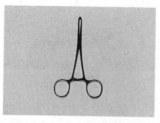

图 2-8　艾利斯钳

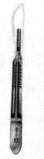

图 2-9　4号刀柄

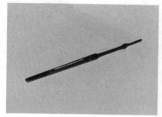

图 2-10　7号刀柄

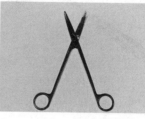

图 2-11　线剪

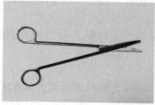

图 2-12　组织剪

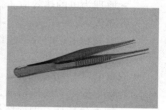

图 2-13　齿镊

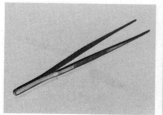

图 2-14　平镊

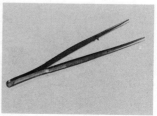

图 2-15　尖镊

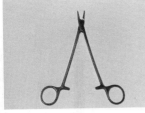

图2-16 持针器

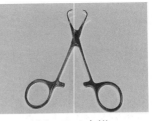

图2-17 巾钳

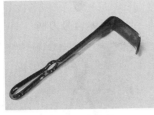

图2-18 拉钩

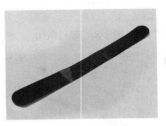

图2-19 压肠板

2.常用动力切割器械

- 单极电刀（图2-20）
  - ➤ 原理为电的热效应（接触面积越小，产生的热效应越大）。
  - ➤ 电凝和电切时会产生组织气化烟雾，术中注意用吸引器将烟吸净。
- 双极电刀（图2-21）
  - ➤ 比单极电刀放热精准，双极之间形成回路，放电区域十分精准，副损伤相比单极小；枪状镊设计利于止血和组织分离。常用于脊柱外科、神经外科等相

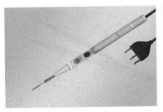

图2-20 单极电刀

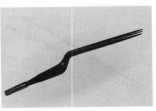

图2-21 双极电刀

关操作。

> 使用时需保持术野相对干燥，往往需要住院医师使用吸引器帮术者显露术野。

■ 超声刀（图2-22）

> 通过超声频率发生器使金属刀头机械震荡，组织内水分流动、汽化，打开或游离组织层面，刀头与组织蛋白接触，使蛋白变性凝固、使血管闭合。

> 使用时注意使金属刀头远离重要组织结构，避免损伤。

■ Ligasure血管封闭系统（图2-23）

> 又称电脑反馈控制双极电刀系统（feedback-controlledbipolar），高频电能结合电刀片之间的压力可使得要切割的血管胶原蛋白和纤维蛋白熔解变性，产生永久性管腔闭合。

> Ligasure可凝闭直径为7mm血管，同时其血管闭合周围带可以抵抗人体3倍收缩压，且闭合时局部温度不高，组织副损伤也较小。主要缺点是凝闭血管时间比较长，若长期使用，切开组织的能力会大大减弱。

3.缝针、缝线

■ 手术使用的缝针多为弯针，弯针主要分为角针和圆针。角针适合缝合皮肤，圆针适合缝合皮肤以外的组织，角针的创伤比圆针要大。

■ 缝针的常用弧度主要有3/8弧和1/2弧（图2-24）。其中角针多数为3/8弧，其更有利于缝合皮肤的时候较多的

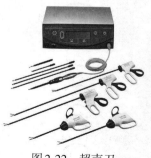

图2-22 超声刀

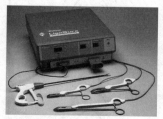

图2-23 Ligasure血管封闭系统

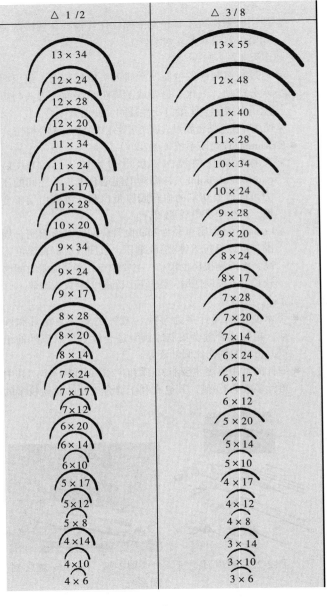

△ 1/2	△ 3/8
13 × 34	13 × 55
12 × 24	12 × 48
12 × 28	11 × 40
12 × 20	11 × 28
11 × 34	10 × 34
11 × 24	10 × 24
11 × 17	9 × 28
10 × 28	9 × 20
10 × 20	8 × 24
9 × 34	8 × 17
9 × 24	7 × 28
9 × 17	7 × 20
8 × 28	7 × 14
8 × 20	6 × 24
8 × 14	6 × 17
7 × 24	6 × 12
7 × 17	5 × 20
7 × 12	5 × 14
6 × 20	5 × 10
6 × 14	4 × 17
6 × 10	4 × 12
5 × 17	4 × 8
5 × 12	3 × 14
5 × 8	3 × 10
4 × 14	3 × 6
4 × 10	
4 × 6	

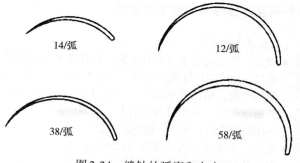

图 2-24　缝针的弧度和大小

　　带上两侧皮肤而不需要出针；圆针多为1/2弧，可使动作相对较小，适于缝合深部组织。

■ 缝线主要用于缝合各类组织和脏器、闭合相关组织和切口，或结扎缝合血管，起止血作用。各种缝线的粗细以号数与零数表示，但分为欧标及国际两种标准。国标中号数越大表示缝线越粗，常用的有0号、1号、4号、7号、10号；零数越多表示缝线越细，常用的有1-0～10-0。欧标中主要以零数表示，"0"等于国标中的7号线；"2-0"等于国标中的4号线，"3-0"等于国标中的1号线，"4-0"等于国标中的0号线。

◎ 外科基本操作及门诊手术技巧

1.外科基本操作

- 切开：主要由手术刀切开皮肤。刀腹是刀片最锋利的部位。10号刀片与皮肤呈30°角，15号刀片与皮肤呈45°角的时候，切割效率最高。11号刀片常用于面部眼睑等精细部位，使用时刀腹向上，切割更加精确。一般不用电刀切割表皮，以避免造成太大损伤。

- 止血：出血可导致局部缺血及血肿形成，血肿可成为细菌的培养基导致感染，影响伤口愈合及皮瓣成活。细小血管可以用止血钳直接钳夹止血。对于小血管的出血，除可以用缝线结扎或缝扎外，也可以用电刀止血。用单极电刀时，可以直接烧灼出血部位止血，也可以先用止血钳夹住血管，再用电刀触碰止血钳，止血确切后松开止血钳。双极电刀的烧灼范围只局限于其尖端，可夹住出血的血管病烧灼止血，其优点为热能扩散较少，对周边组织的破坏小。对于骨头上的出血，可以用骨蜡止血。局部止血剂可用于创面广泛渗血及血管吻合处，如纤维蛋白胶、凝血酶、明胶海绵等。手术区可放置引流减少局部血清及血液聚积，应及时拔除。引流并不能预防血肿形成。

- 缝合：缝合表皮时，为使皮缘外翻，可使缝线在切面上呈底边在深处的三角形。若三角形的底边在浅处，会使皮缘内翻。为保持两侧高度一致，进针和出针的深度需要保持一致。

  - ➢ 若两侧创面高度不一致，在低侧进针层次应深（低侧低），高侧进针层次应浅（高侧高），这样可以使创面两侧高度基本一致。

  - ➢ 因为线结侧创面相对略高，所以可调整线结位置，精细调节两侧创面的高度。

- 间断缝合：可使切口边缘精确对合且组织张力最小，耗时较长。垂直或水平褥式缝合：增加了切口边缘的外翻，但是边缘易发生缺血（尤其垂直褥式缝合）。

- 皮内连续或间断缝合：缝线在真皮内，皮肤表面无缝线，愈合后瘢痕形态较好。可使用不可吸收或可吸收的缝线。连续缝合：可在张力较小的部位代替间断缝合，操作快捷。连续锁边缝合可以增加止血效果。

2.皮脂腺囊肿

- 皮脂腺囊肿（俗称粉瘤）是因为皮脂腺导管口阻塞，皮脂在局部堆积造成，可合并感染。临床表现为类圆形皮下结节，浅面与皮肤粘连，但基底可活动。局部皮肤常有一黑头，为其特征性表现。如果局部有感染，可口服抗生素；若有脓肿形成，应切开引流。

- 手术适应证：反复炎症/感染；可能引起外伤或刺激的特殊部位，如头皮（梳头刺激）。

- 麻醉：局部浸润麻醉，头皮部位皮脂腺囊肿可在局麻药中加入肾上腺素以减少出血。在麻醉之前先标记出病变的范围。麻醉时，为减轻患者疼痛，应首先浸润皮脂腺囊肿深部组织，然后浸润皮脂腺囊肿表面皮肤，注意避免刺破囊肿。

- 手术：沿病变皮纹的梭形切口，切口宽度可小于病变直径，切除的皮肤中应包括皮脂腺囊肿的黑头。用剪刀/手术刀将皮脂腺囊肿及其周围组织分离，完整切除皮脂腺囊肿及其表面的皮肤。如果不慎切破囊肿，注意擦尽溢出的皮脂（常有恶臭），并完整切除囊壁以避免复发。切下的囊肿应送病理。

3.脂肪瘤

- 良性肿瘤，一般质软、边界清楚、活动度好、可呈分叶状。

- 手术适应证：影响美观；位于可能发生创伤或疼痛的特殊部位；不断增大。

- 麻醉：局部浸润麻醉。在麻醉之前先标记出病变的范围。麻醉时，首先浸润病变深部组织，然后浸润病变表面皮肤。

- 手术：沿皮纹画切口。切口长度至少为脂肪瘤直径的1/3。手术刀切开皮肤及脂肪瘤表面的皮下脂肪。脂肪瘤的颜色和质地与皮下脂肪区别明显。脂肪瘤表面常有完整的包膜。

> 如果脂肪瘤与周围没有粘连，可由切口挤出后予以切除。

> 如果脂肪瘤与周围有粘连，可用手指、止血钳沿包膜将脂肪瘤及其周围组织分离。如果粘连严重，必要时可用剪刀剪断脂肪瘤与周围的纤维组织。切下的脂肪瘤应送病理。

> 较大的脂肪瘤切除后会遗留较大的空腔，此时可考虑留置引流管/引流片，24小时内拔除。也可将空腔的浅层和深层直接缝合关闭。术后加压包扎避免血肿/血清肿形成，影响伤口愈合。

> 吸脂治疗脂肪瘤，术后复发率较高。

4.肌活检

■ 常用于诊断肌肉相关疾病。理想状态下应对症状最严重的肌肉进行活检。尽量不对近期做过肌电图的肌肉进行活检。局麻时不应浸润待活检的肌肉，以避免干扰病理检查。肌活检标本不用福尔马林处理，而常放在吸墨纸上。最好在肌活检的现场有神经病理学的技术员确认活检的标本符合要求。

■ 麻醉：仅浸润皮肤及皮下组织。不要浸润肌肉，避免干扰其组织学特点。提醒患者在取肌肉时可能会感觉疼痛。

■ 手术：先让患者主动收缩肌肉，选取肌肉收缩最明显的部位，沿肌肉走行方向做切口。切开皮下组织，暴露肌膜。切开肌膜，在切开的肌膜两侧各夹一把血管钳，暴露其深层的肌肉。可用止血钳钝性分离肌肉表面的脂肪组织，暴露红色的肌纤维。取大小约0.5cm×0.5cm×0.5cm的肌肉，直接放入冰壶保存。止血。缝合肌膜。缝合皮肤。

5.淋巴结活检

■ 手术适应证：用于诊断淋巴结结核、恶性肿瘤淋巴结转移或淋巴瘤等，特别是在细针穿刺活检（FNA）无法明确诊断时。

■ 手术：首先触诊，注意淋巴结大小、形状、边界、活动度、距体表的距离等，在体表标记淋巴结的范围，沿皮纹画出手术切口。消毒铺巾局麻。切开皮肤和皮下组织后，应用钝性分离找到淋巴结表面包膜，用血管钳紧贴淋巴结表面钝性分离，遇到可疑的纤维束应先用止血钳轻夹，以免误伤神经/血管。切除淋巴结之后应仔细检查创面，若有小血管出血可结扎/缝扎。尽量完整取出淋巴结。

- 若有多个淋巴结融合成串，可取其中一个用于诊断。若淋巴结与血管/神经粘连紧密，无法完整切除，可切取部分淋巴结送活检，此时更需要仔细检查断面，警惕出血及淋巴瘘。

Tips:

1. 皮脂腺囊肿手术过程中若不慎切破囊壁，应注意擦尽溢出的皮脂（常有恶臭），反复冲洗，并完整切除囊壁以避免复发。

2. 如果脂肪瘤与周围组织粘连严重，必要时可用剪刀剪断脂肪瘤与周围的纤维组织。

3. 局麻时不应浸润待活检的肌肉，以避免对病理检查产生干扰。

4. 淋巴结活检时，应紧贴淋巴结表面钝性分离，以免损伤血管/神经。

5. 门诊手术中，体格检查很重要，尤其是触诊，可确定病变的大小、范围、边界、活动度、距体表的距离等，准确精细的触诊可使术者明确手术的难度，简化手术的步骤。

（黄久佐）

参 考 文 献

- Charles H Thorne, et al. Grabb and Smith's plastic sugery, 7th ed.Philadelphia：Lippincott Williams & Wilkins, 2014.
- Kasperk, et al.Atlas of general surgery.New York：Thieme, 2009.
- Shukri K, Shami, et al. Manual of ambulatory general surgery. London：Springer, 2000.

基本外科

◎ 甲状腺外科常见疾病

（一）概述

1.甲状腺解剖

- 正常甲状腺紧邻喉部下方，包绕气管前外侧部。内侧与气管和食管为邻，外侧与颈动脉鞘为邻，外侧和前侧与胸锁乳突肌、胸骨舌骨肌和胸骨甲状肌为邻。

- 甲状腺的动脉血供主要来自甲状腺上、下动脉上、下甲状腺动脉分别起自颈外动脉和甲状颈干。静脉回流包括汇入颈内静脉和无名静脉的甲状腺上、中、下静脉。

- 甲状腺周围重要的神经包括：

  ◇ 喉上神经：迷走神经分支，内支分布于声门裂以上的喉黏膜、会厌、舌根处，司感觉，外支伴甲状腺上动脉，支配环甲肌及咽下缩肌。外支损伤可导致声音低钝。

  ◇ 喉返神经：迷走神经分支，运动纤维支配除环甲肌以外的所有喉肌，感觉纤维分布于喉黏膜。喉返神经损伤可导致声带运动障碍，引起声音嘶哑。双侧喉返神经损伤可引起失音、呼吸困难甚

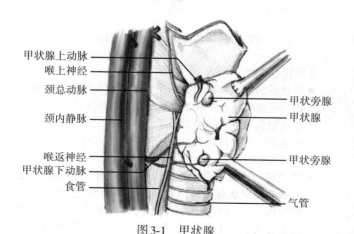

图 3-1　甲状腺

至窒息。

- 甲状腺的主要淋巴引流：Ⅵ区淋巴结是甲状腺淋巴引流的主要区域。舌骨为上界，两侧以颈总动脉内侧缘为界，以胸骨上切迹下方紧邻的无名动脉为下界，颈外侧部包括Ⅱ～Ⅴ区。Ⅱ区位于下颌角和颅底到舌骨水平之间。Ⅲ区是从舌骨水平至环状软骨水平。Ⅳ区是从环状软骨下缘到锁骨水平。Ⅴ区是由胸锁乳突肌、斜方肌和锁骨构成的颈后三角区。上纵隔淋巴结是Ⅶ区淋巴结（图3-2）。

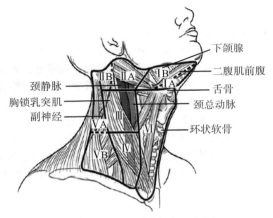

图3-2 颈部淋巴结区分示意图

2.甲状腺功能

- 甲状腺的组织学结构分为甲状腺滤泡和滤泡间结缔组织。甲状腺滤泡壁由滤泡上皮细胞和C细胞构成，前者合成甲状腺素，后者则分泌降钙素和生长抑素，滤泡内充满甲状腺球蛋白。滤泡间结缔组织内含有丰富的有孔毛细血管。

- 甲状腺的主要功能是合成甲状腺激素，甲状腺滤泡细胞合成甲状腺球蛋白，同时利用NIS转运碘至滤泡细胞内，在TPO的作用下合成甲状腺激素，甲状腺激素分为T_3和T_4两种形式，其中T_3的生物学效应是

T_4的5倍。血液中T_3和T_4主要与血浆蛋白结合，而游离态的甲状腺素（FT_3、FT_4）是主要的活性成分。甲状腺素的主要功能是促进生长发育和增强能量代谢的作用。其合成主要受TSH及自主神经系统的调节。

3.常见的甲状腺疾病

■ 临床常见的甲状腺疾病可以分为两大类，第一类是甲状腺结节、肿大，可能包括单纯性甲状腺肿、结节性甲状腺肿、甲状腺腺瘤、甲状腺癌等，多就诊于外科；第二类是合并甲状腺功能异常的疾病，包括甲状腺功能亢进（原发/继发）、甲状腺功能减低，这一部分患者通常首诊于内分泌科，其中部分患者需要外科干预。

4.病史与查体

■ 甲状腺疾病的患者，病史采集应根据不同性质疾病着重查问下列方面的内容。

➢ 性别、年龄、头颈部射线暴露、甲状腺癌家族史、多发性内分泌肿瘤（MEN）家族史。

➢ 颈部出现结节或肿块、甲状腺肿大是其主要症状，结节起病时间、进展速度对于鉴别诊断有重要参考价值；但是大多数甲状腺结节患者没有临床症状，而通过查体或B超等影像学检查发现。

➢ 出现较快速增大的甲状腺肿块，可伴有疼痛感。

➢ 合并甲状腺功能亢进症者以心悸、多汗、手抖、消瘦等为主要临床表现。

➢ 合并甲状腺功能减退症者可出现畏寒、乏力、水肿等表现。

➢ 合并急性或亚急性甲状腺炎时，甲状腺及周围区域可出现明显的疼痛及压痛。

➢ 病变压迫周围组织时，可出现声音嘶哑、憋气、吞咽困难等。

➢ 体检应注意结节的数目、大小、质地、活动度、有无压痛、有无颈部淋巴结肿大等。

5.常用检查

■ 甲状腺疾病常用的血清学检查包括甲状腺功能、甲状腺抗体检查；对于甲亢的患者TSH受体抗体（TR-Ab）具有一定的诊断价值；血清降钙素（CT）、CEA对于甲状腺髓样癌有鉴别诊断的价值；甲状腺球蛋白（Tg）主要用于分化型甲状腺癌手术后的病情监测。

- 超声检查是甲状腺结节的常规检查手段，需同时评估甲状腺结节及颈部淋巴结情况，包括结节的大小、部位、数量、回声性质、钙化、血流情况等，淋巴结大小、部位等。超声对于结节良恶性的判断以及颈部淋巴结转移的评估具有重要的价值。

- 细针抽吸（fine needle aspiration，FNA）对于甲状腺结节性质的鉴别具有重要的价值。

- 核素显像主要用于评估结节的功能（常用^{99m}Tc），以及分化型甲状腺癌甲状腺全切术后的病情评估（^{131}I）。分段CT通常用于复杂甲状腺疾病的评估，如颈胸部CT平扫用于检查评估胸骨后甲状腺肿，颈胸部CT增强用于侧颈区淋巴结转移、大甲状腺癌局部侵犯情况的评估。分段PET/CT主要用于其他检查方法不能发现的病灶，如复发的分化型甲状腺癌患者中，或恶性程度高的甲状腺肿瘤，如未分化癌。

（二）甲状腺结节

1.常见的甲状腺结节/肿大的病因

- 单纯性甲状腺肿：是指非炎症和非肿瘤原因所导致的、不伴有临床甲状腺功能异常的甲状腺肿。单纯性甲状腺肿患病率约占人群5%，在任何年龄均可患病，青少年患病率较高，且女性多于男性。多数不需要治疗。

- 结节性甲状腺肿：多数是在单纯性弥漫性甲状腺肿上进展，滤泡上皮局灶性增生、退行性病变，腺体内出现结节。

- 甲状腺腺瘤：甲状腺腺瘤是起源于甲状腺滤泡细胞的良性肿瘤，是甲状腺最常见的良性肿瘤。

- 甲状腺癌：甲状腺癌是最常见的甲状腺恶性肿瘤，

约占全身恶性肿瘤的1%。分为：分化型甲状腺癌（乳头状癌、滤泡癌）、髓样癌、未分化癌等，其中乳头状癌约占甲状腺癌的80%~85%，滤泡癌约占5%~10%。

■ 甲状腺炎：甲状腺炎女性多见。临床表现多种多样，可以表现为甲状腺肿大或结节样改变，甲状腺功能可以出现亢进或减退。

2.甲状腺结节的诊断

■ 通常甲状腺结节的诊断包括TSH评估以及超声评估。TSH降低的患者应进一步利用核素显像评估结节功能，而对于TSH正常/升高的结节则需进一步检查、鉴别肿物的性质。

■ 血清降钙素（CT）、癌胚抗原（CEA）是诊断甲状腺髓样癌常用的血清学指标，有定性、预测疾病严重程度的价值。评估是否存在区域性病变和远处转移灶需要进行颈部、胸部和腹部影像学等检查。20%~25%甲状腺髓样癌是遗传性甲状腺髓样癌（多发性内分泌肿瘤综合征2型，MEN2），应筛查家系RET基因胚系突变情况。

■ 甲状腺未分化癌是一种发展十分迅速的肿瘤；它可能来源于分化良好的甲状腺癌（well differentiated thyroid cancers，WDTC），或与其共存；约有80%的ATC患者有甲状腺肿病史；可以通过穿刺活检进行诊断，诊断困难时，可以行手术切取活检。

■ 超声：所有患者均应行颈部超声检查，评估结节形态及颈部淋巴结情况。

■ 细针穿刺活检

➤ 细针穿刺活检（FNA）是最常用的细胞病理学评估手段。目前推荐的FNA指征为：高度和中度可疑恶性肿物直径≥1cm，行FNA，低度可疑恶性肿物直径≥1.5cm，行FNA，极低可疑恶性肿物直径≥2cm，行FNA，不符合上述标准及囊性结节不需行FNA检查（图3-3，表3-1）。

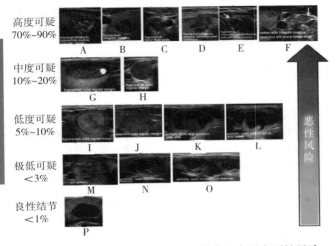

图3-3 美国甲状腺协会（ATA）结节超声形态恶性风险

注：A低回声结节伴微钙化边界不规则。B低回声边界不规则。C低回声纵横比大于1。D低回声边界不规则腺体外侵犯。E低回声边缘钙化中断伴软组织外侵。F结节伴边界不规则、可疑转移的侧方淋巴结。G低回声实性边界规则。H高回声实性边界规则。K/L囊实性伴偏心的实性区域。M海绵样。N/O囊实性无可疑征象。P囊性

表3-1 FNA结果（Bethesda系统报告）

分　类	预测恶性风险（%）
不能诊断	1～4
良性	0～3
意义不明的不典型/滤泡病变（AUS/FLUS）	5～15
滤泡肿瘤/可疑滤泡肿瘤（FN/SFN）	15～30
可疑恶性（SUSP）	60～75
恶性	97～99

> 若结节没有达到FNA标准，但超声高度怀疑恶性者，应在6～12个月内复查超声；低到中等度怀疑恶

性者在12～24个月内重复超声检查；对于极低度怀疑恶性、大于1cm的结节，若重复超声检查应间隔24个月以上。

3. 甲状腺结节的治疗

- 单纯性甲状腺肿通常无需治疗，部分患者可考虑富碘饮食，必要时给予少量甲状腺素。

- 结节性甲状腺肿通常不需手术，以下情况需考虑手术治疗：结节压迫气管而引起临床症状；胸骨后甲状腺肿；巨大甲状腺肿，影响工作生活；结节性甲状腺肿继发有功能亢进；结节疑有恶变。手术方式可以采取甲状腺部分、大部切除，或甲状腺腺叶切除、甲状腺全切等方式。

- 甲状腺腺瘤：需要手术切除，有约10%的甲状腺腺瘤会发生癌变，如果是高功能腺瘤，可考虑^{131}I治疗。

- 分化型甲状腺癌：分化型甲状腺癌（DTC）包括甲状腺乳头状癌（PTC）和甲状腺滤泡癌（FTC）。

  ➤ 通常建议手术治疗。目前有研究对部分低风险的微小肿瘤（≤1cm）采取了定期随访的治疗策略，疗效尚好。

  ➤ 手术包括甲状腺切除、颈部淋巴结清扫两方面，术式尚有一定争议。通常在腺体手术时，若没有临床发现的淋巴结转移，≤1cm的单发肿瘤仅行患侧腺叶切除，1～4cm单发肿瘤可以采取腺体全切或单侧腺叶切除，＞4cm肿瘤应行腺体全切；对于临床上有明确的淋巴结转移、双侧叶癌、癌灶有明显的腺体外侵犯或远处转移者，应行腺体全切。颈部淋巴结清扫时，多数滤泡癌无需清扫颈部淋巴结，对于乳头状癌中央区淋巴结一般建议至少清扫患侧中央区，当侧颈区有临床发现的淋巴结转移时应行侧颈淋巴结清扫。手术方式的决策还应该考虑到患者头颈部放射史、甲状腺癌家族史及患者的意愿等情况。

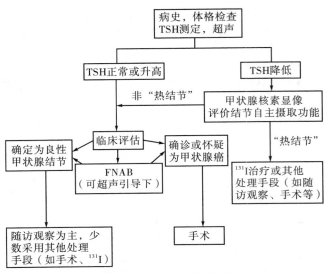

图3-4 甲状腺结节、分化型甲状腺癌诊治流程（中国版 2012）

> 美国癌症联合会（AJCC）第八版分化型甲状腺癌（DTC）分期要点：

参考指标：

原发肿瘤（T）

T_0：无原发肿瘤证据。

T_1：肿瘤局限于甲状腺内且最大径≤2cm，其中肿瘤最大径≤1cm者为T_{1a}，肿瘤最大径>1cm且≤2cm者为T_{1b}。

T_2：肿瘤局限于甲状腺内且最大径>2cm，但≤4cm。

T_{3a}：肿瘤局限于甲状腺内且最大径>4cm。

T_{3b}：肿瘤肉眼侵及腺体外（仅限带状肌）。

T_{4a}：肿瘤突破甲状腺包膜，肉眼可见肿瘤侵及皮下软组织、喉、气管、食管或喉返神经（肿瘤大小不限）。

T_{4b}：肿瘤侵犯椎前筋膜，肉眼可见包绕颈动脉或纵隔血管。

区域淋巴结（N）

N_X：淋巴结未获得。

N_0：无淋巴结转移。

N_{1a}：Ⅵ、Ⅶ区淋巴结转移（气管前、气管旁和喉前/Delphian淋巴结、上纵隔）。

N_{1b}：转移至单侧、双侧或对侧颈部（Ⅱ~Ⅴ区）淋巴结、咽后淋巴结。

远处转移（M）

M_0：无远处转移。

M_1：有远处转移。

分期

<55岁

Ⅰ期：任何T任何NM_0。

Ⅱ期：任何T任何NM_1。

≥55岁

Ⅰ期：$T_1N_0/N_xM_0T_2N_0/N_xM_0$。

Ⅱ期：$T_1N_1M_0$ $T_2N_1M_0$ T_{3a}/T_{3b}任何NM_0。

Ⅲ期：T_{4a}任何NM_0。

ⅣA期：T_{4b}任何NM_0。

ⅣB期：任何T任何NM_1。

➢ 甲状腺手术的并发症：主要包括：出血、甲状旁腺损伤（一过性或永久性低钙血症）、喉返神经损伤、喉上神经损伤、切口感染等。不同手术范围时，并发症的发生率不同，文献报道全甲状腺切除术时喉返神经损伤率为4.3%，双侧喉返神经损伤率为0.6%（其中半数患者需行气管切开），有症状的低钙血症发生率为14.0%（永久性低钙血症为2.2%），术后出血发生率为8.0%，切口感染率为0.4%。术野出血、双侧喉返神经损伤均可造成急性呼吸道梗阻的严重情况，应高度重视。

➢ 术后评估、治疗、随访：分化型甲状腺癌整体预后良好，乳头状癌、滤泡癌的10年生存率分别可达93%和85%，复发、转移是大多数分化型甲状腺癌患者面临的主要问题。根据手术前的评估、术中发现以及重要的术后病理结果，分化型甲状腺癌的复发风险可分为高（主要表现为：大体明显的腺体外侵犯，肿瘤切除不完整，远处转移，或者转移淋巴结大于3cm）、中［主要表现为：侵袭性组织学类型，微小腺体外侵犯、血管侵犯，或>5个转移淋巴结（0.2~3cm）］、低［主要表现为：腺体内肿瘤，≤5个淋巴结微小转移（<0.2cm）］三类。

> 后续治疗

  ◇ TSH抑制治疗：术后应常规TSH抑制治疗，推荐采用L-T4制剂。根据疾病高、中、低复发风险，将TSH可控制在<0.1mU/L，0.1~0.5mU/L，0.5~2mU/L。应注意TSH抑制治疗的副作用，主要是由亚临床甲亢引起的后果，包括心肌缺血患者的心绞痛加重，老年患者房颤风险增高，以及绝经后妇女出现骨质疏松的风险增高（此类患者应考虑钙补充剂、维生素D等进行辅助治疗）。

  ◇ ^{131}I治疗：主要用于高危患者，如有远处转移、局部明显侵犯重要结构的情况等。治疗前应切除全部甲状腺。

  ◇ 随访：分化型甲状腺癌初始治疗后，通常主要通过Tg、TgAb、超声等检查进行随诊。复查的时间一般是6~12个月1次，高危患者可以增加复查次数，中低危患者可以延长复查的间期。

■ 甲状腺髓样癌

> 建议所有患者均应行全甲状腺切除治疗；同时对于临床上无明确淋巴结转移的患者，行中央组淋巴结清扫；对于有侧颈部淋巴结转移的患者，需行侧颈部淋巴结清扫术。

> 髓样癌患者术后需行甲状腺素替代治疗，但无需放射性碘或甲状腺素抑制性治疗。

> 随访和监测

  ◇ 术后降钙素、CEA应该在术后3个月复测，未检测到的患者，可以在术后2年内每年检测2次血清降钙素和癌胚抗原（CEA）水平，若结果稳定，之后每年检测1次。颈部超声检查（US）通常在术后6～12个月进行，以确立一个基线情况。术后降钙素水平未检测到的患者无需进行系列超声（US）评估。

✧ 术后（术后2～6个月）降钙素水平可检测到但低于150pg/ml的患者应行颈部超声检查（US），必要时应行CT或磁共振成像（MRI）检查；而对于术后血清降钙素浓度高于150pg/ml的患者应进行全身的影像学检查，必要时应行骨扫描检查。

➤ 对于不能手术的复发、转移病灶，可以采取的治疗方法包括：外放射治疗、放射性标记分子或靶向放射免疫治疗、全身化疗以及分子靶向治疗。目前，对于晚期髓样癌患者，酪氨酸激酶抑制剂药物vandetanib或cabozantinib可以作为一线的单药治疗。

➤ 甲状腺髓样癌预后较DTC差，5年生存率约85%，10年生存率约75%；Ⅰ～Ⅳ期患者的10年生存率分别为100%，93%，71%，21%。

■ 未分化癌

➤ 一旦诊断ATC应尽快进行局部病情、全身情况的评估，明确肿瘤TNM分期，以确定综合治疗方案。少数局限在甲状腺内的ATC可行甲状腺全切、淋巴结清扫术；若肿瘤侵犯甲状腺外组织、但术前评估可切除者，也建议手术；有全身转移者，手术为姑息性治疗，以解除气道、消化道梗阻。放疗和全身化疗，联合手术或单独使用对控制病灶、改善预后有一定的帮助。

➤ 甲状腺未分化癌侵袭性极强，疾病特异性死亡率接近100%。诊断后的中位生存期为3～7个月，1年和5年生存率分别为20%～35%、5%～14%。

（三）甲状腺炎

■ 甲状腺炎主要在内科治疗，时常有以"颈部肿大、颈部肿块"为表现的甲状腺炎患者来外科诊治。

- 临床较常见的甲状腺炎主要有：亚急性甲状腺炎和慢性淋巴细胞性甲状腺炎。

  - 亚急性甲状腺炎常继发于上呼吸道感染，可能与病毒感染相关，常见于女性，表现为甲状腺肿胀，质地硬，有压痛；检查可见：血清甲状腺激素水平增高、但吸碘率降低；治疗以对症、缓解症状的治疗为主。

  - 慢性淋巴细胞性甲状腺炎，又称桥本（Hashimoto）甲状腺炎，是一种自身免疫性疾病。常见于女性，表现为甲状腺弥漫性病变；检查以血清甲状腺抗体（TgAb、TPOAb）明显升高为特征；主要以内科治疗为主，出现明显的甲状腺功能减退时给予甲状腺素替代治疗，对于局部病变肿大产生压迫、合并怀疑恶性结节的患者可考虑手术治疗（见甲状腺结节部分）。

（谢　勇　张　磊　李小毅）

参　考　文　献

- Haugen BR, Alexander EK, Bible KC, et al. 2015 American Thyroid Association Management Guidelines for Adult Patients with Thyroid Nodules and Differentiated Thyroid Cancer: The American Thyroid Association Guidelines Task Force on Thyroid Nodules and Differentiated Thyroid Cancer.Thyroid, 2016, 26（1）: 1−133.

- American Thyroid Association Guidelines Task Force, Kloos RT, Eng C, et al. Medullary thyroid cancer: management guidelines of the American Thyroid Association.Thyroid, 2009, 19（6）: 565−612.

- Smallridge RC, Ain KB, Asa SL, et al. American Thyroid Association guidelines for management of patients with anaplastic thyroid cancer.Thyroid, 2012, 22（11）: 1104−1139.

- 中华医学会内分泌学会，中华医学会外科学分会内分泌学组，等.甲状腺结节和分化型甲状腺癌诊治指南.中华内分泌代谢杂志, 2012, 28（10）: 779−797.

- 吴孟超，吴在德，等.黄家驷外科学（第7版）.北京：人民卫生出版社, 2008.

◎ 甲状腺功能亢进的外科治疗

1. 分类
- 甲状腺功能亢进是一类由于循环中甲状腺激素水平增高而引起机体代谢亢进为表现的综合征。临床中常见的甲状腺功能亢进包括：毒性弥漫性甲状腺肿（Graves' disease，又称原发甲亢）、毒性结节性甲状腺肿（Plummer's disease）、高功能腺瘤、桥本甲状腺炎继发甲亢。

2. 临床表现与辅助检查
- 临床表现
  - 甲状腺肿大：绝大多数的患者有程度不一的甲状腺肿大。
  - 代谢增高症状群：甲状腺激素过多引起的一系列代谢增高症状群。常有畏热、多汗、皮肤潮红、心动过速、食亢易饥、体重减轻、疲乏。
  - 神经兴奋症状：交感乃至中枢神经系统兴奋性增高，表现为神经过敏、易激动、言语行动匆促、焦虑、严重时可出现忧郁、多虑等精神失常。
  - 突眼：Graves病可见。内分泌性突眼往往和甲亢同时发生，也可在甲亢发生前或甲亢已被控制、甲状腺功能已正常甚而减退时出现。
  - 局限性胫骨前黏液性水肿：Graves病可出现。
- 辅助检查
  - FT_3、FT_4和TSH：TSH减低、FT_3、FT_4增高是临床型甲亢的表现，TSH减低、FT_3、FT_4正常是亚临床型甲亢的表现。
  - TRAb是诊断Graves'病及判断其治疗后甲亢是否容易复发的重要参考指标。TRAb越高，治疗后越容易复发。
  - 心电图检查，了解是否有心律失常等情况，必要时行超声心动图检查。
  - 超声：原发性甲亢在彩色超声图像上表现为典型的火海征；同时超声可发现合并的甲状腺结节。
  - 吸碘率：Graves病表现为吸碘率增加及吸碘高峰

203

前移。

> 甲状腺显像：可以区分是否有摄取增高的热结节。

3.常见甲亢的鉴别诊断

- Graves病：患者甲状腺多弥漫性肿大，可出现原发性甲亢较特异的突眼、局限性胫骨前黏液性水肿的体征；血TRAb阳性；超声表现为火海征；吸碘率增高、峰值前移。
- 毒性结节性甲状腺肿：腺体呈结节状肿大，两侧多不对称，无突眼；核素扫描可见甲状腺热结节。
- 高功能腺瘤：腺体内出现单个（或多个）自主性高功能结节，无突眼，B超多可见甲状腺实性结节，可见晕环；核素扫描见热结节，周围腺体摄碘受抑制。
- 亚急性甲状腺炎：多于上呼吸道感染后发生，病变腺体肿大，压痛显著。有甲亢的血清学改变，但是甲状腺摄碘率降低。
- 慢性淋巴细胞性甲状腺炎：多数患者甲状腺功能正常，少数可有甲亢表现。甲状腺肿大，质地坚韧。血TgAb或TPOAb浓度显著、长期升高，吸碘率常无显著增高、峰值前移的情况。

4.手术指征

- 外科手术仍然是目前治疗甲亢的一种有效方法，主要的手术指征如下：
  > 应用抗甲状腺药物治疗效果不佳，或者有严重的抗甲状腺药物副反应者。
  > 甲状腺巨大或合并明显眼病的Graves病患者。
  > 不吸碘、无法行[131]I治疗者，或不愿意采用[131]I治疗者。
  > 甲亢合并恶性结节者。
  > 继发性甲亢，如高功能腺瘤、结节性甲状腺肿继发甲亢。

5.手术前评估与准备

- 甲亢手术是风险较大的手术，除了甲状腺手术前常规的检查、准备外，甲亢患者手术前有其特殊的准备：需通过抗甲状腺药物将甲状腺功能控制正常后才能考虑手术；Graves病是最多见的甲亢手术病种，在甲状腺功能正常后患者还需要进行碘剂准备才能手术；而高功能腺瘤、结节性甲状腺肿继发甲亢患者通常不需要进行手术前的碘剂准备。下面主要讲述Graves病手术前的准备。

> Graves病患者可以通过基础代谢率的测定［（脉率＋脉压）－111］来粗略了解甲亢控制情况，但是主要的判断指标还是血清甲状腺功能的测定。

> 硫氧嘧啶类药物（抗甲亢药物，ATD）能阻止碘的有机化过程，使氧化碘不能与酪氨酸结合，有效阻止甲状腺激素的合成。通过此类药物将甲状腺功能控制在正常范围后，口服复方碘溶液（卢戈液）来进行术前的碘剂准备，通常方法如下：卢戈液每日3次，每次10滴，服药时间一般是14～21天，最长不超过4周。通常在服用碘剂1周后可以停用ATD类药物，继续服用碘剂至手术日。

> 碘剂可以抑制甲状腺激素释放，使滤泡细胞退化，甲状腺血运减少，腺体因此缩小变硬，脆性降低，有利于手术切除甲状腺。

> 经卢戈化液准备2～4周，甲亢症状得到控制、脉率稳定在每分钟90次以下，FT_3、FT_4值在正常范围，腺体缩小变硬后可进行手术。

6.手术及术后并发症

■ 甲亢的手术一般采用全麻。

■ 目前Graves'病最常采用的手术方式是：甲状腺双侧大部切除术。此手术适用于多数原发甲亢患者。切除腺体的多少应根据甲状腺大小、甲亢程度、术前TRAb值等情况而定，通常需切除腺体的80%～90%，每侧残留腺体以如成人拇指末节大小为恰当。由于疗效肯定（无复发风险）、手术并发症并不显著增加，双侧甲状腺全切术是目前国外指南推荐的原发甲亢的手术方式。

■ 高功能腺瘤、结节性甲状腺肿继发甲亢应保证切除有功能的热结节。根据病变的大小、数量，常用的手术方式包括：甲状腺腺叶切除术、甲状腺大部切除术、甲状腺全切术等。

- 甲亢手术的常见并发症，包括出血、喉返/上神经损伤、甲状旁腺功能减低、气管塌陷等，特殊的并发症主要为甲亢危象。

  > 出血、双侧喉返神经损伤等造成的气道梗阻是术后少见、但紧急、严重的情况，甲亢术后患者应在床旁放置气管切开包，以备万一患者窒息时及时做气管切开。

  > 另一要注意的严重并发症是甲亢危象。甲亢危象的发生多数与术前准备不充分、症状未控制以及应激有关。临床表现为：

    ◇ 危象先兆：①发热，但未超过39℃；②心率（110~130）次/分；③食欲缺乏、恶心；④烦躁、多汗。其中3项以上表现者即可诊断。

    ◇ 危象：先兆的进一步加重，①发热，且大于39℃；②心率大于140次/分，可伴心律失常、心力衰竭；③大汗淋漓，继而汗闭；④极度烦躁、谵妄、昏迷等；⑤呕吐、腹泻、黄疸。具备以上3项指标可诊断。

  > 甲亢危象一旦出现，病死率很高，需要外科、ICU、内分泌科多科协作治疗，所以特别强调预防为主，术前应良好准备及去除诱因。加强术后观察和护理，密切注意患者呼吸、体温、脉搏、血压的变化；如术前合用普萘洛尔做术前准备，术后应继续服用普萘洛尔4~7日。

7.甲亢危象的治疗

- 首先给予镇静药物、静脉输注葡萄糖、吸氧。退热可用冰袋降温，必要时用丙嗪类药物。口服丙硫氧嘧啶，首剂600mg或口服复方碘溶液，首剂3~5ml，紧急时给1~2g碘化钠加入等渗盐水中静脉滴注。另可用β受体阻断剂或抗交感神经药，如普萘洛尔5mg＋5%GS 100ml静滴，或口服40~80mg q6h。利血平2mg q6h肌注，同时给予大剂量皮质激素。

（谢　勇　张　磊　李小毅）

参 考 文 献

- Bahn Chair RS1，Burch HB，Cooper DS，et al. Hyperthyroidism and other causes of thyrotoxicosis：management guidelines of the American Thyroid Association and American Association of Clinical Endocrinologists.Thyroid，2011，21（6）：593－646.
- 吴孟超，吴在德.黄家驷外科学（第7版）.北京：人民卫生出版社，2008.

◎ 腹股沟疝

1.概论

- 人体组织或器官由其正常解剖部位通过先天或后天形成的某些正常的或不正常的孔隙或缺损等薄弱区域进入邻近部位的情况，统称为疝。疝最多发生在腹部，通过腹壁或盆壁薄弱点突出至体表形成的腹外疝。

- 腹股沟疝指发生在腹股沟区的腹外疝，即在腹股沟区腹壁存在缺损，有突向体表的疝囊结构，腹腔内的器官或组织可通过先天或后天形成的腹壁缺损进入疝囊。典型的腹股沟疝具有疝环、疝囊、疝内容物和疝被盖等结构。先天的解剖异常、后天性腹壁薄弱及腹内压力增高是腹股沟疝的主要发病机制。

- 解剖概述（图3-5）：

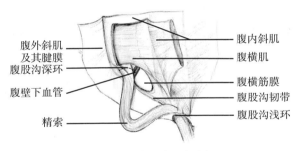

图3-5　腹股沟区解剖

- ➢ 腹股沟区：是前外下腹壁一个三角形区域，下界为腹股沟韧带，内界为腹直肌外缘，上界为髂前上棘至腹直肌外侧缘的一条水平线。腹股沟区的解剖层次由浅而深，由皮肤、浅筋膜、深筋膜、腹外斜肌、腹内斜肌、腹横肌、腹横筋膜、腹膜外脂肪、壁层腹膜各层级成图。

- ➢ 腹股沟管：前壁为腹外斜肌腱膜和脚间纤维，上壁为腹内斜肌的下缘和腹横肌腱膜弓所构成的联合腱，后壁为腹横筋膜和腹横肌腱膜的一部分，下壁为腹股沟韧带。

➢ 腹股沟管深环（内环或腹环）是指在腹股沟中点上方2cm、腹壁下动脉外侧处，男性精索或女性子宫圆韧带穿过腹横筋膜而造成一个卵圆形裂隙。

➢ 腹股沟管浅环是腹外斜肌腱膜在耻骨嵴上方形成一个天然三角形裂孔，男性精索穿过此裂孔从腹部进入阴囊，女性则有子宫圆韧带通过。

➢ 肌耻骨孔是一个先天的薄弱区域，内界为腹直肌，外界为髂腰肌，上界为联合肌腱，下界为耻骨梳韧带，这个区域内没有肌纤维组织，主要靠股横筋膜抵挡腹腔压力。无论是斜疝、直疝、股疝，还是股血管周围疝，都是从"肌耻骨孔"突向体表的。

➢ 直疝三角（Hesslbach三角）也称腹股沟三角，以腹壁下动脉、腹直肌外缘和腹股沟韧带为界。此处腹壁缺乏完整腹肌覆盖，且腹横筋膜比周围部分薄弱，故易发生疝。

2.分类

■ 按疝发生的解剖部位分类：腹股沟疝可分为斜疝、直疝、股疝、复合疝、股血管周围疝等。

➢ 斜疝：自内环进入腹股沟管的疝。

➢ 直疝：自直疝三角突起的疝。

➢ 股疝：经股环进入股管的疝。

➢ 复合疝：同时存在以上两种或两种以上类型的疝。

➢ 股血管周围疝：位于股血管前或外侧的疝。

■ 按疝内容物进入疝囊的状况分类

➢ 易复性疝：疝常在站立或活动时出现，平卧休息后或用手推送后可还纳腹腔。

➢ 难复性疝：疝不能完全还纳，但疝内容物未发生器质性病理改变。滑动性疝属难复性疝的一种类型，因其有部分疝囊是由腹腔内脏（如盲肠）所构成。

➢ 嵌顿性疝：疝内容物在疝环处受压，不能还纳，可合并腹痛、梗阻等症状，但尚未发生血运障碍。

> 绞窄性疝：嵌顿性疝病程的延续，疝内容物出现了血运障碍，若不及时处理可发生严重的并发症，甚至因肠穿孔、腹膜炎而危及生命。

- 特殊类型的疝
  > Richter疝：嵌顿的疝内容物为部分肠壁，即使出现嵌顿或发生绞窄，但临床上可无肠梗阻的表现。
  > Littre疝：嵌顿的疝内容物是小肠憩室（通常为Meckel憩室）。此类疝易发生绞窄。
  > Maydl疝：一种逆行性嵌顿疝，可有两个或更多的肠襻进入疝囊，其间的肠襻仍位于腹腔，形状如W状，位于疝囊内的肠襻血运可以正常，但腹腔内的肠襻可能有坏死，需要全面的检查。
  > Amyand疝：疝内容物为阑尾，因阑尾常并发炎症、坏死和化脓而影响修补。

3.临床表现
- 典型表现：腹股沟区可复性包块，可落入阴囊。
- 伴随慢性腹压增高症状：慢性咳嗽、便秘、小便困难等。
- 易复性腹股沟疝：腹股沟区包块在站立或活动时出现，平卧休息后或用手推送后可回纳腹腔。
- 难复性疝：腹股沟区包块不能完全回纳腹腔。
- 嵌顿性疝：腹股沟区包块不能还纳，可有某些临床症状（如腹痛和消化道梗阻的表现）。
- 绞窄性疝：嵌顿性疝病程的延续，疝内容物出现了血运障碍，出现肠穿孔、腹膜炎等相关表现。

4.体格检查
- 疝块于站立位突出，平卧位回纳。
- 在腹股沟区包块未出现时，用手置于内环处，嘱患者咳嗽，常可在此有膨胀性冲击感。
- 疝块复位后用手指按压内环，嘱患者直立位咳嗽，疝块不能突出；移去施压手指，疝块随咳嗽突出（这一检查法对确定斜疝的诊断有重要作用）。
- 内容物为肠管时，触按肿块时柔软光滑，疝块较大时，叩诊呈鼓音。

5.辅助检查

■ 典型的腹股沟疝可依据病史、症状和体格检查确立诊断。辅助超声、MRI、疝囊造影、CT等影像学检查，帮助建立诊断。影像学中的疝囊重建技术常可使腹股沟疝获得明确诊断。

6.诊断要点

■ 腹股沟区可复性包块。

■ 查体：疝块于站立位突出，平卧位回纳。

■ 超声、MRI、疝囊CT等影像学检查，帮助建立诊断。

7.鉴别诊断

■ 存在腹股沟区包块的鉴别诊断包括：肿大淋巴结、血管瘤、软组织肿瘤、异位睾丸、圆韧带囊肿、子宫内膜异位、精索鞘膜积液等。

■ 存在局部疼痛症状的鉴别诊断包括：内收肌肌腱炎、胀肿、子宫内膜异位、耻骨骨膜炎、髋关节炎等。

表3-2　斜疝和直疝的鉴别

	斜　疝	直　疝
发病年龄	多见于儿童及青壮年	多见于老年
突出途径	经腹股沟管突出，可进阴囊	由直疝三角突出，不进阴囊
疝块外形	椭圆或梨形，上部呈蒂柄状	半球形，基底较宽
回纳疝块后压住深环	疝块不在突出	疝块仍可突出
精索与疝囊的关系	精索在疝囊后方	精索在疝囊前外方
疝囊颈与腹壁下动脉的关系	疝囊颈在腹壁下动脉外侧	疝囊颈在腹壁下动脉内侧
嵌顿机会	较多	极少

8.治疗原则和手术指征（图3-6）

■ 无症状的腹股沟疝，依据循证医学的证据，可随诊观察，也可择期手术治疗。若为股疝，因发生嵌顿和绞窄的概率较大或近期发现疝囊增大明显者，推荐及时进行手术治疗。对于因年老体弱等原因不能耐受手术者，也可选择疝托进行保守治疗。

- 有症状的腹股沟疝，应选择择期手术。
- 嵌顿性及绞窄性疝应行急诊手术。
- 复发性疝的手术治疗：如前次手术为常规开放手术，复发后再次手术应采用后入或腹腔镜手术修补。如前次手术为后入路修补，则复发后再次手术应采用Lichtenatein术式修补。

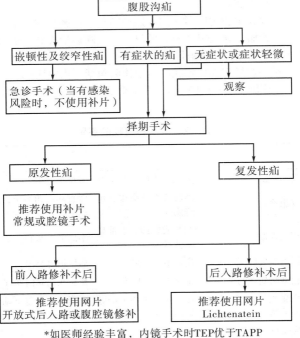

*如医师经验丰富，内镜手术时TEP优于TAPP

图3-6　腹股沟疝治疗原则

9.手术操作方法　腹股沟疝手术治疗可分为常规手术和腔镜手术两大类。

- 常规手术可分为组织对组织的张力缝合修补，如Bassini、Shouldice等术式和使用疝修补材料的无张力疝修补手术。就传统的张力修补技术而言，Shouldice术式是最理想的方法。无张力疝修补术有加强腹股沟后壁的术式：如单纯平片修补（Lichtenstein、Trabucco等）和网塞–平片修补（如Rutkow、Millikan等）术式，以及针对"肌耻骨孔"的腹膜前间隙的无张力疝修补术式：如Kugel、Gilbert、Stoppa等修补术式。

- 腹腔镜腹股沟疝修补术式：施行经腹腔镜腹股沟疝或股疝修补术时，需从后方接近疝缺损区，在腹膜前间隙位置放置补片，以下为常用的两种腹腔镜疝修补术式。

  ➢ 完全腹膜外修补术（TEP）：在腹膜前间隙操作，因不进入腹腔，对腹腔内器官干扰较轻是其优点，TEP更易处理双侧疝。

  ➢ 经腹腔腹膜前修补术（TAPP）：经腹腔暴露及分离，更易发现双侧疝、复合疝和隐匿疝。对嵌顿性疝及疝内容物不易还纳的病例，也便于观察与处理。对既往有下腹部正中切口手术史的患者，较易施行。

（刘雯静）

参 考 文 献

- 欧洲疝学会的《成人腹股沟疝治疗指南》的解读.
- 成人腹股沟疝诊疗指南（2014年版）.
- 腹腔镜腹股沟疝手术操作指南（2017版）.

◎ 胃　　癌

1.概述

- 胃癌（gastric cancer，GC）是世界范围内最常见的癌症之一，尤其是在东亚地区。在美国，每年约有22 220例患者被诊断为胃癌，其中10 990人预计会死亡。在中国，胃癌的发病率为679.1/10万人，死亡率为498/10万人。胃癌的发病率因地理区域而不同。东亚、东欧和南美洲的发病率最高，而北美和部分非洲地区发病率最低。70%以上的胃癌发生于发展中国家，无论是发达国家还是发展中国家，胃癌在男性中都比女性中更常见。同一地区的不同族群发病率也有显著差异。已在数个国家观察到胃癌发病率和死亡率均存在南北差异，北方地区的死亡风险要高于南方地区。这种梯度在北半球特别显著，而在南半球，南方地区的死亡风险趋于更高。日本似乎也存在这种南北差异，东北辖区的胃癌死亡率和发病率更高。在英格兰和威尔士，整个国家的死亡率和发病率有两倍的差异，南部和东部地区较低，北部和西部地区较高，这一点在威尔士西北地区尤其显著。在中国，各省间胃癌发病率和死亡率也有差异（一般是北方很高，南方相对低）。似乎地理纬度越高与患胃癌风险越大相关。

2.癌前病变和危险因素

- 肠型胃癌的癌前病变主要包括以下几种类型：①萎缩性胃炎；②肠上皮化生；③异型增生（高级别瘤变）。与肠型胃癌不同，弥漫型胃癌没有定义清晰的癌前病变。胃癌有以下几种已被明确证实的环境危险因素，包括：

  - ➢ 盐和盐腌制的食物：来自生态学、病例对照和队列研究的大量证据有力地表明，胃癌患病风险增加与大量摄入盐和各种传统的盐腌制食物（如咸鱼、腌肉和咸菜）有关。

  - ➢ 亚硝基化合物：多项研究显示，亚硝基化合物的摄入与胃癌的发病风险相关。

  - ➢ 水果、蔬菜和膳食纤维：摄入水果和蔬菜（特别是水果）被证实具有预防胃癌的作用。

- ➤ 肥胖：体重过重与胃癌患病风险增加有关。
- ➤ 吸烟：一项纳入42项研究的meta分析估计，吸烟使胃癌风险约增加至1.53倍，且在男性中更高。
- ➤ 职业暴露：有一些证据表明，从事煤矿、锡矿、金属加工（特别是钢铁加工）及橡胶制造业可导致患胃癌的风险增加。
- ➤ 幽门螺杆菌：世界卫生组织的国际癌症研究机构将幽门螺杆菌列为第1类或明确的致癌物。如上所述，肠型胃癌被认为是从萎缩到化生、异型增生，再到癌的一个进展过程。胃炎的最常见病因就是幽门螺杆菌感染。
- ➤ NSAID可能的保护作用：经常使用非甾体类抗炎药（non-steroid anti-inflammatory drug，NSAID）与远端胃腺癌的患病风险呈负相关。研究显示，经常使用NSAID是预防胃癌发生的独立保护因素，有幽门螺杆菌感染病史的患者中保护作用最明显。
- ➤ EB病毒：EB病毒（Epstein-Barr virus，EBV）感染与许多恶性肿瘤（尤其是鼻咽癌）有关。但同时多项研究证实，胃癌的发生与EBV感染相关。
- ➤ 社会经济地位：在社会经济地位较低的人群中，远端胃癌的患病风险约增加2倍。相比之下，近端胃癌与较高的社会经济地位相关。
- ➤ 胃部手术：胃部手术后胃癌患病风险增加，与Billroth Ⅰ式式（胃十二指肠吻合术）相比，Billroth Ⅱ式式（胃空肠吻合术）后胃癌的风险更高。虽然风险增加的确切原因尚不明确，但有人认为是碱性胆汁和胰液的反流（与Billroth Ⅰ式式相比，Billroth Ⅱ式式后反流程度更大）所致。
- ➤ 生殖激素：在世界范围内，无论在高风险区还是低风险区，女性胃癌发病率始终低于男性。
- ➤ 除此之外，还发现多种与胃癌发病风险增高相关的遗传性肿瘤易感综合征：包括①遗传性弥漫型胃癌；②Lynch综合征（LS）；③Peutz-Jeghers综合征

（PJS）；④幼年性息肉病综合征（JPS）；⑤家族性腺瘤样息肉病（FAP）。

3.病理学

- 胃腺癌的组织病理学分型（Lauren分型）可分为两种不同的类型，即肠型（分化良好）与弥漫型（未分化），两者在形态学表现、流行病学、发病机制及遗传学特征等方面均不同。两者的形态学差异归因于细胞间黏附分子，其在肠型胃癌中保留完好，而在弥漫型胃癌中存在缺陷。在肠型胃腺癌中，肿瘤细胞彼此黏附，往往排列成管状或腺体状，与发生于肠道其他部位的腺癌类似（因此被命名为肠型）。相反，在弥漫型胃癌中缺乏黏附分子，因此使相互分离的肿瘤细胞生长并侵犯邻近结构，而不形成小管或腺体。上述差异的分子学基础现在已经明确。

- 基因表达研究也确定了两种分子学表现不同的胃癌类型：肠型（G-INT）和弥漫型（G-DIF）。这两种亚型与根据上述Lauren组织病理学分型所划分的经典肠型和弥漫型之间存在部分相关性。然而，基因组分型与组织病理学分型之间的一致性只有64%。从预后分层的角度考虑，基因组分型在区分这两种疾病类型方面似乎优于组织病理学分型。Kaplan-Meier生存曲线清楚地表明G-INT的预后优于G-DIF。此外，通过采用分子学分型，无需再使用"混合型"或"未分型"等术语来划分肿瘤的组织学类型。基因组学变异型对治疗也有一定的指导意义。G-INT型肿瘤细胞可能对5-氟尿嘧啶（5-fluorouracil，5-FU）和奥沙利铂更敏感，而G-DIF型细胞似乎对顺铂更敏感。与此相反，肠型胃癌的发病机制尚未很好明确。然而，肠型胃癌似乎遵循多步骤进展的模式，通常始于幽门螺杆菌感染。

- WHO分型方案将肠型胃癌的组织学类型分为管状、乳头状和黏液性癌。在罕见情况下可观察到腺鳞癌的组织学表现。某些肠型肿瘤并不形成管状结构，肿瘤细胞形成实性聚集。

- 对于胃癌的大体分型，1923年Borrmann提出的分型方法一直为国内外所沿用，简便实用。

> Borrmann Ⅰ型：也被称为节点或息肉型。肿瘤主要向胃腔隆起，成息肉状、伞状或节点状生长，常见表面坏死或浅表溃疡，基底较宽，浸润不明显，肿瘤的界限较清楚。此型胃癌，生长较缓慢，转移发生也较晚，组织学类型一般以分化较高的乳头状、乳头管状或管状腺癌常见，在X线检查和胃镜检查时，因由明显隆起型肿块而易被发现和做出诊断。

> Borrmann Ⅱ型：也被称为局限溃疡型。肿瘤表面有明显的溃疡形成，溃疡边缘隆起呈现堤坝状，癌肿界限较清楚、局限，向周围浸润不明显。组织学类型也多以分化型腺癌多见。

> Borrmann Ⅲ型：也被称为浸润溃疡型。肿瘤表面有明显的溃疡形成，但溃疡边缘呈坡状隆起，溃疡边缘和底部向深层及周围浸润性生长，肿瘤界限不清。组织学类型多为低分化腺癌和印戒细胞癌。

> Borrmann Ⅳ型：也被称为弥漫浸润型。肿瘤向胃壁各层弥漫性浸润生长，表面没有明显的肿块隆起或者深溃疡形成，胃壁增厚变硬，黏膜皱襞小时或者变不规整，胃腔变狭小，失去弹性，状似皮革制成的囊，故称革囊胃（leather bottle stomach）。组织学类型也多分化较低的腺癌、富于纤维间质的癌（硬癌）和印戒细胞癌。

■ 近年来Borrmann分型在原四型的基础上又增添了两型：即浅表扩散倾向的进展期胃癌，定义为Borrmann 0型（浅表扩散型胃癌）；不能归入以上四型者称Borrmann Ⅴ型。

■ 专门针对早期胃癌大体分类系统也已提出，目前最常用的是Paris系统：

> Ⅰ型病变为息肉样病变，细分如下：

  ◇ Ⅰp型：隆起、有蒂。

  ◇ Ⅰs型：隆起、无蒂。

> Ⅱ型病变为非息肉样病变，细分如下：

  ◇ Ⅱa型：轻微隆起。

          ◇ Ⅱb型：平坦。

          ◇ Ⅱc型：轻微凹陷。

   ➢ Ⅲ型病变为凹陷型病变。

4.临床表现

■ 早期胃癌多无特异性临床表现。对于进展期胃癌而言，体重减轻及持续性腹痛是初诊时最常见的症状。体重减轻通常是由热量摄入不足而不是分解代谢增加所致，可能归因于畏食、恶心、腹痛、早饱和（或）吞咽困难。如果伴有腹痛，往往表现为上腹部疼痛，早期常比较模糊和轻微，随着病情进展则变得更为严重和恒定。如果肿瘤发生在近端胃或是胃食管交界处，常见的主诉症状为吞咽困难。由于肿物的占位效应或是侵袭性生长的弥漫型胃癌产生的"皮革胃"，胃壁扩张性减低，患者可出现恶心或早饱。晚期远端胃癌患者也可能出现胃出口梗阻。消化道隐匿性出血伴或不伴有缺铁性贫血的情况并不少见，而明显的消化道出血（即黑便或呕血）则只见于不到20%的患者。可触及的腹部肿块是最常见的体格检查发现，这通常意味着患癌时间已较长，肿瘤已到晚期。由于癌肿局部进展或者胃食管交界处附近的恶性梗阻累及奥尔巴克神经丛可使患者出现假性贲门失迟缓综合征。因此，对于出现贲门失弛缓表现的老年患者，其鉴别诊断应考虑到胃癌的可能性。进展期胃癌常见的临床症状总结于表3-3。

表3-3　进展期胃癌患者常见的临床症状

症　状	百分比（%）
体重减轻	62
腹痛	52
恶心	35
吞咽困难	26
大便潜血	20
饱腹感	18
溃疡性疼痛	17

- 如果患者出现转移，患者也可能会表现出胃癌远处转移的症状或体征。最常见的远处转移部位为肝脏、腹膜表面以及非局部或远处淋巴结。更少见的情况下，可能转移到卵巢、中枢神经系统、骨骼、肺以及软组织。由于胃癌可通过淋巴系统播散，体格检查时可能发现左锁骨上淋巴结肿大（即Virchow淋巴结，转移性疾病最常见的体格检查表现），也可触及脐周淋巴结（Sister Mary Joseph淋巴结）或者左腋窝淋巴结（Irish淋巴结）肿大。腹膜播散可表现为卵巢增大（Krukenberg瘤）或是直肠检查时触及子宫直肠陷凹处的肿块（Blumer鞘）。腹水也可能是胃癌腹膜转移的首个征象。可触及的肝脏肿块提示肝脏转移，但肝转移通常是多灶性或弥漫性。肝转移通常但不一定都伴有血清碱性磷酸酶水平的升高。黄疸或肝衰竭的临床证据见于转移癌的终末期。

5.辅助检查

- 血清学标志物：进展期胃癌患者血清癌胚抗原（carcinoembryonic antigen，CEA）、糖蛋白肿瘤相关抗原125（CA125）、糖蛋白肿瘤相关抗原19-9，也称为肿瘤抗原19-9（CA19-9）以及肿瘤抗原72-4（CA72-4）水平可能会升高。然而这些血清标志物的敏感性和特异性都较低，均不能作为胃癌的诊断性检查。对于少数患者，较高的CEA和（或）CA125水平降低可能与术前治疗反应对应，但临床决策几乎从来不会仅基于肿瘤标志物水平。一些胃癌患者会出现血清甲胎蛋白（alpha-fetoprotein，AFP）水平升高，这类胃癌被称为产生AFP型胃癌。胃的肝样腺癌是其中的一个亚型，具有与肝细胞癌（hepatocellular cancer，HCC）相似的组织学特征。不管形态如何，产生AFP型胃癌更具侵袭性，预后较差。血清胃蛋白酶原Ⅱ升高或胃蛋白酶原Ⅰ与胃蛋白酶原Ⅱ之比降低已被用于人群筛检项目，以发现那些胃癌风险增高的患者，但对个体患者确诊方面的敏感性和特异性不足。

- 上消化道内镜检查：胃镜对于胃癌的诊断十分重要，

对于可疑病变，可在胃镜下取活检进行病理学诊断。标准的内镜活检包括分别取自胃窦、胃体小弯、胃体大弯和角切迹的各至少2份活检。同时可能还需要取自幽门前区、胃底和贲门的活检。对胃黏膜不典型增生区域，可以进行靶向活检。存在胃溃疡时，活检标本的部位和数量是很重要的，应采用标准内镜活检钳进行多点（6~8）活检，随着活检数目增加，检出胃癌的敏感性增强，但是最佳的活检数目还有待商榷。

- 腹盆腔CT扫描：胃癌患者推荐接受动态计算机断层扫描（computerized tomography，CT）检查评估，特别是增强CT＋胃重建。CT应用普及且为无创性检查，最适合用于评估肿瘤广泛转移病变，特别是肝脏或者附件转移、腹水或远处淋巴结转移。CT发现有内脏转移的患者可避免不必要的手术，但由于CT检查存在假阳性风险，推荐行活检确认。

- 内镜超声检查：内镜超声（endoscopic ultrasonography，EUS）检查被认为是可用于评估胃癌原发灶［特别是早期（T_1期）胃癌］侵犯深度的最可靠的非手术方法。一项关于对比超声内镜分期与组织病理分期（作为参照标准）的研究的系统评价表明，超声内镜区分T_1期和T_2期胃癌的总体敏感性和特异性分别为85%和90%。超声内镜区分T_1、T_2期和T_3、T_4期肿瘤的敏感性和特异性分别为86%和90%。对于淋巴结转移的诊断，其总的敏感性和特异性分别为83%和67%。此外，阳性和阴性似然比分析发现，超声内镜对排除或确定淋巴结阳性的诊断性能均没有优势。因此，超声内镜并非区分淋巴结阳性和阴性状态的最佳方法。有关术前分期的对比研究表明，内镜超声对于T分期的预测普遍比CT更准确，但目前新的CT技术（如三维多排CT）以及MRI对于T分期可以达到与超声内镜相似的准确性。相比之下，超声内镜对淋巴结分期判断的准确性仅略好于CT。超声内镜引导下对可疑淋巴结或局部区域进行细针抽吸活检可增加淋巴结分期的准确性。

- 胸部影像学检查：推荐胃癌患者术前行胸片或胸部

CT检查以除外肺转移，但胸片对于转移灶的敏感性有限，因此，首选CT检查（特别是近端胃癌）。

- PET扫描：利用18-氟脱氧葡萄糖（fluorodeoxyglucose，FDG）的正电子发射计算机断层扫描（positron emission tomography，PET）在胃腺癌术前分期中的作用正在提升。在局部区域转移分期方面，整合PET/CT成像有助于确定CT发现的淋巴结肿大是否属恶性转移，但这通常并不会影响实施手术的决定。此外，阴性PET结果意义不大，因为即使是直径达数厘米的较大肿瘤，如果其肿瘤细胞代谢活性相对较低，亦可出现假阴性。还有一点，大多数弥漫性胃癌（印戒细胞癌）通常并不表现为FDG高摄取。PET的主要优点是在检测肿瘤远处转移时比CT更敏感。一项前瞻性研究表明，约有10%的局灶晚期胃癌患者（$\geq T_3$或$\geq N_1$期）经整合PET/CT检查，发现了其他放射学检查没有识别出的远处转移病灶。需要注意的一点是，PET扫描对胃癌腹膜转移的敏感性仅约50%。因此，PET并不能完全替代腹腔镜分期检查。

- 腹盆腔B超：腹盆腔B超对于诊断胃癌肝转移、盆腔及卵巢种植转移具有一定的临床意义。

- 腹腔镜检查：虽然腹腔镜检查的有创性比CT或超声内镜大，但其有能够直接观察肝脏表面、腹膜和局部淋巴结的优点。有20%～30%的超声内镜下超过T_1期的患者会有腹膜转移，尽管其CT检查结果为阴性。尤其对于晚期（T_3或T_4期）原发肿瘤患者，诊断性腹腔镜可能会改变高达一半患者的治疗方案（一般是避免行不必要的剖腹手术）腹腔镜检查的另一个优势是可以对没有肉眼可见腹膜播散证据的患者进行腹腔脱落细胞学检查。腹腔脱落细胞学阳性提示预后不良（即使患者没有明显的腹膜播散），并且提示术后早期腹膜复发。大多数腹腔镜探查发现存在腹膜转移的患者将不再需要接受根治性手术。

6.鉴别诊断

- 胃间质瘤：常见为胃黏膜下或浆膜下的隆起型病变，

221

（超声）胃镜，CT可鉴别诊断。

- 胃原发性淋巴瘤：最常见为MALT淋巴瘤，即结外边缘区B细胞淋巴瘤，可表现出多种消化道症状，主要靠活检证实。
- 胃梅毒：常见于梅毒患者，影像学表现和胃癌类似，主要靠活检诊断。
- 胃结核：患者多有地热、盗汗等症状，主要依靠活检诊断。

7.胃癌临床病理分期

- AJCC/UICC分期方案基于肿瘤（T）、淋巴结（N）和远处转移情况（M）对胃癌进行分期，概述见表3-4。T分期取决于肿瘤侵犯深度而不是肿瘤大小。N分期基于阳性淋巴结的个数而不是淋巴结距离原发灶的距离。

表3-4　进展期胃癌TNM分期和组织学分级

原发肿瘤T分期

T_x	原发肿瘤无法评估
T_0	无原发肿瘤的证据
Tis	原位癌：上皮内肿瘤，未侵及固有层
T_1	肿瘤侵及固有层、黏膜肌层或黏膜下层
T_{1a}	肿瘤侵及固有层或黏膜肌层
T_{1b}	肿瘤侵及黏膜下层
T_2	肿瘤侵及固有肌层
T_3	肿瘤穿透浆膜下结缔组织，而尚未侵犯脏层腹膜或邻近结构
T_4	肿瘤侵犯浆膜（脏层腹膜）或邻近结构
T_{4a}	肿瘤侵犯浆膜（脏层腹膜）
T_{4b}	肿瘤侵犯邻近结构

区域淋巴结N分期

N_x	区域淋巴结无法评估
N_0	区域淋巴结无转移
N_1	1～2个区域淋巴结转移

N_2	$3 \sim 6$个区域淋巴结转移
N_3	≥ 7个区域淋巴结转移
N_{3a}	$7 \sim 15$个区域淋巴结转移
N_{3b}	≥ 16个区域淋巴结转移

远处转移M分期

cM_0	临床无远处转移
cM_1	临床有远处转移
pM_1	显微镜下证实有远处转移，如细针穿刺活检

如果cM_1病例的活检结果是阴性的，则为cM_0、而不是pM_0

组织学分级（G）

G_x	分级无法评估
G_1	高分化
G_2	中分化
G_3	低分化
G_4	未分化

临床分期

0期	$TisN_0M_0$
I_A期	$T_1N_0M_0$
I_B期	$T_1N_1M_0$，$T_2N_0M_0$
II_A期	$T_1N_2M_0$，$T_2N_1M_0$，$T_3N_0M_0$
II_B期	$T_1N_3M_0$，$T_2N_2M_0$，$T_3N_1M_0$，$T_4N_0M_0$
III_A期	$T_2N_3M_0$，$T_3N_2M_0$，$T_{4a}N_1M_0$
III_B期	$T_3N_3M_0$，$T_{4a}N_2M_0$，$T_{4b}N_0M_0$，$T_{4b}N_1M_0$
III_C期	$T_{4a}N_3M_0$，$T_{4b}N_2M_0$，$T_{4b}N_3M_0$
IV期	任何T，任何N，M_1

- 除此之外，日本胃癌学会（JGCA）也发布了胃癌的分期标准（表3-5），日本的胃癌分期关于转移淋巴结分期的依据是淋巴结的解剖位置，从而可以指导外科医生进行系统的淋巴结清扫术，减少TNM分期中N分期的偏倚，但是，由于胃周淋巴结分布区域复杂，使医生难以辨认

每个淋巴结的准确位置，故在实际应用中受到限制。

表3-5　日本胃癌学会（JGCA）胃癌分期

T：原发肿瘤

T_x	原发肿瘤无法评估
T_1	肿瘤侵犯黏膜层和（或）黏膜肌层（M）和（或）黏膜下层（SM）
T_2	肿瘤侵犯固有肌层（MP）或浆膜下层（SS）
T_3	肿瘤穿透浆膜（SE）
T_4	肿瘤侵犯相邻结构（SI）

N：局部淋巴结

N_x	区域淋巴结无法评估
N_0	无区域淋巴结转移
N_1	第一站淋巴结有转移，第二、三站淋巴结无转移
N_2	第二站淋巴结有转移，第三站淋巴结无转移
N_3	第三站淋巴结有转移

H：肝转移

H_x	不清楚
H_0	无肝转移
H_1	有肝转移

P：腹膜转移

P_x	不清楚
P_0	无腹膜转移
P_1	有腹膜转移

CY：腹腔细胞学

CY_x	未作
CY_0	腹腔细胞学良性或无法确定
CY_1	腹腔细胞学见癌细胞

M：其他远处转移

M_x	不清楚
M_0	腹膜、肝、腹腔细胞学外无远处转移
M_1	腹膜、肝、腹腔细胞学外有远处转移

分期

	N_0	N_1	N_2	N_3
T_1	ⅠA	ⅠB	Ⅱ	ⅢA
T_2	ⅠB	Ⅱ	ⅢA	
T_3	Ⅱ	ⅢA	ⅢB	Ⅳ
T_4	ⅢA	ⅢB		
H_1、P_1、CY_1、M_1				Ⅳ

8.治疗

■ 早期胃癌的内镜黏膜下切除（endoscopic submucosal dissection，ESD）：ESD治疗早期胃癌的绝对适应证包括：①分化型腺癌；②非溃疡型病变；③病灶局限于黏膜内；④病灶直径≤2cm。满足以上4个条件被认为是行ESD的绝对适应证，若切除之后的标本满足以上4个条件且无脉管浸润，具有干净的切缘和基底，治疗可考虑ESD。

■ 若切除标本满足以下条件，也可认为治疗彻底：整块切除、切缘和基底阴性、无脉管淋巴浸润，同时：①肿瘤直径＞2cm，分化型，pT_{1a}，非溃疡型病变或②肿瘤直径≤3cm，分化型，pT_{1a}，溃疡型病变或③肿瘤直径≤2cm，未分化型，pT_{1a}，非溃疡型病变或④肿瘤直径≤3cm，分化型，pT_{1b}（SM_1，距黏膜肌层＜500μm）。

■ 胃癌患者的手术治疗：外科手术是早期胃癌及进展期胃癌的主要治疗方法。对于进展期胃癌患者，如果病灶类型是Borrmann Ⅰ型或Ⅱ型，切缘要距肿瘤边缘3cm以上，如果是Borrmann Ⅲ型或Ⅳ型，切缘要求为5cm以上。

➢ 进展期胃癌的术式和切除范围如下：

◇ 全胃切除术要切除包含贲门和幽门的所有胃组织。

◇ 远端胃切除术要求切除包含幽门在内的远端2/3的胃组织，贲门需要被保留。

♦ 保留幽门的胃切除术要求保留近端1/3的胃组织以及包含幽门在内的胃窦组织。

♦ 近端胃切除术要求切除包含贲门在内的近端胃组织，同时幽门被保留。

➢ 对于进展期胃癌患者，推荐行全胃切除术或远端胃切除术，远端胃切除术适用于肿瘤位于远端胃且切缘可以满足根治要求的。如果肿瘤位于胃中部且距幽门大于4cm时，保留幽门的胃切除术也是可行的。如果预计超过一半的远端胃组织可以被保留的话，近端胃切除术也是可行的。胃的节段切除术和部分切除术并不推荐作为进展期胃癌的标准术式。

➢ 对于进展期胃癌或有淋巴结转移的胃癌患者（包括早期胃癌患者）推荐行D_2淋巴结清扫术，对于早期胃癌且不伴有淋巴结转移的患者，D_1或D_1+淋巴结清扫术也是可行的。淋巴结清扫范围取决于胃的切除范围，不同部位的胃癌对应的淋巴结清扫范围如下：

♦ 全胃切除术

✓ D_0：淋巴结清扫范围小于D_1。

✓ D_1：$N_0s.1 \sim 7$。

✓ D_1+：$D_1 + N_0.8a, 9, 11p$。

✓ D_2：$D_1 + N_0.8a, 9, 10, 11p, 11d, 12a$。

如果肿瘤侵犯食管，D_1+包括：$N_0.110*$，D_2包括$N_0.19, 20, 110$和111。

♦ 远端胃切除术

✓ D_0：小于D_1淋巴结清扫。

✓ D_1：$N_0.1, 3, 4sb, 4d, 5, 6, 7$。

✓ D_1+：$D_1 + N_0.8a, 9$。

✓ D_2：$D_1 + N_0.8a, 9, 11p, 12a$。

♦ 近端胃切除术

✓ D_0：小于D_1淋巴结清扫。

✓ D_1：$N_0.1, 2, 3a, 4sa, 4sb, 7$。

✓ D_1+：$D_1 + N_0.8a, 9, 11p$。

如果肿瘤侵犯食管，D_1+包括$N_0.110$。

✧ 保留幽门的胃切除术：

  ✓ D_0：小于D_1淋巴结清扫。

  ✓ D_1：$N_0.1$，3，4sb，4d，6，7。

  ✓ D_1＋：D_1＋$N_0.8a$，9。

注：胃癌各部位的淋巴结分组详见表3-6。

表3-6　胃癌各部位淋巴结号码及名称

$N_0.1$	贲门右	$N_0.2$	贲门左
$N_0.3a$	胃小弯（沿胃左动脉）	$N_0.3b$	胃小弯（沿胃右动脉）
$N_0.4sa$	大弯左组（沿胃短血管）	$N_0.4sb$	大弯左组（沿胃网膜左血管）
$N_0.4d$	大弯右组（沿胃网膜右血管）	$N_0.5$	幽门上
$N_0.6$	幽门下	$N_0.7$	胃左动脉旁
$N_0.8a$	肝总动脉干前组	$N_0.8p$	肝总动脉干后组
$N_0.9$	腹腔动脉旁	$N_0.10$	脾门
$N_0.11p$	脾动脉干近侧	$N_0.11d$	脾动脉干左侧
$N_0.12a$	肝十二指肠韧带内（沿肝动脉）	$N_0.12b$	肝十二指肠韧带内（沿胆管）
$N_0.12p$	肝十二指肠韧带内（沿门静脉）	$N_0.13$	胰后
$N_0.14v$	肠系膜上静脉旁	$N_0.14a$	肠系膜上动脉旁
$N_0.15$	结肠中动脉旁	$N_0.16a1$	腹主动脉旁a1
$N_0.16a2$	腹主动脉旁a2	$N_0.16b1$	腹主动脉旁b1
$N_0.16b2$	腹主动脉旁b2	$N_0.17$	胰前
$N_0.18$	胰下	$N_0.19$	膈下
$N_0.20$	食管裂孔	$N_0.110$	胸下部食管旁
$N_0.111$	膈上	$N_0.120$	后纵隔

■ 胃癌患者的新辅助化疗：NCCN指南推荐对于T_2以上或有淋巴结转移的胃癌患者行术前新辅助化疗或放化疗。由英国医学研究委员会主持的MAGIC研究，是第

一项针对可切除胃食管癌患者围术期化疗的大型Ⅲ期临床研究。503例患者被随机分为两组，一组进行围术期化疗（表柔比星、顺铂和5-FU术前和术后化疗）和手术，另一组单用手术治疗。患者在术前就被随机分组。围术期化疗明显改善无进展生存期和总生存期。在FNCLCC/FFCD实验中，患者被随机分配到以氟尿嘧啶和顺铂为化疗方案的围术期化疗组和单纯手术组，结果显示围术期化疗可显著提高根治性手术切除率及其根治术后的无进展生存期和总生存期。以上两项临床研究为接受了有限的淋巴结清扫（D_0或D_1）的根治术患者，提供了另外一项治疗选择即围术期化疗。然而，这些研究均未能证实接受了D_2淋巴结清扫患者的术前新辅助化疗的价值。

- 胃癌患者的术后辅助化疗：NCCN指南建议对于$T_{3\sim4}N_{any}$，或任何$T_{any}N_{1\sim3}$，或伴有高危因素的T_2N_0胃癌患者行术后辅助化疗（高危因素包括肿瘤低分化或组织学分级高、脉管浸润、神经浸润、年龄<50岁或患者未接受D_2淋巴结清扫术）。已有30多项随机试验比较了全身性辅助化疗与单纯手术对于可切除胃癌的疗效，将总体生存作为主要终点时，这些试验的结果并不一致。质量比较高的大型临床试验有：

  ➢ 日本的ACTS-GC试验：证明了S-1作为术后辅助治疗方案可以使患者获益，这些结果使得术后1年S-1化疗成为东亚地区胃癌患者的标准辅助疗法。

  ➢ CLASSIC试验：CLASSIC试验证明了卡培他滨联合奥沙利铂作为辅助治疗方案的有效性，该研究是在韩国及中国（包括台湾地区）进行的，结果显示卡培他滨联合奥沙利铂术后化疗可以显著提高患者的无病生存期和总生存期。

- 胃癌患者的新辅助放化疗：荷兰的CROSS试验证实了对于食管癌或食管胃结合部癌患者术前新辅助放化疗相比单纯手术可以使患者生存获益。德国多中心POET试验（胃食管连接部腺癌的术前化疗或放化疗试验）比较了新辅助放化疗与单纯诱导化疗，该试验仅纳入了EGJ腺癌患者。虽然存在可能具有临床意义的生存差异支持放化疗，但并不具有统计学意义。此外，尚不明确这些结果能否推广至非食管胃结合部胃癌患者。

- 胃癌患者的术后辅助放化疗：美国INT0116试验、CALGB 80101试验显示对于进展期食管胃结合部腺癌患者，术后辅助放化疗相比单纯手术可以显著提高患者的总生存期和无病生存期。韩国的ARTIST试验证实了对于淋巴结阳性的食管胃结合部腺癌患者，术后辅助放化疗可以使患者获益。同样，对于非食管胃接合部胃癌患者，术后辅助放化疗的疗效尚需进一步研究。

- 胃癌的靶向治疗：ToGA研究证实了对于HER-2阳性的局部晚期、复发或转移性的胃或EGJ腺癌患者，曲妥珠单抗联合化疗（5-FU或卡培他滨联合顺铂）可以显著提高患者的生存期。同时，一些三期临床试验发现，血管内皮生长因子受体-2阻断剂雷莫芦单抗在接受过其他治疗的晚期或转移的胃癌和EGJ癌患者中有较好的应用前景。除此之外，多项在晚期或转移性胃癌患者中使用EGFR、MET/肝细胞生长因子受体及免疫检查点蛋白（如PD-1）的靶向试验已经得出了令人鼓舞的结果。但是，具体结论还需要等待进一步的研究成果。

- 治疗后的随访：所有胃癌患者都应接受系统的随访。随访内容包括全面的病史询问和体格检查，每3～6个月随访1次，共1～2年；之后每6～12个月随访1次，共3～5年；以后每年1次。同时根据临床情况进行血细胞分析、血清生化检测、影像学检查或内镜检查。对于接受手术治疗的患者，应监测维生素B_{12}水平及铁缺乏情况，有指征时应予治疗。

- 综上所述，胃癌在一些国家是常见的疾病。在胃癌组织学表现上，弥漫型胃癌比肠型胃癌更常见。幽门螺杆菌感染、吸烟和高盐饮食是胃癌发生的危险因素。小部分胃癌与遗传性胃癌易感综合征有关，对于有遗传倾向的个体，推荐其咨询遗传学专家。胃癌的治疗方法、影像学技术及疾病分期已经取得了一定的进步。通过多学科小组制定方案对胃癌患者的诊治至关重要。对于Tis或T_{1a}的患者，ESD是其首选的治疗，而对身体状况良好、可切除的T_{1b}、T_2或者T_2以上分期、任何N分期的胃癌，手术并淋巴结清扫是首选治疗。推荐T_2或者T_2以上分期、任何N分期的患者在R_0术后行围术期化疗。这类患者也可考虑术前放化疗。对没有接受术前治疗且经R_0切除的$T_{3\sim4}$和淋巴结阳性的$T_{1\sim2}$以及部分具有高危因素的T_2N_0患者，推荐予以术后放化疗。

■ Siewert 分型：所有侵及食管胃结合部（EGJ）的腺癌患者均应评估Siewert肿瘤分型。

 ➢ Siewert Ⅰ 型：下段食管腺癌（通常与Barrett食管相关）中心位于解剖部位EGJ上$1\sim5$cm。

 ➢ Siewert Ⅱ 型：在EGJ部位的真正贲门癌，中心位于EGJ上1cm至下2cm。

 ➢ Siewert Ⅲ 型：贲门下腺癌，中心位于EGJ下$2\sim5$cm，由下往上侵犯EGJ和下段食管。

（马志强）

参 考 文 献

■ NCCN Clinical Practice Guidelines for Gastric Cancer，2016.

■ Japanese Gastric Cancer A. Japanese gastric cancer treatment guidelines 2014（ver.4）.Gastric Cancer：official journal of the International Gastric Cancer Association and the Japanese Gastric Cancer Association，2017，20（1）：1−19.

■ Chen W，Zheng R，Baade PD，et al. Cancer statistics in China，2015.CA：A Cancer Journal for Clinicians，2016，66（2）：115−132.

■ Tian SB，Yu JC，Kang WM，et al. Combined Detection of CEA，CA 19-9，CA 242 and CA 50 in the diagnosis and prognosis of resectable gastric cancer.Asian Pacific Journal of Cancer Prevention：APJCP，2014，15（15）：6295−6300.

◎ 胃肠道间质瘤

1. 概述

- 胃肠道间质瘤（gastrointestinal stromal tumors，GIST）过去多被称为胃平滑肌（肉）瘤，是胃肠道间叶组织肿瘤的一种，具有潜在恶性倾向。其来源于胃肠道神经丛的Cajal细胞（interstitial cells of Cajal），由c-Kit或PDGFRA基因突变造成，其中c-Kit突变占80%~85%，PDGFRA突变占7%，野生型占10%~15%。野生型GIST指的是病理诊断符合GIST，但分子检测无c-Kit/PDGFRA基因突变者。约85%的儿童GIST和10%~15%的成人GIST为野生型GIST。根据是否有SDHB表达缺失，野生型GIST大致可分为两大类：①SDH缺陷型GIST，包括SDHA突变型、散发性GIST、Carney三联征相关性及Carney-Stratakis综合征相关性；②非SDH缺陷型GIST，包括BRAF突变、Ⅰ型神经纤维瘤病（NF1）相关性、K/N-RAS突变及四重野生型（quadruple WTGIST）。

- GIST占胃肠道肿瘤的2%左右，可发生在胃肠道各个部位。其中，60%~70%在胃，10%~25%在小肠，5%~16%在结直肠，不到1%在食管。胃间质瘤可见于胃任何部位，但80%发生在胃近侧端。发病年龄多在40~80岁，无性别差异。可单发也可多发，大小从1cm以下到20cm以上不等，如果肿瘤生长速度较快，体积较大可造成瘤体内出血、坏死及囊性变。并在黏膜表面形成溃疡。

- GIST生长方式可以分为三种类型，①胃内型（60%），肿瘤位于黏膜下；②胃外型（30%），肿瘤位于浆膜下；③壁间型（10%），肿瘤位于平滑肌间。胃间质瘤的主要转移途径为血行转移，常见的转移器官为肝脏，其次为肺脏。淋巴结转移不多见。

2. 组织学

- 依据瘤细胞的形态通常将GIST分为3类：梭形细胞型（70%）、上皮样细胞型（20%）和梭形细胞-上皮样细胞混合型（10%）。少数病例可含有多形性细胞，常见于上皮样GIST内。间质可呈硬化性，尤见于伴有钙化的小肿瘤，偶可呈黏液样。

3.病理学

■ 推荐用于GIST鉴别诊断的病理指标包括：CD117、DOG1、CD34、a-SMA、S-100、desmin、琥珀酸脱氢酶B（SDHB）和Ki67，对于野生型GIST，可酌情增加SDHA或其他指标如检测BRAF基因V600E突变的抗体，免疫组化检测建议加用含上述抗体阳性反应组织的对照芯片。CD117阳性率为94%～98%，DOG-1阳性率为94%～96%，CD117与DOG-1具有高度一致性。多数梭形细胞GIST（特别是胃GIST）表达CD34，但在上皮样GIST中的表达不一致，在小肠GIST中CD34可为阴性。在常规工作中，推荐联合采用上述3项标志物。GIST病理诊断思路如图3-7所示。

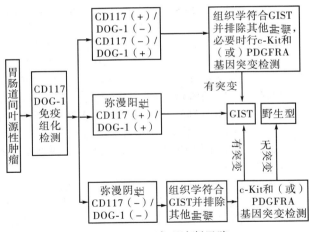

图3-7　GIST病理诊断思路

注：需要结合肿瘤原发部位及组织形态学特征，在排除其他类型肿瘤（如平滑肌瘤、神经鞘瘤和纤维瘤后），可慎重做出野生型的诊断

4.临床表现

■ 胃肠道间质瘤的早期症状不典型、无特异性。

■ 消化系统症状：主要包括上腹部疼痛或不适、恶心、呕吐及食欲减退等不特异症状。

■ 上消化道出血：因肿瘤血供丰富，很多病人以上消化道出血为第一症状就诊，出血量较大时，需要急诊手术止血。

■ 消化道梗阻：肿瘤较大时可造成消化道不完全/完全梗阻症状。

■ 腹部肿块：肿瘤较大时可在上腹或中腹触及包块。

5.辅助检查

■ 胃镜：胃间质瘤的内镜下表现为球形或半球形隆起，边界清楚，质地坚韧，表面光滑，呈结节状或分叶状。黏膜完整，色泽正常，基底宽。由于肿瘤位于胃壁固有肌层，因此内镜活检的阳性率较低。肿瘤较大时，边界常不甚清晰，呈结节状或不规则隆起，表面糜烂、溃疡多见且较大，常伴有出血。周边黏膜可呈结节状或颗粒状浸润表现，桥状皱襞常不明显，用活检钳触之较固定，质韧且硬。

■ 超声胃镜：可显示与组织学对应的消化道管壁结构，这些层次结构的改变对胃肠道黏膜下肿瘤的诊断具有很高敏感性。可确定肿瘤来源部位和浸润程度，并与其他上消化道病变进行鉴别，对诊断GIST有较大的意义。配合超声内镜引导下的细针穿刺诊断的GIST准确性更高，并避免了经皮穿刺活检引起腹膜种植的可能。超声胃镜已被公认为上消化道黏膜下隆起性病变的首选检查方法。

■ 腹部增强CT＋胃三维重建：CT可显示胃壁的厚度，可判断较大肿瘤有无中心坏死，向腔外发展的肿瘤有无与周围组织的浸润转移，同时还可观察有无转移灶等。较大的胃间质瘤因其坏死较多，故中央低密度现象更为常见。此外，可见肿瘤周围组织器官挤压移位表现。胃三维重建可进一步明确肿瘤物形态、大小、位置、密度、内部结构、有无浸润周围脏器等，CT检查被认为是临床对肿瘤危险度分级、设计治疗方案和评估预后所不可缺少的方法。

- ¹⁸FDG-PET/CT：CT、MRI等影像学方法只是评估肿瘤的大小，肿瘤的密度以及肿瘤内的血管分布，不能反映肿瘤的代谢情况，用18-氟脱氧葡萄糖的PET检查可以弥补以上物理学检查的不足，它的原理是胃肠道间质肿瘤是一种高代谢的肿瘤，利用肿瘤内强烈的糖酵解反应摄取高密度的18-氟脱氧葡萄糖跟踪显影，对早期转移或者复发比CT敏感，并且在评估肿瘤对化疗药物的反应时明显优于其他物理学检查方法，PET与CT联合扫描方法能同时评估肿瘤的解剖和代谢情况，对肿瘤的分期以及治疗效果的评估优于CT。

- 腹部超声：可探及实性包块，病变回声不均质，小病变可为均质，内部多为低回声，囊性变或者液化可见相应表现。多普勒显示其内血流丰富，多为低阻低速动脉频谱。与胃肠道相通时，可见边缘或肿块内气体样强回声，偶见气液流动。该检查具有安全、费用低、无损伤、无痛苦等特点，易被患者所接受。且其能清楚提供肿瘤大小及其与周围组织的关系，对鉴别肿瘤的良恶性具有一定意义。但肿瘤位置、受肠道气体和腹部脂肪影响较大。

- MRI：胃肠道间质瘤的MRI信号无特征性改变，但MRI可清楚显示肿块坏死、囊变区、黏液样变性区、出血区的范围，有助于肿块良恶性的判别；MRI可多方向成像，多种成像序列联合应用，比CT更能显示肿块与周围结构的关系，特别是瘤体较大时，或肿瘤以蒂与胃壁相连时，MRI对肿块定位更有优势。缺点是成像较慢，受呼吸运动影响，腹部MRI伪影较多，对比度比CT低。以CT为基础，MRI作为补充，对确定肿块的来源与良恶性的判断有重要意义。

- X线钡餐检查：多表现为凸向胃腔的透光影，肿瘤形态一般比较规则，为类圆形，很少显示分叶状。瘤体表面光滑、基地胃壁较柔软。有以下三个特征性现象：①桥状皱襞：肿瘤附近的胃黏膜纹部分爬向肿瘤表面，但未到其顶端时及展平、消失。②脐样溃疡，在肿瘤的顶端可见边缘整齐的圆形充盈缺损，有时在充盈缺损的中心可见典型的脐样溃疡龛影。直径多在0.5~1.0cm。③吻触现象：较大的肿瘤有时与对侧胃壁发生部分接触，在造影片上显示不规则地图样环形钡影。

- 基因检测：推荐检测KIT基因和PDGFRA基因的突变状况，至少包括KIT基因第9、11、13、17外显子和PDGFRA基因第12、18外显子，上述位点未检测到基因突变者，有条件的实验室可以加做KIT和PDGFRA基因的其他外显子，或加做BRAF和SDH基因检测，或选择下一代测序技术进行筛查。目前二代基因测序（next generation sequencing，NGS）与液体活检（liquid biopsy）在GIST领域中应用的报道较少，发现其可检测到少见突变类型，并可能提早发现继发基因突变，具有潜在的可应用性，鉴于NGS和液体活检的可靠性和临床价值尚有待进一步评估，推荐NGS与液体活检可用于探索性研究。

6.诊断要点

- 患者存在中上腹不适、恶心、呕吐或黑便、血便等消化系统非典型性症状。

- 肿瘤较大时，查体可扪及腹部肿块。

- （超声）胃镜、CT等辅助检查提示，胃占位性病变，黏膜下来源及肿物大小、位置、形态等。

7.鉴别诊断

- 胃癌：特别是中晚期隆起型胃癌需要与胃间质瘤相鉴别。胃癌一般范围较大，而且形态不规则，呈菜花样，黏膜表面粗糙，凹凸不平，常有溃疡出血。胃镜活检多能确诊。

- 异位胰腺：异位胰腺通常被称为迷走胰腺或者副胰腺，是正常胰腺以外孤立的胰腺组织，与正常胰腺之间没有任何解剖和血管关系，具有自身独立的神经支配和血液供应，属于一种先天性疾病。男性比女性容易发病，可发生于任何年龄段，且好发于胃窦大弯。

一般经超声内镜即可鉴别。

- 胃神经鞘瘤：胃神经鞘瘤（gastric schwannoma，GSs）起源于胃肠道壁肌间Auerbach神经丛神经鞘Schwann细胞，神经鞘细胞，极少见，约占胃肠道神经瘤的0.2%。胃GIST与GSs的临床特征非常相似，B超、CT和纤维胃镜等检查虽可以做出定位诊断，但定性诊断很难。鉴别诊断需依赖病理及免疫组化检测。

- 胃平滑肌瘤：胃平滑肌瘤是起源于平滑肌组织的良性肿瘤，是最常见的间质性良性胃部肿瘤。因直径＜2cm的平滑肌瘤无任何临床症状，其实发病率很高。早期手术治疗预后良好。严重者可表现出血、腹痛、腹胀、腹部包块等，其中出血为最常见的症状。鉴别诊断需依赖病理及免疫组化检测。

- 胃外肿物或脏器压迫：胃外肿物压迫其隆起形态与大小多不恒定，边界不清晰。向胃内充气后，可见隆起明显。抽出气体后，隆起则缩小或消失。表面黏膜完整，外观正常，用钳触之无黏膜下滚动感。超声内镜、CT等即可鉴别。

8.治疗

- 手术治疗：GIST的诊疗模式已经发展为以外科治疗为主并联合内科、病理科、消化内镜、肿瘤科和影像科等在内的多学科综合诊治模式。外科手术切除仍是GIST最主要和最有效的治疗手段。手术的关键在于完整切除肿瘤及其包膜，遵循无瘤原则，注意避免肿瘤破溃播散，导致腹腔种植等远处转移。可根据肿瘤的部位进行选择性局部切除、近端或远端胃切除及全胃切除术，切除线应距离肿瘤2cm以上，且病理检查切缘阴性。GIST很少沿淋巴结转移，因此一般不主张常规扩大切除范围或系统性淋巴结清扫。在有经验的医疗中心，可以根据肿瘤部位和大小考虑进行腹腔镜手术切除。术中必须使用"取物袋"，特别注意避免肿瘤破裂播散。具体手术方式因肿瘤位置不同而有所差异。

- 内镜下切除：GIST大多呈管腔内生长且较少发生淋巴

结转移。因此，对于极低风险及低风险的小GIST可考虑行内镜下切除。但内镜切除过程中存在瘤体破损后肿瘤细胞进入腹腔播散的风险，以及切除深度和范围无法确保手术后无病灶残留的风险。因此，在选择内镜切除时应该严格掌握适应证且须规范操作，推荐在内镜治疗技术成熟的单位由具丰富经验的内镜医师开展GIST的内镜下切除。

- 药物治疗：GISTs是迄今为止靶向药物治疗最成功的实体肿瘤。病理证实为GIST且肿瘤较大难以切除的GIST，以及术后病理危险度分级为中、高危的GIST均需进行分子靶向治疗以期缩小肿瘤体积、控制肿瘤进一步发展以获得手术切除机会，或防止术后复发、转移。推荐甲磺酸伊马替尼辅助治疗的剂量为400mg/d。对于接受标准剂量的甲磺酸伊马替尼治疗后出现疾病进展者，建议增加甲磺酸伊马替尼剂量或换用苹果酸舒尼替尼治疗。甲磺酸伊马替尼与苹果酸舒尼替尼治疗后均进展的GIST患者，建议参加新药临床研究或者考虑给予之前治疗有效且耐受性好的药物进行维持治疗。作为GIST三线治疗药物，瑞戈非尼（regorafenib）用于治疗伊马替尼与舒尼替尼失败的GIST，可以改善无进展生存期。胃间质瘤对传统化疗药物不敏感。

- c-Kit/PDGFRA基因突变与分子靶向治疗疗效的相关性：一般认为c-Kit/PDGFRA的突变类型可以预测伊马替尼的疗效，其中c-Kit外显子11突变者的疗效最佳；而PDGFRA D842V和D846V突变可能对伊马替尼和舒尼替尼治疗原发性耐药。舒尼替尼二线治疗原发c-Kit外显子9突变和野生型GIST患者的生存获益优于c-Kit外显子11突变患者；治疗继发性c-Kit外显子13、14突变患者的疗效优于继发c-Kit外显子17、18突变。

9.预后

- 2018最新版指南对GIST的生物学行为预测表格进行了更新，摒弃了之前采用的按照胃GIST和小肠GIST分列的方式，而改用为按照胃GIST和非胃GIST分列的方式，并对其中的部分预测转移风险数据加以更新调整。虽然KIT或PDGFRA基因的特定突变类型与GIST肿瘤表型存在一定相关性，但基因突变分析不能用于肿瘤的个体化生物学行为预测（表3-7、表3-8）。

表3-7　2018版指南中胃GIST的生物学行为预测表格

肿瘤直径	核分裂象计数	预测的生物学行为（转移率）
≤2 cm	≤5/50 HPF	0
≤2 cm	>5/50 HPF	0
>2 cm，≤5 cm	≤5/50 HPF	1.9%
>2 cm，≤5 cm	>5/50 HPF	16%
>5 cm，≤10 cm	≤5/50 HPF	<3.6%
>5 cm，≤10 cm	>5/50 HPF	55%
>10 cm	≤5/50 HPF	12%
>10 cm	>5/50 HPF	86%

注：基于小样本回顾性数据 HPF（High-Power Field）：高倍镜视野

表3-8　2018版指南中非胃GIST的生物学行为预测表格

肿瘤直径	核分裂象计数	预测的生物学行为（转移率）
≤2 cm	≤5/50 HPF	0
≤2 cm	>5/50 HPF	50%~54%
>2 cm，≤5 cm	≤5/50 HPF	1.9%~8.5%
>2 cm，≤5 cm	>5/50 HPF	50%~73%
>5 cm，≤10 cm	≤5/50 HPF	24%
>5 cm，≤10 cm	>5/50 HPF	85%
>10 cm	≤5/50 HPF	34%~52%
>10 cm	>5/50 HPF	71%~90%

注：基于小样本回顾性数据 HPF（High-Power Field）：高倍镜视野

10.随访

■ 对于转移或者复发、不可切除以及术前治疗的患者、正在行靶向药物治疗的患者及术后患者应尽可能收集包括病理学诊断、基因检测、影像学、手术方式等资料，且均应建立完整的病例档案，进行系统的随访。

- GIST独特发病机制和靶向药物成功的应用使其成为肿瘤精准医疗的经典模型，外科治疗在GIST的治疗中发挥不可替代的重要作用。目前我国GIST治疗逐渐规范化，逐步实现GIST的标准化、规范化、微创化、个体化的精准治疗。

（康维明　朱长真）

参 考 文 献

- Kang W M, Yu J C, Ma Z Q, et al. Laparoscopic-endoscopic cooperative surgery for gastric submucosal tumors［J］.World Journal of Gastroenterology, 2013, 19（34）:5720-5726.
- 杨健, 于健春, 马志强, 等.胃肠道间质瘤558例临床病理特征及预后分析［J］.中华外科杂志, 2015, 53（4）:274-279.
- 曹晖, 高志冬, 何裕隆, 等.胃肠间质瘤规范化外科治疗中国专家共识（2018版）［J］.中国实用外科杂志, 2018, 38（9）:965-973.
- 赵刚, 汪明.NCCN《软组织肉瘤临床实践指南（2018年第1版）》胃肠间质瘤内容更新介绍与解读［J］.中国实用外科杂志, 2018, 38（5）:515-519.
- Mehren M V, Randall R L, Benjamin R S, et al. Soft Tissue Sarcoma, Version 2.2018, NCCN Clinical Practice Guidelines in Oncology［J］. Journal of the National Comprehensive Cancer Network:JNCCN, 2018, 16（5）:536-563.

◎ 小肠肿瘤

1.概述

- 小肠肿瘤发病率较低，约占胃肠道肿瘤的2%。
- 小肠肿瘤早期发现困难，症状不特异，容易延误治疗。

2.分类

- 良性肿瘤：腺瘤、平滑肌瘤、脂肪瘤、纤维瘤、血管瘤。
- 恶性肿瘤：腺癌、淋巴瘤、平滑肌肉瘤、神经内分泌肿瘤。
- 潜在恶性肿瘤：胃肠道间质肿瘤。

3.临床表现

- 小肠肿瘤症状并不特异，因此诊断较困难。
- 腹痛：最常见的症状，可为隐痛、胀痛和绞痛，伴发肠梗阻时明显。
- 消化道出血：可为便潜血阳性或黑便，也可表现为大量便血。持续慢性失血时，可出现贫血。
- 肠梗阻：多数为慢性肠梗阻，也可表现为急性肠梗阻。原因多为肿瘤生长引起管腔狭窄、肿瘤引起的肠套叠或肿瘤侵犯压迫相邻肠管。
- 腹部包块：较大的小肠肿瘤可通过腹部触诊摸及，往往活动度较大，位置不固定。
- 消化道穿孔：多见于恶性肿瘤，急性穿孔导致腹膜炎，慢性穿孔则形成肠瘘。
- 类癌综合征：少部分神经内分泌肿瘤可出现类癌综合征，多见于伴有肝转移的患者。

4.体格检查

- 腹部包块：往往活动度较大，位置不固定。
- 肿瘤合并穿孔时可有局限性腹膜炎。
- 肿瘤合并肠梗阻时可有肠梗阻征象：肠鸣音亢进或减弱，气过水音等。

5.辅助检查

- 实验室检查：便潜血可呈阳性；腺癌可伴有CEA、

CA19-9升高；神经内分泌肿瘤患者可有血5-羟色胺升高。

- X线钡餐造影：肿瘤突向腔内时可见充盈缺损；有梗阻时，近端肠管扩张，显示狭窄部位。但肠梗阻较重时不可行钡餐检查，可能加重梗阻。
- 增强CT＋小肠三维重建：可清楚显示肿瘤大小、血供、肠段位置、与毗邻结构关系、有无脏器转移等。
- 纤维小肠镜或胶囊内镜可全面检查肠道，直视下探及肿瘤，并取活检明确诊断。有梗阻时不可行胶囊内镜。
- 生长抑素显像：怀疑神经内分泌肿瘤时应用。

6.诊断要点
- 临床表现。
- 影像学检查或内镜发现占位。

7.治疗原则
- 手术切除病灶是唯一有效的治疗方法。
- 良性肿瘤可根据肿瘤大小和在肠壁的位置确定切除范围。肿瘤小、带蒂、位于系膜对侧者，可行肠壁楔形切除。肿瘤较大或位于肠壁系膜缘，可行肠段切除。肿瘤较大，有坏死或合并溃疡，该区肠系膜淋巴结肿大，难以与恶性肿瘤鉴别者，按恶性肿瘤处理。
- 恶性肿瘤应行根治切除术，将肿瘤连同邻近肠管系膜及区域淋巴结整块切除。为清除区域淋巴结，小肠可做较广泛的切除，一般两端各距肿瘤不少于10～15cm为宜。若肿瘤已与周围组织浸润固定难以切除时，可行短路手术以缓解梗阻。
- 术后根据病理给予化疗、放疗等。

（叶 欣）

◎ 炎性肠病

■ 炎性肠病（inflammatory bowel disease，IBD）一词专指病因未明的炎症性肠病，包括克罗恩病（crohn disease，CD）和溃疡性结肠炎（ulcerative colitis，UC）。

克罗恩病

1.概述

■ 克罗恩病（crohn disease，CD）是一种病因不明的胃肠道慢性炎性肉芽肿性疾病。病变多见于末段回肠和邻近结肠，但从口腔到肛周区域的任何部分胃肠道均可受累，呈阶段性或跳跃性分布。遗传、环境、感染等诸多因素综合作用后导致的免疫功能紊乱，最终表现为反复发作的肠道炎症、溃疡和全身症状。发病以年轻者居多，发病年龄多在15～30岁，但首次发作可出现在任何年龄组，女性多于男性。此病多见于美国、西欧和东北欧。2003～2007年我国克罗恩病平均发病率及患病率分别为1.21/10万与2.29/10万，高于1950～2002年相应数据（0.28/10万与1.38/10万），并有逐年上升趋势。

2.临床表现

■ 一般起病常较缓慢，病史多较长。

■ 胃肠道症状：腹痛、腹泻最为常见，为不成形稀便，但很少有脓血便。腹痛常位于右下腹或脐周，一般为痉挛性痛，多不严重，常伴有局部轻压痛。

■ 并发症：肠梗阻症状，但多为不完全性；慢性溃疡穿孔，肠内瘘和粘连形成时可出现腹部包块；出血，部分患者可有便血，一般量不多；潜在恶性病变。

■ 胃肠道外症状：眼虹膜炎、葡萄膜炎；皮肤结节性红斑、坏死性脓皮病；游走性关节炎等。

■ 全身症状：低热、体重下降，在病情活动的患者可能有恶病质表现伴有间歇高热。

3.体格检查

- 腹部压痛：右下腹、脐周最常见。
- 合并肠梗阻，腹部可见到肠型、肠鸣音亢进等部分肠梗阻表现。
- 腹部包块：提示腹腔内有粘连成团的肠袢或腹内脓肿的可能。
- 肛管病变：可有肛瘘、肛周脓肿、肛裂，常见于大肠有病变的患者。

4.辅助检查

- 血液检查：可以存在不同程度的血红蛋白和清蛋白降低，免疫球蛋白增高，红细胞沉降率增快，部分维生素和微量元素降低；急性期还可以存在血白细胞升高、C反应蛋白升高等，但均无特异性诊断意义。
- 自身抗体检测：血中外周型抗中性粒细胞胞浆抗体（anti-neutrophil cytoplasmic antibodies，p-ANCA）和抗酿酒酵母抗体（anti-saccharomyces cerevisiae antibodies，ASCA）分别为UC和CD的相对特异性抗体，同时检测这两种抗体有助于UC和CD的诊断和鉴别诊断。
- 小肠气钡双重造影及钡灌肠：早期表现为黏膜面粗糙，可见肠黏膜上口疮样改变；疾病进展后典型表现为肠黏膜呈鹅卵石样形象，病变呈跳跃式，有多处肠腔狭窄，近端肠管扩张，而狭窄部呈线状征。
- CT和CT小肠造影：有助于评估小肠及肠外并发症（如腹腔内脓肿），如果临床上担心存在并发脓肿，应将CT小肠造影作为小肠的主要检查。
- 内镜检查：病变呈典型的跳跃性分布，病变肠段间存在正常黏膜。发现黏膜线性溃疡、鹅卵石样改变、肠管狭窄、瘘管存在等均提示克罗恩病。

5.诊断要点

- 慢性腹痛、腹泻和肛周病变。
- 全身症状：发热、乏力、体重下降等。
- 小肠气钡造影或钡灌肠可见多发、跳跃性病变，呈节段性炎症伴僵硬、狭窄，裂隙状溃疡、假息肉和鹅卵石样改变。

■ 结肠镜检查见结肠和末端回肠跳跃性病变，黏膜线性溃疡、鹅卵石样改变，活检病理见肉芽肿结节。

6.临床分类系统

■ 目前临床上最常用的是2005年世界胃肠病大会制定的蒙特利尔分类（表3-9）。分类是基于年龄（A）、病变部位（L）及病变状态（B）。

表3-9　蒙特利尔CD分类

项　目	蒙特利尔分类（2005）
年龄	A1＜16岁
	A2 17～40岁
	A3＞40岁
部位	L1 末段回肠
	L2 结肠
	L3 回结肠
	L4 孤立性上消化道病变
病变	B1 没有狭窄及穿孔
	B2 狭窄
	B3 穿孔
	B4 肛周

7.鉴别诊断

■ 克罗恩病应与肠易激综合征、乳糖不耐受、肠结核、感染性结肠炎、溃疡性结肠炎相鉴别。

8.治疗原则

■ 克罗恩病无确切的治愈方法，以内科治疗控制临床症状为主。手术切除病变肠管后复发率较高，仅当存在严重并发症时才考虑实施外科手术治疗。

■ 内科治疗

➢ 全身支持治疗，行为与心理辅导。

➢ 药物治疗。常选择抑制炎症反应和免疫反应的药物，以及非特异性止泻药物、肠道抗菌药物和生物治疗，常用药物包括水杨酸柳氮磺吡啶、肾上腺皮质激素、6-巯基嘌呤、环孢霉素A、甲硝唑以及英夫利西单抗等。

➢ 营养支持。营养不良的CD患者需要在摄入正常食物的基础上加用肠内营养（经口或经管饲的流质食物），以改善患者的营养状况。此外，在缓解活动性克罗恩病患者方面，肠内营养也具有一定的作用，但糖皮质激素似乎更加有效。欧洲临床营养和代谢学会的指南推荐使用肠内营养治疗活动性克罗恩病，主要是在糖皮质激素治疗不可行时。系统评价表明，不同配方成分的营养补充剂（要素型、半要素型和多聚体型）在诱导克罗恩病患者缓解方面的作用并无差异。

■ 外科治疗

➢ CD的手术治疗常常仅是对其并发症进行处理，且术后疾病复发率相当高，并不能治愈疾病本身。手术适应证包括：肠梗阻、腹腔内脓肿、肠内瘘或外瘘、肠穿孔腹膜炎、消化道持续出血或大出血、怀疑结直肠恶性肿瘤。

➢ 手术方式

✧ 病变肠管切除吻合手术：肠管切除范围应根据病变范围而定，对病灶局限或多发病变比较集中者可行单一肠段切除，否则宜分段切除以保留足够的小肠。病变范围较广者只宜切除明显狭窄或发生肠瘘的肠段，过多的切除将产生短肠综合征，还要考虑术后仍有复发的可能，需要再次手术。长期以来对于病变两端正常肠管的切除范围一直存在争议，近年来多项研究表明正常肠管的切除范围与克罗恩病术后是否复发无关，支持局限性切除，而扩大切除实无必要，因而建议手术切除近侧和远侧的正常肠管3cm。在吻合方式的选择方面，因侧侧吻合后肠腔较大，梗阻的可能性较低，再手术率也相应较低。

✧ 病变肠段旷置转流术（短路手术）：对于高龄、

协和临床外科手册

245

全身情况不佳、肠管粘连或较大炎症肿块、手术耐受较差者，可考虑实施短路手术，术后根据情况决定是否加行 II 期肠切除吻合术。

　❖ 狭窄成形术：适用于单个或多个较短的纤维性狭窄或既往多次肠段切除，有短肠综合征风险的患者。狭窄成形术可能增加吻合口瘘，复发率也更高，对其运用需慎重。狭窄较短者可沿纵轴切开后横向缝合（Heineke-Mikulicz手术）；狭窄段较长者可纵向切开后做长的侧-侧吻合缝合（Finney成形术）。

溃疡性结肠炎

1.概述

■ 溃疡性结肠炎（ulcerative colitis，UC）是发生在结、直肠黏膜层的一种弥漫性的炎症性病变，其病因不明。溃疡性结肠炎的肠壁炎症主要局限在黏膜层和黏膜下层，最常累及乙状结肠和直肠，也可以表现为全结肠甚至末端回肠受累。溃疡性结肠炎在北美和欧洲等地区比较常见，在我国既往发病率较低，但近年来呈现逐渐增多的趋势。

2.临床表现

■ 依据起病缓急和病程演进情况，溃疡性结肠炎的临床表现可以划分为初发型、慢性复发型、慢性持续型和暴发型。

■ 大多数溃疡性结肠炎患者属慢性复发型，起病缓，腹泻轻，在一段时间内腹泻、脓血便、下腹痛可有加重，未经治疗或仅经一般性对症治疗后，腹泻腹痛等症状好转或消失，大便基本恢复正常。

■ 慢性持续型患者腹泻、脓血黏液便、腹痛等症状长时期存在，无明显缓解期，体重显著下降，营养明显不良。青少年患者出血生长迟缓。

■ 暴发型溃疡性结肠炎约占全部患者的10%，发病突然，腹泻次数每日可达20次以上，水样便，有血、黏液及脓，下坠及里急后重感明显。由于重度腹泻，患者表现脱水、低血钾、低蛋白血症、贫血以及发热中毒、消耗症状。

- 结肠外症状：坏疽性脓皮病、结节性红斑、肝功能损害、眼并发症和关节炎等。
- 并发症：结肠穿孔、消化道大出血、假性息肉形成、中毒性巨结肠、结直肠狭窄和癌变等。

3.辅助检查

- 血液检查：重型溃疡性结肠炎患者可能存在贫血、ESR升高（≥30mm/h）、低白蛋白以及由腹泻和脱水所引起的电解质异常。
- 自身抗体检测：参考本书克罗恩病章节。
- 钡灌肠：早期可无阳性所见，随着病程的发展可以有以下表现：结肠黏膜不整齐、结肠袋消失、肠管僵直、缩短扩张性差、肠壁呈锯齿状（小溃疡）或明显溃疡龛影，多发性息肉阴影等。
- 纤维结肠镜：诊断溃疡性结肠炎的主要手段，病变部位黏膜明显充血、水肿、增厚，呈颗粒状，轻触时黏膜很脆，极易出血。活检病理表现为慢性炎症，活动期可见隐窝炎、隐窝脓肿相对特异。

4.诊断要点

- 2012年广州IBD诊断与治疗的共识中指出在除外感染性结肠炎、缺血性结肠炎、CD及放射性结肠炎后，按以下标准进行诊断。
  - ➢ 疑诊：典型腹泻、腹痛、脓血便等临床表现者。
  - ➢ 临床拟诊：具备典型结肠镜和（或）影像学特点者。
  - ➢ 临床确诊：具备黏膜活检和（或）手术切除标本组织病理学特征者。

5.临床分级系统

- 依据病情的严重程度分为轻度、中度和重度。对UC严重程度进行分级的重要意义在于判断预后以及指导治疗。目前临床上最常用的是2005年在蒙特利尔举办的世界胃肠病大会上提出的Montreal严重度分级

（表3-10）。

表3-10　Montreal严重度分级

严重度		定　义
S0	临床缓解	无症状
S1	轻度UC	排便≤4次/天（有/无血便），无全身症状，炎性指标如ESR正常
S2	中度UC	排便＞4次/天，伴轻度全身中毒症状
S3	重度UC	血便≥6次/天，心率≥90次/分，体温≥37.5℃，Hb≥105g/L，ESR≥30mm/h

6.鉴别诊断

- 溃疡性结肠炎需与以下疾病相鉴别，包括克罗恩病、感染性结肠炎、肠结核、真菌性肠炎、缺血性结肠炎、放射性肠炎、嗜酸细胞性肠炎或巨细胞病毒（CMV）感染等。

7.治疗原则

- 内科治疗
  - 一线治疗活动期溃疡性结肠炎应用皮质激素和5-氨基水杨酸（5-ASA），缓解期应用柳氮磺胺吡啶和5-ASA。
  - 二线治疗可选用免疫抑制剂硫唑嘌呤、环孢素以及英夫利西单抗等。
- 外科治疗
  - 绝对手术指征：出血、穿孔、癌变和高度疑为癌变。相对手术指征：积极内科治疗无效的重度UC；内科治疗疗效不佳和（或）药物不良反应已严重影响生命质量。
  - 急诊手术方式：结肠次全切除加回肠末端造瘘是急性重症UC恰当的急诊手术方式。单纯结肠穿孔修补加近端肠造口转流，有时穿孔部位很难愈合，不推荐。UC合并大出血时应参考出血部位，全结肠切除和末端回肠造瘘术后残留的直肠仍然可能有难以制止的出血发生。如出血病变以直肠为主，应考虑一期行全结直肠切除回肠造口。

➢ 择期手术方式

◇ 全结直肠切除并回肠造口：治疗UC的传统手术方法，安全有效，远期并发症发生率较回肠储袋肛管吻合手术（ileal pouch-anal anastomosis，IPAA）低。

◇ 全结直肠切除和IPAA：是目前治疗UC的首选手术方式。在切除全部结直肠后，用末端回肠构建储袋与肛管吻合。可以分为一期、二期、三期手术完成。一期和二期IPAA手术的区别在于是否同时行近端回肠预防性转流造口。数据显示，即便在专门的IBD治疗中心，IPAA手术的吻合口瘘和盆腔感染发生率也达10%，预防性回肠造口可以明显降低吻合口瘘和盆腔感染的概率。下列情况时应选择三期IPAA手术：急诊重症UC；术前泼尼松用量超过20mg/d，或者术前使用糖皮质激素时间超过6周；可疑CD；重度营养不良。这些情况下分三期实施IPAA手术更为安全，即一期行结肠次全切除回肠造口，二期切除直肠并做IPAA和预防性回肠造口，三期关闭回肠造口。

（陆君阳）

参 考 文 献

■ 中华医学会消化病学分会炎症性肠病学组.炎症性肠病诊断与治疗的共识意见［J］.中华消化杂志，2012，32（12）：796-813.

◎ 肥胖症外科治疗

1.概述

- 目前，肥胖症已成为全球性公共健康问题。自20世纪50年代出现第1例减重手术以来，手术治疗肥胖症在全球范围内获得飞速发展。手术治疗是使病态肥胖症患者获得长期而稳定减重效果的唯一手段，同时能改善甚至治愈肥胖症相关代谢性疾病，尤其是2型糖尿病。2011年，国际糖尿病联盟（international diabetes federation，IDF）正式推荐代谢外科手术可作为肥胖症合并T2DM的治疗方法。

2.肥胖诊断标准和分级

- 肥胖的诊断以体重指数（body mass index，BMI）为指标，中国标准结合国人自身情况与WHO标准有所区别（表3-11）：

表3-11　肥胖诊断标准和分级

分　类	体重指数BMI（kg/m^2）	
	中国标准	WHO标准
体重过低	<18.5	<18.5
体重正常	18.5～23.9	18.5～24.9
超重	24.0～27.9	25.0～29.9
轻度肥胖	28～31.9	30～34.9
中度肥胖	32～36.9	35～39.9
重度肥胖	>37	>40

- 在《中国成人超重和肥胖症预防与控制指南》中，中国肥胖问题工作组将BMI结合腰围数值来判断相关疾病（高血压、糖尿病、血脂异常等）的危险程度（表3-12）。

3.肥胖手术治疗适应证

- 肥胖可给患者带来严重的心理和社会问题，并且会引

表3-12　中国成人超重和肥胖的体重指数和腰围界限值
　　　　　与相关疾病危险的关系

分　类	BMI（kg/m²）	腰围（cm）		
		男＜85 女＜80	男：85～95 女：80～90	男≥95 女≥90
体重过低	＜18.5	—	—	—
体重正常	18.5～23.9	—	增加	高
超重	24.0～27.9	增加	高	极高
肥胖	≥28	高	极高	极高

起糖尿病、高血压、高脂血症等代谢性疾病威胁人体健康。传统的运动疗法、饮食控制、药物治疗等保守治疗方法很难彻底有效治疗病态肥胖症患者，且容易出现体重反弹。手术治疗则是目前唯一能使重度肥胖患者获得长期稳定减重的方法，并且有效缓解甚至治愈其相关代谢合并症。

■ 肥胖患者的手术指征需结合肥胖程度、代谢合并症、内科治疗效果、患者知情同意和依从性等多方面因素，在《中国肥胖病外科治疗指南（2007）》中，根据国人的具体情况提出以下手术指征：

➢ 有以下①～③之一者，同时具备④～⑦情况的，可考虑行外科手术治疗。反之则不建议行手术治疗。①确认出现与单纯脂肪过剩相关的代谢紊乱综合征，如2型糖尿病、心血管疾病、脂肪肝、脂代谢紊乱、睡眠呼吸暂停综合征等，且预测减重可以有效治疗。②腰围：男≥90cm，女≥80cm。血脂紊乱：TG（三酰甘油）≥1.70mmol/L；和（或）空腹血HDL-Ch（高密度脂蛋白胆固醇）：男性＜0.9mmol/L，女性＜1.0mmol/L。③连续5年以上稳定或稳定增加的体重，BMI≥32kg/m²（应指患者正常情况下有确认记录的体重及当时的身高所计算的系数，而如怀孕后2年内等特殊情况不应作为挑选依据）。④年龄16～65岁。65岁以上者，由于肥胖相关的并发症顽固且复杂，应根据术前各项检查权衡手术利弊，再决定手术与否。⑤16岁以下青少年患者要综合考虑肥胖程度、对学习和生活的影响以及是否有家族遗传性肥胖病史、本人意愿。⑤经非手术治疗疗效不佳或不能耐受者。⑥无酒精或药物依赖性，无严重的精神障碍、智力障碍。⑦患者了解减肥手术术式，理解和接受手术潜在的并发症风险；理解术后生活方式、饮食习惯改变对术后恢复的重要性并有承受能力，能积极配合术后随访。

4.肥胖及2型糖尿病外科诊疗流程

- 2014年中国医师协会外科医师分会肥胖和糖尿病外科医师委员会参照我国以往专家指导意见和共识，以及美国和其他西方国家各版指南，吸收并采纳我国近年来这一领域的相关文献，并根据我国现状及人群的体质特点撰写了《中国肥胖和2型糖尿病外科治疗指南（2014）》，并提出了肥胖及2型糖尿病外科诊疗流程（图3-8）。

5.肥胖常用的手术方式（图3-9）

- 减重代谢外科历经数十年发展出现了多种术式，基本原理在于限制摄入和减少吸收两方面。随着腹腔技术的发展成熟和广泛应用，其在术后早期的病死率及并发症发生率方面明显低于开腹手术，故强烈推荐腹腔镜手术。目前较多应用的术式有四种：腹腔镜Roux-en-Y胃旁路术（laparoscopic Roux-en-Y gastric bypass，LRYGB）、腹腔镜胃袖状切除术（laparoscopic sleeve gastrectomy，LSG）、腹腔镜可调节胃束带术（laparoscopic adjustable gastric banding，LAGB）、胆胰分流并十二指肠转位术（bilio pancreatic diversion with duodenal switch，BPD-DS）。

- LRLGB：LRYGB是目前最常用、有效的术式。其减重效果显著，对糖尿病及其他代谢合并症改善程度较高，在西方国家作为首选术式。根据西方国家大样本荟萃分析报道，RYGB术后1年多余体重减少百分比（%EWL）为65%～70%，T2DM缓解率为80%～85%。

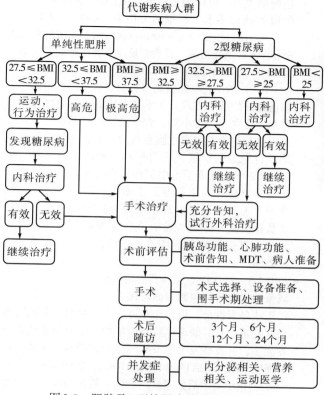

图 3-8　肥胖及 2 型糖尿病外科诊疗流程图

　　但手术难度相对较大，对于手术经验和技巧要求较高，术后并发症发生率也相对其他术式稍高，其吻合口溃疡、胃食管反流等术后并发症的发生率约为5%，手术相关病死率约为0.5%。因国人胃部疾病发生率较高，此手术旷置的胃大囊检查受很多限制，如胃镜无法进入等，故应慎重采用。

- LSG：LSG以减少胃容积为主，并改变部分胃分泌激素的水平，对糖尿病及其他代谢合并症改善程度较好，可作为独立手术应用。其创伤相对较小，并保持胃肠道解剖关系，可作为重度肥胖（BMI＞50）患者第一阶段的减重手术。根据西方国家大样本荟萃分析报道，SG术后1年%EWL为30%～60%，T2DM缓解率约为65%。术后消化道漏、胃食管反流等并发症的发生率约为3.3%，手术相关病死率＜0.5%。

- LAGB：LAGB为单纯限制胃容积、减少摄食量而达到减重目的的手术方式。手术要在胃的上部通过可调节胃束带建立一个胃小囊，大小限制在15ml左右。将连接束带的注水泵固定在腹直肌前鞘上，通过注水泵来调节胃束带的松紧，从而控制患者的食物摄入量。LAGB是所有减重手术中创伤最小的手术，不损伤胃肠道完整性，完全可逆，手术操作相对简便，并发症少，尤其是对年轻患者更为合适。但近年长期随访数据发现远期并发症，尤其与束带相关的并发症较多，且远期减重维持效果不佳，开展例数呈下降趋势。

- BPD-DS：BPD-DS以减少营养物质在肠道吸收为主，在减重和代谢指标控制方面均优于其他三种术式，可以纠正胰岛素抵抗，但操作难度较大，且随着共同肠道长度缩短，营养缺乏风险相应增加，术后营养相关发症多，并发症发生率及病死率均高于其他术式，建议谨慎采用。术后1年%EWL为70%，T2DM缓解率达到95%～100%。术后并发症的发生率约5.0%，手术相关病死率为1.0%。

- 肥胖症外科治疗患者的围术期管理应由多学科团队（MDT）进行，以减重外科医师、内分泌科医师和营养师为核心成员，同时根据患者具体情况邀请麻醉科、重症监护室、呼吸内科、心内科、精神心理科医师等专科医师联合组建，目的在于明确手术指征、手术禁忌证、手术风险评估以及术后短期管理和长期随访等。

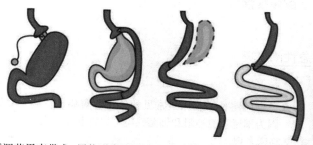

可调节胃束带术　胃绕道旁路手术　袖状胃切除术　胆胰十二指肠
Adjustable　　Roux-en-Y　Vertical Sleeve　开关术
Gastric Band　Gastric Bypass　Gastrectomy　Biliopancreatic
（AGB）　　（RYGB）　　（SVG）　Diversion with a
　　　　　　　　　　　　　　　　　　Duodenal Switch
　　　　　　　　　　　　　　　　　　（BPD-DS）

图3-9　肥胖常用的手术方式

（叶　欣　于健春）

参 考 文 献

- 《中国成人超重和肥胖症预防与控制指南》.
- 《中国肥胖病外科治疗指南（2007）》.
- 《中国肥胖和2型糖尿病外科治疗指南（2014）》.

急性阑尾炎

1.概述
- 急性阑尾炎是临床最常见的外科急腹症，发病主要原因为阑尾管腔梗阻和细菌感染，以青壮年好发。

2.临床表现
- **典型表现**：转移性右下腹痛的腹痛开始多在上腹、剑突下或脐周，后下移并固定于右下腹部。
- **胃肠道症状**：恶心、呕吐最为常见，早期多为反射性，晚期为腹膜炎引起麻痹性肠梗阻所致；炎症刺激排便增多，可导致腹泻、里急后重。
- **全身症状**：发热、乏力、头晕、头痛。

3.体格检查
- **右下腹压痛**：最常见、最重要的体征，通常位于麦氏点，因阑尾位置变异而改变；但压痛点固定。
- **腹膜刺激征**：壁层腹膜受到炎症刺激时的防御反应，表现为反跳痛和肌紧张。在小儿、老年、孕妇、肥胖、极度虚弱者或盲肠后位阑尾炎时，可不明显。
- **右下腹包块**：多为大网膜包裹病变阑尾所致，应考虑阑尾周围脓肿的可能。
- **其他间接体征**
  - ➢ 结肠充气试验（Rovsing征）：结肠气体进入盲肠，刺激炎症阑尾，加重疼痛。
  - ➢ 腰大肌试验：阳性表明阑尾位于盲肠后位、腰大肌前方。
  - ➢ 闭孔内肌试验：阳性表明阑尾靠近闭孔内肌。

4.辅助检查
- **血液检查**：大多数患者白细胞总数和中性粒细胞比例增高，与阑尾炎症的严重程度相关。单纯阑尾炎和老年患者可能正常。
- **尿液检查**：若尿中发现红细胞，提示阑尾可能靠近输尿管或膀胱。同时应考虑与输尿管结石相鉴别。

- 超声检查：可发现肿大阑尾或阑尾周围脓肿，同时与泌尿系及妇科疾病相鉴别。
- 腹平片：可见到盲肠扩张和液气平面，偶尔能看到粪石影。同时与消化道穿孔和肠梗阻相鉴别。
- CT：比腹平片更能清楚显示阑尾及周围器官情况。

5.诊断要点
- 转移性右下腹痛，或初始右下腹痛。
- 全身症状：发热，全身中毒症状如乏力、头痛等。
- 查体：右下腹固定压痛或伴有反跳痛、肌紧张。
- 白细胞计数增多。
- 超声或CT等提示阑尾肿大或周围炎症反应。

6.诊断评分系统
- 目前临床上存在多种用于急性阑尾炎的诊断评分系统，包括MANTRELS评分，PAS评分（儿童），AIR评分（表3-13），RIPASA评分，AAS评分，Alvarado评分等。其中，AIR评分是Andersson于2008年推出的，它包括CRP在内的7项参数，区分急性阑尾炎的能力更强。
  - ➤ AIR评分<4分对于非阑尾炎的敏感性高（0.96%），可用于排除阑尾炎的诊断。
  - ➤ AIR评分介于5～8分者提示阑尾炎可疑患者，需要进一步观察和检查。
  - ➤ AIR评分>8分对阑尾炎诊断的特异性高（99%），可诊断为阑尾炎。

表3-13　AIR评分

项　目	得　分
呕吐	1
右髂窝痛	1
反跳痛或肌紧张	
轻度	1
中度	2
重度	3
体温≥38.5℃	1

项　目	得　分
白细胞计数（10⁹/L）	
10～14.9	1
≥15	2
中性粒细胞比例（%）	
70～84	1
≥85	2
C反应蛋白（mg/L）	
10～49	1
≥50	2

7.鉴别诊断

■ 主要需考虑排除以下疾病（表3-14）。

表3-14　鉴别诊断

内　科	外　科	妇　科
急性胃肠炎	消化道溃疡穿孔	异位妊娠破裂
急性肠系膜淋巴结炎	肠梗阻	卵巢囊肿扭转
Meckel憩室炎	急性胆囊炎	卵巢滤泡或黄体破裂
局限性回肠炎	急性胰腺炎	急性盆腔炎
心胸疾病	输尿管结石	急性附件炎
炎性肠病	泌尿系感染	其他
其他	其他	

■ 常见鉴别诊断要点（表3-15）。

表3-15　鉴别要点

常见急腹症	问　诊	查　体	辅助检查
消化道穿孔	溃疡病史、发病突然	腹肌紧张强直	立位腹平片
肠梗阻	排气排便情况		立位腹平片
急性胰腺炎	胆囊结石病史	左上腹压痛	血AMY

常见急腹症	问　诊	查　体	辅助检查
泌尿系结石	腰痛、会阴放射痛	肾区叩痛	尿常规，泌尿系超声
妇科疾病	月经史		尿HCG，妇科超声

注：必要时请相关科室会诊！

8.治疗原则

- 原则上急性阑尾炎一经确诊，应早期进行阑尾切除术。
- 急性单纯性阑尾炎若条件允许也可以采用腹腔镜阑尾切除术。
- 非手术治疗适应以下情况
  - ➢ 一般情况差或因客观条件不允许，如合并严重心肺功能障碍时，可先行非手术治疗，密切观察病情变化。
  - ➢ 急性单纯性阑尾炎早期，药物治疗多有效，其炎症可吸收消退，也可不再复发。
  - ➢ 当急性阑尾炎已被延误诊断超过48小时，病变局限，已形成炎性肿块，也应采用非手术治疗，待炎症消退，肿块吸收后，再考虑择期切除阑尾。
  - ➢ 当炎性肿块转成脓肿时，应先行脓肿切开引流，再择期行阑尾切除。阑尾周围脓肿也可在CT引导下穿刺置管引流。
  - ➢ 急性阑尾炎诊断尚未明确，临床观察期间可采用非手术治疗。
  - ➢ 此外，非手术治疗还可以作为阑尾手术前准备。
- 特殊类型急性阑尾炎：对于小儿、老年人及孕期急性阑尾炎均应积极手术治疗。

参 考 文 献

- 临床诊疗指南：外科学分册.
- 世界急诊外科学会（WSES）急性阑尾炎诊断和治疗指南.

协和临床外科手册

慢性阑尾炎

1.概述
- 大多数慢性阑尾炎由急性阑尾炎转变而来，少数开始呈慢性过程。
- 病理特征以慢性炎症表现为主：阑尾壁不同程度纤维化和慢性炎性细胞浸润；管腔不规则狭窄甚至闭塞；阑尾腔内可有粪石；阑尾有慢性炎症性粘连。

2.临床表现
- 既往有比较明确的急性阑尾炎发作史；少数患者无典型急性阑尾炎发作史。
- 经常性右下腹痛发作；平素也可表现为非特异性胃肠道症状，如腹胀、便秘、腹泻等。

3.体格检查
- 右下腹阑尾部位局限性压痛，经常存在，位置也较固定。
- 部分患者可于右下腹触及条索状包块。

4.辅助检查
- 超声检查：与泌尿系及妇科疾病相鉴别。
- 钡灌肠：阑尾不充盈或充盈不全，阑尾腔不规则、狭窄，72小时复查仍有钡剂残留，提示慢性阑尾炎。
- CT：显示阑尾形态、粪石及周围器官情况。

5.诊断要点
- 典型急性阑尾炎发作史。
- 经常性右下腹痛发作。
- 查体：右下腹阑尾部位局限性压痛。
- 钡灌肠典型表现。

6.治疗原则
- 原则上慢性阑尾炎一经确诊，应行阑尾切除术，行病理检查明确诊断。

阑尾肿瘤

1.概述

- 阑尾肿瘤比较罕见，约占阑尾切除标本的5%左右。
- 良性肿瘤如阑尾黏液囊肿；恶性肿瘤如阑尾黏液假瘤、阑尾腺癌、阑尾神经内分泌肿瘤。

2.临床表现

- 多为肿瘤引起阑尾腔梗阻从而导致类似急性阑尾炎或慢性阑尾炎的表现而行阑尾手术时偶然或意外发现。
- 部分肿瘤体积较大可表现为右下腹包块。
- 阑尾黏液假瘤发生腹腔转移时可引起腹痛、腹胀、肠梗阻等表现。
- 诊断困难，易延误治疗。

3.体格检查

- 类似急慢性阑尾炎，右下腹阑尾部位局限性压痛。
- 部分患者可于右下腹触及包块。

4.辅助检查

- 超声检查和CT可发现占位。
- 钡灌肠可表现为阑尾腔外压性改变或充盈缺损等间接性表现。

5.诊断要点

- 临床表现与急慢性阑尾炎不易区别，诊断困难，易延误治疗。
- 影响学检查发现阑尾区肿物。

6.治疗原则

- 阑尾黏液囊肿或黏液假瘤需病理鉴别，因此手术时应完整切除，避免术中破裂，从而引起肿瘤播散。
- 阑尾黏液假瘤部分患者发现时已有腹腔转移，可尽量切除病灶，联合术中腹腔灌注化疗和术后化疗。
- 阑尾腺癌应行根治性右半结肠切除术。
- 阑尾神经内分泌肿瘤应根据肿瘤大小和范围决定手术方式：肿瘤直径小于1cm且局限于阑尾而无转移时，行阑尾切除术即可。下列情况应考虑根治性右半结肠切除术：直径大于2cm；已侵及阑尾系膜、回盲部肠壁；位于根部并侵及盲肠；区域淋巴结肿大、快速活检证实有转移。

（叶　欣）

结肠癌

1.概述

■ 结直肠癌（colorectal cancer）是一种常见的恶性肿瘤。2012年中国肿瘤资料显示，男性结直肠癌的发病率为27.24/10万，居第五位；女性发病率为21.55/10万，居第三位。在肿瘤死亡率中，结直肠癌居第五位。

■ 我国结、直肠癌与西方人比较有三个特点：①直肠癌比结肠癌发病率高，约（1.5~2）：1；②低位直肠癌在直肠癌中所占比例高，约占70%，大多数直肠癌可在直肠指诊时触及；③青年人（<30岁）比例较高，约占15%。但近几十年来，随着国人饮食结构的改变，结肠癌比例亦逐渐增多。直肠癌的发病率比较稳定，而结肠癌的发病率上升较快。

■ 结肠癌根治性切除术后5年生存一般为60%~80%，直肠癌为50%~70%。TNM分期Ⅰ期的患者根治性切除术后的5年生存率可达90%以上，而Ⅳ期患者在10%左右，因此早期诊断、早期治疗是提高生存率的根本。

2.临床表现

■ 结肠癌早期无明显特异性症状，肿瘤生长到一定程度，依其生长部位不同而有不同的临床表现，总体说来，右侧结肠以全身表现为主，而左侧结肠则以局部肠腔狭窄引起的症状为主。

■ 右半结肠癌的临床表现

➢ 腹痛：右半结肠癌约有70%~80%患者有腹痛，多为隐痛。

➢ 贫血：因癌灶的坏死、脱落、慢性失血而引起，有50%~60%的患者血红蛋白低于100g/L。

➢ 腹部肿块：腹部肿块亦是右半结肠癌的常见症状。腹部肿块同时伴梗阻的病例临床上并不少见。

- 左半结肠癌的临床表现
  - 便血、黏液血便：70%以上可出现便血或黏液血便。
  - 腹痛：约60%出现腹痛，腹痛可为隐痛，当出现梗阻表现时，亦可表现为腹部绞痛。
  - 腹部肿块：40%左右的患者可触及左下腹肿块。

3.体格检查

- 一般状况评价、全身浅表淋巴结有无肿大。
- 腹部视诊和触诊，检查有无腹部膨隆、肠型、有无腹部包块。若发现包块，注意包块的大小、质地以及活动度等情况。

4.实验室检查

- 血常规：了解有无贫血。
- 尿常规：观察有无观察有无血尿，结合泌尿系影像学检查了解肿瘤是否侵犯泌尿系统。
- 大便常规＋大便潜血：对消化道少量出血的诊断有重要价值；并且大便潜血检查大规模普查时或对高危人群作为结、直肠癌的初筛手段，筛查是应连续监测3天，如果阳性者需做进一步检查。
- 生化及肝功能以及凝血功能。
- 结直肠癌患者在诊断、治疗前、评价疗效、随访时必须检测CEA、CA19-9；有肝转移患者建议检测 AFP；疑有卵巢转移患者建议检测 CA125。

5.辅助检查

- 结肠镜检查可以了解肿瘤的外观和形态，同时提供肿瘤部位等参考信息，它是目前唯一可以进行活检及病理的检查方法，因此结肠镜检查是诊断结肠癌最重要见的检查。一般主张行纤维全结肠镜检，可避免遗漏同时性多原发癌和其他腺瘤的存在。
- 影像学检查
  - 钡剂灌肠：钡灌肠检查是传统的结直肠检查方法，对肿瘤的位置可以提供直接而且客观的信息，定位诊断准确率高，同时病变肠段的形态改变亦可协助诊断肿瘤的性质。缺点是对于较小的肿瘤或位置很低的直肠肿瘤，其诊断的准确性较差。

> CT：肝、肺是结直肠肿瘤常见的远处转移脏器，胸、腹、盆腔CT可以了解胸部、腹腔和盆腔内转移、扩散情况，局部淋巴结有无转移以及有无侵犯膀胱、子宫及盆壁，是术前常用的检查方法，也可判断肝、腹主动脉旁淋巴结是否有转移。增强CT能够提高诊断准确率。

> 结肠CT重建：结肠CT重建以及虚拟结肠镜是一种新兴的结直肠检查方法。通过对充气后结肠的CT扫描层面进行虚拟重建，可以构建出结直肠的全貌，包括肠腔内外的视野情况。该检查能与钡灌肠一样，准确地判断肿瘤或病变肠段的位置，其优势还在于能了解肿瘤周围的浸润情况、淋巴结转移等，为手术方案的制定提供更多的信息。另外，该项检查前需要清洁肠道，检查时只需向结肠充气，其后无需再次肠道准备即可接受手术。

> MRI：磁共振成像对肝脏等实体脏器中病变诊断的准确率高于超声和CT，尤其对于肝脏占位性病变性质的辨别优于增强CT。

6.诊断要点

- 黑便、贫血或者排便习惯改变。
- 结肠镜检查明确肿瘤部位以及病理活检明确诊断。
- 全身增强CT除外有无远处转移。

7.鉴别诊断

- 炎症性肠病：本病可以出现腹泻、黏液便、脓血便、大便次数增多、腹胀、腹痛、消瘦、贫血等症状，伴有感染者尚可有发热等中毒症状，与结肠癌的症状相似，结肠镜检查及活检是有效的鉴别方法。

- 淋巴瘤：好发于回肠末端和盲肠及升结肠，也可发生于降结肠及直肠。淋巴瘤与结肠癌的病史及临床表现方面相似，但由于黏膜相对比较完整，出血较少见。鉴别诊断主要依靠结肠镜下的活组织检查以明确诊断。

- 结肠息肉：主要症状可以是便血，有些患者还可有脓血样便，与结肠癌相似，钡剂灌肠检查可表现为充盈缺损，行结肠镜检查并取活组织送病理检查是有效的鉴别方法。腺瘤性息肉是癌前病变，需要积极处理。

- 阑尾炎：回盲部癌可因局部疼痛和压痛而误诊为阑尾炎。特别是晚期回盲部癌，常发生坏死溃烂和感染，临床表现有体温升高，白细胞计数增多，局部压痛或触及肿块，常诊断为阑尾脓肿，需注意鉴别。

- 肠结核：好发部位在回肠末端、盲肠及升结肠。常见症状有腹痛、腹泻、便秘交替出现，部分患者可有低热、贫血、消瘦、乏力、腹部肿块，与结肠癌症状相似。但肠结核患者全身症状更加明显，如午后低热或不规则发热、盗汗、消瘦乏力，需注意鉴别，本病在我国较常见。

- 血吸虫性肉芽肿：少数病例可癌变。结合血吸虫感染病史，粪便中虫卵检查，以及钡剂灌肠和纤维结肠镜检查及活检可以帮助鉴别。

- 阿米巴肉芽肿：可有肠梗阻症状或查体扪及腹部肿块与结肠癌相似。本病患者行粪便检查时可找到阿米巴滋养体及包囊，钡剂灌肠检查常可见巨大的单边缺损或圆形切迹。

8.治疗

- 不同分期的结肠癌，治疗选择存在较大的区别。早期结肠癌可以通过局部切除达到较高的生存预后；远处脏器转移的Ⅳ期病例可以经过转化治疗后，仍有手术切除可能，并获得远期存活的机会。所以，准确的术前分期评估，可以选择适合的治疗模式，提高患者的生活质量和生存时间。

- 早期结肠癌的治疗

  ➢ 早期结肠癌是指未累及固有肌层的黏膜上皮来源肿瘤，T分期判断为T_1期。局限于黏膜内的肿瘤由于未累及黏膜下的淋巴网，极少出现转移情况。T_1期肿瘤的淋巴转移概率为6%左右，所以对于早期结肠癌患者可以通过消化内镜实施局部切除术。T_1如果切除完整而且具有预后良好的组织学特征（如分化程度良好、无脉管浸润），则无论是广基还是带蒂，不推荐再行手术切除。如果具有预后不良的组织学特征，或者非完整切除，标本破碎切缘无法评价，推荐行结肠切除术加区域淋巴结清扫。

> 内镜下肿物切除的方式如下

  ✧ 电切：适用于直径＜5mm的黏膜内癌，切除的组织可送病理检查。

  ✧ 套圈切除：适用于有蒂、亚蒂或无蒂的早期结、直肠癌。

  ✧ 黏膜切除术或黏膜下剥离术：适用于表面型病变，特别是平坦、凹陷型病变。

■ 进展期结肠癌的手术治疗

> 结肠癌根治性切除术的总体原则

  ✧ 肠管切除长度和淋巴结清扫范围：肠管切除的长度取决于系膜血管的断离范围和淋巴清扫的范围，于肿瘤两端至少5～10cm处切断正常肠管，才能最大程度地保证肠周淋巴结的清扫，降低吻合口或局部复发率。区域淋巴结的切除应该清扫至饲养血管的根部，如果肿瘤位于两支饲养血管的中间，则需于根部切断这两支饲养血管。

  ✧ 遵循外科无瘤技术原则：优先处理饲养血管根部，尽量不接触肿瘤的原则。对于肿瘤已经侵至浆膜的病例，首先用纱布包裹瘤体，两端通过穿透系膜的布带结扎固定于肠管。目的在于防止瘤细胞的脱落、种植腹腔，防止术者在操作过程中反复触摸瘤体，形成整个手术创面肿瘤细胞播撒；或者防止反复挤压瘤体后，肿瘤细胞通过血管向近心端转移。

  ✧ 完整系膜切除的原则：21世纪提出的结肠完整系膜切除（complete mesocolic excision，CME）术，其实为一种手术原则和理念，它主张沿胚胎时期形成的自然间隙进行解剖，完整切除结肠系膜的前叶和后叶，以及其中所包含的系膜脂肪、饲养血管、淋巴结等，并且强调清扫中央区淋巴结。这样能够最大范围地切除病变肠管及其完整的系膜，提高了淋巴结获取数目。一些回顾性研究的结果显示，患者的远期生存得到了提高。所以，目前这一手术原则正在成为结肠癌根治术的规范。值得注意的是，欧美国家的NCCN指南、ESMO指南并未明确界定淋巴结清扫的范围，只是要求淋巴结获检数目应该超过12枚；在日本的大肠癌规约和中国的结直肠癌诊治规范中，要求对进展期的肿瘤实施中央区域淋巴结清扫的D3根治术。

❖ 其余部位结肠探查的必要性：虽然多原发性大肠癌的发生率不超过3%，如果一旦出现漏诊、漏治，对患者而言将是一次灾难。术前全程肠镜检查、术中全大肠探查及术后定期纤维结肠镜随诊是提高多原发性大肠癌诊断和预后的关键。

❖ 腹腔镜技术在结肠癌中的应用：自Jacobs于1991年将腹腔镜技术应用于结肠手术以来，该技术在全球范围内得到了迅速的推广，而且随着腹腔镜设备和器械的不断改进，近30年来腹腔镜技术已经覆盖了结直肠外科所有领域。在这期间，几项多中心的临床研究结果显示，腹腔镜技术在近期疗效（创伤小、恢复快、美观）方面优于传统开腹手术；而且远期疗效（生存时间）不劣于开腹手术。这些研究结果的公布，以及与医生实际工作经验相结合，为推动腹腔镜技术的普及提供了坚实的理论支持。

➤ 右半结肠癌的手术（right hemicolectomy）

❖ 右半结肠癌包括盲肠、升结肠、结肠肝曲部癌以及右侧1/2的横结肠癌，都应行右半结肠切除术。无法切除时可行回-横结肠侧侧吻合，解除梗阻。右半结肠的切除范围包括末端回肠10~20cm、盲肠、升结肠、横结肠右半部和大网膜。

◇ 在剥离结肠系膜时应该沿着右结肠系膜与肾周筋膜之间的Toldt间隙进行分离，以充分保证结肠系膜前后叶及其所包裹的脂肪、淋巴、血管组织的完整性。传统D2手术在根部结扎回结肠动脉、右结肠动脉和中结肠动脉右支。淋巴结的清扫范围包括结扎血管根部的淋巴结及其切除区域系膜的淋巴结。如果按照CME手术原则，结肠系膜的切除范围应该延伸至根部，包括升结肠系膜根部和右1/2横结肠系膜根部，此时连同中央淋巴结的清扫。清扫区域包括肠系膜上静脉、动脉表面的淋巴脂肪组织，并于根部结扎右侧结肠区域的饲养血管。

➢ 横结肠癌的手术（transverse colectomy）

◇ 由于横结肠肝曲、脾曲癌在治疗上分别采取右半结肠切除术和左半结肠切除术，所以多数情况下，横结肠癌切除术主要用于横结肠中部癌。手术切除范围包括肿瘤两端10cm的肠管和相应的横结肠系膜、大网膜，根据横结肠长度的个体差异，决定是否游离并切除肝曲结肠或脾曲结肠。淋巴结清扫范围应至结肠中动脉起始部。

◇ 结肠中动脉是肠系膜上动脉的分支血管，于胰腺钩突部的下缘进入横结肠系膜，位于横结肠系膜的前叶和后叶之间，部分人群中该动脉可能缺如。沿横结肠系膜前叶向系膜根部解剖，可达胰腺被膜，于此处剪开系膜前叶的腹膜组织，沿胰腺体部和尾部的下缘解剖，在转向钩突部时可以找到结肠中动脉和伴行的静脉。

➢ 左半结肠癌的手术（left hemicolectomy）

◇ 左半结肠癌包括结肠脾曲、降结肠和乙状结肠癌。切除范围包括远端1/3的横结肠、脾曲结肠和降结肠。淋巴结清扫范围上至结肠中动脉的左侧支，下至肠系膜下动脉的起始部。切除结肠相应的系膜。

➢ 乙状结肠癌手术（sigmoidectomy）

◇ 适用于乙状结肠癌，切除范围包括肿瘤两端10cm的肠管和相应的乙状结肠系膜，淋巴结清扫范围应至肠系膜下动脉或乙状结肠动脉起始部。

■ 结肠癌辅助治疗：辅助治疗应根据患者原发部位、病理分期、分子指标及术后恢复状况来决定。推荐术后8周内开始，化疗时限应当不超过6个月。

➤ Ⅰ期（$T_{1\sim2}N_0M_0$）或者有放化疗禁忌的患者不推荐辅助治疗。

➤ Ⅱ期结直肠癌的辅助化疗。Ⅱ期结直肠癌患者，应当确认有无以下高危因素：组织学分化差（Ⅲ或Ⅳ级）、T_4、血管淋巴管浸润、术前肠梗阻/肠穿孔、标本检出淋巴结不足（少于12枚）。

◇ 无高危因素的Ⅱ期结肠癌，建议随访观察，或者应用以单药氟尿嘧啶类药物化疗。

◇ 含有高危因素的Ⅱ期结肠癌，建议辅助化疗。化疗方案推荐选用5-FU/LV、卡培他滨、5-FU/LV/奥沙利铂或CapeOX方案。

◇ 建议有条件者检测组织标本MMR或MSI（微卫星不稳定性），如为dMMR（错配修复缺陷）或MSI-H（微卫星不稳定），不推荐氟尿嘧啶类药物的单药辅助化疗。

➤ Ⅲ期结肠癌的辅助化疗：Ⅲ期结直肠癌患者，推荐辅助化疗。化疗方案推荐选用5-FU/CF、卡培他滨、FOLFOX或FLOX（奥沙利铂＋氟尿嘧啶＋醛氢叶酸）或CapeOX方案。

➤ 目前不推荐在一线辅助化疗中使用伊立替康或者靶向药物。

直肠癌

1.概述

■ 直肠癌（retal cancer）是乙状结肠直肠交界处至齿状线之间的癌，是消化道常见的恶性肿瘤。直肠癌病因尚不明确，但相关高危因素逐渐被认识，如过多的动物脂肪及动物蛋白饮食，缺乏新鲜蔬菜及纤维素食品，缺乏适度体力活动以及遗传易感因素等。

2.临床表现

- 大便习惯改变。
- 大便性状改变（变细、血便、黏液便等）。
- 癌肿引起肠腔狭窄可致腹胀、腹痛，晚期有排便困难，肠梗阻相关症状。

3.体格检查

- 直肠指诊：诊断直肠癌最重要的方法。指诊时可触到突出、质地坚硬、表面高低不平的肿块，早期可移动，以后与黏膜下层及肌层粘连则固定。晚期可形成直肠狭窄，指尖不能通过。
- 合并肠梗阻，腹部可见到肠型、肠鸣音亢进等部分肠梗阻表现。
- 肛周病变：可有肛瘘、肛周脓肿，常见于局部晚期患者。

4.辅助检查

- 大便潜血检查：为大规模普查或对高危人群作为结直肠癌的初筛手段。阳性者再做进一步检查。
- 血液检查：了解有无贫血，生化及肝功能。CEA、CA19-9检测可辅助诊断和随访监测。
- 内镜检查：直肠下端肿瘤可在直肠镜中见到；高位直肠癌应做乙状结肠镜检查。内镜检查直视下可协助诊断，取活体组织行病理检查，确定诊断。为除外多原发结直肠癌，应行全程结肠镜检查，以免遗漏病变。
- 钡灌肠：对诊断直肠癌价值不大，但可排除结肠多原发癌和息肉病变。
- CT和CT结肠重建：明确病变侵犯肠壁深度，向壁外蔓延的范围和远处转移的部位；评价肿瘤对各种治疗的反应；术后随访，评估肿瘤复发情况。对于直肠狭窄，内镜无法通过的患者，CT结肠重建可评估近端结肠情况。
- 腹部彩超：了解患者有无肝脏、腹腔内复发转移。
- MRI检查：推荐MRI作为直肠癌常规检查项目。术前分

271

期评估；直肠癌肝转移灶的评价；对新辅助放化疗效果评价。

■ 经直肠腔内超声：推荐直肠腔内超声或内镜超声检查为中低位直肠癌诊断及分期的常规检查。

■ PET-CT：不推荐常规使用，但对于病情复杂、常规检查无法明确诊断的患者可作为有效的辅助检查。术前检查提示为Ⅲ期以上肿瘤，为了解有无远处转移，推荐使用。

5.诊断要点

■ 排便习惯和大便性状改变。

■ 直肠指诊可触及肿瘤。

■ 内镜检查及活检病理诊断。

6.鉴别诊断

■ 痔：痔一般多为无痛性便血，血色鲜红不与大便相混合，直肠癌便血常伴有黏液而出现黏液血便和直肠刺激症状。对便血患者必须常规行直肠指检。

■ 肛瘘：肛瘘常由肛窦炎而形成肛周脓肿所致。患者有肛周脓肿病史，局部红肿疼痛，与直肠癌症状差异较明显，鉴别比较容易。

■ 阿米巴肠炎：症状为腹痛、腹泻，病变累及直肠可伴里急后重。粪便为暗红色或紫红色血液及黏液。肠炎可致肉芽或纤维组织增生，使肠壁增厚，肠腔狭窄，易误诊为直肠癌，纤维结肠镜检查及活检为有效鉴别手段。

■ 直肠息肉：主要症状是便血，结肠镜检查及活检为有效鉴别手段。

7.治疗原则

■ 外科治疗

➢ 直肠癌局部切除。$T_1N_0M_0$直肠癌：建议局部切除。如果切除完整而且具有预后良好的组织学特征（如分化程度良好、无脉管浸润），则无论是广基还是带蒂，不推荐再行手术切除。如果具有预后不良的组织学特征，或者非完整切除，标本破碎切缘无法评价，推荐行直肠切除术加区域淋巴结清扫。

> 直肠癌根治性手术治疗。$T_{2\sim4}$，$N_{0\sim2}$，M_0直肠癌必须行根治性手术。中上段直肠癌推荐行低位前切除术；低位直肠癌推荐行腹会阴联合切除术或慎重选择保肛手术。中下段直肠癌必须遵循直肠癌全系膜切除术原则，尽可能锐性游离直肠系膜，连同肿瘤远侧系膜整块切除，尽量保证环周切缘阴性，对可疑环周切缘阳性者，应加后续治疗。肠壁远切缘距离肿瘤≥2cm，直肠系膜远切缘距离肿瘤≥5cm或切除全直肠系膜。在根治肿瘤的前提下，尽可能保留肛门括约肌功能、排尿和性功能。

- 内科治疗
  > 内科药物治疗的总原则：必须明确治疗目的，新辅助治疗/辅助治疗/转化治疗或者姑息治疗；必须要及时评价疗效和不良反应，并根据具体情况进行药物及剂量调整。重视改善患者生活质量及合并症处理，包括疼痛/营养/精神心理等。

  > 直肠癌的新辅助放化疗：新辅助治疗目的在于提高手术切除率，提高保肛率，延长患者无病生存期。推荐新辅助放化疗仅适用于距肛门＜12cm的直肠癌。直肠癌术前治疗推荐以氟尿嘧啶类药物为基础的新辅助放化疗；$T_{1\sim2}N_0M_0$或有放化疗禁忌的患者推荐直接手术，不推荐新辅助治疗；T_3和（或）N＋的可切除直肠癌患者，推荐术前新辅助放化疗；T_4或局部晚期不可切除的直肠癌患者，必须行新辅助放化疗。治疗后必须重新评价，多学科讨论是否可行手术。新辅助放化疗中，化疗方案推荐首选持续灌注5-FU，或者5-FU/LV，或者卡培他滨单药。建议化疗时限2～3个月。

  > 直肠癌辅助治疗：辅助治疗应根据患者原发部位、病理分期、分子指标及术后恢复状况来决定。推荐术后8周内开始，化疗时限应当不超过6个月。
    - ◆ Ⅰ期（$T_{1\sim2}N_0M_0$）或者有放化疗禁忌的患者不推荐辅助治疗。
    - ◆ Ⅱ期结直肠癌患者，应当确认有无高危因素。无高危因素者，建议随访观察，或者单药氟尿嘧啶类药物化疗。有高危因素者，建议辅助化疗。

- ◇ Ⅲ期结直肠癌的辅助化疗。Ⅲ期结直肠癌患者，推荐辅助化疗。化疗方案推荐选用5-FU/CF、卡培他滨、FOLFOX或FLOX（奥沙利铂＋氟尿嘧啶＋醛氢叶酸）或CapeOX方案。

➤ 直肠癌辅助放化疗。$T_{3\sim4}$或$N_{1\sim2}$距肛缘＜12cm直肠癌，推荐术前新辅助放化疗，如术前未行新辅助放疗，可考虑辅助放化疗，其中化疗推荐以氟尿嘧啶类药物为基础的方案。

参 考 文 献

- 中国结直肠癌诊疗规范（2015版）.

直肠肛管周围脓肿

1.概述
- 直肠肛管周围软组织内或其周围间隙内发生急性化脓性感染并形成脓肿，称为直肠肛管周围脓肿。好发于青壮年男性，起病急、疼痛剧烈，脓肿破溃或切开后常形成肛瘘。脓肿是肛管直肠周围炎症的急性期表现，肛瘘为其慢性病程。

2.临床表现
- 以肛提肌为界将直肠肛管周围脓肿分为肛提肌下部脓肿和肛提肌上部脓肿：前者包括肛管周围脓肿、坐骨肛管间隙脓肿，后者包括骨盆直肠间隙脓肿、直肠后间隙脓肿和高位肌间脓肿。

  ➤ 肛管周围脓肿：最常见，多由肛腺感染经肛门外括约肌皮下部向外扩散形成，常位于肛管后方或侧方皮下部。主要表现为跳痛、肿胀和局部压痛，咳嗽及排便时为著。

  ➤ 坐骨肛管间隙脓肿：较常见，多由肛腺感染经肛门外括约肌向外扩散到坐骨直肠间隙形成，也可由直肠肛管周围脓肿扩散而成。脓肿多大而深，表现为进行性加重的持续性胀痛，继而为持续性跳痛，排便或行走时为著，可伴排尿困难和里急后重。全身感染症状明显，常伴高热。

> 骨盆直肠间隙脓肿：少见，但重要。多由肛腺脓肿或坐骨直肠间隙脓肿穿破肛提肌进入骨盆直肠间隙引起，也可由直肠炎、直肠溃疡、直肠外伤引起。由于此间隙位置深、空间大，引起的全身症状较重，早期便可出现全身中毒症状，而局部症状不明显，可表现为直肠坠胀感、便意不尽，排便时尤感不适，常伴排尿困难。

> 其他：包括肛管括约肌间脓肿、直肠后间隙脓肿、高位肌间脓肿、直肠壁内脓肿。因位置深，局部症状多不明显，主要表现为会阴、直肠坠胀感，排便时为著，患者可存在不同程度的全身感染症状，直肠指诊可触及疼痛性肿块。

3.体格检查

■ 肛管周围脓肿：查体可见病变处明显红肿，有硬结、压痛或波动感，穿刺可抽出脓液。全身感染症状不明显。

■ 坐骨肛管间隙脓肿：早期局部体征不明显，后出现肛门患侧红肿，双臀不对称，局部触诊或肛门指诊患侧可有深压痛甚至波动感。若不及时切开，脓肿多向下穿入肛管周围间隙，再由皮肤穿出，形成肛瘘。感染可从一侧环行向括约肌间隙、肛提肌上间隙或坐骨直肠间隙的对侧发展，形成复杂的马蹄形脓肿。

■ 骨盆直肠间隙脓肿：会阴部检查多无异常，直肠指诊可在直肠壁上触及肿块隆起，有压痛和波动感。

4.诊断要点

■ 根据肛周表现或全身感染症状结合直肠指诊，多数能诊断。肛周皮肤穿刺出脓液可确诊。必要时可完善直肠超声检查协助诊断。MRI对肛周脓肿的诊断很有价值，可明确与括约肌的关系及有无多发脓肿，部分患者可观察到内口。

5.治疗原则

- 保守治疗
  - ➢ 抗生素治疗：联合选用2~3种对G⁻杆菌有效的抗生素。
  - ➢ 温水坐浴。
  - ➢ 局部理疗。
  - ➢ 口服缓泻剂或石蜡油，使大便松软、润滑，减轻排便时的痛苦。
- 手术治疗
  - ➢ 脓肿切开引流：治疗肛周脓肿的主要方法，一经确诊，需尽快切开引流。术式及麻醉方式因脓肿部位而异。
    - ✧ 肛管周围脓肿：局麻下进行，取折刀位或侧卧位，在波动最明显处做放射状切口，剪去周围皮肤使切口呈椭圆形，无需填塞以保证引流通畅。
    - ✧ 坐骨肛管间隙脓肿：腰麻或骶麻下进行，在压痛最明显处用粗针做穿刺，抽出脓液后，在该处做平行于肛缘的弧形切口，切口要够长，应距离肛缘3~5cm，以免损伤括约肌。可用手指探查脓腔，分开脓腔内纤维隔，留置胶管或油纱条引流，辅料包扎不宜太紧。
    - ✧ 骨盆直肠间隙脓肿：腰麻或全麻下进行，切开部位因感染来源不同而异：①源于括约肌间感染，应在肛门镜下行相应部位直肠壁切开引流；②源于经括约肌肛瘘的感染，应经会阴引流；③其他部位的脓肿，若位置较低，在肛周皮肤上直接切开引流，若位置较高，应在肛门镜下切开直肠壁或经引导后穿窿切开引流。
  - ➢ 脓肿切开并挂线手术：在波动处切开脓肿，探查脓腔后，寻找内口，在内口与切开脓肿间的括约肌上挂线，既可达引流目的，又可预防医源性肛瘘的发生。

痔

1.概述

- 痔是最常见的肛门良性疾病。肛垫的支持结构、静脉丛及动静脉吻合支发生病理性改变或移位为内痔；齿状线远侧皮下静脉丛的病理性扩张或血栓形成为外痔；内痔通过丰富的静脉丛吻合支和相应部位的外痔相互融合为混合痔。

2.临床表现

- 便血：无痛性间歇性便后出鲜血是痔早期的常见症状，轻者多为大便表面带血、便后滴血，重者可呈喷射状出血，便血可自行停止。便秘、饮酒及进食辛辣刺激性食物为出血诱因，长期反复出血可致贫血。

- 痔块脱垂：为内痔晚期症状；轻者仅在便时脱垂，便后可自行回复，重者需手法复位，更为严重者稍加腹压便脱出肛外，回复困难。

- 疼痛：单纯性内痔无疼痛，当内痔脱出嵌顿，出现水肿、感染、坏死时，可出现不同程度疼痛。血栓性外痔常表现为肛周剧痛。

- 瘙痒：痔脱垂时常伴分泌物流出，刺激肛周皮肤可引起瘙痒。

3.体格检查

- 肛门视诊：除Ⅰ度内痔外，其他内痔均可在视诊下见到。血栓性外痔表现为肛周暗紫色椭圆形肿物，表面皮肤水肿、质硬、压痛明显。内痔脱垂者，最好于蹲位便后立刻观察，可明确内痔大小、数量及部位。

4.诊断要点

- 主要依靠肛门直肠检查

  > 肛门视诊：除Ⅰ度内痔外，其他内痔均可在视诊下见到。血栓性外痔表现为肛周暗紫色椭圆形肿物，表面皮肤水肿、质硬、压痛明显。内痔脱垂者，最好于蹲位便后立刻观察，可明确内痔大小、数量及部位。

> 直肠指诊：对内痔诊断意义不大，但可除外其他病变，如低位直肠癌、直肠息肉等。
> 肛门镜检查：可确诊，同时可观察痔及直肠黏膜的情况。

5.鉴别诊断

- 直肠癌：临床上常将低位直肠癌误诊为痔而延误治疗，误诊的主要原因为仅凭临床症状做出诊断，而未行直肠指诊及肛门镜检查。直肠癌为高低不平硬块，表面有溃疡，肠腔常狭窄。
- 直肠息肉：低位带蒂息肉脱出肛门外易误诊为痔脱垂。但息肉为圆形、实质性、有蒂、可活动，多见于儿童。
- 直肠脱垂：易误诊为环形痔，但直肠脱垂黏膜呈环形，表面平滑，括约肌松弛；而环形痔黏膜呈梅花瓣状，有放射性纵沟将痔核分隔开，括约肌不松弛。

6.治疗原则

- 痔的治疗原则为：无症状不治疗，有症状不根治，保守治疗为主。具体治疗方法包括：
  > 一般治疗：改善便秘、温水坐浴、局部理疗等。
  > 注射疗法：治疗 II、III度出血性内痔效果好。注射硬化剂可使痔和痔周围产生无菌炎症反应，黏膜下组织纤维化，使肛管固定、悬吊于内括约肌上。
  > 红外线凝固疗法：适用于 I、II度内痔，原理与注射疗法相似。
  > 胶圈套扎疗法：适用于 II、III度内痔。原理是将特制的胶圈套入内痔根部，利用胶圈弹性阻断血运，使痔缺血坏死，发生无菌性炎症，从而使肛垫固定。
  > 手术疗法：保守治疗失败时，可考虑手术切除痔，手术方式包括痔切除术、吻合器上黏膜环形切除术、血栓外痔剥离术等。

肛裂

1.概述

- 肛裂是最常见的直肠肛管良性疾病之一，定义为齿状线远端约1.5cm的肛管上皮撕裂；按病程长短可分为急性和慢性肛裂，按病因不同可分为原发性和继发性肛裂。

2.临床表现

- 疼痛：肛裂可引起周期性疼痛，表现为排便时疼痛、便后数分钟缓解、此后持续剧痛半小时到数小时。疼痛有时可向会阴部、臀部、大腿内侧或骶尾部放射。

- 便血：排便时粪便表面或厕纸上可见少量鲜血，或便后滴血，大出血少见。

- 便秘：因肛门疼痛不愿排便，久而久之可致便秘及大便干硬，便秘可使肛裂加重，形成恶性循环。

3.体格检查

- 急性肛裂：表现为新鲜撕裂伤，色红、底浅、裂口新鲜整齐，无瘢痕形成。

- 慢性肛裂：长期反复发作致裂口，底深不整齐，上端常有肥大乳头，下端常有前哨痔，称为肛裂三联征。晚期可并发肛周脓肿及皮下肛瘘。

  注：若已明确诊断，一般不宜做直肠指诊及肛门镜检查，以免引起剧痛。

4.诊断要点

- 根据典型的症状（排便疼痛史，有典型的疼痛间歇期和疼痛周期）及体征（肛裂三联征）即可明确诊断。若肛裂位于肛管后正中部位，多为原发性肛裂；若位于肛管侧壁或后壁，则需除外结核、恶性肿瘤、炎性肠病等系统性疾病所致的继发性肛瘘，必要时应行活组织病理检查明确诊断。

5.鉴别诊断

- 肛门直肠瘘：常表现为伴疼痛和脓性分泌物的直肠周围皮肤病变，探查时可从肛周皮肤延伸至肛门或直肠的瘘道。

- 孤立性直肠溃疡综合征：是一种罕见的直肠疾病，患者的症状多变（如直肠出血、盆腔胀满感、黏液便、排便费力、里急后重和疼痛等），病变本身形态各异（如黏膜溃疡、息肉样和包块病变、单纯红斑等）；

大部分患者中，病变位于距肛缘10cm以内的直肠前壁。

6.治疗原则

- 大部分原发性肛裂经保守治疗有效，慢性和继发性肛裂需进一步手术治疗和（或）治疗基础疾病。

  ➤ 保守治疗

    ❖ 保持大便通畅：口服缓泻剂或石蜡油，同时增加膳食纤维的摄入，使大便松软、润滑，逐步缓解便秘，中断恶性循环。

    ❖ 局部坐浴：排便前后用1：5000高锰酸钾温水坐浴，保持局部清洁。

    ❖ 肛管扩张：适用于急性肛裂或不伴乳头肥大及前哨痔的慢性肛裂患者。此法操作简便、疗效迅速，扩肛后能立即止痛，浅表创面能很快愈合。但此法可并发出血、肛周脓肿、痔脱垂及短时间大便失禁，且复发率较高。

  ➤ 手术治疗：对经久不愈、保守治疗无效的慢性肛裂，可采用手术治疗。常用的手术方式包括肛裂切除术和内括约肌切断术。

肛瘘

1.概述

- 肛瘘是直肠肛管周围化脓感染性过程的慢性期表现，由内口、瘘管、外口三部分组成。经久不愈或间歇性反复发作为其特点，好发于青壮年男性。

2.分类

- 按瘘管位置高低，可分为低位肛瘘和高位肛瘘。
- 按瘘管与括约肌间关系，可分为肛管括约肌间型、经肛管括约肌型、肛管括约肌上型和肛管括约肌外型。

3.临床表现

- 主要症状为瘘外口流出少量脓性、血性、黏液性分泌物。若脓液刺激肛周皮肤，可有瘙痒感；若外口暂时封闭、脓液积存，可有局部红肿胀痛，封闭的外口可再次穿破，形成新的外口，如此反复可形成多个外口、相互沟通。上述症状反复发作是肛瘘的临床特点。

4.体格检查

■ 肛周皮肤上可见单个或多个外口，呈红色乳头状隆起，挤压时有脓液或脓血性分泌物排出。外口数目及与肛门的位置关系对诊断肛瘘很有帮助：外口数目越多、距离肛缘越远，肛瘘越复杂。

5.诊断要点

■ 确定内口位置对明确肛瘘诊断至关重要。

■ 直肠指诊：内口处有压痛，有时可扪及硬结样内口及索样瘘管。

■ 肛门镜检查：有时可发现内口，自外口探查肛瘘时有造成假性通道可能，宜使用软质探针。

■ 亚甲蓝造影：可自外口注入亚甲蓝溶液1~2ml，观察填入肛管及直肠下端的白湿纱布条的染色部位，以明确内口位置。

■ 碘油瘘管造影。

■ 经直肠腔内超声：可区分肛瘘与周围组之间关系，可分辨多数瘘管内、外口所处位置。

6.治疗原则

■ 肛瘘难以自愈，必须手术治疗。治疗原则为将瘘管全部切开，形成敞开的创面，促进愈合。手术方式多样，包括挂线疗法、瘘管切开术、肛瘘切除术、肛瘘切除一期缝合、肛瘘切除后植皮等，具体术式需根据内口位置高低、瘘管与肛管括约肌的关系来选择。

（陆君阳）

◎ 门脉高压

1.概述

- 由不同原因所致肝硬化及某些非肝硬化病因导致门静脉系统回流受阻、内脏血流量增加、内脏血管床扩张、血流淤滞，使门静脉压力超过正常范围（1.27～2.35kPa），而表现出的一组综合征。

2.临床表现

- 脾肿大、脾功能亢进：脾肿大后，可突出肋缘，程度不一，大者可达脐下甚至盆腔。脾肿大均伴发程度不同的脾功能亢进，表现为血细胞破坏增加，各项血细胞计数减少。
- 消化道出血：曲张的食管、胃底静脉破裂，发生急慢性消化道出血。若出血量大，则主要表现为呕血。在第一次大出血后如不给予处理，在出血后的半年至1年内，约半数患者可以再次大出血，而且再次出血的死亡率将增加到50%。
- 肝功能损害：多数患者存在肝功能损害的表现，表现为腹水、黄疸、凝血功能障碍等。

3.辅助检查

- 血常规：脾功能亢进时，都有血细胞计数减少，以白细胞和血小板的计数改变最为明显。
- 肝功能检查：肝功能的损害常反映在血浆白蛋白降低而球蛋白增高，白、球蛋白比例可倒置。
- 胃镜或食管钡餐检查：可明确食管胃底曲张的部位及程度。
- 腹腔增强CT/门静脉系统重建：全面了解脾脏、肝脏、腹水、门静脉系统情况，是目前门静脉高压症患者术前评估最适宜的检查。

4.诊断要点

- 根据病史和三个主要临床表现：脾肿大和脾亢、呕血或黑便、腹水，一般诊断并不困难。

5.诊断评分系统

- 肝功能的分级对于门静脉高压症的手术方式的选择和

预后的判断具有重要的意义。目前采用的肝功能分级标准为Child-Pugh分级。

6.治疗原则

- 内科治疗：门脉高压是以内科治疗为主的疾病，治疗的重点是药物治疗、输血、保肝等。
- 近年来应用纤维内镜将硬化剂直接注射到曲张静脉内或采用内镜下套扎法。近期疗效较好。
- 经颈静脉肝内门体静脉分流术（TIPS）是另一种治疗门静脉高压症的技术，属于一种介入治疗。其方法是通过经颈内静脉、肝静脉插管，穿刺肝内门静脉分支，扩张肝实质内通道并以支架支撑，从而形成肝内门体静脉分流。
- 外科治疗：外科手术的目的是预防再次消化道出血。目前，有上消化道出血史是门静脉高压症的主要手术指征。
- 主要手术方法有门体静脉分流术和断流术两大类。
- 肝移植为门脉高压根本的治疗方法。

7.脾切除的适应证

- 遗传性血液系统疾病：①特发性血小板减少性紫癜；②遗传性球形红细胞增多症；③先天性或后天性溶血性贫血。
- 脾大伴脾功能亢进：①门静脉高压症脾亢；②特发性脾亢；③血栓性脾亢。
- 外伤：①急性脾破裂；②延迟性脾破裂。
- 脾肿瘤：①血管瘤、内皮瘤、肉瘤等；②霍奇金淋巴瘤；③非霍奇金淋巴瘤。
- 脾感染性疾病：如脾脓肿、脾结核等。

8.脾切除的禁忌证

- 不可纠正的凝血功能障碍。
- 大量腹水。

9.手术方式

- 全脾切除：仍然是普外科医师最常选择的术式。切口通常选择左肋缘下弧形切口。术中解剖难点是胰尾常伸入脾蒂，紧贴脾门，钳夹处理脾蒂时易损伤，术后导致坏死、感染、胰瘘等严重合并症。

- 部分脾切除：越来越受到重视，分规则性（依照脾血管分布规律处理血管后行相应脾段、叶的切除）和非规则性（外伤时依照脾组织血供及活力情况判断施行）两类。
- 经腹腔镜脾切除术。
- 脾动脉栓塞术。

（谢　勇）

◎ 胆囊结石

1.诊断

■ 症状：部分患者可无症状，于体检发现。其他患者可有反复发作的右上腹及中上腹疼痛，可放射至右肩背部，亦可伴有恶心、呕吐等症状，多于进油腻食物后。合并胆囊炎者可有畏寒、发热等感染症状。

■ 体检：胆囊结石合并胆囊炎患者多有右上腹及中上腹压痛，Murphy征阳性，有时可于肋下扪及肿大胆囊。严重者或合并胆囊穿孔者可出现肌紧张等腹膜刺激征。单纯结石嵌顿引起的胆绞痛可无阳性体征。胆囊结石患者一般无黄疸，但胆囊颈部结石并发Mirizzi综合征者可出现梗阻性黄疸体征。

■ 实验室检查：伴胆囊炎急发作时，血常规表现为白细胞及中性粒细胞记数增高。Mirizzi综合征患者可出现胆红素、碱性磷酸酶、转氨酶升高等生化指标异常。

■ 辅助检查：B超检查可发现胆石光团及声影，胆囊壁厚、毛糙、胆囊肿大或萎缩。部分胆囊结石（如泥砂样结石）B超难以发现，需行CT或MRCP等检查以明确，合并mirizzi综合征者，影像学检查可见肝内/外胆管扩张。

2.治疗原则

■ 反复发作的胆囊结石应于静止期行胆囊切除术（腹腔镜胆囊切除术）。无症状的胆囊结石若以下情况也应手术治疗：①萎缩胆囊等胆囊无功能；②合并糖尿病；③瓷性胆囊；④直径大于2.5cm的胆囊结石；⑤充满型胆囊结石。单发结石，直径不超过2cm，不累及胆囊管且胆囊收缩功能良好的患者，如意愿强烈可考虑行保胆取石手术。

◎ 急性胆囊炎

1.诊断

- 症状：发作性右上腹或剑突下疼痛，可放射至右肩背部，伴恶心、呕吐、畏寒、发热。症状常发生于进食油腻性食物后。

- 体检：多有右上腹及中上腹压痛，Murphy征阳性，有时可于肋下扪及肿大胆囊。严重者或有胆囊穿孔者可有腹肌紧张。

- 实验室检查：血常规表现为白细胞及中性粒细胞计数增多。单纯急性胆囊炎而无胆道梗阻者生化指标多无异常。

- 辅助检查：B超、CT或MRI等检查可发现胆囊壁厚、毛糙、胆囊肿大，多可发现结石、息肉等胆系占位性病变。

2.鉴别诊断

- 胃、十二指肠穿孔：多表现为饱餐后突发的剧烈腹痛，疼痛起始部位在上腹部，迅速蔓延至全腹，患者多有消化性溃疡病史。体检可发现有明显的腹膜炎体征，肝浊音界消失，肠鸣音减弱或消失。血常规中性粒细胞显著升高。立位腹平片或CT可发现腹腔内游离气体。

- 急性胰腺炎：于大量进食或饮酒后突然发作的剧烈腹痛，多位于中上腹或左上腹，伴发热，恶心呕吐等症状，腹膜炎体征明显，血常规中性粒细胞显著升高，血/尿淀粉酶升高具有诊断意义。CT可见胰腺肿大，边缘毛糙，周边渗出，胰管可有增宽。

- 幽门梗阻：疼痛多位于中上腹部或脐周，伴剧烈恶心呕吐症状。查体阳性体征不多，部分患者上腹部叩诊呈鼓音，可有胃型及蠕动波。立位腹平片及CT可见胃内容物显著增多，伴气液平。

3.治疗原则

- 包括手术治疗和非手术治疗。非手术治疗的目的是使急性胆囊炎得到缓解，为择期胆囊切除手术创造机会。手术时机应在急性胆囊炎得到控制后6周以上。非手术治疗主要包括禁食、补液、解痉、镇痛、抗感染。施行急诊手术的指征有：①急性坏疽性胆囊炎；②有胆囊穿孔、腹膜炎、化脓性胆管炎等并发症；③经非手术治疗症状未见缓解。手术治疗原则上应行胆囊切除术。如胆囊坏疽或粘连严重，切除困难，或患者一般情况差不能耐受手术，可先介入科放置PTBD引流，使胆囊减压，再择期行胆囊切除术；并发胆管结石或胆管炎者应行胆管切开取石或胆管引流。

（刘雯静）

◎ 慢性胆囊炎

1.诊断

- 症状：反复发作的右上腹或剑突下隐痛或不适，可伴恶心呕吐，反酸。多有胆系结石、息肉等胆道基础疾病。

- 体检：可无体征，或仅有右上腹深压痛。无肌紧张，反跳痛。胆囊积脓或胆汁淤积时可触及肿大胆囊。

- 实验室检查：急性期可有白细胞及胆红素、肝功能等相关生化指标异常，而非急性期血常规、肝功能多在正常范围。

- 辅助检查：B超、CT或MRI检查可发现胆囊壁厚，毛糙，胆囊肿大或萎缩，多可发现结石、息肉等胆系占位性病变。

2.鉴别诊断

- 胃、十二指肠溃疡及慢性胃炎：疼痛多位于左上腹、中上腹或脐周，与进食有密切时间关系。实验室检查可无异常，HP检测可为阳性。部分患者应行上消化道造影及内镜检查以明确胃及十二指肠病变。

- 慢性病毒性肝炎：疼痛位于右季肋区，与进食关系不明显。查体有肝区叩击痛，有时可于肋下扪及肝脏下缘，但Murphy征阴性。实验室检查可见明显转氨酶升高等明显肝功能异常，伴有肝细胞性黄疸，且有相关肝炎病毒血清抗体阳性。

3.治疗原则

- 反复发作的慢性胆囊炎患者应于静止期行胆囊切除术。由于病程较长，胆囊功能多已受到损害，因此不建议行保胆手术。

（刘雯静）

◎ 肝外胆管结石

1.概述

■ 产生于肝外胆管的结石称为原发性肝外胆管结石；而胆囊结石进入肝外胆管则称为继发性肝外胆管结石。

2.诊断

■ 症状：反复发作急性胆管炎，多于进食油腻性食物有关，其典型表现为Charcot三联征：右上腹或中上腹剧烈绞痛，寒战高热，梗阻性黄疸。可伴有恶心、呕吐、肩背部放射痛等症状。少数重症患者在此基础上还可出现休克、中枢神经系统抑制等表现。

■ 体检：胆管炎发作时，可有右上腹压痛，有时可扪及肿大的胆囊，伴Murphy征阳性。胆道梗阻严重者可见皮肤及巩膜黄染。

■ 实验室检查：胆管炎发作时，白细胞和中性粒细胞显著增多；血清胆红素升高，以直接胆红素升高为主，且有碱性磷酸酶升高；黄疸严重伴有功能损害者转氨酶升高；结石位于胆总管末段并发胆源性胰腺炎时，则有血/尿淀粉酶升高。重症患者并发感染性休克时可出现动脉血血气氧分压下降、乳酸升高及代谢性酸中毒等表现。

■ 辅助检查：B超可见肝内外胆管扩张，胆囊增大，位于胆囊管及胆总管上段的结石大多可被发现；而位于胆总管中下段的结石往往由于肠气干扰显示不清，需CT、MRCP或ERCP明确诊断。

3.鉴别诊断

■ 胆囊结石合并急性胆囊炎：单纯胆囊结石合并急性胆囊炎表现为发作性右上腹痛，可有发热，体温一般不超过39℃。无黄疸、寒战，血清胆红素、碱性磷酸酶和转氨酶大多于正常范围内。B超提示胆囊内结石，胆囊毛糙、增大而肝外胆管不扩张（Mirizzi综合征者除外）。但部分患者进食后胆囊收缩，结石进入胆管可造成继发性肝外胆管结石。

■ 肝内胆管结石：也可反复发作肝内胆管炎，表现为肝区疼痛及寒战、高热，但一侧或一叶的肝内胆管结石常无梗阻、黄疸表现，疼痛较轻，表现为胀痛而非绞痛。早期患者可有肝脏增大，晚期可有肝硬化。B超、CT和MRCP可明确结石位置，有助于诊断。

- 肝外胆管癌：肝外胆管癌患者发生胆道梗阻时也可发作胆管炎，表现为黄疸，寒热，但腹痛常较轻，且黄疸并非急性出现，多为进行性加重。B超、增强CT及ERCP检查可见实性占位，确诊依据活检病理。

4.治疗原则

- 对于胆管内结石较小，梗阻不完全的患者，结石有自行排出的可能，可考虑保守治疗，包括禁食水、静脉营养、抗感染、解痉、抑酸、护肝等，必要时还可加用胃肠减压、抑酶治疗。

- 手术治疗方面，原发性肝外胆管结石直径小于1cm，胆总管下端无狭窄者，可行经内镜十二指肠乳头切开取石术；结石直径大于1cm，胆总管下端无狭窄者，可行胆总管切开取石，T管引流术；胆总管下端有狭窄者，可行胆总管切开取石，Oddi括约肌切开成形术或胆总管空肠Roux-en-Y吻合术。胆囊结石合并继发性肝外胆管结石患者，可行胆囊切除，胆总管切开取石，T管引流术；或者行腹腔镜胆囊切除，术中胆道镜取石术。对于炎症重、一般情况较差无法耐受手术治疗的患者，可在保守治疗的基础上先行PTCD术解除梗阻，择期再行手术治疗。

（刘雯静）

◎ 肝内胆管结石

1.概述

■ 肝内胆管结石是胆管结石的一种类型，是指左右肝管汇合部以上各分枝胆管内的结石，常合并相应部位的胆道狭窄。它可以单独存在，也可以与肝外胆管结石并存。

2.分型

■ 根据临床表现可分为：静止型、梗阻型及胆管炎型。

■ 根据结石的分布可分为Ⅰ型（局限型：结石局限于某一肝段或亚肝段）、Ⅱ型（区域型：结石沿肝内胆管树呈区域型分布，充满一个或几个肝段）及Ⅲ型（结石遍布双侧肝叶胆管内）。Ⅲ型根据肝实质病变情况，又分为3种亚型：Ⅲa型：不伴有明显的肝实质纤维化及萎缩；Ⅲb型：伴有区域性肝实质纤维化及萎缩，通常合并相应区段主肝管狭窄；Ⅲc型：伴有肝实质广泛性纤维化而形成继发性胆汁性肝硬化和门脉高压，通常伴有左右肝管或汇合部以下胆管的严重狭窄。

3.诊断

■ 症状：反复发作急性胆管炎，表现为右上腹或肝区痛，疼痛可轻可重，常为胀痛，可放射至肩背部，并伴寒战发热。一侧或一叶的肝内胆管结石常无黄疸，而出现梗阻、黄疸症状则提示双侧肝内胆管结石或合并肝外胆管结石。严重者可出现急性化脓性胆管炎、胆源性肝脓肿、胆道出血等并发症，晚期患者多有肝脏损害，可引起胆汁性肝硬化、门脉高压及肝内胆管癌。

■ 体检：多有右上腹、中上腹压痛，肝区叩击痛，早期患者如有肝脏增大可于肋缘下扪及肝脏下缘。一般无Murphy征阳性。双侧肝内胆管结石或合并肝外胆管结石者可见皮肤及巩膜黄染。晚期重症患者可有腹水、腹壁静脉曲张、营养不良等肝硬化表现。

■ 实验室检查：胆管炎发作时，可有白细胞和中性粒细胞增多；血清碱性磷酸酶和转氨酶升高；有胆道梗阻者血清总胆红素及直接胆红素显著升高。

- 辅助检查：B超或CT检查可见受累部分肝内胆管扩张，内有结石；MRCP及ERCP是最可靠的诊断方法，可明确结石累及范围及胆道狭窄的具体部位。慢性患者影像学检查可见受累区域肝脏实质萎缩、硬化，而非病变区肝实质代偿性增大。

4.鉴别诊断

- 肝外胆管结石：也可反复发作胆管炎，表现为右上腹痛、黄疸和发热。疼痛较剧烈，常为绞痛。查体见黄染明显，并常有Murphy征阳性并可于肋下扪及肿大的胆囊。B超、MRCP和ERCP检查可明确结石位置，有助于鉴别诊断。

- 肝内胆管癌：肝内胆管癌患者腹痛症状常较轻或无，黄疸可为间歇性或无黄疸。相关肿瘤标志物升高具有一定鉴别价值。CT和MRCP可见实性占位，而非结石影。通过PTC或ERCP可行组织或脱落细胞活检，具有诊断意义。部分肝内胆管结石患者于病变晚期可发生肝内胆管癌。

5.治疗原则

- 目前尚无有效的非手术疗法可根治本病。中药治疗对有些病例有效，主要适用于结石直径小、胆道系统无狭窄者。手术治疗的原则为：去除病灶、取尽结石、矫正狭窄、通畅引流、防止复发。

  ➤ 手术方式主要有

    ◇ 胆管切开取石：可作为病变较轻、取石后无残留病灶且无胆管狭窄的Ⅰ型患者的确定性手术。亦可用于急症或重症病例，旨在暂时通畅引流、控制感染、改善肝功能、为二期根治性手术做准备。经肝外胆管盲目器械取石是术后高残石率的重要原因。术中充分切开肝门部狭窄胆管，必要时切开二级胆管在直视下取石，术中结合胆道造影或胆道镜可显著降低结石残留率。

    ◇ 肝部分切除术：适应证包括Ⅰ型、Ⅱ型及Ⅲb型，旨在通过清除病变肝段以最大限度地清除结石累及区域及相关病灶，是最为有效手术方式。要求以肝段、肝叶为单位作规则性切除，完整切除病变胆管树及引流的区域，包括萎缩的肝叶、段，难以取尽的结石，难以纠正的狭窄或囊性扩张，合并的肝脓肿，合并的肝内胆管癌等。

❖ 肝门部胆管狭窄修复重建术。

　✓ 胆管狭窄成形、空肠Roux-Y吻合术：适用于肝内病灶和上游胆道狭窄已去除的肝门部胆管狭窄病例。

　✓ 胆管狭窄成形、游离空肠段吻合术：适用于肝内病灶和上游狭窄已去除，尚有结石残留或有结石复发可能而胆管下段通畅的病例。

　✓ 胆管狭窄成形、组织补片修复术：适用于肝内病灶和上游狭窄已去除，结石已取尽且无复发可能，而只存在肝门部胆管轻度狭窄的病例。

❖ 肝移植术：适合于肝脏和胆管系统已发生弥漫性不可逆损害和器官衰竭的Ⅲc型肝胆管结石病例。

（刘雯静）

◎ 胆囊息肉

1.诊断

- **症状和体检**：大部分患者无症状。有症状者同胆囊结石类似，主要为右上腹或中上腹隐痛不适，伴恶心呕吐等，多因进食高脂食物诱发。息肉位于胆囊颈部有较长蒂时，可有胆绞痛。查体腹部体征和胆囊结石相比不明显。

- **实验室检查**：多无异常。诱发急性胆囊炎时有白细胞及中性粒细胞计数增高。

- **辅助检查**：B超是首选检查。B超表现为高回声或等回声团，无声影，不随体位移动。CT有助于明确病变位置、大小及性质。

2.鉴别诊断

- **胆囊结石**：症状同胆囊息肉类似或程度更重。B超表现为后方伴声影的强回声光团，CT表现为高密度影，有助于鉴别诊断。部分胆囊息肉样病变患者可合并有胆囊结石。

- **其他性质的胆囊息肉样病变**：临床表现类似，B超及CT是主要鉴别手段。多个小息肉多为胆固醇息肉；单发息肉，直径小于1cm，多为炎性息肉或腺瘤。

- **胆囊癌**：早期无特异症状，晚期可表现为右上腹包块、腹痛、黄疸。早期病变不易鉴别，主要依靠B超及CT检查。B超见直径大于1cm、无蒂、回声不均的病变应考虑胆囊癌。CT表现为隆起样病变，基底较宽，或胆囊壁非均匀增厚，囊壁不规则，以及向腔内外生长的肿物。CEA、CA19-9等肿瘤标志物升高具有诊断价值。

3.治疗原则

- 有临床症状的胆囊息肉，原则上应行胆囊切除术；无症状者，如病变多发，有蒂，直径小于1cm，可定期复查B超随诊；息肉直径>10mm、年龄>50岁、单发、广基以及合并胆囊结石，被认为是胆囊息肉恶变的危险因素。满足上述条件或息肉边缘、形态不规则，

以及随诊中息肉大小、形态有变化者，均应行手术
治疗。

- 术中应注意检视胆囊标本，肉眼观察可疑恶性病变者
  应在术中送冰冻病理检查。病理证实恶性病变时应及
  时中转开腹行胆囊癌根治术。

◎ 胆管囊肿

1.概述

■ 胆管囊肿是一种少见的胆道系统先天性疾病，60%～80%的患者在儿童期发病，约有20%的患者因症状较轻，至成人后才被诊断。胰胆合流异常，胰液反流入胆管致胆管上皮损害引起胆管囊性扩张的理论目前为大多数学者所认同，但尚不能解释其全部病理过程。

■ 其并发症包括：胆管炎、胆汁性肝硬化、门静脉高压症、胆结石、囊肿破裂、恶性变等。此类患者女性明显多于男性。

■ 胆管囊肿的分类方法：Todani修订的Alonso-Lej分类法是目前普遍应用的分类方法，将胆管囊肿分为五型（图3-10）。

> Ⅰ型囊肿（占囊肿的50%～85%）的特征为胆总管的囊性或梭形扩张，囊肿不累及肝内胆管。ⅠA型：胆总管、部分或全部肝总管和左右肝管肝外部分的囊性扩张。胆囊管和胆囊起自扩张的胆总管。ⅠB型：肝外胆管局灶节段性扩张（常为胆总管远端）。ⅠC型：全部肝外胆管均匀梭形的（与囊性不同）扩张。通常，扩张从胰胆管合流处延伸到左右肝管的肝外部分。

> Ⅱ型囊肿（占囊肿的2%）是肝外胆管的真性憩室，通过细茎与胆管相通。

> Ⅲ型囊肿（占囊肿的1%～5%）是局限于胆总管末端十二指肠内部分的囊性扩张，也称为胆总管囊肿。

> Ⅳ型囊肿（占囊肿的15%～35%）存在多发囊肿，根据是否累及肝内胆管可细分为：ⅣA型：肝内和肝外胆管均囊性扩张，是第二常见的胆管囊肿类型。ⅣB型：肝外胆管多发囊肿但无肝内胆管囊肿。

> Ⅴ型囊肿（占囊肿的20%）的特征为肝内胆管一处或多处囊性扩张，无肝外胆管疾病。存在肝内胆管多发球囊状或囊性扩张称为Caroli病。

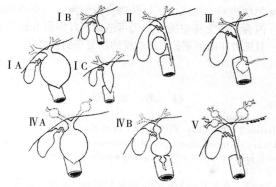

胆管囊肿分型:(ⅠA)胆总管囊性扩张;(ⅠB)节段性扩张;(ⅠC)肝外胆管弥漫扩张;(Ⅱ)憩室样扩张;(Ⅲ)胆总管囊肿;(ⅣA)肝内外胆管多发囊肿;(ⅣB)肝外胆管多发囊肿;(Ⅴ)肝内胆管处或多处扩张。

图3-10　胆管囊肿分型

2.诊断依据

■ 成人胆管囊肿病例中常见的临床症状包括右上腹痛或不适、发热、黄疸、腹部肿块等。

■ 超声检查是首选的诊断方法，其他诊断方法包括MRCP、ERCP、PTC等均可明确胆管囊肿的诊断。

■ 术中可通过穿刺抽取囊液或胆道造影鉴别先天性胆总管囊肿和胆道梗阻，如囊液内淀粉酶异常增高，则诊断应考虑为胆总管囊肿。

3.治疗

■ 基于胆管囊肿可能发生癌变的情况，成人胆管囊肿患者均应接受手术治疗。胆管囊肿理想的手术方式是囊肿切除。

■ 胆总管囊肿的合理治疗是彻底切除囊肿，行肝总管与空肠Roux-en-Y吻合术；单发肝内胆管囊状扩张可选择肝部分切除；多发性病变不易手术切除；合并感染时，应给予抗生素治疗；对终末期病例，可考虑行肝移植治疗；如术中发现胆总管囊肿已恶性变，应实施根治性手术。

- 单纯囊肿空肠或十二指肠吻合内引流术是不可取的。因囊肿壁无排空能力，仍可造成胆汁滞留和感染；并且随着年龄的增长，囊肿壁的癌变率明显增高。

（刘雯静）

参 考 文 献

- Todani T, Watanabe Y, Toki A, et al. Classification of congenital biliary cystic disease: special reference to type Ic and IVA cysts with primary ductal stricture.J Hepatobiliary Pancreat Surg, 2003, 10：340.
- Cha SW, Park MS, Kim KW, et al. Choledochal cyst and anomalous pancreaticobiliary ductal union in adults: radiological spectrum and complications.J Comput Assist Tomogr, 2008, 32：17.
- Singham J, Yoshida EM, Scudamore CH. Choledochal cysts: part 1 of 3: classification and pathogenesis.Can J Surg, 2009, 52：434.
- 刘卫，何小东，郑朝纪，等.109例成人型胆管囊肿的诊治经验.中华肝胆外科杂志，2009，6.

◎ 胆管癌

1.概述
- 胆管癌系指胆管系统衬覆上皮发生的恶性肿瘤，按所发生的部位可分为肝内胆管癌和肝外胆管癌两大类。
- 肝外胆管癌又以胆囊管与肝总管汇合点为界分为肝门部胆管癌和远端胆管癌。

2.危险因素及癌前病变
- 胆管癌的发病原因尚不明确，危险因素包括高龄、胆管结石、胆管腺瘤和胆管乳头状瘤病、Caroli病、胆总管囊肿、病毒性肝炎、肝硬化、原发性硬化性胆管炎、溃疡性结肠炎、化学毒素、吸烟、肝片吸虫或华支睾吸虫感染等。
- 其常见癌前病变包括：胆管上皮内瘤变、导管内乳头状肿瘤、胆管微小错构瘤。

3.病理分型
- 肝内胆管癌：①大体类型：肿块型、管周浸润型和管内生长型；②组织学类型：腺癌最常见，偶可见腺鳞癌、鳞癌、黏液表皮样癌、类癌及未分化癌等类型。
- 肝外胆管癌：①大体类型：息肉型、结节型、硬化缩窄型和弥漫浸润型。②组织学类型：腺癌最常见。少见类型有黏液腺癌、透明细胞腺癌、印戒细胞癌、腺鳞癌、未分化癌和神经内分泌肿瘤等。

4.诊断
- 临床表现：肝内胆管癌患者早期常无特殊临床症状。肝门部或肝外胆管癌患者多可出现黄疸，黄疸随时间延长而逐渐加深，大便色浅、灰白、尿色深黄及皮肤瘙痒，常伴有倦怠、乏力、体质量减轻等全身表现。右上腹痛、畏寒和发热提示伴有胆管炎。
- 实验室检查：胆道梗阻时，肝功能检查提示胆红素、ALP和GGT升高，转氨酶可升高。胆管癌无特异性的肿瘤标志物，仅CA19-9、CA125、癌胚抗原（CEA）有一定价值。
- 影像学检查：包括彩色多普勒超声检查、内镜超声

（EUS）检查、多排螺旋CT（MSCT）检查、磁共振成像（MRI）检查、正电子发射计算机断层显像（PET）检查、经内镜逆行性胰胆管造影（ERCP）和经皮肝穿刺胆管造影（PTC）、十二指肠镜、胆道镜检等。其中，ERCP联合刷检和活组织检查可提高阳性率。

5.治疗

- 手术切除是治疗胆管癌的首要方法。只要胆管癌能获得根治性切除，患者全身情况能够耐受，无远处转移，均应积极行手术治疗，争取获得根治性切除。对不能切除者，新辅助化疗方案有可能使肿瘤降期，增加根治性手术切除的机会。

- 手术效果主要取决于肿瘤的部位和肿瘤浸润胆管的程度、手术无瘤切缘及是否有淋巴转移。近年研究表明，肝移植术前配合放化疗，可以显著提高移植术后患者长期存活率。

- 药物治疗对不能手术切除或伴有转移的进展期胆管癌，主要推荐吉西他滨联合铂类抗肿瘤药，加用埃罗替尼可增强抗肿瘤效果。对不能切除的胆管癌应用基于上述方案的新辅助化疗，可能使肿瘤降期，获得手术切除的机会。

- 表皮生长因子受体抑制剂、Raf 激酶抑制剂、Her-2抑制剂以及血管内皮生长因子抑制剂等靶向药物已批准用于临床试验，其临床疗效还有待证实。对不能手术切除或伴有转移的胆管癌患者，植入胆管支架＋外照射放疗的疗效非常有限，但外照射放疗对局限性转移灶及控制病灶出血有益。

（刘雯静）

参 考 文 献

- 胆管癌诊断与治疗‑专家共识，国际肝胆胰学会中国分会、中华医学会外科学分会肝脏外科学组.

◎ 胆囊癌

1. 概述

- 胆囊癌是指发生于胆囊（包括胆囊底部、体部、颈部以及胆囊管）的恶性肿瘤。我国胆囊癌发病率占同期胆道疾病的0.4%～3.8%，位列消化道肿瘤发病率第6位，患者5年总生存率仅为5%。

2. 危险因素及处理

- ①直径＞3cm的胆囊结石；②合并有胆囊壁不均匀钙化、点状钙化或多个细小钙化的胆囊炎以及瓷性胆囊；③胆囊息肉直径＞10mm；胆囊息肉直径＜10mm合并胆囊结石、胆囊炎；单发或无蒂的息肉且迅速增大者（增长速度＞3mm/6个月）；④合并胆囊结石、胆囊炎的胆囊腺肌症；⑤胰胆管汇合异常合并胆囊占位性病变；⑥胆囊结石合并糖尿病。

- 为了预防胆囊癌的发生，出现上述危险因素时应考虑行胆囊切除术。

- 此外，出现下列情况时建议间隔6～12个月行彩色多普勒超声动态检查胆囊：①胆囊息肉；②年龄超过50岁，特别是女性；③肥胖症；④有胆石症或胆囊癌家族史。

3. TNM分期（表3-16）

- 对胆囊癌的局部浸润深度、邻近脏器侵犯程度、门静脉和肝动脉受累情况、淋巴结及远处转移等临床病理学因素给予了全面评估，有助于胆囊癌的可切除性评估、治疗方法的选择及预后判断。

4. 病理学类型

- 最常见的病理学类型为腺癌。其他还包括：腺鳞癌、鳞癌、未分化癌，神经内分泌来源肿瘤及间叶组织来源肿瘤等。部分肿瘤虽属良性病变，但其生物学行为介于良性和恶性之间，术后需密切随访。

5. 诊断依据

- 临床表现：胆囊癌没有典型的、特异性的临床症状。晚期胆囊癌的主要症状：右上腹疼痛、右上腹硬块、

表3-16 美国癌症联合委员会（AJCC）胆囊癌TNM分期标准（2010年第7版）

TNM分期	原发肿瘤（T）	区域淋巴结（N）	远处转移（M）
0	Tis	N_0	M_0
ⅠA	T_{1a}	N_0	M_0
ⅠB	T_{1b}	N_0	M_0
Ⅱ	T_2	N_0	M_0
ⅢA	T_3	N_0	M_0
ⅢB	T_{1-3}	N_1	M_0
ⅣA	T_4	N_{0-1}	M_0
ⅣB	任何T	N_2	M_0
	任何T	任何N	M_1

T、N、M字母的含义分别为：

T——原发肿瘤

T_x：原发肿瘤情况无法评估。

T_0：没有证据证明存在原发肿瘤。

Tis：原位癌。

T_1：肿瘤侵犯黏膜固有层或肌层

T_{1a}：肿瘤侵犯黏膜固有层。

T_{1b}：肿瘤侵犯肌层。

T_2：肿瘤侵犯肌层周围结缔组织，但未突破浆膜层或侵犯肝脏。

T_3：肿瘤突破浆膜层（脏层腹膜），和（或）直接侵犯肝脏，和（或）侵犯肝外1个相邻的脏器或组织结构，例如，胃、十二指肠、结肠、胰腺、网膜或肝外胆管。

T_4：肿瘤侵犯门静脉主干，或肝动脉，或2个以上的肝外脏器或组织结构。

N——区域淋巴结

N_x：区域淋巴结情况无法评估。

N_0：无区域淋巴结转移。

N_1：胆囊管、胆总管、肝动脉、门静脉周围淋巴结转移。

N_2：腹腔干周围淋巴结、胰头周围淋巴结、肠系膜上动脉周围淋巴结、腹主动脉周围淋巴结等。

M——远处转移

M_0：没有远处转移。

M_1：已有远处转移。

黄疸、消瘦等。

■ 实验室检查：CA19-9、CEA可有不同程度升高。

■ 影像学检查：胆囊癌临床诊断主要依赖影像学检查，包括彩色多普勒超声检查、内镜超声（EUS）检查、多

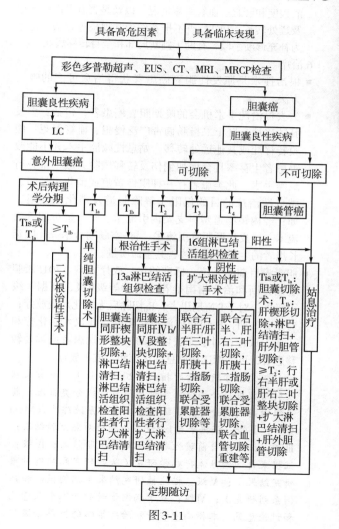

图 3-11

排螺旋CT（MSCT）检查、磁共振成像（MRI）检查、正电子发射计算机断层显像（PET）检查（图3-11）。其中，彩色多普勒超声检查常作为胆囊癌的首选筛查手段；MSCT和（或）MRI、EUS检查可进一步判断肿瘤浸润程度和肝脏、血管受累情况，以及是否有淋巴结转移及远处转移。PET检查不推荐作为常规检查方法，可作为补充诊断手段，有助于判断局部和全身转移病灶。

6.治疗

- 根治性术是原发性胆囊癌患者获得治愈可能的唯一方法。

- 失去根治性手术机会的晚期胆囊癌患者，包括：多发肝转移灶、肝十二指肠韧带广泛侵犯、血管侵犯、腹膜转移灶或其他远处转移，姑息性减瘤手术并不能改善患者生存率且会增加创伤及转移风险，故不推荐行减瘤手术。此类患者存在梗阻性黄疸或消化道梗阻，姑息性治疗的目的仅限于解除胆道及消化道梗阻，如：经内镜胆道塑料支架内引流术、经内镜鼻胆管引流术、经皮经肝胆管引流术、胃-空肠吻合术等，以延长患者的生存时间和改善其生命质量。

- 胆囊癌目前尚无统一标准的化、放疗方案。2015版胆囊癌诊断和治疗指南推荐（推荐等级B级，证据等级Ⅰ级）：对于T_1N_0期患者，R_0切除后无需化疗或放疗；对于≥T_2期，R_1切除或淋巴结阳性，建议术后化疗和（或）放疗；对于无法切除的局部晚期患者或远处转移患者，可酌情选择姑息性化疗和（或）放疗。

  附：胆囊癌诊断和治疗指南（2015年版）中参考文献及引用数据符合循证医学证据质量等级分类标准。其等级由高到低分为：Ⅰ级：证据来自系统综述或Meta分析；Ⅱ级：证据来自1个或多个随机对照试验结果；Ⅲ级：证据来自前瞻性非随机对照试验结果；Ⅳ级：证据来自回顾性流行病学研究（队列研究和病例对照研究结果）；Ⅴ级：描述性研究结果（病例报道和病例系列研究）；Ⅵ级：基于病例资料的专家个人意见和讨论意见。本指南中诊断和治疗策略的推荐等级相应分为：A级：强烈推荐，高级别（Ⅰ、Ⅱ级）证据支持；B级：推荐，中等级别（Ⅲ、Ⅳ级）证据支持；C1级：考虑推荐，低级别（Ⅴ、Ⅵ级）证据支持；C2级：不推荐，低级别（Ⅴ、Ⅵ级）证据反对；D级：强烈反对，高级别（Ⅰ、Ⅱ级）证据反对。

（刘雯静）

参 考 文 献

■ 胆囊癌诊断和治疗指南（2015年版）.

◎ 胰腺炎

- 胰腺炎是一组常见的胰腺疾病，包括急性胰腺炎和慢性胰腺炎。胰腺假性囊肿为胰腺疾病的常见并发症，多与急性胰腺炎或慢性胰腺炎有关。

急性胰腺炎

1.概述

- 急性胰腺炎（AP）是发生于胰腺的炎症性疾病，为外科常见的急腹症之一，可发生于任何年龄，其高发年龄为40~60岁，女性稍多于男性。发病因素多而复杂，在我国以胆源性占首位，其次为酒精性和高血脂性，其他原因还包括外伤、药物和ERCP等，尚有少数原因不明。诱发因素常与高脂饮食及饮酒有关。

2.临床表现

- 腹痛：突发性上腹剧痛，多向左腰背部放射。
- 腹胀：有时程度非常严重，不仅胀气，有时有大量腹腔积液。
- 恶心、呕吐：开始较为严重。
- 发热：开始在38℃左右，若继发感染，常出现弛张型高热。
- 休克：早期出现严重休克常提示病情严重。

3.体格检查

- 不同程度的腹膜刺激症状，如压痛、反跳痛，严重者有不同范围的肌紧张。
- 胃肠活动减弱、腹腔压力升高，腹胀明显。
- 严重时脐周皮下出现淤斑，为Cullen征；腰胁部皮下出现淤斑，为Grey-Turner征。
- 多有腹腔积液，常呈褐色。

4.辅助检查

- 血液检查：多数患者白细胞总数和中性粒细胞比例升高；血淀粉酶和脂肪酶往往明显升高。
- 超声检查：可见肿胀的胰腺及周围炎性渗出。

- CT：《中国急性胰腺炎诊治指南》推荐CT为诊断急性胰腺炎的标准影像学方法。

5.诊断要点

- 与急性胰腺炎相一致的腹痛症状。
- 血清淀粉酶和（或）脂肪酶≥正常值上限的3倍。
- 符合AP的影像学特征。

6.治疗方案及原则（图3-12）

- 轻型急性胰腺炎的治疗：轻型急性胰腺炎的治疗原则是尽量减少胰液分泌，即胰腺休息疗法。防止感染，防止向重症发展。
  - ➢ 禁食、胃肠减压。
  - ➢ 抑制胰液分泌及抗胰酶的药物应用。
  - ➢ 镇痛和解痉。
  - ➢ 支持治疗：每日输液应根据液体出入量及热量需求计算，有计划供给，保证水与电解质平衡。
  - ➢ 预防感染：采用能通过血胰屏障的抗生素静脉滴注，如喹诺酮类、头孢他啶、亚胺培南、甲硝唑等。真菌预防，可采用氟康唑。
- 急性胆源性胰腺炎的治疗
  - ➢ 胆道无梗阻并以胆道疾病为主的类型：主要先采用非手术治疗，方法与治疗轻型急性胰腺炎相同。待急性炎症消退后，再计划处理胆道病变，如做择期胆囊手术，避免再次发作。
  - ➢ 胆道有梗阻并以胆道疾病为主的类型：应急诊手术解除胆道梗阻，处理胆道病变，如胆总管切开取出结石，T形管引流，若胆囊未切除，同时切除胆囊。手术中在处理好胆道病变后，再沿胃结肠韧带打开小网膜腔，探查胰腺，做小网膜腔灌洗引流。若有条件，这种病例适合做内镜下Oddi括约肌切开、取石和鼻胆管引流术。有时胆道梗阻的表现不典型，胆道轻度扩张以及肝功能指标轻度升高均应引起注意。
  - ➢ 临床症状以胰腺炎为主的类型：这类胰腺病变往往都属于重症急性胰腺炎伴有感染病例，常需要做手术治疗。其胰腺病变的处理方法与下述非胆源性重症急性胰腺炎相同。不过，在处理胰腺病变以后，同时要处理胆道病变，探查胆总管，并做胆道引流。

- 非胆源性重症急性胰腺炎的治疗
  - ➢ 急性反应期：先行非手术治疗，纠正血流动力学异常，防治休克、肺水肿、ARDS、急性肾功能障碍及脑病等严重并发症。对治疗中出现感染者应转手术治疗。在非手术治疗中，病情发展极快、腹胀及腹膜刺激症状严重、生命体征不稳、在72小时左右很快出现多器官功能不全者，属于暴发性急性胰腺炎，应加强脏器功能支持，反应不良者应做腹腔和腹膜后减压引流手术。如患者无手术条件可以先采用腹腔灌洗治疗。
  - ➢ 全身感染期
    - ◇ 有针对性地选择敏感的、能透过血胰屏障的抗生素。警惕深部真菌感染，根据菌种选用氟康唑或两性霉素B。注意有无导管相关性感染。加强全身支持治疗。
    - ◇ 结合临床征象做动态CT监测，明确感染灶所在的部位，对感染病灶进行积极的手术处理。针对坏死感染病灶的手术治疗，基本措施是做坏死清除术和局部有效持续灌洗引流。
    - ◇ 对于估计病程较长的病例，要做减压性胃造瘘和营养性空肠造瘘，这为患者术后的支持和康复会带来很大的便利，有利于合成代谢的恢复，减少静脉补液、降低真菌感染和混合感染的发生率。
  - ➢ 腹膜后残余感染期：通过窦道造影明确感染残腔的部位、范围及毗邻关系，注意有无胰瘘、胆瘘及消化道瘘的存在。应加强全身支持疗法，改善营养状况，创造条件做残腔扩创引流。
- 局部并发症的治疗原则
  - ➢ 急性液体积聚：多会自行吸收，无需手术，也不必穿刺。使用中药皮硝外敷可加速其吸收，500g皮硝装在棉布袋内做腹部大面积外敷，每天更换两次。

> 胰腺及胰周组织坏死：坏死感染需做手术。手术为坏死组织清除术加局部灌洗引流；对无临床症状的无菌坏死应严密观察，不要急于穿刺或手术，可能吸收，也可能包裹，如果出现感染症状即应行手术治疗。

> 急性胰腺假性囊肿：囊肿小于6cm。无症状，不做处理，随访观察；若出现症状、体积增大或继发感染，则需要行手术引流；囊肿经过3个月仍不吸收者，需做内引流术。

> 胰腺脓肿：临床及CT证实有脓肿形成者，应立即做手术引流。

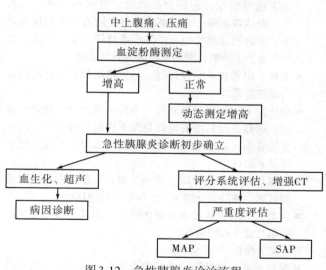

图3-12　急性胰腺炎诊治流程

慢性胰腺炎

1.概述

■ 慢性胰腺炎又称慢性复发性胰腺炎。以反复发作的上腹部疼痛伴有程度不同的胰腺外分泌与内分泌功能失调为特征。

- 常见病因为酗酒和胆道疾病，此外还有急性胰腺炎或胰腺损伤后遗的胰管狭窄、蛋白质缺乏、甲状旁腺功能亢进、先天性胰腺分离畸形和遗传因素等。
- 慢性胰腺炎的病理变化主要是进行性的大量纤维组织增生取代正常的胰腺组织。早期限于外分泌腺，晚期累及胰岛，病变为不可逆性。

2.临床表现

- 腹痛：90%以上的患者主要症状为腹痛，平时为隐痛，发作时疼痛剧烈，持续性痛，无阵发加剧。疼痛发作持续时间长，往往以天计算。疼痛位于上腹部剑突下或稍偏左，向腰背部放射，呈束腰带状。病者为了要缓解疼痛，喜取蜷曲体位。随着发作的次数增加，间歇期逐渐变短，以致疼痛持续不止。因此，有些患者为求镇痛长期用强烈镇痛剂而成瘾。
- 消瘦：患者体重明显减轻，与发作次数和持续时间有明显的关系。
- 腹胀、不耐油腻和脂肪泻：为疾病发展导致胰外分泌减少所致。脂肪泻的特征是粪不成形，每日3~5次，粪便有油光，有恶臭，有时可见油滴浮在水面，镜下可见脂肪球。
- 血糖增高、出现糖尿：疾病发展到后期，内分泌腺遭到破坏，胰岛素分泌减少，临床出现糖尿病。
- 黄疸：仅有少数患者出现此症状。为胰头纤维增生压迫胆总管下端所致。

3.影像学检查

- 腹部平片：慢性钙化性胰腺炎患者，在平片上胰腺部位可见到钙化点，或沿胰管方向有胰石影。
- 胃肠钡餐造影：需做十二指肠低张造影。有时可见患者的十二指肠系膜侧肠壁僵直，黏膜皱襞消失，有时可见十二指肠肠腔狭窄，有时可见十二指肠有外来压迹。
- B超检查：可显示胰腺外形有局限性肿大或缩小，纤维组织增生呈线状强回声，胰腺内的钙化点和结石则有强光团后伴声影。

- CT检查：能显示胰腺腺体的形态改变，注意有无钙化、结节、密度不均和假性囊肿形成，还能显示胰管有无扩张、狭窄和结石。

- 逆行性胰胆管造影（ERCP）：通过纤维十二指肠镜经乳头逆行插管，可同时显影胆树及胰管，可以清楚地看到胰管有无阻塞、狭窄或囊状扩张，最典型的是不规则的串珠状扩张。

- MRCP检查：与ERCP相比，MRCP具有安全、无创、不需造影剂、不受脏器功能影响、可清晰显示梗阻近、远端胰胆管形态等优势。但其空间分辨率低，对胰胆管精细变化的显示不如ERCP。

4.诊断要点

- 腹痛和胰腺内、外分泌功能不良的症状。

- 血、尿淀粉酶检查：早期病例，在急性发作期可以增高；后期病例，可不增高或增高不明显。

- 粪便脂肪球检查：可以直接在显微镜下找到脂肪球，也可用定量分析方法测定粪便中的脂肪含量。

- 胰腺功能测定：方法较多，如促胰泌素-胰泌素试验、Lund试餐试验和葡萄糖耐量试验等，但仅能作为诊断参考。

5.鉴别诊断

- 急性胰腺炎：其发作期与慢性复发性胰腺炎的发作期症状相似，但前者在发作期血清淀粉酶显著增高，胰腺分泌功能试验多无异常，X线片多无阳性表现，发作过后，急性胰腺炎无组织学或胰腺功能上的改变，预后良好。

- 壶腹和其周围病变：慢性胰腺炎压迫胆总管出现梗阻性黄疸时，常与胰头癌、壶腹部肿瘤、总胆管结石等相混淆。逆行胰胆管造影、超声检查有助于鉴别，但有时需剖腹探查才能明确诊断。

- 消化性溃疡：慢性胰腺炎反复上腹痛与溃疡病的鉴别有赖于病史，胃肠钡透与胃镜检查等。

- 小肠性吸收不良综合征：表现常与胰源性腹泻类似，但小肠性吸收不良综合征的D-木糖试验正常，而胰源性腹泻患者则示吸收障碍。借助胰外分泌功能试验，亦有助于鉴别。

6.治疗方案及原则（图3-13）

- 非手术治疗
  - ➤ 戒酒：这是对酗酒者首先必须做到的，应该是永久性的戒酒及完全性的戒酒。从随访统计资料看，绝大多数手术后复发者，都与再次酗酒有关系。
  - ➤ 饮食控制：避免暴饮暴食，根据糖尿病治疗的要求，饮食配伍以低脂肪、高蛋白、高维生素和低碳水化合物为宜。
  - ➤ 治疗糖尿病：除饮食按糖尿病治疗的要求外，还需使用胰岛素做替代治疗。
  - ➤ 胰酶治疗：胰酶可以治疗因消化不良引起的营养障碍，对脂肪泻患者特别有裨益，还有一定的缓解疼痛作用。
  - ➤ 缓解疼痛：应有计划地合理用药，避免产生成瘾的后果。
- 治疗原则
  - ➤ 纠正原发疾病：对有胆道疾病并存的病例，如胆石症Oddi括约肌狭窄等，应在发作间歇期或者在处理胰腺的手术中同时解除。
  - ➤ 解除胰管梗阻：慢性胰腺炎的病理改变是不可逆转的，但解除胰管梗阻可以改善胰腺的功能，减轻胰腺纤维化的进程，并解除患者的疼痛。
  - ➤ 处理并发症：并发直径大于5cm的胰腺囊肿、内科治疗无效的胰源性胸腹水、十二指肠梗阻、并发脾静脉栓塞或胃底静脉曲张等。

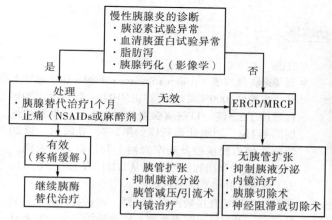

图 3-13　慢性胰腺炎诊疗流程

（韩显林）

胰腺癌

1.概述

■ 近年来，胰腺癌（pancreatic cancer）的发病率逐年上升，在美国2000年发病率为10.3/10万，较19世纪20年代增加了2.5倍。目前胰腺癌的发病率居常见癌症死因的第4位，居消化道死因的第2位。在我国，近20年来，城市胰腺癌发病率大幅上升，以上海为例，1970～1990年胰腺癌发病率从1.2/10万上升至6.1/10万，居恶性肿瘤发病率的第6位。

■ 导致胰腺癌的直接病因尚不清楚，根据流行病学方面的研究，考虑以下因素可能与胰腺癌的发生、发展有一定关系：吸烟、高蛋白及高胆固醇饮食、糖尿病、慢性胰腺炎、遗传因素、消化道手术史、长期酗酒，以及长期暴露于特殊的职业和环境因素。

■ 胰腺位于腹腔深部，胰腺癌早期因病灶较小且局限于胰腺内，可无任何症状。随病情进展，肿瘤逐渐增大，累及胆囊、胰管及胰周组织时，方可出现上腹部不适及隐痛、黄疸、消瘦、食欲缺乏、消化不良、发热等非特异的症状，往往很容易被忽视和漏诊。胰腺癌可发生在胰腺的头、体、尾或累及整个胰腺，但以胰头最多。分别为60%、15%和5%，弥漫性累及全部腺体者占20%。胰腺癌由于生长较快，加之胰腺血管、淋巴管丰富，而胰腺本身包膜又不完整，往往早期就发生转移。

■ 手术切除是唯一有望根治胰腺癌的治疗方式，但80%以上的患者在诊断时已经无法通过手术切除治愈，且即使在最佳条件下，接受切除术的患者中位生存期为15～19个月，5年生存率约为20%。切缘阴性、肿瘤拷贝数低、肿瘤体积小，以及没有淋巴结转移是最强的长期生存预后因素。而对于无法手术的患者，中位生存期仅为6个月左右。

- 总而言之，胰腺癌作为一种发病隐匿、进展迅速、治疗效果及预后极差的消化道恶性肿瘤，正在受到国际上众多国家越来越多的关注。
- 胰腺癌的临床分期对手术选择及治疗方法的优劣具有重要的意义。

2.临床表现

- 绝大多数的胰腺癌在早期没有任何自觉症状，只有在肿瘤发展增大到一定程度时才开始出现症状，所以绝大多数的胰腺癌在其就诊时已为晚期。其临床症状最初主要由肿块效应所产生，它的临床表现也主要取决于肿块的大小和部位，同时也与有无胆管和（或）胰管梗阻、胰管破坏程度以及是否存在远隔部位转移等有关。
- 腹痛：为胰腺癌的早期症状，约出现在2/3以上的患者中。疼痛位于上腹部、脐周或右上腹，性质为绞痛，阵发性或持续性、进行性加重的钝痛，大多向腰背部放射，卧位及晚间加重，坐、立、前倾位或走动时疼痛可减轻。
- 黄疸：胰腺癌患者在病程的某一阶段可有黄疸，一般以胰头癌患者黄疸较多见，且出现较早。大多是因为胰头癌压迫胆总管引起，少数是由于胰体尾癌转移至肝内或肝/胆总管淋巴结所致。黄疸多属阻塞性，呈进行性加深，伴有皮肤瘙痒，尿色如浓茶，粪便成陶土色。胰腺癌黄疸出现的早晚与肿瘤的位置密切相关，无痛性黄疸提示靠近胆总管部位的体积较小的肿瘤，而胰体尾癌则未必出现黄疸表现。
- 消瘦：约90%患者有迅速而显著发展的体重减轻，在胰腺癌晚期常伴有恶病质。消瘦原因包括癌的消耗、食欲缺乏、焦虑、失眠、消化和吸收障碍等。
- 消化道症状：常见的消化道症状是食欲缺乏和消化不良，其他消化道症状包括恶心、呕吐、腹胀、腹泻、便秘等。晚期可出现脂肪泻。上述消化道症状是由于胆管和胰管的阻塞导致胆汁和胰液不能进入肠道内，影响食物的消化吸收特别是造成脂类的吸收障碍有关。
- 糖尿病：胰腺癌与糖尿病的关系密切。在老年人中，突然发生的糖尿病可能是中晚期胰腺癌的信号，特别是糖尿病合并有食欲下降和体重减轻者更高度提示可能存在有胰腺癌。

- 精神神经症状：部分胰腺癌患者表现有抑郁、焦虑、个性躁狂等精神神经症状，其中以抑郁最为常见。机制暂不明确。

- 有研究者认为40岁或40岁以上的有下列任何临床表现的患者应该怀疑有胰腺癌：①梗阻性黄疸；②近期出现的无法解释的体重下降超过10%；③近期出现的不能解释的上腹或腰背部疼痛；④近期出现的模糊不清又不能解释的消化不良而钡餐检查消化道正常；⑤突发糖尿病而又没有使之发病的因素，如家庭史或者肥胖；⑥突发无法解释的脂肪泻；⑦自发性的胰腺炎的发作。如果患者是嗜烟者应加倍怀疑。

3.体格检查

- 体格检查早期一般无明显体征。典型者可见消瘦、黄疸、上腹部压痛。

- 晚期可于上腹部触及结节状、质硬之肿块。如黄疸伴有胆囊肿大，则为胰头癌的重要依据。

- 由于胆汁淤积，常可扪及肝脏肿大。

- 如癌肿压迫脾静脉或脾静脉血栓形成时，可扪及脾肿大。部分胰腺体、尾部癌肿可见肢体静脉的血栓性静脉炎，而造成局部肢体水肿。

- 晚期胰腺癌病例可出现腹水，并可在左锁骨上或直肠前陷凹扪及坚硬及肿大的转移淋巴结。

4.辅助检查

- 生化检查
  - 血、尿、便常规：早期无明显异常。部分患者有贫血、尿糖升高、便潜血阳性。
  - 血淀粉酶、脂肪酶：此两项异常升高，对胰腺癌早期诊断有一定价值。但晚期由于胰腺组织萎缩，上述指标可降至正常。
  - 血糖：由于胰岛细胞被肿瘤破坏，约40%的患者可出现血糖升高，糖耐量异常。

- 肿瘤标志物：临床较为常用的胰腺癌肿瘤标志物包括CA19-9、CA242、CA50、CA72-4、CEA等。这类标志物在多数胰腺癌患者中明显增高，但受较多其他因素影响。因此，其敏感性及特异性不高，在胰腺癌的诊断过程中仅作为参考。

- 影像学检查

  ➤ CT：在胰腺癌的诊断和分期中，CT是使用最为广泛、得到充分验证的影像学检查手段，胰腺专用规程CT包括使用多探头进行三期（动脉期、动脉晚期和静脉期）薄层断层扫描，以及螺旋CT扫描。除了可用于胰腺癌诊断，CT还可用来区分术前可接受根治性切除和不可切除的患者。不同于其他许多肿瘤，CT是胰腺癌分期判定的首要方式。CT三期扫描可选择性地显示一些重要的血管，因此能用于评估肿瘤的血管浸润情况。研究显示，经CT判定为肿瘤可切除的患者中，有70%~85%最终能接受手术切除。

  ➤ MRI：对于无法接受CT或有禁忌证的患者（如造影剂过敏），增强磁共振显像（MRI）也能用于胰腺癌的诊断和分期，尽管在这种情况下并未显示MRI优于CT。在胰腺癌分期方面，MRI是CT的有益补充，尤其在检测高危患者中胰腺外病灶方面。

  ➤ 超声检查：胰腺癌肿块小于1cm时，超声较难发现，超过1cm时，图像表现为肿块向外突起，或向周围呈蟹足样或锯齿样浸润。同时，胰管和胆道扩张以及周围血管和脏器受压、浸润或转移，对胰腺癌的筛查有一定的帮助。

  ➤ 超声检查比CT费用低，易于得到，并可见到肝脏、肝内和肝外胆管肿瘤，其敏感性和特异性超过90%。超声波诊断的准确性受到操作者的技术、患者肥大的体形和胃肠道气体的限制。通常，超声检查作为CT的补充检查来运用。

  ➤ 内镜逆行胰胆管造影（ERCP）：ERCP检查能够发现主胰管狭窄、管壁僵硬、扩张、中断、移位及不显影或造影剂排空延迟等胰腺癌的影像学间接征象，其诊断准确性可达90%。如发现有压缩或堵塞的情况（双管征），可诊断小的胰头病变。此外，ERCP还能够直接观察十二指肠乳头及其周围情况，并可以收集胰液做脱落细胞学检查。

➤ 选择性血管造影（SAG）：SAG是一种损伤检查，但在肿瘤1cm时即可做出诊断。能显示胰腺周围动脉的形态，对判断肿瘤有无血管侵犯意义重大。还可根据SAG所见，判断手术的可行性和选择手术方式。在平常影像学结果不能明确诊断时选用，准确率高于90%。

➤ 正电子发射型计算机断层成像（PET）：胰腺癌PET表现为胰腺内局灶性异常放射性浓聚，明显高于周围正常组织。PET可显示早期的胰腺癌，并可显示肝脏及远处器官的转移，腹部可检测出小至0.5cm的转移淋巴结，其鉴别肿瘤复发及手术后改变的能力优于CT，但在术前评估肿瘤可切除性方面不及CT。随着PET在肿瘤诊断中的重要作用，PET被认为是目前最具潜力的影像学技术。

➤ 超声内镜（EUS）：EUS可为一些胰腺癌患者提供有用的分期信息，尤其是在评估某些类型的血管浸润方面。EUS也可以用于评估壶腹周围肿块，区分浸润性或非浸润性病灶。另外，EUS还可以更好地描述胰腺囊性病灶的特征。尽管EUS评估某些静脉受累情况（如门静脉）的准确度较高，但在显示肿瘤浸润SAM方面不够准确。

5.鉴别诊断

■ 胃部疾病：亦有腹部疼痛，但多与饮食有关，少有黄疸，胃镜检查可以进行鉴别。

■ 黄疸型肝炎：有肝炎接触史，早期肝酶明显增高，黄疸多在2～3周后逐渐消退，血清碱性磷酸酶多不高。

■ 胆石症、胆囊炎：阵发性腹部绞痛，急性期伴发热及血白细胞计数增多，无明显体重减轻。超声检查可发现胆囊内及胆囊壁异常改变。

■ 原发性肝癌：有肝炎或肝硬化病史、血清甲胎蛋白升高，病变后期可出现黄疸，腹痛不随体位改变而变化，超声等影像学检查可发现肝占位性病变。

■ 急慢性胰腺炎：急性胰腺炎多在酗酒后出现，急性起病，血WBC、AMY明显升高。慢性胰腺炎可有胰腺肿块（假囊肿）和黄疸，表现易与胰腺癌混淆。腹部X线平片发现胰腺钙化点对诊断慢性胰腺炎有帮助，细针穿刺胰腺穿刺活检亦可帮助鉴别。

■ 壶腹周围癌：壶腹周围癌亦有黄疸、消瘦、皮肤瘙痒、消化道出血等症状。而壶腹癌本身质地软而有弹性，故引起的黄疸常呈波动性；腹痛不显著，常并发胆囊炎，反复寒战、发热较多见。但两者鉴别仍较困难，要结合超声和CT来提高确诊率。壶腹癌的切除率在75%以上，术后5年存活率较胰头癌高。

6.治疗

■ 胰腺癌手术成功率低，病情恶变快，患者疼痛剧烈，目前治疗以缓解症状，延长生命为主。此后再考虑如何治愈。至于能否行手术治疗，可根据NCCN 2011年的指南（表3-17）进行分析。

■ 非手术治疗

　➤ 适应证：根治性手术切除前后辅助治疗；胰腺癌伴转移；局部进展无法切除胰腺癌、手术或其他治疗后复发转移。

　➤ 措施

　　◇ 化疗

　　　✓ 由于胰腺位置深在，胰腺癌临床表现隐匿，大部分患者在就诊时病变已累及周围组织器官或已转移至肝脏、腹膜，无法手术切除。即使能够手术治疗的患者，其术后局部复发和远处转移的发生率也比较高。因此，要改善胰腺癌的预后，化疗作为重要的辅助治疗手段得到越来越多国内外学者的广泛关注。胰腺癌化疗主要用于术前降低肿瘤分期、术后预防局部复发和远期转移，以及晚期胰腺癌患者的姑息治疗。

　　　✓ 在众多胰腺癌化疗药物中，5-FU和吉西他滨具有里程碑式的意义。5-FU是胰腺癌治疗中应用最早的药物之一，也是20世纪90年代中期之前，胰腺癌术后及姑息性化疗中的标准一线方案。而最新的研究发现，吉西他滨单药治疗晚期胰腺癌效果显著。目前，吉西他滨$1g/m^2$，30分钟静脉滴注，每周1次，连续4周为1周期，作为晚期胰腺癌治疗的一线方案，地位已经明确。

表3-17 NCCN 2011年关于"胰腺癌可切除判定标准"的指南

局限性可切除的判定标准：
▶ 无远处转移
▶ 无肠系膜上静脉（SMV）和门静脉被肿瘤组织围绕、变形、瘤栓形成或无静脉被肿瘤组织包绕的影像学证据
▶ 腹腔干、肝动脉、SMA周围有清晰的脂肪层

有可能切除的判定标准：
▶ 无远处转移
▶ SMV/门静脉受累提示肿瘤包绕血管，侵犯管壁并伴管腔狭窄，肿瘤组织包裹SMV/门静脉但未包裹周围动脉；或者由于肿瘤组织包裹或瘤栓导致小段静脉闭塞，但在受累静脉的近侧和远侧有合适的血管可进行安全切除及重建
▶ 胃十二指肠动脉至肝动脉有小段动脉被肿瘤组织包裹，或肝动脉直接被包裹，但尚未侵及腹腔干
▶ 以血管本身圆周为界，肿瘤围绕SMA未超过180°

无法切除的判断标准：
● 胰头
▶ 有远处转移
▶ 肿瘤围绕SMA大于180°或侵犯腹腔干（任何度数）
▶ 肿瘤侵犯或围绕腹主动脉
● 胰体
▶ 有远处转移
▶ 肿瘤围绕SMA或腹腔干大于180°
▶ SMV/门静脉闭塞且无法重建
▶ 肿瘤侵犯腹主动脉
● 胰尾
▶ 有远处转移
▶ 肿瘤围绕SMA或腹腔干大于180°
● 淋巴结状态
▶ 淋巴结转移范围超出手术所能切除范围视作不可切除

◇ 放疗：由于胰腺癌多数对放射治疗不敏感，而且其所在解剖部位的特殊性，周围小肠、胃、肝脏、脾脏等均属于对放疗敏感器官，因此以往胰腺癌放射治疗多用于姑息镇痛治疗。近年来，由于放疗技术的发展，三维适形放疗、调强放疗、放射增敏剂和放化疗综合方法的应用，部分胰腺癌可以通过放疗在内的综合治疗取得较好的疗效。对于可能手术的患者，可先行放疗缩小肿瘤体积，以期达到完全切除（即新辅助治疗）。对于不能手术切除的胰腺癌患者，目前尚无确定的治疗方案，多数研究推荐放化疗联合治疗。其效果优于单纯化疗或单纯放疗。

■ 手术治疗（以胰头肿物为例）

➢ 手术指征：肿瘤位于胰头，无肝门、腹腔动脉周围、肠系膜根部及远处淋巴结转移，无肠系膜上动脉及下腔静脉侵犯，未侵及或仅局部侵及门静脉，无脏器的转移。

➢ 术前准备

◇ 减黄：对①并发胆道感染，②血清胆红素>256 μmol/L，③黄疸时间超过8周，应行ERCP。若ERCP不成功，可考虑行PTCD。鉴于PTCD可能出现感染、胆瘘、出血等并发症，若黄疸不重，一般情况较好的患者可不必应用。

◇ 保肝：口服保肝药物、维生素B等。

◇ 纠正凝血：补充维生素K，以免术中、术后发生出血及DIC事件。

◇ 营养支持：对出现梗阻无法进食，或局部炎症较重的患者，术前10~14日放置空肠营养管，给予肠内营养和PTCD回收的胆汁，同时纠正水电解质失衡、贫血、低白蛋白血症。

➢ 手术方法：通常采用标准的胰十二指肠切除术（Whipple术）。

➢ 术后处理

◇ 营养支持：术后一般禁食2~3天，静脉补充营养。待胃肠排气畅通后，才能拔除胃管，可以少量饮水，再逐渐过渡到正常饮食。

 ◇ 引流管处理：术后3天和7天查血、引流液淀粉酶，若无明显升高，且引流量连续3天小于10ml，可予逐渐退管，见到引流管侧孔后拔除。

 ◇ 切口处理：无异常情况，7～10天拆除伤口缝线。

➤ 术后常见并发症及处理

 ◇ 胰瘘：胰十二指肠术后最常见的并发症。发生率为5%～25%，致死率20%～50%。一般发生在术后5～10天，如术后5～10天腹腔引流液增多，淀粉酶升高，可能出现胰瘘。其处理方法必须保持腹腔引流通畅，充分引流，静脉输注生长抑素抑制胰液分泌，同时注意造口护理，防止胰液积存或腐蚀皮肤。

 ◇ 胆瘘：主要表现为腹腔引流管中引流液含有胆汁，严重者可出现化学性腹膜炎。需维持引流管通畅，以便充分引流胆汁，降低胆道内压力。

 ◇ 腹腔出血：一般在术后1周或者两周内发生，表现为呕血、柏油便，或从胃管内引出大量血性液，患者表现为面色苍白、脉细数、血压下降，应静脉扩容、给予止血药，并输血。保守治疗失败时，可行消化内镜明确出血部位并尝试止血，必要时，需二次手术。

 ◇ 胃排空延迟：指术后10天仍不能规律进食，或仍需胃肠减压。处理原则为：去除病因（如腹腔内感染或胰瘘）、保持内环境稳定、持续胃肠减压、应用胃肠动力药物及营养支持。多数患者经保守治疗3～6周可恢复。

 ◇ 感染：是一种严重并发症，多由胰瘘、胆瘘或腹腔渗血所致。可有腹痛高热，身体消耗，发生贫血、低蛋白血症等。加强全身支持治疗，应用高效广谱抗生素。

1.概述

- 胰腺神经内分泌肿瘤（pancreatic neuroendocrine tumors，pNET）是由胰腺内多种具有分泌激素功能的细胞发展而形成的肿瘤。本类肿瘤发生率很低，仅占胰腺肿瘤的1%～2%；尽管尸检患者中的发生率为0.5%～1.5%，但临床中有症状的小于1/1000。因此，临床的诊断率很低。

- 包含多种不同类型的肿瘤，根据发生率从多到少，大致排序为：无功能胰腺内分泌肿瘤、胰岛素瘤、胃泌素瘤、胰高血糖素瘤、血管活性肠肽瘤、生长抑素瘤、其他类型胰腺内分泌肿瘤，近期的研究发现，无功能胰腺内分泌肿瘤的发生率是有功能胰腺内分泌肿瘤发生率的2倍。

2.临床表现

- 大多数胰腺内分泌肿瘤的命名是基于它们分泌的激素和由此产生的临床症状（表3-18）。

3.辅助检查

- 影像学检查对于胰腺内分泌肿瘤的定位、分期、治疗方案的选择及术前、术后监测肿瘤生长或复发具有重要作用。

- 传统方法
  - 普通CT和MRI，能够发现20% 1cm以下，30%～40% 1～3cm和75% 3cm以上的胰腺内分泌肿瘤。
  - 螺旋CT和最新的MRI成像技术，发现原发灶的敏感度可达55%～78%。

- 其他较新的检查方法
  - 超声内镜能够提供胰腺的高分辨图片，从而发现直径2～3mm的肿瘤（敏感度约为82%），而超声内镜引导下细针穿刺可帮助判断肿瘤类型。
  - 血管造影是通过向肠系膜血管注射造影剂对肿瘤进行观察的有创检查，敏感性约70%。

表3-18 胰腺内分泌肿瘤特点及其临床表现

肿瘤名称	细胞类型	分泌激素	临床表现	恶性比例（%）
胰岛素瘤	B	胰岛素	低血糖	10～15
胃泌素瘤	G	胃泌素	卓-艾综合征	60～90
胰高血糖素瘤	A	胰高血糖素	糖尿病、坏死性游走性红斑	60
血管活性肠肽瘤	D1	VIP	胰源性腹泻、胰性霍乱、Verner-Morrison综合征	80
生长抑素瘤	D	生长抑素	抑制综合征	—
胰多肽瘤	PP	胰多肽	无症状或有腹泻	＞60
神经降压素瘤	NT	神经降压素	低血压、血管舒张等	—
生长激素释放激素（GRF）瘤	GRF分泌细胞	GRF	肢端肥大症	30
促肾上腺皮质激素释放激素（ACTH）瘤	ACTH分泌细胞	ACTH	异位Cushing综合征	＞95（指发生于胰腺的ACTH瘤）

> 正电子发射断层扫描（PET）通过放射核素在高功能区浓聚的原理，可使敏感性提高到96%。

> 术中超声技术亦能提供胰腺的高分辨率图片，结合术者对胰腺的触诊，敏感性可达83%～100%。

> 生长抑素受体显像是一种较新的检查方式，与其他影像学检查相结合，可以提高胰腺内分泌肿瘤的检出率。

4.治疗

■ 根据胰腺内分泌肿瘤的类型、分期，可以选择药物治疗（包括病因治疗、对症治疗）、手术治疗、生物治疗和放化疗等不同治疗方法。对已经有肝转移的肿瘤，可以行肝脏局部烧灼、栓塞治疗、血管结扎及肝移植。

■ 常用手术方法——单纯胰腺肿物切除术。

胰岛素瘤

1.概述

■ 胰岛素瘤（insulinoma）是由胰岛B细胞发展而形成的肿瘤。据国外一些研究报道，其发病率约为1/1000～1/800，占胰岛细胞肿瘤的70%～75%。胰岛素瘤可发生于任何年龄，但多见于青、中年，约74.6%的患者发生于20～59岁。男性多于女性。胰岛素瘤多为单发，约占91.4%，少数为多发。瘤体一般较小，直径1～2.5cm者占82%左右。位于胰腺头部者17.7%，体部35%，尾部36%，异位胰岛素瘤的发生率不足1%。

2.临床表现

■ 胰岛素瘤根据典型的Whipple三联征诊断多无困难，即：①自发性周期性发作低血糖症状、昏迷及其精神神经症状，每天空腹或劳动后发作者；②发作时血糖低于2.78mmol/L；③口服或静脉注射葡萄糖后，症状可立即消失。

■ 有些患者表现为慢性的低血糖症状，如性格改变、记忆力减退、步态不稳、视物不清，有时出现狂躁、幻觉、行为异常，以致被误诊为精神病。

■ 在血糖明显下降时，肾上腺素分泌增加，从而出现交感神经相关症状，表现为软弱、无力、冷汗、心悸、手足颤抖、皮肤苍白、口渴、心动过速、饥饿感、恶心、呕吐等。

3.辅助检查

■ 实验室检查（定性）：有些患者的症状并不典型，可做血糖测定、饥饿实验、胰岛素测定、甲苯磺丁脲（D860）激发试验、胰高血糖素实验、L-亮氨酸试验、钙剂激发试验、血清C-肽测定等都对胰岛素瘤的诊断有帮助，并有助于排除其他低血糖的原因。

➤ 血糖测定：符合Whipple三联征。

➤ 饥饿实验：胰岛素瘤患者禁食12～18小时后，约有

2/3的病例血糖可降至3.3mmol/L以下，24~36小时后绝大部分患者发生低血糖症（血糖＜2.8mmol/L，而胰岛素水平不下降）。如禁食72小时不发生低血糖症者，可排除本病。

> 胰岛素测定：正常人空腹胰岛素在172pmol/L（24μU/ml）以下，胰岛素瘤患者超过正常。胰岛素释放指数＝［血浆胰岛素（μU/ml）］/［血浆葡萄糖（mg/dl）］，正常人＜0.3，胰岛素瘤患者＞0.4，可在1.0以上。胰岛素释放修正指数＝［血浆胰岛素（μU/ml）×100］/［血浆葡萄糖−30（mg/dl）］，正常人＜50μU/mg，＞85μU/mg提示本病。

■ 影像学检查（定位）：由于胰岛素瘤瘤体较小，位置不恒定，可做超声、电子计算机断层扫描（CT）、胰腺灌注CT、磁共振（MRI）、超声内镜、腹腔动脉造影、选择性门静脉系统分段取血（SPVS）、选择性动脉注射亚甲蓝等定位诊断技术的检查，可正确判断肿瘤的位置。

4.治疗

■ 胰岛素瘤的诊断一经明确，均应及早手术治疗，切除肿瘤。因为长期共存反复发作低血糖昏迷，可使脑组织，尤其是大脑造成不可逆的损害。

■ 非手术治疗

> 适应证：恶性胰岛素瘤患者、已有肝转移的胰岛素瘤患者，以及少数不能承受手术打击的患者。

> 措施：定期加餐，多食糖类，以维持血糖稳定在正常水平。对恶性胰岛素瘤患者，可应用二氧偶氮、链脲霉素、左旋门冬酰氨酶或链黑霉素，对胰腺B细胞进行选择性损害。

■ 手术治疗

> 手术指征：手术是胰岛素瘤的唯一根治手段，只要没有手术禁忌证，诊断明确的胰岛素瘤患者均应接受手术治疗。

> 术前准备：定期加餐，使血糖达到期望的水平，即在半夜12点之后不加餐的情况下，清晨空腹血糖维

持在4mmol/L左右。

➤ 手术方法：胰腺肿物切除术。

➤ 术中血糖监测：一般在手术当日晨先测空腹血糖，待手术探查找到肿瘤后再测血糖，以此二值为基础值，然后再切除肿瘤。肿瘤切除后分别在30′、45′、60′等不同时间内测定血糖，如血糖升高达术前基础值的1倍或上升到5.6mmol/L，则可认为切除完全。

➤ 术后并发症

　◇ 出血：由于胰液腐蚀手术区血管，可出现术后大出血，常于术后24小时发生。当出血导致患者生命体征发生改变时，应给予及时止血处理。

　◇ 胰瘘：多于术后1周左右发生，引流管中引流液较多，引流液淀粉酶升高。胰漏发生后应保持引流管通畅，保护好引流管周围皮肤，防止因胰液外渗引起皮肤糜烂。同时给予抑制胰腺分泌的药物。

胃泌素瘤

1.概述

■ 胃泌素瘤（gastrinoma）是胰腺G细胞来源的肿瘤。1955年，Zollinger和Ellison首先描述了一种以空肠近端溃疡、胃酸过量分泌，和非胰岛B细胞来源肿瘤为临床特点的疾病。

■ 与典型的消化性溃疡疾病不同，这个疾病通常具有进展性和顽固性，并且常常可以威胁生命。由于检测血胃泌素的方法不断进步，目前诊断胃泌素瘤的患者越来越多，而发现时间也逐渐提前，有些患者甚至在出现溃疡合并症或恶性胃泌素瘤发生转移之前就能够确诊。因此，通过恰当的治疗改变疾病病程也逐渐成为可能。

■ 本病多发于20~50岁的人群，男女比例为（1.5~2）∶1。在患有消化性溃疡的患者中，胃泌素瘤的患病率为

0.1%～1%。然而，很多患者虽然具有胃泌素瘤的症状，但因为和幽门螺杆菌感染所造成的消化性溃疡症状类似而被误诊，从而使胃泌素瘤的患病率在一定程度上被低估。胃泌素瘤可以是散发的，也可以与Ⅰ型MEN相关。

2.临床表现

■ 胃泌素瘤患者中，有超过90%的患者出现消化性溃疡的症状（卓-艾综合征）。其病变通常表现为直径小于1cm的独立性溃疡。大多数溃疡（75%）位于十二指肠的第一部分，14%位于十二指肠远端，还有11%位于空肠。腹泻是胃泌素瘤的另一个突出的临床特征。

■ 大约1/3的胃泌素瘤患者在就诊时就已经出现了病灶转移。肝脏是最常见的转移部位，骨骼转移也比较常见，尤其以中轴骨为多，但发生骨骼转移的患者通常都已经发生了肝转移。

■ 对于出现高胃酸分泌相关症状（如多发性溃疡、顽固性溃疡、十二指肠远端溃疡）、腹泻、以及既往或家族中有Ⅰ型MEN病史的患者，应该考虑到胃泌素瘤的可能。

3.辅助检查

■ 实验室检查（定性诊断）：有三种激素测定实验可以用于诊断胃泌素瘤，分别是空腹胃泌素测定、胰泌素激发实验和胃酸分泌实验。其中，空腹胃泌素测定最为常用。对所有怀疑胃泌素瘤的患者，都应该进行空腹胃泌素瘤检查。正常血浆胃泌素水平的上限为110pg/ml，当血浆胃泌素水平超过1000pg/ml时，就可以诊断胃泌素分泌异常。在此基础上，对于恶性贫血或萎缩性胃炎患者，其血浆胃泌素水平常常超过1000pg/ml，此时如要排除胃酸缺乏导致的继发性高胃泌素血症，测定胃液pH就有着重要的作用。通常情况下，胰腺胃泌素瘤患者的空腹胃泌素水平高于十二指肠胃泌素瘤患者，肿瘤体积越大，转移灶越多，空腹胃泌素水平越高。然而，大约2/3胃泌素瘤患者的空腹胃泌素水平在100～1000pg/ml（47～475pmol/L），并没有达到正常值高限的10倍。因此，还需其他检查（如钙输注实验）以协助疾病的诊断，其诊断流程如图3-14所示。

- 影像学检查（定位诊断）：两种比较常用的定位方法是生长抑素受体核素显像和超声内镜。在目前所有的检测方法中，生长抑素受体核素显像具有最高的敏感性，并且特别适合对肝转移和骨转移灶进行检测。超声内镜对体积较小的胰腺内分泌肿瘤的成像意义较大，并且能够协助进行肿瘤穿刺活检，从而通过病理学检查明确肿瘤细胞的组织学特点。如果能够合理使用上述两种检查方法，通常可以定位90%以上的胃泌素瘤。

- 当临床上高度怀疑胃泌素瘤，而上述两种定位检查手段却没有找到瘤体，可以考虑采用其他方法进一步进行检查，如螺旋CT扫描、MRI、血管造影等。尽管方法繁多，但有些时候，仍然只能通过剖腹探查、直接触诊、十二指肠透照，以及术中超声对肿瘤进行定位。

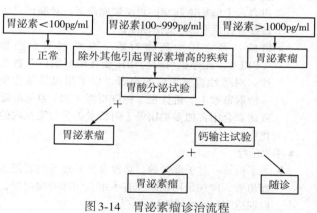

图3-14 胃泌素瘤诊治流程

4.鉴别诊断

- 出现高胃泌素血症，需考虑以下几种原因相关的疾病。

  ➢ 无胃酸或低胃酸引起的继发性高胃泌素血症，如萎

329

缩性胃炎、迷走神经切断术后，以及应用奥美拉唑（洛赛克）后胃酸缺乏等。

➢ 胃窦部G细胞增生。

➢ 胃出口梗阻。

➢ 残留胃窦综合征。

➢ 非胃泌素性胰岛细胞瘤引起的溃疡病。

5.治疗

■ 胃泌素瘤的治疗方式包括手术治疗和药物治疗。一般而言，对所有的胃泌素瘤患者，药物治疗都可以在一定程度上减轻其临床症状，但只有手术治疗，才有可能使疾病彻底治愈。其中，临床分期为Ⅰ期、Ⅱ期患者应常规手术治疗，而Ⅲ期和0期患者是否进行开腹探查应视情况而定。

■ 非手术治疗

➢ 目的：控制临床症状和消化性溃疡所产生的并发症。

➢ 适应证：临床症状不重，药物治疗可以较好控制的患者；Ⅰ型MEN起病的胃泌素瘤患者；肿瘤已发生转移者或手术治疗的前期准备。

➢ 措施：最常用的药物为质子泵抑制剂类药物（PPI），此外也可以应用H_2受体阻断剂以及奥曲肽。对恶性胃泌素瘤的患者可以采用包括链佐星（链脲霉素）、链佐星（链脲霉素）加5-氟尿嘧啶或两者合用再加多柔比星（阿霉素）等方案在内的化疗。

■ 手术治疗

➢ 手术指征：对于散发的，且没有转移迹象的胃泌素瘤患者，应该采用剖腹探查手术，切除肿瘤组织，以期达到彻底治疗的目的。

➢ 手术方法：胰腺肿物切除术。

（韩显林）

肝脏外科

◎ 肝脏良性肿瘤

1.概述

- 除了常见的原发恶性肿瘤、转移性肿瘤之外，肝脏还会发生多种良性肿瘤。良性肿瘤约占肝脏原发肿瘤的5%~10%，主要来源于肝脏本身的各种细胞和胚胎发育过程中存在于肝脏中的肌肉、骨骼和软骨等组织。
- 肝脏良性肿瘤的Henson分类方法包括：实质肿瘤：肝细胞腺瘤、胆管腺病、混合腺病、局灶性结节性增生；血管源性肿瘤：血管瘤、淋巴管瘤；间质肿瘤：纤维瘤、脂肪瘤、平滑肌肿瘤、畸胎瘤、错构瘤、肾上腺残余瘤（Grawitz肿瘤）。
- 临床上常见的肝脏囊性病变为肝囊肿，实性良性肿瘤最常见的为肝海绵状血管瘤（cavernous hemangioma of the liver，CHL），其次为肝细胞腺瘤（hepato adenoma）以及肝脏局灶性结节性增生（focal nodular hyperplasia，FNH）等。

2.病史及体格检查

- 病史：发现原因包括偶然发现、查体发现或者有症状发现。若体检发现，其体格检查和实验室检查结果可能均正常，仅影像学检查发现异常，应注意随诊观察。某些患者可能会有非特异性的症状（如腹痛、肝区不适、瘙痒或可触及的肿块）或易感因素（特殊用药史、妊娠史等）相关的症状或表现，还应了解有无肝病背景、病毒感染情况和家族病史；病史还应该了解有无消化道压迫症状及急症情况，了解有无急性病程变化（如瘤体破裂导致的急腹症情况）。
- 体征：多数患者没有明确阳性体征，部分患者可以表现为上腹部可触及的肿块等。

3.辅助检查

- 腹部超声：常作为筛查和初步检查的手段，了解病灶的回声反射性质、病灶边缘的特征等。
- 腹部增强CT：重点了解注射造影剂后病变的强化方式和造影剂清除的模式，了解其大小、部位及与肝脏重要结构的毗邻关系等。

- 肝区动态MRI：相比与CT由于有更多的时相和分期，能提供更多的信息。其中T_1和T_2加权像中不同病灶的强度有助于识别出有无肝脏病变。特别是近年来出现的以钆为基础的造影剂，能使动脉期与门静脉期影像得到更好的分离，从而有利于对富血供病变的诊断。

- 核医学检查：肝脏血池显像对于肝脏海绵状血管瘤特别是不典型的血管瘤的诊断有一定意义，PET对某些存在危险因素的占位或鉴别诊断困难时有一定意义。

- 侵入性操作如细针穿刺（FNA）、腹腔镜探查活检：FNA在某些诊断不明的情况下可以考虑使用，但其作用尚存在许多争议性问题，某些观点认为FNA用于评估一些类型的肝脏病变（如肝腺瘤和局灶性结节性增生）时，通常不具有诊断性，而且FNA本身具有一定风险，如出血和肿瘤细胞的种植等，腹腔镜仅推荐在诊断不明或需要获得整块组织病理学检查时采用，在某些情况下诊断的同时能够完成治疗。

4.诊断要点和治疗原则

- 肝脏良性肿瘤的治疗取决于肿瘤的大小、部位、生长速度、有无临床症状、诊断明确与否等。一般认为，非切除性的治疗方法（如介入栓塞、射频、注射硬化剂、冷冻、肝动脉结扎等）并不能彻底消除肿瘤。对诊断不明、不能排除恶性病变、肿瘤较大（通常认为直径>6cm）、生长速度较快、紧邻大血管、有明显症状等，可以考虑手术切除。

- 某些文献总结的目前关于肝脏良性肿瘤手术治疗的主要指征为：①影像不典型、诊断不清且不能完全排除恶性肿瘤的肝占位病变。特别是少数伴有甲胎蛋白（AFP）升高的肝细胞腺瘤或瘤样增生，以及伴有肝纤维化的肝血管瘤患者，术前鉴别诊断困难；②肿瘤较大或短期内生长迅速，可能并发破裂或恶性变者，或伴随全身情况改变或异常等（如血小板低）；③某些肿瘤位于左肝外侧叶或边缘部、外生性，或伴有较明显的症状（如压迫症状）；④肿瘤发生破裂出血。

- 对于可以随诊观察的病例包括：①无症状的肝脏良性肿瘤，特别是直径小于6cm的肝血管瘤；②中央部或Ⅰ段、Ⅷ段基本可明确诊断的小肿瘤；③有症状，但无明确因果关系的小血管瘤。
- 鉴于肝脏良性肿瘤的生物学特点，在行肝切除时通常不需要考虑肿瘤复发和所谓"安全切缘"的问题，切除肿瘤的同时应考虑最大限度地保留血供良好的正常肝脏，并尽可能地减少术中失血和输血。临床上最常用的手术方法包括非解剖性切除、剥除及规则性肝切除等。

肝囊肿

1.概述

- 通常认为肝囊肿并不是真正意义上的肝脏肿瘤，但因其发病率高通常放入良性肿瘤的范畴进行讨论。肝囊肿是肝脏最常见的良性囊性病变，多为查体或偶然发现，治疗主要视其大小、性质、有无并发症决定。

2.治疗原则和方法

- 囊肿小于8cm，无明显症状者一般不需要特殊治疗。对于有压迫症状的大囊肿应给予适当治疗。肝囊肿的手术治疗方式通常包括以下的一些方法。
  - ➤ 囊肿开窗术：适用于囊液澄清且无胆汁成分，切除肝表面的部分囊壁，吸净囊液，切缘仔细止血，囊液引流至腹腔，是治疗肝囊肿的主要方法，必要时可以术中冰冻病理协助明确囊肿性质。
  - ➤ 囊肿穿刺抽液术：适用于存在手术禁忌、但症状很重的肝囊肿患者。在B超/CT引导下进行，抽出囊液之后注入无水乙醇或者硬化剂，缺点是患者会出现醉酒状态，且非常容易复发、可能需要再次治疗等。
  - ➤ 含囊肝组织切除术：通常是病理可疑或怀疑恶性病变可施行该项手术，行包括囊肿的肝段或者联合肝段切除术。

肝血管瘤

1.概述

- 肝血管瘤是最常见的肝脏良性肿瘤，约占85%。组织学特点为门静脉分支的畸形，病理类型可分为硬化性、血管内皮细胞型、毛细血管瘤和海绵状血管瘤，其中以海绵状血管瘤最多见，所以通常说的肝血管瘤指的是海绵状血管瘤（cavernous hemangioma of the liver，CHL），发病率女性多于男性。

2.临床表现

- 肝血管瘤生长缓慢、病程长，多在中年之后发病，可单发或者多发，大小各异。
- 一般无临床症状，多为偶发瘤，较大肝血管瘤可能有因为压迫引起的上腹部非特异性症状。
- 瘤内可以有血栓形成导致消耗性症状（如贫血、血小板减少、低纤维蛋白原血症等）。
- 通常无肝功能损害和恶变倾向。

3.辅助检查

- B超：血管瘤回声无特异性，多数为高回声。
- 增强CT或者MRI：典型血管瘤在动脉期边缘可有结节状强化，门静脉期强化结节扩大，并向中央扩展的现象。
- 肝血管造影：对于血管瘤的诊断有相对高的敏感性和特异性，典型表现可有爆米花征以及雪树征，因为有创伤性，目前该检查应用较少。
- 肝血流池检查：标记的红细胞肝血流池动态显像具有一定的特异性，在血池期，其放射性都会明显高于周围的正常肝组织，出现过度充盈现象。

4.手术治疗方法及注意事项

- 传统的将血管瘤直径大于5cm或者血管瘤有破裂出血风险作为手术指征，但可能造成手术指征的扩大化。笔者认为，瘤体直径大于8cm、邻近大血管、外生性、随访增大或者有临床症状等情况，可以考虑手术治疗；

年龄偏大，随访增长不明显者，可以定期观察；对于不典型的血管瘤特别是不能排除恶性时，也应考虑手术治疗。多数治疗方法（如注射硬化剂、冷冻、肝动脉结扎或栓塞等）不能彻底消除肿瘤，一般不作为常规推荐。

- 手术方法：肝血管瘤的手术方式总体上分为包括血管瘤在内的肝段或联合肝段切除术和沿血管瘤被膜分离的血管瘤剥除术两种。
  - ➢ 肝段切除术：根据肿瘤的范围选择合适肝段、联合肝段，从而进行切除的治疗方式。
  - ➢ 血管瘤剥除术：钝性与锐性分离相结合，分离血管瘤与肝实质组织，处理断面的管道系统。
- 手术注意事项：肝血管瘤手术中主要面临的风险是术中出血，肝血管瘤的手术注意事项包括：
  - ➢ 充分暴露肿瘤，除了常见的右肋缘下切口等，还可能用上腹部人字形切口。
  - ➢ 备第一肝门甚至全肝血流阻断。
  - ➢ 充分游离肿瘤周围的韧带以及粘连，以便控制出血。
  - ➢ 为减少缺血再灌注损伤，阻断肝门可以少量多次进行。
  - ➢ 肝血管与肝实质之间有比较多支交通血管，分离时应结扎处理，便于止血和防止胆漏。
  - ➢ 可以使用血液回输技术。

肝局灶性结节增生

1.概述
- 肝局灶性结节增生（focal nodular hyperplasia，FNH）是最常见的非血管起源的肝脏良性肿瘤，在肝脏良性肿瘤中仅次于血管瘤。
- 其发病机制存在争议，可能与口服避孕药有关。
- 大体标本上看，FNH是一边界清晰、质中、无包膜、黄褐色的实性肿物，镜下可见由增生的肝细胞组成。

- 约90%的FNH无临床症状，多在体检或者影像学检查时偶然发现，少部分患者可能有上腹不适、肝肿大、上腹部肿块等表现。FNH自发破裂出血较少，一般不恶变。对于有临床症状或者诊断不明确的病例应该手术治疗。

2.临床表现

- 直接由FNH引起的症状或体征非常少见，有2/3到3/4的患者是偶然被发现的。
- FNH很少表现为急性发作的出血、坏死或梗死。
- 少部分患者可有上腹不适、肝增大、上腹部肿块等不特异表现。

3.诊断

- 超声造影：与标准超声相比，应用对比增强超声检查能更明确显示局灶肝脏病变的特征，虽然这一方法与其他影像学检查相比其检查特征仍未完全明确，但一些证据提示其对于鉴别肝脏实性肿瘤的能力与MRI相当。
- 增强CT扫描：动态三相螺旋CT平扫，以及在肝动脉期和门静脉期对比增强扫描，通常对诊断有高度提示意义。病灶在无对比增强影像上可表现为低或等密度，1/3的患者可以看到中央瘢痕。由于病灶由动脉供血，在肝动脉期时会变为高密度。FNH在门脉期一般为等密度，但随着造影剂弥散进入瘢痕，中央瘢痕可呈高密度。虽然中央瘢痕是FNH的特征性表现，但该表现也可见于纤维板层型肝细胞癌。
- 肝区动态MRI：T_1加权像显示为等信号病变，T_2加权像显示为等信号到稍高信号的肿块。瘢痕由于存在血管或水肿，在T_2加权像通常显示为高信号强度。有研究显示，钆增强的MRI的敏感性和特异性分别为70%和98%。
- 血管造影：DSA可显示FNH的诊断特征性的辐轮状表现，但很少需要进行这种检查就能明确诊断。

4.鉴别诊断

- FNH应该与肝细胞腺瘤、肝细胞癌相鉴别，因为鉴别具有治疗上的意义，影像学检查应该密切结合病史以及临床表现有助于FNH的鉴别（FNH与肝细胞腺瘤的鉴别见表4-1）。

表4-1 FNH与肝细胞腺瘤的鉴别

	FNH	肝细胞腺瘤
症状	少见	多见
基础病	可有	可见代谢性疾病
并发症	极少破裂出血，一般无恶变	可能破裂出血，容易有恶变
影像学（CT后者MRI）	中心或者偏心瘢痕为典型特征	瘤周低密度环
放射性扫描	正常或者吸收增加	局灶性分布缺损
肝血管造影	多血管肿块，有毛细血管充盈以及瘤内分隔，典型的呈现辐条状血管影	肝动脉覆盖的多血管肿块，瘤内可见成串的"血管湖"
病理学表现	由肝细胞、小胆管和Kupffer细胞构成，中心或者偏心有瘢痕	瘤内无汇管结构以及胆管，也没有Kupffer细胞

5.治疗原则及方法

■ 对于确诊的FNH病例，因为其为良性病变，恶变可能性不大，对于无症状的可以行定期的影像学随访。

■ FNH可能和避孕药有关，可以考虑停用，对于育龄期妇女，主张积极切除，因为妊娠期肝脏可能发生变化，妊娠时的类固醇激素可能会产生不良作用。

■ 开腹手术时发现的FNH，可考虑行不规则切除以病理明确。

■ 因相当一部分的FNH不能明确诊断，对于不能排除肝细胞腺瘤或肝细胞肝癌的占位性病变，多主张手术明确。

肝细胞腺瘤

1.概述

■ 肝细胞腺瘤是一种较为少见的肝脏良性肿瘤，约占肝脏肿瘤的0.6%，肝良性肿瘤的10%，多见于育龄妇女（20~44岁，男女比例1:7），常为孤立性的（70%~80%），但在长期使用避孕药、糖原贮积病和肝腺瘤病的患者中可以有多发腺瘤的表现。

- 病理类型分为肝细胞腺瘤（肝腺瘤）、胆管细胞腺瘤（胆管腺瘤与胆管囊腺瘤）、混合腺瘤。

2.临床表现

- 肝细胞腺瘤发展缓慢，病程较长。
- 临床表现主要取决于肿瘤的大小及有无并发症。早期体积较小可以无任何症状，多为偶然发现（偶发瘤），瘤体较大可能有压迫表现（上腹不适、恶心、食欲减退等），瘤体内出血可能发生腹痛、发热、白细胞增多等表现，瘤体外出血可能会出现急腹症表现。
- 主要并发症为瘤体出血以及恶变：腺瘤存在恶变风险，两项小型研究报道，8%~13%的患者可发生恶变。影像学检查发现瘤体明显增大或血清AFP水平升高应考虑发生恶变可能。

3.诊断及鉴别诊断

- 病程特点：多见于育龄妇女，多有激素等药物使用史（避孕药、雄激素），可伴有可能致肝功能异常的病史（糖尿病、半乳糖血症、Fanconi综合征），多数缺乏肝炎及肝硬化病史。
- 症状不典型：多为瘤体较大的压迫症状或者瘤内、瘤外出血表现。
- 试验室检查：AFP一般阴性，可有轻度γ-GGT以及ALP等升高。
- 影像学检查：①增强CT检查：CT平扫多为低密度，有些腺瘤增强扫描可能表现为早期周围增强，随后在门静脉期向中心移动，但腺瘤通常有出血、坏死或纤维化区域，而使其具有多种不同的表现；②肝动脉造影：多血管改变，血管来自瘤周肝动脉，供瘤血管增粗或者正常，瘤内可见血管湖，外周有透亮圈。
- 穿刺活检：一般联合影像学检查和（或）手术切除来

做出诊断。通常不需要行经皮肝穿刺活检或细针抽吸活检，因为腺瘤在活检后有出血的倾向，并且使用这些方法获得的组织量通常不足以确定诊断（肝腺瘤与肝细胞癌的鉴别见表4-2）。

表4-2　肝腺瘤与肝细胞癌的鉴别

	肝细胞腺瘤	肝细胞癌
性别	女性多见	男性多见
病程	较长	一般
一般状态	对全身影响小，一般状态可	全身影响大，晚期一般状态差
病毒感染	阴性	中国多数有乙肝或丙肝阳性
AFP	多为阴性，恶变之后可升高	阳性（约为80%）
增强CT或MRI	瘤周低密度征、肿块坏死、出血	典型的为"快进快出"表现
放射性核素扫描	可有缺损区	吸收正常或增加

4.治疗原则及方法

- 有破裂出血和恶变风险，如能确诊，可以考虑手术治疗；对于有症状的患者，也应该考虑手术治疗；对使用口服避孕药的无症状患者的治疗存在一定争议：有学者认为对于较小病变（<5cm）的患者可尝试采取保守措施，停用避孕药但应复查影像学检查和AFP测定，密切观察病变发展情况。

- 对于不愿手术患者或多发性腺瘤切除困难者，可以保守治疗，暂停激素治疗，密切随访，如有AFP升高或者肿块破裂出血患者，也应考虑手术治疗。

- 与妊娠的关系：通常建议患者需谨慎妊娠，因部分肝腺瘤在妊娠期间的生物学行为可能发生改变，对于此类患者，妊娠前切除病变可能是最好的选择。若妊娠期间腺瘤破裂，应采用适当的紧急处理手段来处理，而对妊娠期间偶然发现的腺瘤的最佳处理模式尚不清楚。

- 手术方式应根据肿瘤的大小、数目和部位可能采取肝段、联合肝段以及半肝切除术。
- 对于糖原代谢病的患者，如果合并肝衰竭，可以考虑肝移植。

（郑永昌）

参 考 文 献

- 杨镇.肝脏外科手术学图谱.上海：上海科学技术出版社，2009，130.
- Loehe F，Globke B，Marnoto R，et al. Long-term results after surgical treatment of nonparasitic hepatic cysts.American Journal of Surgery，2010，200（1）：23.
- Grazioli L，Bondioni MP，Haradome H，et al. Hepatocellular adenoma and focal nodular hyperplasia：value of gadoxetic acid-enhanced MR imaging in differential diagnosis.Radiology，2012，262：520.
- Bieze M，Phoa SS，Verheij J，et al. Risk factors for bleeding in hepatocellular adenoma.British Journal of Surgery，2014，101（7）：847.
- De Carlis L，Pirotta V，Rondinara GF，et al. Hepatic adenoma and focal nodular hyperplasia：diagnosis and criteria for treatment.Liver Transplantation and Surgery，1997，3（2）：160-165.

◎ 原发性肝癌

1.概述

- 在肝脏原发性恶性肿瘤中，90%为肝细胞肝癌（hepatocellular carcinoma，HCC），另外，还有胆管细胞癌和混合性肝癌等少见类型。因此，一般所说的原发性肝癌指的是HCC。

- 目前认为，HCC和HBV感染、HCV感染及黄曲霉毒素感染等相关。另外男性、老龄化和家族史也是HCC的独立危险因素；长期和大量酒精摄入，体重指数高（BMI＞25）和糖尿病也可导致HCC风险增加。

- 在中国，肝癌患者血清HBV阳性率高（69.0%～84.7%）；而发达国家，肝癌患者血清HCV阳性率较高（50%以上）；HBV和HCV感染在HCC的发生上有协同效应。

- 从病理角度，肝癌大体病理分型分为巨块型（单个结节或者巨块，最大直径可大于10cm）、结节型、弥漫型（结节大小不等，弥漫分布）、小癌型（单个结节，小于3cm）等。从解剖的角度，肝脏的Couinaud分段是肝脏外科诊治的解剖学基础知识之一（图4-1）。

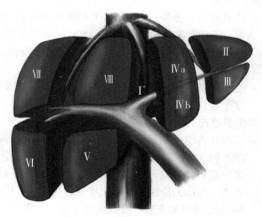

图4-1　Couinaud肝脏分段法

＊：Ⅰ段为尾状叶

2.临床表现

- 早期肝癌多无临床症状，多为查体或者偶然发现，临床可有肝区疼痛、消化道症状、乏力、消瘦、发热等不特异症状。

- 当出现症状后，往往提示病情较晚，此时可有肝区疼痛、腹胀、食欲缺乏、消瘦、进行性肝大或上腹肿块；部分患者可以合并低热、黄疸、腹泻、消化道出血；肝癌破裂后往往表现出急腹症症状；肝癌转移到肺、骨、脑等，产生相应器官系统的症状；少数患者可有癌旁综合征，如红细胞增多症、低血糖、高血钙和高胆固醇症等。

- 除了查体和偶然发现以外，该病通常在其病程晚期才获得诊断。

3.体格检查

- 亚临床期肝癌早期多无阳性体征。临床期可有局部症状，包括有肝大或者肝区肿块，有梗阻性黄疸或者肝功能异常的表现，或者腹水、脾大等门脉高压表现，少见的有伴癌综合征。

4.辅助检查

- 血清学检查

  ➤ 肝癌肿瘤标志物：如AFP、CA19-9、CEA、GP-73等，不推荐单独AFP用于HCC诊断，AFP用于诊断的界限值定为200 ng/ml；若AFP虽未达到200ng/ml，但进行性升高，也需要警惕HCC的可能。

  ➤ 感染相关：如HBV、HCV等病毒指标以及病毒滴度等。

- 影像学检查

  ➤ 超声或者增强超声：根据病理改变的类型和病程阶段不同，B超表现多种多样：强回声型、低回声型等。超声检查是一种筛选检测，而不是用于确诊的检查。在HCC诊断中，对比增强超声检查（CEUS）与动态CT或动态MRI的敏感性类似。当筛选检查结果异常，推荐动态CT或动态MRI用作HCC的一线诊断手段。

➢ 增强CT或肝脏灌注CT：原发性肝癌多为肝动脉供血，平扫多为低密度，增强期多可以看到不均匀强化以及增粗、扭曲的供血动脉，门脉期多数显示为低密度，呈现出"快进快出"的表现，但是某些不典型的肝癌可以表现多样，同时还能显示肝硬化程度、门脉癌栓的情况，其中灌注CT能进行较为精确的体积测算、三维重建，毗邻关系呈现等，在手术规划和模拟切除等方面有重要意义。

➢ 肝脏动态MRI：动脉相增强，门静脉相消退，则不论肿瘤大小，通过影像学可诊断典型的HCC。结节病灶显示不典型的影像学形式，例如，动脉相为相等或少血管，或者单独动脉相为多血管而无门静脉相消退，应行进一步检查。特别是新型显影剂的应用，能显著的提高小肝癌的检出率和进行鉴别诊断。

5.诊断要点

■ 肝病背景，如乙肝、丙肝、脂肪肝或酒精肝等情况。

■ 检查发现肝占位，增强的影像检查有"快进快出"的表现。

■ 部分患者会有AFP、CA19-9、GP73等标志物的升高。

6.诊治流程

■ 目前一般认为，建立完全标准的HCC诊断治疗的流程化方法可能是比较困难，因为可能存在以下的原因：各地诊断设备、新的治疗方法出现以及不同治疗的适应证发展迅速，可根据专业技术而有所改变。

7.诊断标准和分期

■ 临床诊断

➢ AFP≥400μg/L，>1个月；AFP≥200μg/L，>2个月，排除活动性肝病，无妊娠和生殖腺胚胎源性肿瘤，并有影像学证实肝脏有实质性占位病变。

➢ AFP<400μg/L，影像学检查有实质性病变，能够排除转移性肝癌和良性占位性病变，并具有下列条件之一：①AFP≥200μg/L，无活动性肝病证据者；②典型的原发性肝癌影像学表现；③有肝癌的临床表现，加上有肯定的远处转移病灶（肺、骨、肾

上腺、锁骨上淋巴结）或者有血性腹水并找到癌细胞；④有明显的乙型、丙型肝炎病毒标志阳性或伴有肝硬化。

- 分期：2010年AHPBA/AJCC的HCC共识会议再次得出结论，认为没有一种分期系统能够适用于所有HCC患者。国际抗肿瘤联盟采用TNM分期方案，是传统的肝癌分期，缺点是缺乏伴发肝脏疾病的描述，另外TNM分期仅施行手术的患者才能够实现，而通常认为这个比例可能不是特别高。

- 另外影响力比较大的是巴塞罗那临床肝癌（Barcelona clinic liver cancer，BCLC）分期系统，该系统将HCC患者分为四类：早期（A）、中期（B）、进展期（C）和终末期（D），并基于此提出了相应的诊治流程（图4-2）。然而，该方案可能存在局限性，尤其是对于巴塞罗那B期和C期患者国人肝癌多伴发肝硬化，所以我国在1999年也提出成都会议分期方案（表4-3），该方案兼顾了肝功能的情况（分级），可能有一定意义。一般认为，虽然肝功能不是由于肝癌本身引起的，但是肝功能影响患者的生存及肝癌治疗方案的选择，同时也影响肝癌患者的预后。

8.治疗原则和方法

- 对于原发性肝癌的治疗，目前国内外公认的是以手术切除为主的个体化综合治疗，如局部肿瘤能切除且患者能耐受手术，则首选手术治疗。对于不能切除的肝癌或不适宜切除的肝癌，则主张可采用其他治疗方法（如肝动脉栓塞化疗、射频治疗、放疗、靶向治疗等）。同时肝移植作为一种有效的治疗措施，在肝癌的治疗中也有相当的地位。

  ➢ 肝切除术和肝移植：对于肝脏储备功能充分的HCC患者，潜在可治愈的部分肝切除术是最佳治疗，对于局限于肝脏，解剖方便，并有满意的肝功能储备的单一或多病灶HCC，肝切除术是一线根治性治疗。按照指南，肝移植为单个HCC肿瘤直径≤5cm或多发肿瘤少于3个且最大直径≤3cm（米兰标准）

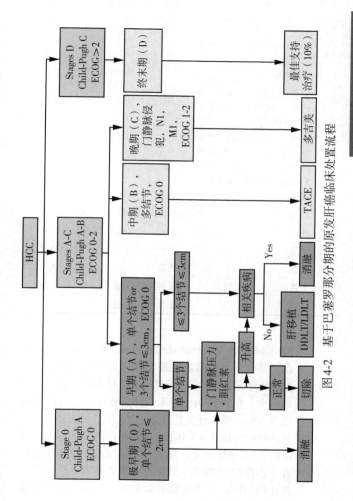

图 4-2 基于巴塞罗那分期的原发肝癌临床处置流程

表4-3　基于肿瘤大小和肝功能的肝癌成都会议分期方案

分期	肿瘤	门脉癌栓	肝门、腹腔淋巴结	远处转移	Child-pugh分级
Ⅰa	单个，<2cm	无	无	无	A
Ⅰb	单个，<5cm；或者两个直径之和<5cm，在一叶	无	无	无	A
Ⅱa	单个，5~10cm，或者两个直径之和5~10cm，在一叶；或两个直径之和<5cm在两叶	无	无	无	A
Ⅱb	单个，>10cm；或两个直径之后>10cm在一叶；或两个直径之后5~10cm在两叶或者多发肿瘤	无	无	无	A
Ⅲa	任意	分支有	无	无	A
	任意	无	无	无	B
	任意	主干	任意	任意	A或B
	任意	任意	有	任意	A或B
	任意	任意	任意	有	A或B
Ⅲb	任意	任意	任意	任意	C

的Child-Pugh C级肝硬化患者提供了最好的根治性治疗。使用局部消融或栓塞化疗作为过渡性治疗，可减少由于超过6个月的长时间等待导致的肝移植中途退出率，但在长期生存率或降低标准以允许扩展指征等方面，尚未证实其益处。

➤ 肝动脉栓塞化疗（TACE）：按照指南要求，无法切除的大/多病灶HCC，且无血管浸润或肝外播散的患者，推荐TACE作为一线治疗。由于肿瘤的位置或合并症的原因，无法实施射频消融（RFA）的早期患者，推荐应用选择性TACE。

➤ 射频消融：局部消融可替代肝切除用于有Child-Pugh A级肝硬化的小HCC（<3cm）治疗，一般认为在此

大小范围内的肝癌射频和手术治疗效果相当。但前提是影像能显示（CT或B超）、进针路线可行和不靠近大的肝内管道等，缺点是无法获得肯定的病理学证据。

➤ 全身治疗：不适宜局部治疗以及有Child-Pugh A级肝功能的晚期（门静脉浸润或肝外播散）患者，推荐使用索拉非尼治疗。欧洲多中心随机SHARP试验证实，对于进展期HCC患者，相比于单用支持性治疗，索拉非尼治疗有轻微但有统计学意义的生存获益。因为药物对肝功能有一定的要求，Child-Pugh B/C级肝功能患者，应慎重使用索拉非尼治疗。近年来，新的一些靶向治疗药物也逐渐出现。另外，有学者对于索拉非尼的有效性提出异议。

➤ 其他的治疗：包括经皮无水乙醇或乙酸消融术、冷冻消融术以及放射治疗和立体定向体部放射治疗。可供参考的HCC的治疗流程如下（图4-3）。

9.术前评估处理以及手术适应证

■ 术前评估包括：患者的一般状态、肿瘤局部情况、残余肝（非荷瘤肝组织）功能评估等。

➤ 一般状态：①有黄疸、腹水、恶病质以及Child分级C级；②合并有严重心、肺、肾功能不全或者严重内科基础病者，严重的出凝血障碍等；③存在肺、骨、脑等远处转移者；可能为肝切除的禁忌。

➤ 肿瘤局部因素：包括肿瘤的直径、数目，肿瘤的解剖位置以及与血管的关系，①肿瘤大小并非唯一决定性因素，不乏有巨大肿瘤切除的例子；②邻近肝门的肿瘤（中央型肿瘤）也多有切除的可能性；③侵犯下腔以及门静脉有癌栓的肿瘤也不乏切除报告。

■ 残余肝功能评估：剩余肝组织（非荷瘤肝）或者残余肝功能的评估是手术与否以及手术方式选择的重要参考之一，其评估方法较多（如吲哚氰绿排泄试验、体积测算方法等），但缺乏公认简便以及精确的方法，常用的Child-Pugh分级方法其作用可能也有限（一般认

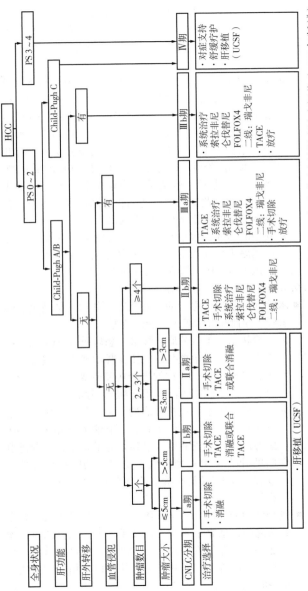

图4-3 基于临床分期的中国原发性肝癌治疗选择流程图（引自国家卫生健康委《原发性肝癌诊疗规范（2019年版）》）

为A、B级在可接受范围，但不是绝对，如一些合并肝硬化的小肝癌，虽然Child分级在正常范围内，但术后可能发生严重肝衰），近年来兴起的一些新的检测方法和试剂（如GSA三维立体肝功能评估方法），为肝功能的评估带来了新的契机（表4-4）。

表4-4　肝功能的Child-Pugh分级方法

临床以及生化指标	1分	2分	3分
肝性脑病（级）	无	1～2	3～4
腹水	无	轻度	中、重度
总胆红素（μmol/L）	<34	34～51	>51
白蛋白（g/L）	>35	28～35	<28
PT延长时间（s）	<4	4～6	>

10.肝切除手术的原则和方法

■ 非解剖性肝切除：包括单纯肝肿物切除、楔形切除、肿物剜除等。结合肿瘤大小对某些位置的肿瘤或者综合考虑肝硬化等方面的因素可采取，一些研究显示切缘距离可能不是最重要的决定复发的因素。

■ 解剖性肝切除：包括肝段切除、联合肝段切除或规则的半肝切除等，一般认为基于分段系统的解剖性肝切除能够切除肿瘤在内的肝脏回流区域的肝组织，能够根治性切除并消除小的病灶，某些时候可能会增加肝实质离断的出血量和非荷瘤肝组织的损失。

■ 腹腔镜肝切除：腹腔镜切肝代表着微创的理念和方法，某些部位的切除在一些中心已经逐步成为了常规（如腹腔镜左肝外侧叶切除），而且随着技术的进展，腹腔镜切肝的运用也获得了较大的拓展。

（郑永昌）

参　考　文　献

■ 杨秉辉，任正刚，等.关于原发性肝癌临床分期的研究和建议.中华肝胆外科杂志，1999，5（1）：67-68.

- Llovet J M，Br ú C，Bruix J. Prognosis of hepatocellular carcinoma：the BCLC staging classification.Seminars in Liver Disease，1999，19（3）：329.

- 严律南主编.肝脏外科.北京：人民卫生出版社，2002.

- NCCN clinical practice guidelines in oncology. Hepatobiliary cancers. Version I，2015.

- 中国抗癌协会肝癌专业委员会.原发性肝癌规范化病理诊断指南（2015年版）.临床肝胆病杂志，2015，21（6）：145-151.

◎ 继发性肝癌

1.概述

- 继发性肝癌是指全身各脏器的恶性病变转移到肝脏而形成的肿瘤。在西方国家，转移性肝癌是肝脏最常见的恶性肿瘤。肝脏由肝动脉系统以及门静脉系统双路供血，且血流丰富，是恶性肿瘤转移最常受累的器官之一。

- 消化道、盆腔等部位的恶性肿瘤均可以转移到肝脏，其中以消化道肿瘤发生转移的概率较高（如胆囊癌、结直肠癌、胃癌以及胰腺癌、消化道神经内分泌肿瘤等），其次为血液系统肿瘤、胸部肿瘤（肺癌以及食管癌、乳腺癌等）以及泌尿生殖系统肿瘤（如前列腺癌、卵巢癌），另外还包括一部分较少见的肿瘤（如恶性黑色素瘤等）。转移的方式除了血行转移之外，还包括淋巴转移和直接蔓延等。肝转移瘤可发生出血、坏死、囊变、钙化等。

- 通常认为肝转移癌的组织学类型和原发肿瘤相似。消化道肿瘤中结直肠癌肝转移的发生率较高，治疗效果也相对较好，因而研究也较多，本章节的讨论主要以结直肠为主；多数神经内分泌肿瘤因为相对惰性，即使肝转移也应该积极处理和治疗，因而也在本章的讨论范畴。

2.临床表现和诊断要点

- 初诊时转移性肝癌的临床表现可能与原发性肝癌类似，但与原发性肝癌相比，转移性肝癌可能发展相对缓慢，症状也相对较轻，一般早期诊断困难。

- 肝转移癌通常通过以下方式被发现

  ➢ 转移性肝癌与原发病灶同时存在：主要表现为肝外原发癌引起的症状，如能在原发癌手术前发现肝转移病灶，此时原发癌和转移灶一般均属于晚期，一部分仅在剖腹探查中发现（如胰腺癌肝转移）。

  ➢ 原发癌切除之后又出现肝转移灶，则患者多主诉上腹或者肝区不适，随着病情进展可以出现一系列症

> 状（早期出现乏力、食欲缺乏、消瘦、发热等，晚期出现贫血、黄疸、腹水以及上腹肿块）。

> 无任何症状仅在原发癌术后随访时发现。

> 少部分人以肝部肿瘤的症状而求诊，如发热、乏力、食欲缺乏、肝区不适、体重减轻以及腹胀等，而原发病灶尚隐匿，此时关键在于检查原发病灶。

> 正常人群的健康体检、恶性肿瘤详尽的术前评估、术中充分探查和术后的严密随访是发现肝转移癌的可行办法。

3. 辅助检查

■ 血清学检查

> 病毒检测和肿瘤标志物：大多数转移性肝癌患者的HBV和HCV的血清学检测常阴性。除睾丸、卵巢的胚胎性肿瘤和少数胃癌等肝转移外，肿瘤标志物AFP多为阴性。在消化道肿瘤中，特别是结直肠癌患者血清CEA的检测，对于监测术后肝转移的发生十分重要，敏感性可以达到84%~93%。

> 肝功能：多数转移性肝癌患者肝功能检查均正常；少数患者因肿物压迫或病程晚期，血清胆红素、碱性磷酸酶、乳酸脱氢酶、γ-GT等可以升高。如胆红素升高、凝血异常、白蛋白降低，可能提示广泛性肝转移。

■ 影像学检查

> 超声检查：B超是目前普查、随访和筛选肝转移癌的首选方法，可以检查出直径1cm以上的病灶。肝转移癌的B超表现无特异性，可表现为无回声、低回声、高回声，典型的可表现为牛眼征以及靶征。术中超声能够显著提高诊断的准确性和分辨率，有利于实现精准定位和处理。

> 增强CT：是目前诊断肝转移癌较为常用的方法，CT的优点是扫描切面固定，在病灶观察中可以动态对比，较为客观，敏感性高于超声。CT的缺点是特异性较差，对于弥漫性、小结节、微小癌灶等敏感性欠佳，可能漏诊部分病例。CT平扫可诊断典型的肝

脏转移癌，典型的表现可有瞳孔征、圈饼征等。

> 增强MRI：诊断转移性肝癌的敏感度为64%～100%，能分辨小于1cm的病灶，在判断肿瘤和相邻血管的结构关系时有较大优势，较CT有更大的优势。优点是软组织对比度高，没有放射线照射，缺点是费用较高，对于起搏器植入和某些金属植入患者不适合。

- 核医学检查：全身PET扫描有可能发现隐匿的肝外病灶，同时可以优化选择肝切除术的合适人选，减少非治疗性的剖腹手术率；另外PET还有助于评估原发肿瘤等情况。其他的检查方法如生长抑素受体显像等，有利于神经内分泌中肝转移的定性诊断。
- 基因检测：如结肠癌中的RAS、BRAF、UGT1A1等的检测，通过基因测序来确认突变，能够更精准地制定治疗策略、药物选择、预后判断等。
- 其他的检查方法包括腹腔镜探查、术中探查活检等。

4.临床分期

- 转移性肝癌的临床分期主要目的是有助于制定外科治疗方案以及进行有效的预后评估。
- 也有人提出了简单的三期临床分期方法：临床一期：通过半肝范围内的肝切除能够获得彻底切除的肝单发性或者小于3个的多发性转移性癌结节，该期可以考虑行根治性肝切除术。临床二期：可以通过两处以上非同一肝叶内的不规则肝切除而能够获得完全切除的、有限的、多发性散在的肝转移和大于3个多发性肝转移而能通过半肝切除完成转移癌切除者。临床三期：无论单发多发以及伴肝外转移者等，均难以通过手术切除肝的肝转移癌。但该分期没有充分考虑原发肿瘤的特点和生物学行为因而有一定局限。

5.治疗原则及方法

- 明确原发癌并评估分期：肝转移癌的治疗与原发性肝癌有所不同。一般肝转移癌的生物学活性与原发部位的肿瘤是类似的，而与原发性肝癌是截然不同的。因此首先要明确原发癌的病理、分期以及肝内肿瘤情况等，决定是否采用全身治疗（按照原发癌的病理来选择方案）+肝局部治疗的模式。

- 对于继发性肝癌的治疗，多数上应首先处理原发病灶，当原发癌症能够控制，且肝转移灶比较局限时，可以考虑行肝转移癌的治疗。方法包括：
  - ➤ 对于继发性肝癌较为局限者，若其原发灶可以或已经被切除，可将受累部分肝脏切除。
  - ➤ 当继发性肝癌不能被切除时，可行经肝动脉化疗或栓塞治疗、全身化疗、体内放射性微球放疗、体外放疗、免疫治疗、射频治疗、靶向治疗等。
- 广泛发生的肝转移癌或者存在肝外转移灶，整体肿瘤已属晚期，可用姑息对症治疗、中药治疗等。

结直肠癌肝转移的治疗

1.概述

- 传统观念认为发现肝转移通常提示肿瘤处于晚期，表明原发肿瘤呈播散性态势，治疗上一度曾存在争议。近年来随着化疗药物的进展和多科协作（MDT）模式的兴起，较多的证据提示结直肠癌肝转移的积极处理能显著延长患者生存率甚至获得治愈，因而对继发性肝癌特别是来自结直肠的转移性肝癌的治疗应持积极态度。
- 结直肠癌患者约25%~70%在病程中会出现肝转移，其中初诊时就有约10%已经发生肝转移；约30%~50%患者在原发灶根治性切除术后出现复发转移。肝转移可能成为结肠癌患者死亡的主要原因之一。近年来，对于结肠癌肝转移，形成了较多的治疗方案，通过临床观察和随访，效果相对较好。

2.手术指征及禁忌证

- 肝转移癌肝切除的手术指征包括
  - ➤ 结直肠癌原发灶能够或已经根治性切除。
  - ➤ 根据肝脏解剖学基础和病灶范围，肝转移灶可完全（R0）切除，且要求保留足够的肝脏功能。

> 患者全身状况允许，没有不可切除的肝外转移病变，或仅存肺部结节性病灶，但不影响肝转移灶切除决策的患者。

- 肝转移癌肝切除的手术禁忌证包括
  > 结直肠癌原发灶不能获得根治性切除。
  > 出现不能切除的肝外转移。
  > 预计术后残余肝过小，没有足够的肝功能，肝衰发生风险高。
  > 患者全身状况不能耐受手术等。

3.术前评估
- 原发肿瘤的检查和评估：术前应行结直肠镜检查，以排除局部复发或者异时相发生的原发肿瘤；血清CEA的检查（如升高的应对比手术前和术后）。
- 影像学检查：胸腹部CT用于排除肺部转移灶或肝外腹腔其他脏器转移的可能，肝脏MRI检查以发现不能发现的肝脏较小转移灶并协助术前定位。
- 术中超声检查：术中超声有助于术中精确定位和发现术前无法发现的占位。因本身的创伤性，一般建议手术时使用。
- 术前穿刺增加出血和种植播散的风险，应该慎重。
- 对于结肠癌肝转移灶，有人提出了基于评分而采用相应的治疗。
  > 转移灶直径大于5cm。
  > 结肠癌术后与出现肝转移灶间隔小于12个月。
  > 转移灶数目超过3个。
  > 原发肿瘤病灶有淋巴结转移。
  > 术前CEA＞200ng/ml；当达到上述两项指标时如能手术则预后较佳，当达到三项或者四项指标时预后差；当达到上述五项指标时则在辅助治疗的情况下才考虑手术治疗。

4.手术方式和原则
- 单纯转移灶切除和边缘足够的规则性切除相比，可能具有较高的复发率。
- 非规则性肝切除因为要顾及邻近残留肝脏的血供，增加了技术上的难度；但对于较小的病灶采用规则性切除可能比较容易（如半肝切除等），但可能牺牲较多正常肝组织而增加了术后肝功能不全的风险。

■ 对于多发病灶，手术切除所有病灶并保证足够的切缘是至关重要的。

■ 对于较大的转移灶或多个转移灶，可以采用基于Couinaud分段的解剖切除，若预计残余肝脏组织体积不足，也可以考虑采用联合肝脏离断和门静脉结扎二步肝切除术（ALPPS）。

■ 即使浅表转移灶的切除，也应该使用术中超声（IOUS）探查，排除其他转移灶，IOUS是目前术中探查肝脏转移灶最为敏感的方法，能够了解重要的血管结构及其与肿瘤的关系，提高手术的安全性和精确性。

■ 可通过手术前的化疗来增加手术切除的可能性，肝切除术后的辅助化疗可能对于某些病灶的控制具有一定意义。

5.治疗

■ 结直肠癌肝转移癌的治疗包括手术治疗和非手术治疗。

➤ 非手术治疗：门静脉栓塞、射频消融、全身化疗和分子靶向治疗等，目前已经有相关的指南并不断更新。

➤ 手术治疗：多数认为，手术切除是唯一能够延长患者生存期、甚至根治的治疗方法。结直肠癌原发灶和肝转移灶既可以一期切除，也可二期分阶段切除。二期分阶段切除又分两种方法：一是先切除原发灶，术后先放化疗或者直接切除肝转移灶，再放化疗；二是为先切除肝转移灶，根据情况决定是否放化疗，然后再切除结直肠原发灶，也称肝脏优先（liver first approach）。先期切除肝转移灶可降低肝转移进展和化疗相关肝脏损害的风险，原发灶则在经过一定的治疗后再考虑予以根治性切除。

6.手术并发症

■ 转移灶结肠癌切除术可能仍有较高的并发症，部分文献报道并发症发生率在20%~50%。肝脏相关并发症最常见，包括出血、胆漏、感染性积液、肝衰竭等；另外，还有全身性并发症，包括感染性并发症如切口感染、败血症、肺炎、腹腔感染等以及胸前积液、心肌梗死、胃肠道出血、深静脉血栓、肺栓塞等。

神经内分泌肿瘤肝转移的外科治疗

1.概述

■ 神经内分泌肿瘤（neuroendocrinetumors，NET）由于相对发病率不高、症状多样或起病隐匿，常常在诊断时已发生肝脏转移。NET是具有分泌功能的细胞所组成的具有侵袭和远处转移潜能的肿瘤，是一类相对少见的特殊肿瘤。因神经内分泌肿瘤多数表现为一个较长的惰性病程，所以即使发生肝转移也建议积极治疗。NET常好发于消化道，消化道中又以胰腺最常见且以首发表现，提示大部分NET发生肝转移较早且隐匿。出现肝转移的NET以非功能性更为多见，可能与功能性NET临床表现明显、发病及诊断较早有关。

2.术前检查和评估

■ 实验室检查：常见的检查包括神经内分泌激素的测定，如胃泌素、胰岛素、胰高血糖素、神经烯醇化酶、铬粒素A（chromogranin A，CgA）等。

■ 影像学检查：影像学检查显示NET肝转移灶的影像学可表现为多种多样，可以有实性、囊性、囊实性占位，其中囊性或囊实性占位者以无功能者更多见。一些患者病程长，临床症状隐匿且患者一般情况好。常规影像学检查易误诊或漏诊，且原发灶检出率相对较低，可能导致治疗策略的改变。一般对于常规影像学检查未能发现的较小病灶，在完善PETCT或EUS（主要针对胰腺周围病变）检查后，能显著提高检出率。

■ 超声内镜检查：对常规影像学检查未发现原发灶的肝

脏多发占位病变，要警惕NET的可能，研究提示在EUS和CT检查的胰腺NET患者中，EUS的检出率明显高于多层螺旋CT。因此若临床上考虑NET肝转移的患者，而常规影像学检查未能发现原发灶，应优先考虑行EUS检查。

- 其他检查：如奥曲肽显像或功能性试验；还需要评估综合征的可能性，如应该评估有无合并肾上腺、垂体病变等。

3.分期及分级

- 原发神经内分泌肿瘤的功能可能会影响预后，但大多数功能性NET的生物学行为是由肿瘤的分级和分期来决定的。2010年WHO根据肿瘤增殖速率，将分化良好的胃肠胰NET分为低级别（G_1）和中级别（G_2），分化较差的NET为高级别（G_3）神经内分泌癌（表4-5）。近年来很多治疗选择基于这一分期，但最近有学者提出G_2分期需要进一步修正。按照部位，WHO也采纳了使用专门TNM分期系统的NET分期方案。最新的第7版AJCC分期手册制订了单独的阑尾、胰腺、胃、小肠/Vater壶腹和结直肠原发部位NET的TNM分期系统。

表4-5　WHO神经内分泌肿瘤分级系统

分　级	核分裂象数（10 HPF）[a]	Ki-67阳性指数（%）[b]
G_1，低级别	1	≤2
G_2，中级别	2～20	3～20
G_3，高级别	>20	>20

注：[a] 10 HPF＝2 mm²（视野直径0.50 mm，单个视野面积0.196 mm²），余核分裂活跃区至少计数50个高倍视野；[b] 用MIBI抗体，在核标记最强的区域计数500～2000个细胞的阳性百分比

4.外科治疗原则和方法

- 目前一般认为对于伴随肝转移的NET患者，如果病理明确，且分期为G_1、G_2期的患者，应当对原发灶和转移性病灶进行同期切除；

- 对于原发灶不能根治切除的恶性NET或者分期为G_3期的患者是否实施减瘤手术目前还存在争议。支持者认为减瘤手术可能降低了体内肿瘤负荷，提高放、化疗治疗效果；反对者认为只有足够的肿瘤切除才能缓解临床症状，而恶性NET的特点常常使这一目标很难达到，同时减瘤手术可能会破坏肿瘤的完整性，有造成腹腔内播散种植的可能，且恶性NET大多血供丰富，局部切除可能增加术中、术后出血可能。关于肝切除的原则，应该遵循转移瘤肝切除同样的原则和方法。

- 肝移植：目前针对转移性胰腺NET行肝移植的指征可能为：确定为胰腺NET肝脏转移，原发病灶可完整切除，肝脏双侧叶不可切除的多发转移灶，肿瘤Ki-67指数<10%，无肝外转移和区域淋巴结转移等。

（郑永昌）

参 考 文 献

■ Siegel R，Ma J，Zou Z，Jemal A. Cancer statistics，2014.CA Cancer J Clin，2014，64（1）：9−29.

■ Kopetz S，Chang G J，Overman M J，et al. Improved survival in metastatic colorectal cancer is associated with adoption of hepatic resection and improved chemotherapy. Journal of Clinical Oncology，2009，27（22）：3677−3683.

■ Morris E J，Forman D，Thomas J D，et al. Surgical management and outcomes of colorectal cancer liver metastases.British Journal of Surgery，2010，97（7）：1110−1118.

■ Pais S A，Al-Haddad M，Mohamadnejad M，et al. EUS for pancreatic neuroendocrine tumors：a single-center，11-year experience. Gastrointestinal Endoscopy，2010，71（7）：1185−1193.

■ Rindi G，Arnold R，Bosman F T，et al. Nomenclature and classification of neuroendocrine neoplasms of the digestive system.In：

■ Bosman F T，Carneiro F，Hruban R H，et al. WHO Classification of Tumours of the Digestive System.International Agency for Research on Cancer，2010，1089.

■ Gaujoux S，Gonen M，Tang L，et al. Synchronous resection of primary and liver metastases for neuroendocrine tumors. Annals of Surgical Oncology，2012，19（13）：4270−4277.

乳腺外科

◎ 急性乳腺炎

1. 背景知识
- 急性乳腺炎（acutemastitis）是指乳腺的急性化脓性感染，98%发生在哺乳期，80%以上为初产妇，发病多在产后哺乳期的3～4周内。乳房挤压、乳汁淤积、乳头皲裂和擦伤以及乳头发育不良是主要发病原因，因可导致细菌在淤积的乳汁中繁殖。乳头区破损和哺乳时间过长是主要诱因。致病菌主要为金黄色葡萄球菌，少见链球菌。急性乳腺炎的临床特点是发病距产后时间越短，临床表现越明显，炎症进展越快。
- 临床主要表现包括全身及局部两方面。全身主要表现为畏寒、发热以及白细胞计数增多；局部主要为乳房红、肿、热、痛（压痛及搏动性疼痛）和肿块，患侧乳房体积增大，发病超过2天可能有患侧腋窝淋巴结肿大，发病超过10天可能形成脓肿，需切开引流。

2. 接诊要点
- 现病史主要了解小孩年龄，即问明产后多少天；疼痛与否，发热与否，多长时间，体温最高多少。如局部先痛后发热，一般可考虑为乳腺炎。
- 既往主要了解是否有乳头发育不良（乳头内陷）或急性乳腺炎病史，注意有些患者并不是初次发病。
- 除外其他可能引起发热的疾病：上感，妇科恶露，泌尿系感染，胃肠炎，尤其注意妇科恶露情况，询问气味、性状，警惕产褥感染，一般产褥感染仅用抗生素无法控制发热。局部症状应注意与炎性乳癌进行鉴别。
- 体格检查注意局部包块位置、大小、压痛、边界、活动度。注意腋窝淋巴结，注意乳头局部有无破溃，脓点形成。
- 查血常规，深部脓肿可行B超检查发现局部液性暗区提示乳腺脓肿。
- 鉴别诊断（表5-1）。

表5-1 急性乳腺炎与炎性乳癌的鉴别

	急性乳腺炎	炎性乳癌
好发人群	初产妇	48～55岁女性
体温	高，可伴畏寒、寒战	不高
白细胞	增多，中性分类升高	正常，分类可正常
乳房局部症状	红、肿、热、痛	暗红，无明显压痛
乳房触诊	体积增大，局部变硬，可触及肿块，可有凹陷性水肿	无凹陷性水肿，触之坚韧，多伴橘皮征
腋窝淋巴结	可见，有压痛	多见，无明显压痛
治疗	抗炎、手术治疗	首选化疗，其次手术治疗

3.治疗

■ 非手术治疗

➤ 要点：促使乳汁引流通畅。

➤ 适当休息，加强营养。

➤ 局部热敷：50%硫酸镁加热后以干净毛巾热敷局部20～30分/次，每天4次，哺乳前敷效果更好，哺乳前需清洗乳头，可加用红外线局部理疗。

➤ 指导哺乳，每次哺乳时间<20分钟，防止婴儿嘴含乳头睡眠。双乳轮流哺乳，保持哺乳后乳房空虚，不胀痛（"哪痛挤哪"）。用合适的文胸托起乳房。

◇ 用温水清洗乳房，双手加热，覆盖在乳房上揉（注意不可滑动或摩擦，应类似于滚动式动作），顺时针或逆时针均可，尤其注意局部有硬块的地方，6～7分钟。

◇ 用拇指、示指、中指向前牵拉乳头，牵拉过程中有乳汁喷入手中，利用这些乳汁做润滑，继续步骤1）。

◇ 拇指置于乳房上，其余四个指头置于乳房下，向乳头方向同时挤压，拇指和示指停在乳头根部。

◇ 反复操作，直到乳汁基本排空：乳房变得柔软，温度降低，疼痛减轻。

➤ 一般不主张停止哺乳（除非已有脓肿形成）。

➤ 抗生素（FDA，B类——哺乳可用）：选择对G⁺菌敏感的抗生素，但同时要考虑到药物可从乳汁排泄，从而谨慎选择对婴幼儿副作用小的抗生素。

    ◇ 临床抗生素应用：一般口服抗生素可控制炎症（表5-2），形成脓肿时需静脉用药（表5-3）。

    （P.S喹诺酮类抗生素禁用，因会通过乳汁排泄对婴儿软骨发育造成影响，但如青霉素皮试过敏，可考虑使用，但需嘱咐患者使用期间停止哺乳，停药两周后方可恢复哺乳，停止哺乳期间需坚持吸奶，以保持排乳通畅及防止回奶）。

表5-2　急性乳腺炎口服抗生素应用指南

	口服抗生素	用 法
急性乳腺炎	一线用药—阿莫西林（我院常用二代头孢）	875mg，bid×（10～14）天
	一氟氯西林	500mg，qid×（10～14）天
	一头孢氨苄	500mg，qid×（10～14）天
急性乳腺炎（青霉素过敏）	一线用药—红霉素	500mg，qid×（10～14）天
	二线用药—克林霉 一环丙沙星（停止哺乳）MRSA感染	300mg，qid×（10～14）天 300mg，bid×（10～14）天

表5-3　急性乳腺炎静脉抗生素应用指南

	静脉抗生素	用 法
乳腺脓肿	氟氯西林（我院常用二代头孢）	2g，ivgtt，q6h；疗程根据个体情况决定
乳腺脓肿（青霉素过敏）	克林霉素	900mg，ivgtt，q8h；疗程根据个体情况决定

> 退热：布洛芬 400mg，tid（or qid），po/对乙酰氨基
  酚 1g，tid，po。
> 中药治疗：蒲公英、野菊花——清热解毒。
> 断奶。
  ◇ 适应证
    ✓ 产妇患先天性乳头凹陷。
    ✓ 传囊乳痈超过两处，乳汁转淡。
    ✓ 形成乳瘘。
  ◇ 处理
    ✓ 己烯雌酚 1~2mg，tid，po×（2~3）天。
    ✓ 甲酸雌二醇 2mg，qd，im至停乳。
    ✓ 芒硝外敷。
- 手术治疗——脓肿切开引流
  > 适应证
    ◇ 急性乳腺炎治疗不及时，浅表脓肿查体触及波动
      感或深部脓肿行B超检查发现局部液性暗区或经穿
      刺抽出脓液确诊。
    ◇ 炎症控制或局限。
  > 禁忌证：急性蜂窝组织炎炎症未控制（因为此时手术
    可导致感染播散以及伤口不愈合）。
  > 术前准备：除常规术前检查及抗生素治疗外，由
    于乳房脓肿切开后对乳房外观影响较大，因此需
    向患者及家属详细交代手术必要性及对生活的
    影响。
  > 手术步骤（如有条件应行超声引导下小切口乳腺脓
    肿切开引流）：
    ◇ 麻醉：0.5%利多卡因，分别从上方、下方、外侧
      三个部位的乳房基底部，长针头与胸壁平行方向
      进针，向乳房后方刺入作扇形浸润，然后环绕乳
      房基底边缘行皮下浸润，预切口皮下亦浸润麻醉
      （图5-1）。
    ◇ 切口（图5-2）：切开引流应遵循对乳腺腺体导管
      损伤最小原则，引流口位置应保证通畅引流。
      ✓ 首先，穿刺定位并行细菌学检查——细菌涂片＋

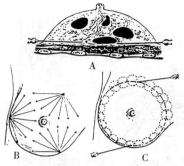

图5-1 乳房脓肿切开引流术的局部麻醉方法

A.乳房基底部浸润麻醉；B.扇形浸润麻醉；C.切口沿线皮内及
皮下浸润麻醉

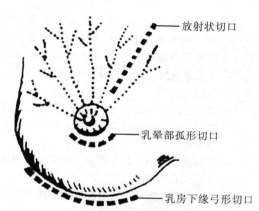

放射状切口

乳晕部孤形切口

乳房下缘弓形切口

图5-2 乳房脓肿的切口

细菌培养；其次，切口的选择：乳晕下脓肿在
皮肤与乳晕交界处做弧形切口，避免在乳晕上
直接切开脓肿以防止切断乳晕平滑肌。

✓ 乳晕以外的脓肿做放射状切口。

✓ 占据上下象限的大脓肿做对口引流。

✓ 乳房后方的深部脓肿沿乳房下缘周边做弧形切
口经乳房后间隙引流。

◇ 脓肿切开（图5-3）

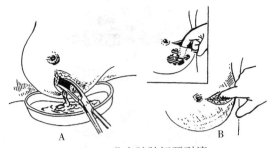

图5-3 乳房脓肿切开引流

A.用血管钳插入脓肿撑开引流；B.示指伸入脓腔检查脓肿范围并分
离其中间隔

- ✓ 切开皮肤、皮下组织，用血管钳插入脓肿撑
  开，尽量吸去脓液（图5-3A），用手指插入
  脓腔分开脓肿间的结缔组织间隔使引流通畅
  （注意乳房脓肿可有分房，应消除分隔）（图
  5-3B）。
- ✓ 放置引流：用凡士林纱条从脓肿基底部逐步向
  外填塞，每根纱条均应引出切口外，注意记录
  纱条数目。
- ✓ 保留伤口开放，纱布覆盖，前48小时引流多，
  注意纱布厚度。
- ➢ 术后：48小时后换药，改用生理盐水纱条引流。注
  意定期换药，务必使伤口自底层愈合，保持肉芽组
  织新鲜，防止脓肿外口过早收缩。

Tips

1.急性乳腺炎最常发生在哺乳期，常为急诊患者。

2.急性乳腺炎治疗的重中之重是保证乳汁通畅，尽量以
保守治疗为主，严格掌握手术适应证。

3.急性乳腺炎如需切开引流时，如有条件应考虑超声引
导下小切口乳腺脓肿切开引流。

（姚 儒 林 燕）

◎ 乳腺纤维腺瘤

1.背景知识

- 乳腺纤维腺瘤最常见的乳腺良性疾病，约为3/4，同时是30岁以下年轻女性最常见的乳腺疾病，高峰年龄为18～25岁。当肿瘤直径＞7cm时称为巨纤维腺瘤，多发生于青春期少女，注意与叶状囊肉瘤鉴别。由于乳腺纤维腺瘤的发病原因与对雌激素的敏感性异常增高和雌激素水平过高有关，因此妊娠期起可增大，而绝经后可缩小。乳腺纤维腺瘤极少恶变。

2.接诊要点

- 病史询问
  - 发现途径：自查能否扪及？
  - 年龄：年轻女性多见。
  - 临床症状
    - 单个肿块（偶有多发）、无痛、与月经关系不大、增长缓慢、妊娠期增大。
    - 无其他伴随症状。
  - 月经及婚育史：月经史、孕几产几、初育年龄及哺乳时间、最近是否有生育打算（涉及手术时机）。
  - 工作压力及生活压力评分：0～9分（分值越高提示恶性可能性越大）。
- 查体
  - 肿块：部位（外上象限多发）、直径（多在1～3cm）、单发多见、质韧、表面光滑、边界清楚、活动好。
  - 淋巴结：腋窝及锁骨上。
- 辅助检查
  - 超声（首选）：低回声，内部回声均匀，肿块后方回声增强，边界清楚，CDFI：血流少，RI＜0.7。
  - 乳腺钼靶X线：卵圆形、圆形高密度影，边缘清楚，可伴有粗大钙化。

3.治疗

- 手术适应证

> ➤ 肿瘤直径＞2cm。
> ➤ 短期内迅速增大。
> ➤ 妊娠前（雌激素升高）。
> ➤ 怀疑恶变（见"乳腺癌"相应良恶性鉴别）。
> ➤ 心理负担重。
> ➤ 除肿块外有其他伴随症状。

- 手术
  > ➤ 术前准备：常规检查＋乳房的影像学检查（钼靶X线、超声）＋各专科会诊（合并基础疾病）＋手术常规医嘱＋术前谈话签字。
  > ➤ 开放手术，即乳腺良性肿物局部切除术。
  >   ❖ 局部浸润麻醉
  >   ✓ 药物：0.5%利多卡因、少量肾上腺素（无心肺疾病：50ml局麻药中加入1%肾上腺素7~10滴）。
  >   ✓ 方法：首先用5ml空针将麻醉药注射入切口周围；其次注射入切口到肿瘤之间的皮肤与腺体间的皮下层；最后注射入肿块周围（多点麻醉）。
  >   ❖ 切口
  >   ✓ 乳晕边缘弧形切口（最常见）：只要能从此切口切除的肿物，占绝大多数。
  >   ✓ 乳晕外与乳头呈放射状的切口（我院一般上象限采用弧形切口，下象限采用放射状切口）：乳晕切口无法切除的肿物。
  >   ✓ 乳房下皱襞弧形切口：肿瘤位于乳房深部。
  >   ❖ 切除肿瘤：切开皮肤、皮下组织和表面腺体，到达肿瘤部位。先用手指钝性分离肿瘤与周围正常组织，再完整切除肿瘤及其包膜。
  >   ❖ 结扎止血：创面彻底止血，以免形成术后血肿。
  >   ❖ 缝合切口：腺体、皮下组织和皮肤应逐层分别对拢缝合，以免残留死腔及保持外观，缝皮时注意精确对合，皮肤可作皮内缝合或用生物胶粘贴。
  > ➤ 微创手术：包括麦默通（Mammotome）、海扶刀

等，都是借助仪器，通过皮肤的小切口（一般小于0.5cm，甚至更小），进行肿瘤切除。微创手术对肿瘤的大小有限制，一般建议<2cm，<1.5cm的肿瘤切除效果更好。若肿瘤较大，相对容易残留，从而容易导致近期复发。

➤ 术后处理：胸部加压包扎——术后3天拆除加压包扎，检查切口及有无血肿、积液。

Tips

1.乳腺纤维腺瘤是乳腺最常见的良性肿瘤，常好发于年轻女性。

2.注意乳腺纤维腺瘤与乳腺癌的鉴别。

3.治疗主要以局部切除为主，但要警惕过度治疗。

（姚　儒　林　燕）

◎ 乳房囊性增生症

1.背景知识

- 乳房囊性增生症或乳腺增生症在我国作为临床"疾病"命名已沿用多年。医学高等教材中以"乳腺肿胀、不适或疼痛、乳腺包块"作为临床典型表现和疾病诊断标准。复习文献可以发现，在以循证医学证据为基础的现代医疗模式下，此类症状并不具有高级别依据。因此，乳房囊性增生症或乳腺增生症诊断的临床意义以及针对性地药物干预的科学性受到质疑。乳腺是激素调控的外分泌器官，绝经前女性在不同的月经周期时段，乳腺小叶与导管上皮在不同的激素水平影响下将处于不同的增殖与恢复状态，并由此引起乳腺出现不适或疼痛的感受，以及出现可触及的局部增厚、"包块"，这种与生理周期共存的现象不足以成为疾病诊断的依据，更不能构成采用医疗行为干预生理过程的理由。

2.接诊要点

- 乳房疼痛：乳房疼痛可发生在一侧或双侧乳腺，大多为周期性胀痛，经期前明显，有时可以同时出现腋窝、肩背部甚至上肢的疼痛，运动时疼痛也可加重，有时甚至连衣服的摩擦、胸罩的压迫也会使疼痛明显加重。在月经后，乳房疼痛及肿胀症状逐渐减轻或消失。当病程迁延较长时，疼痛的规律性可能不一定明显。另外，患者的症状不与乳腺增生的程度成正比，但可能在患者情绪紧张、工作和学习的压力增大等因素影响下，加重或发作。

- 乳腺包块：乳房触诊时，可发现大小不等的结节，有时是片状或条索状的组织增厚或肿块，肿块边界不清，质韧，可活动，肿块可在单侧或双侧乳腺出现，但外上象限是乳腺增生症的好发部位。年轻人的乳腺增生症改变大多表现为结节，中年妇女以片状肿块、大片状增厚为主，而中老年妇女则多数呈条索状增厚，重者病变可弥漫全乳。

3.处理方式

- 乳房疼痛：乳房疼痛可由多种因素引起，周期性疼痛约占疼痛患者2/3，确切机制不详，主要与月经周期的激素变化相关，亦可能来源于女性内分泌活动的生理紊乱；非周期性疼痛，除了少数来源于囊肿、炎症、肿瘤等以外，很多来自于乳房以外的原因，如肋软骨炎、心肌缺血、肺炎、胸膜刺激等。乳腺增生原则上是归属于组织病理学描述，乳腺增生过程可以表现为乳房疼痛，但疼痛与增生之间并无相关性结论。多数乳房疼痛与乳腺癌风险及病理改变几乎没有相关性，而且也不预示恶变甚至癌前病变。因此，将多因素影响的症状与一个病理学改变相链接是不妥的。未明确疾病存在的乳腺疼痛处理原则仅限于缓解症状，多数情况乳房疼痛是自限性的，绝大多数患者得到的唯一处理就是解释安慰。

- 乳腺包块：纤维囊性变及周期性结节样变是乳房囊性增生症中乳腺结构改变及或紊乱的典型表现，可直接导致乳腺出现不同形状的囊肿或囊性变，以及突出的纤维化特征，从而使得乳房触诊呈现包块或条索样感觉。症状上可伴或不伴有乳房疼痛，并可能与月经周期有关。对临床可触及包块的甄别均以排除乳腺恶性疾病为目的，除了病史采集、临床查体外，还需要行影像学检查评估病情，超声和钼靶检查有助于鉴别临床触及的肿块并与非占位性病变相鉴别。经过临床评价和影像学检查，对绝大多数乳腺肿块的良恶性已有大致的判断。在怀疑可能存在恶性病变时，必须进行病理学检查，病理学检查结果毕竟是诊断乳腺肿块的"金标准"。乳腺肿块的病理学诊断方法有细针穿刺细胞学检查、空芯针穿刺组织学活检、开放手术切除组织学活检等（详见乳腺癌部分）。

Tips

1.乳腺（非）周期性疼痛，伴乳腺包块作为临床疾病诊断的标准应该重新认识。

2.非病理学的"乳房囊性增生"诊断没有证据支持。

3.针对乳腺癌高危人群和乳腺可疑包块推荐选择规范的医学影像学检查和必要的病理学评价。

4.单纯的乳房囊性增生及周期性结节不具备任何活体组织检查和手术指征，避免过度治疗。

5.目前尚无针对"乳房囊性增生"的药物推荐（图5-4）。

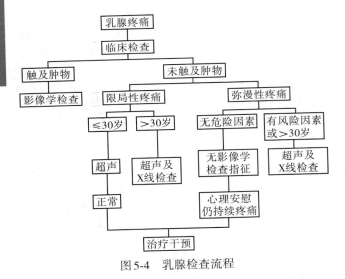

图5-4　乳腺检查流程

（姚　儒　林　燕）

◎ 乳腺癌

1.背景知识

- 乳腺癌至今已成为妇女最常见的恶性肿瘤，且呈上升趋势。虽然发病高峰年龄为40~50岁，近年来发病年龄逐渐向年轻化发展，因此临床上应警惕30岁以下的乳腺癌。由于男性乳腺结节以乳腺癌与乳腺腺病为多见，鲜见纤维腺瘤，且恶性概率远大于女性。因此对于男性来说，一旦发现结节，需引起高度重视。乳腺癌的早期诊断较难，预后相对其他恶性肿瘤较好，但预后也与病理类型相关，其包括：非浸润性癌、浸润性特殊癌、浸润性非特殊癌和其他罕见癌，其中浸润性特殊癌，预后较好；浸润性非特殊癌最常见，约占80%，预后相对较差。临床最多见的乳腺癌病理类型是浸润性导管癌。手术、化疗、放疗与内分泌治疗是乳腺癌综合治疗的四大部分，而乳腺癌的诊治要点是鉴别良恶性，基于综合治疗上的个体化治疗。

2.接诊要点

- 病史询问
  - ➢ 发现途径：自查还是体检。
  - ➢ 临床症状：结节、肿块、触痛、红肿、溢液、伴随的皮肤改变。
  - ➢ 既往。
    - ✧ 乳腺疾病史
      - ✓ 乳腺手术史：乳腺癌手术、穿刺活检、人工假体等。
      - ✓ 是否曾罹患乳腺癌、乳腺组织不典型增生、卵巢癌、子宫内膜癌等。
      - ✓ 是否曾受过外伤。
    - ✧ 月经及婚育史
      - ✓ 月经周期：初潮年龄、末次月经、是否规律、绝经年龄（自然绝经与人工绝经）。
      - ✓ 初产年龄、孕次、产次。
      - ✓ 哺乳总时长。

     ✓ 长期口服避孕药及雌激素替代治疗史。

  ◇ 家族肿瘤史：乳腺癌、卵巢癌、结肠癌、前列腺癌、胃癌、胰腺癌，注意应询问至少两代亲属及肿瘤确诊年龄。

➤ 危险因素（乳腺癌发病率：1.5~4倍）

  ◇ 激素

    ✓ 初潮年龄<12岁。

    ✓ 绝经年龄>55岁。

    ✓ 第一胎足月妊娠年龄>30岁或未育。

    ✓ 哺乳时间<6个月。

    ✓ 长期口服避孕药或雌激素替代治疗史（≥10年）。

    ✓ 停经后肥胖。

  ◇ 遗传：主要询问一级亲属，尤其母亲及姐妹：乳腺癌易感基因（breast and ovarian cancer susceptibility gene 1or 2，BRCA1/BRCA2）突变。

  ◇ 环境因素（增加乳腺癌发病率：1.1~1.8倍）

    ✓ 吸烟：第一胎分娩之前。

    ✓ 饮酒（≥2杯/天）。

    ✓ 久坐。

    ✓ 脂肪与高热量饮食。

    ✓ 胸壁放疗（<30岁，可增加乳腺癌发病率：7~17倍）、烷化剂。

    ✓ 职业：美容业、药物制造。

  ◇ 乳腺自身因素（↑乳腺癌发病率：4~5倍）

    ✓ 致密型乳腺。

    ✓ 癌前病变：多发导管内乳头状瘤、乳腺小叶原位癌、乳腺组织不典型增生［atypical ductal（ADH）or lobular hyperplasia（ALH）］。

■ 查体

  ➤ 常规：

    ◇ 肿块：无痛、单发、质硬、不光滑、活动差。

    ◇ 乳头：回缩、扁平、凹陷、褪色、溢液（单侧单孔、血性、按压溢液部位）。

- ◇ 皮肤：局部隆起/溃疡，酒窝征（Cooper韧带受牵拉），橘皮样变（癌细胞堵塞淋巴管）。
- ◇ 淋巴结：部位（腋窝、锁骨上/下）；性状（质硬、边界不清、活动差、融合）。
- ◇ 远处转移：骨、肝、肺、脑。
- ➤ 特殊：
  - ◇ 炎性乳癌
    - ✓ 乳房弥漫性肿大、坚实。
    - ✓ 皮肤红热、水肿；严重时呈丹毒样边缘或斑状色素沉着；皮肤溃疡。
    - ✓ 无痛。
    - ✓ 边界不清。
    - ✓ 橘皮征。
    - ✓ 50%~75%伴有腋下淋巴结肿大。
  - ◇ 乳头湿疹样乳腺癌（Paget病）
    - ✓ 乳头乳晕部湿疹样变；伴或不伴肿块。
    - ✓ 乳头溢液或溢血。
    - ✓ 与湿疹鉴别：病变由乳头向乳晕发展/局部激素治疗无效。
- ■ 辅助检查（表5-4和表5-5）：
  - ➤ 发现转移的检查：胸片（常规）、胸部CT（肺转移）、头颅MRI（有神经系统症状）、骨扫描（骨痛/骨折）、腹部超声/CT（肝功能异常/腹部症状）、妇科B超、PET/CT等。
- ■ 乳腺良恶性肿瘤的鉴别（表5-6）及诊疗流程图（图5-5）。

3.治疗

- ■ 局部治疗：手术治疗及放疗。
  - ➤ 手术治疗：
    - ◇ 乳腺癌改良根治术（乳腺全切＋腋窝淋巴结清扫分期*）：Ⅰ式：保留胸大肌和胸小肌、Ⅱ式：保留胸大肌、切除胸小肌。目前国内大多数采用乳腺癌Ⅰ式改良根治术（图5-6）。
      - ✓ 适应证：我们认为，局部可手术切除的患者，都

表5-4 无创检查

检查方法	适应证	意义	申请单	恶性征象	良性征象
钼靶X线（美国放射学乳腺报告和数据管理系统，breast image reporting and data system，BI-RADS分类，分级*）	>50岁首选	预测乳腺癌的准确性更高；<50岁假阴性：25%	内外侧斜位（MLO）；头足轴位（CC）	肿块（高或等密度）；边界不清；钙化（>10~15个/cm²）；星芒/毛刺征；（皮肤、乳头）	钙化（中心透亮、爆米花样、粗棒状、蛋壳样）；乳腺内肾形淋巴结
超声	各年龄群，尤其妊娠哺乳期	乳腺癌最常用的检查手段	双乳；双侧腋窝淋巴结	不均匀低回声，后方回声衰减；无包膜（锯齿或蟹足状）；钙化（针尖样或颗粒状）；晕环征（周边血流或分支）；RI>0.7	均匀弱或低回声，后方回声增强或正常；包膜（粗糙）；边界清；血流少；RI大<0.7
磁共振	钼靶X线难以定性的乳腺假体；术前分期	不作为常规检查项目	平扫+增强	信号（T_1WI低，T_2WI高）；边缘（弥漫性浸润）；强化（不规则环形，向心式）；毛刺	信号（T_1WI极低，T_2WI偏低；强化（T_1WI及T_2WI均较长；强化（离心式）；强化高）；RI<0.7

注：*BI-RADS分级：美国放射学乳腺报告和数据管理系统

BI-RADS分级	意　义
0级	需其他影像学检查进一步评估（评估不完全）
Ⅰ级	未见异常
Ⅱ级	考虑良性病变，建议定期随访（如每年次）
Ⅲ级	良性疾病可能，但需缩短随访周期（如3～6个月1次），建议活检明确
Ⅳ级	考虑恶性病变可能，建议活检明确
Ⅴ级	高度怀疑恶性，临床应采取适当措施（95%以上是恶性）
Ⅵ级	已经有病理证实为恶性病变

表5-5 有创检查

检查方法	适应证	意 义	恶性征象	不 足
乳腺导管内镜（我院未开展）	乳头溢液的鉴别诊断	可发现导管内癌及小叶原位癌	不规则新生物；宽基底或蒂；表面多发小结节状新生物；出血	对恶性意义不大
细针穿刺活检（fine-needle aspiration biopsy，FNAB）	可疑恶性	找到癌细胞、确定雌/孕激素受体（estrogen/progesterone receptor，ER/PR）状态	发现癌细胞	针道播散；无法分期及浸润深度；需注意存在一定的假阳性及假阴性
粗针穿刺	可疑恶性	可获得详细病理结果（分期、浸润深度、受体状态）	病理确诊	针道播散
切除活检	可以切除的乳腺肿物	可获得详细病理结果、完整切除、三维定位	病理确诊	警惕过度活检
切开活检（我院未开展，不建议）	巨大肿物（FNAB与粗针穿刺活检均无法评估）；炎性乳癌侵犯皮肤	病理确诊、炎性乳癌侵犯皮肤时可同时获得肿瘤及皮肤病理结果	病理确诊	严格遵循适应证

表5-6 乳腺良恶性肿瘤的鉴别

	乳腺纤维腺瘤	乳腺癌
高发年龄	卵巢功能旺盛期（20~25岁）	45~50岁高发
单/多发	单发或多发、好发于外上象限	多单发

	乳腺纤维腺瘤	乳腺癌
临床表现	无症状，偶有触痛	无痛性，晚期有淋巴结肿大，橘皮征，酒窝征，皮肤局部隆起/溃疡，乳头回缩
查体	边界清，形态规则，活动度好，质韧，无痛	边界不清，形态不规则，活动度差，质硬，无痛
超声	边界清，形态规则，无血流或少量血流，侧方回声衰减，纵横比<1，无钙化	边界不清、形态不规则，血流丰富，后方回声衰减，纵横比>1，常有钙化、点状强回声
钼靶X线	边界光滑、清晰，可有颗粒钙化灶	高密度、边界不光滑、毛刺征，簇状沙砾样钙化（>15个/cm²），周围透明水肿带（少见）

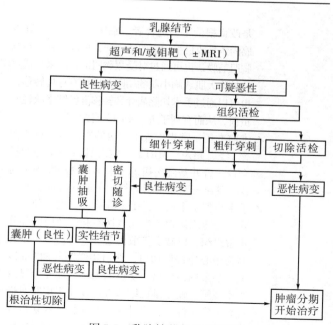

图 5-5　乳腺结节的诊疗路径

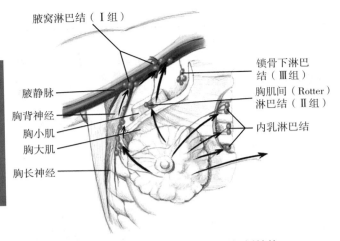

腋窝淋巴结（Ⅰ组）

锁骨下淋巴结（Ⅲ组）

胸肌间（Rotter）淋巴结（Ⅱ组）

腋静脉

胸背神经

胸小肌

胸大肌

内乳淋巴结

胸长神经

图5-6　乳腺癌改良根治术重要解剖结构

是改良根治术的适合者。临床Ⅰ、Ⅱ期的乳腺癌固然是改良根治术的适应证，但即使肿瘤累及胸肌筋膜，也可通过对受累胸肌的切除来替代过往的胸大肌或胸小肌的切除；即使有远处转移，也可以通过手术切除病灶和转移淋巴结来减轻瘤负荷，从而有利于进一步的全身治疗。

✓ 术前准备：常规检查＋乳房的影像学检查（钼靶X线、超声、MRI）±空芯针活检＋各专科会诊（合并基础疾病）＋手术常规医嘱＋术前谈话签字±联系整形外科（Ⅰ期乳房重建）

✓ 手术步骤（Ⅰ式）：①未确诊者，先行肿块切除，送冷冻病理（应完整切除肿瘤及周围部分正常组织，以减少扩散机会）。②切口：以肿瘤为中心作梭形切口，切口边缘距肿瘤3cm以上，多采用横切口。切口的大小以能充分显露手术视野、便于淋巴结清扫以及便于皮肤对拢缝合为宜（注意：设计切口时应将活检切口或穿刺针孔包括在内；只有钙化无肿块时术中应切下肿物拍钼靶X线以确定肿物切缘是否干净及帮助病理科活检定位）。③分离皮瓣：切开皮肤后距离皮肤约0.5cm在皮肤与浅筋膜之间用乳腺刀锐性分离皮瓣。皮瓣分离的终点：上至锁骨，下达腹直肌前鞘，内至胸骨，外至背阔肌前缘。④切除乳房：自内、下方剪开胸大肌肌膜、沿胸大肌肌膜深面，连同胸大肌肌膜一起逐渐分离，切除乳房至胸大肌边缘（尽量减少脂肪液化）。⑤淋巴结清扫*。

解剖胸大肌外侧缘，清除胸大肌和胸小肌之间的淋巴结组织。解剖胸小肌外侧缘，剪开喙锁筋膜显露腋静脉和锁骨下静脉；逐一结扎切断腋静脉和锁骨下静脉向前和向下的分支，清除锁骨下区和腋下区的淋巴；向下分离前锯肌筋膜和肩胛下肌、背阔肌表面筋膜。将乳房、胸肌间淋巴结、腋下和锁骨下淋巴结整块切除。

*腋窝淋巴结分组（图5-7）（以胸小肌为标志）：

Ⅰ组（第1站）即腋下组（胸小肌外侧），包括外侧组（前群）、肩胛下组（后群）、腋静脉淋巴结（外侧群）、中央组（中间群的大部分）、胸大小肌间淋巴结。

Ⅱ组（第2站）即腋中组或胸小肌后组，是指胸小肌深面的腋静脉淋巴结组。

Ⅲ组（第3站）即腋上组或锁骨下组，是指位于胸小肌内侧的腋淋巴结，即锁骨下淋巴结。

*腋窝淋巴结清扫分期：可选用腋窝淋巴结清扫（第1站和第2站）或前哨淋巴结活检（sentinel lymph node biopsy, SLNB）。前哨淋巴结活检术后并发症低于腋窝淋巴结清扫，但假阴性高。若前哨淋巴结活检发现有腋窝淋巴结转移，应行第1站和第2站腋窝淋巴结清扫术（上缘为腋静脉、前内侧缘为胸壁、后缘为背阔肌），并在术中探查第3站淋巴结。第1站

指胸小肌外侧淋巴结，第2站指胸小肌后淋巴结，第3站指胸小肌内侧淋巴结。

*术中注意保护胸长及胸背神经（图5-8）。

a.胸长神经：沿胸壁外侧前锯肌表面伴随胸外侧动脉下行，支配前锯肌，损伤会导致翼状肩。

b.胸背神经：循肩胛骨外侧缘伴肩胛下血管下降，位于腋血管鞘的中部靠外下行走，支配背阔肌，损伤会导致上肢外展功能受限，可嘱患者做梳头动作以鉴别。

⑥皮肤减张缝合，放置腋窝及皮瓣引流各2根，胸部加压包扎。

- ✓ 术后处理：如引流量不多，术后3天拔除所有引流管。拔管指征：腋窝引流<20ml，皮瓣引流<10ml。术后第6天拆除加压包扎，拆除皮肤减张缝合线，伤口换药，注意是否存在皮下血肿或积液，如有需要应拆除缝线清理伤口，留置引流条。

- ✓ 术后并发症：①皮瓣积液：我院术后最常见的并发症。3%~5%，多发生在腋窝及锁骨下区。预防措施：术中对可疑的淋巴管道予以结

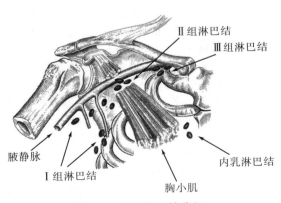

图5-7 腋窝淋巴结分组

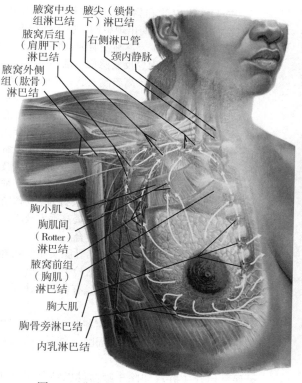

图5-8　乳腺淋巴引流及重要血管、神经

腋窝中央组淋巴结
腋尖（锁骨下）淋巴结
腋窝后组（肩胛下）淋巴结
右侧淋巴管
颈内静脉
腋窝外侧组（肱骨）淋巴结
胸小肌
胸肌间（Rotter）淋巴结
腋窝前组（胸肌）淋巴结
胸大肌
胸骨旁淋巴结
内乳淋巴结

扎可降低其发生率。②皮肤切缘坏死：预防措施：a.切缘皮肤不可过薄；b.横行切口可大大降低皮肤缝合张力；c.皮肤缺损过大时应一期植皮。③患侧上肢淋巴水肿：乳腺癌术后最常见的晚期并发症。我院远期发生率为3%左右。a.病因：乳腺癌手术破坏淋巴管的结构或阻塞淋巴管而造成淋巴液聚集，引起肢体持续肿胀。b.加重术后患侧上肢淋巴水肿的因素：转移的腋窝淋巴结越多；放疗损伤；肿块越大；体重越大；其他：淋巴侧支循环的缺如或变异、淋巴管和胸导管无沟通、术后感染。c.临床表现：早期出现患侧上肢不同程度的肿胀（"硬肿"），逐渐发展为上肢的胀痛、麻木、易疲劳乏力、反复感染、活动受限。d.治疗：保守治疗：抬高患侧上肢；按摩加速淋巴回流；加压包扎：弹力袖套、辅以运动；充气压缩装置；烘绑和微波。手术治疗：保守治疗无效时考虑。首选显微外科的淋巴管吻合、重建淋巴道路术。④切口感染。⑤瘢痕挛缩及上肢活动受限：常见的晚期并发症。a.上肢活动受限标准：上肢外展小于90°，不能上举摸头，不能行正常的洗脸、梳头行为。b.预防措施：早期正确的功能锻炼；提高手术技术；预防手术并发症引起的瘢痕愈合。

◇ 保留皮肤的全乳切除术（包括乳腺实质、腋淋巴结、乳头-乳晕复合体及肿瘤活检手术瘢痕）。

　✓ 适应证：适合行全乳切除且有乳房重建要求的乳腺癌患者。

　✓ 手术注意：①乳房及腋窝各取一个切口；②原发灶切除边缘应距肿瘤周围1～2cm；③放置钛夹定位以利放疗。

◇ 保乳治疗（肿块切除＋腋窝淋巴结分期＋乳腺放疗）：

　✓ 适应证：患者本人要求并接受保乳手术且满足：①临床Ⅰ期、Ⅱ期中肿瘤最大直径<3cm；②临床无明显腋淋巴结转移；③术中病理证实肿物手术切缘无癌细胞残留；④单发乳腺肿瘤且边界尚清楚，肿瘤位于乳晕外2cm以上的乳房周围，X线提示局限型小簇钙化；⑤具备放疗条件；⑥>5cm和Ⅲ期患者经术前化疗降期后可慎重考虑。

　✓ 禁忌证：①肿瘤侵犯到胸肌或皮肤者；②复发性乳腺癌；③炎性乳腺癌；④分布在两个象限以上的多中心或多灶性病灶；⑤广泛导管内癌

成分；⑥肿瘤经局部广泛切除后切缘阳性，再次切除后仍不能保证病理切缘阴性；⑦不适应放射治疗的患者，如既往接受过患侧乳腺或胸壁放疗，活动性结缔组织病，尤其注意硬皮病和SLE等。

> 放疗
>> ◇ 适应证：转移淋巴结≥4个，或肿瘤>5cm，或切缘阳性，或行保乳手术。
>> ◇ 照射靶区：术后全部乳腺组织及胸壁淋巴引流组织。

■ 全身辅助治疗：化疗、内分泌治疗及分子靶向治疗。原则：乳腺癌术后辅助全身治疗的选择应基于复发风险（表5-7，表5-8）个体化评估与肿瘤病理分子分型（表5-9）及对不同治疗方案（表5-10）的反应性。

表5-7　乳腺癌术后复发风险的分组

危险度	转移淋巴结	其他
		判别要点
低度	阴性	同时具备以下6条：标本中病灶大小pT≤2cm；分级[a]1级；瘤周脉管未见肿瘤侵犯[b]；ER和（或）PR表达；Her-2/neu基因没有过度表达或扩增；年龄≥35岁
中度	1~3个阳性	以下6条至少具备1条：标本中病灶大小pT>2cm；组织学分级2~3级；有瘤周脉管肿瘤侵犯；ER和PR缺失；Her-2基因过度表达或扩增；年龄<35岁
高度	≥4个阳性	未见Her-2基因过度表达或扩增，且ER和（或）PR表达
		Her-2基因过度表达或扩增，或ER和PR缺失

注：pT：病理分期；a.组织学分级/核分级；b.瘤周脉管侵犯存在争议，它只影响腋淋巴结阴性的患者的危险度分级，但并不影响淋巴结阳性患者的分级；c.Her-2的测定：免疫组化、FISH法、CISH法

表5-8 不同复发风险分组的乳腺癌术后全身辅助治疗的选择

危险级别	ER/PgR阳性	内分泌治疗反应不确定		ER和PgR阴性
低危	内分泌治疗或不用	内分泌治疗或不用		不适用内分泌治疗
中危	单用内分泌治疗或化疗 内分泌治疗	化疗	内分泌治疗	化疗
高危	化疗 内分泌治疗	化疗	内分泌治疗	化疗

表5-9 乳腺癌分子分型的标志物检测和判定

分子分型	标志物	备注
Luminal A型	"Luminal A样" ER/PR阳性且PR高表达 HER-2阴性 Ki-67低表达	ER、PR、Ki-67表达的判定值建议采用报告性细胞的百分比。Ki-67高低表达的判定值在不同病理实验中心可能不同，可统一采用14%作为判断Ki-67高低的界值。同时，以20%作为PR表达高低的判定界值*，可进一步区分Luminal-A和Luminal-B样（HER-2阴性）。
Luminal B型	"Luminal B样（HER-2阴性）" ER/PR阳性 HER-2阴性 且Ki-67高表达或PR低表达	上述不满足"Luminal A样"条件的Luminal样肿瘤均可作为"Luminal B样"亚型
	"Luminal B样（HER-2阳性）" ER/PR阳性 HER-2阳性（蛋白过表达或基因扩增） 任何状态的Ki-67	
ERBB2＋型	"HER-2阳性" HER-2阳性（蛋白过表达或基因扩增） ER阴性和PR阴性	

分子分型	标志物	备注
Basal-like型	"三阴性（非特殊型浸润导管癌）" ER阴性 PR阴性 HER-2阴性	三阴性乳腺癌和Basal-like型乳腺癌之间的吻合度约80%。但是三阴性乳腺癌也包含一些特殊类型乳腺癌如髓样癌（典型性）和腺样囊性癌，这类癌的复发转移风险较低

注：* 以20%作为PR表达高低的判定界值，目前仅有一篇回顾性文献支持（参考文献，J Clin Oncol，2013，31：203－209）

表5-10　不同分子分型的治疗方案

亚型	治疗类型	备注
"Luminal A样"	大多数患者仅需内分泌治疗	一些高危患者需加用化疗
"Luminal-B样（HER-2阴性）"	全部患者均需内分泌治疗，大多数患者要加用化疗	是否加用化疗需要综合考虑激素受体表达高低，复发转移风险，以及患者状态等
"Luminal-B样（HER-2阳性）"	化疗＋抗HER-2治疗＋内分泌治疗	本亚型患者常规予以化疗
"HER-2阳性（非luminal）"	化疗＋抗HER-2治疗	抗HER-2治疗对象：pT1b及更大肿瘤，或淋巴结阳性
"三阴性（导管癌）"	化疗	
"特殊类型"*		
A.内分泌反应型	内分泌治疗	
B.内分泌无反应型	化疗	髓样癌（典型性）和腺样囊性癌可能不需要化疗（若淋巴结阴性）

注：* 特殊类型：内分泌反应型（筛状癌、小管癌和黏液腺癌）；内分泌无反应型（顶浆分泌、髓样癌、腺样囊性癌和化生性癌）

➤ 化疗：可在术后行辅助化疗和/或在术前行新辅助化疗。

  ✧ 适应证：根据浸润性癌患者复发风险及分子分型情况，综合判断。新辅助治疗可提高保乳率，目前并未发现新辅助治疗改善生存率。

  ✧ 禁忌证：妊娠早期女性应慎重选择化疗；年老体弱且伴有严重内脏器质性病变患者。

  ✧ 化疗方案

    ✓ 以蒽环类为主的方案，如CAF、A（E）C等（C环磷酰胺，A多柔比星，E表柔比星；F氟尿嘧啶）；

    ✓ 蒽环类与紫杉类联合方案，如TAC（T多西他赛）；

    ✓ 蒽环类与紫杉醇序贯方案，如AC→T/P（P紫杉醇）或FEC→T；

    ✓ 不含蒽环类的联合化疗方案，如CMF（C环磷酰胺，M甲氨蝶呤，F氟尿嘧啶）。

  ✧ 化疗副作用：胃肠道反应；骨髓抑制；脱发；局部刺激；肝肾毒性；过敏反应；心脏毒性等。

➤ 内分泌治疗

  ✧ 适应证：激素受体（ER和/或PR）阳性。

  ✧ 绝经前患者辅助内分泌治疗方案：

    ✓ 首选他莫昔芬（tamoxifen，原理：雌激素受体调节剂）20mg/d×5年；

    ✓ 卵巢去势。

  ✧ 绝经后患者辅助内分泌治疗方案

    ✓ 第三代芳香化酶抑制剂（原理：阻断雄激素向雌激素的转化）来曲唑（letrozol）/阿那曲唑（anastrozol）×5年；

    ✓ 他莫昔芬2~3年→依西美坦/阿那曲唑2~3年；

    ✓ 他莫昔芬5年→来曲唑5年（高危）。

    *绝经前禁用芳香化酶抑制剂，因抑制芳香化酶可刺激卵巢分泌更多雌激素；应在化疗之后

使用（因会降低化疗疗效）；可与放疗及分子
靶向治疗同时应用。

✧ 内分泌治疗副作用：增加子宫内膜癌患病风险。

➤ 分子靶向治疗

✧ 判断免疫组化结果

✓ Her-2（－）/（＋）均为阴性。

✓ Her-2（＋＋）→FISH法确。

✓ Her-2（＋＋＋）为阳性。

✧ 适应证：原发浸润灶大于1.0 cm HER-2阳性时，
推荐使用曲妥珠单抗；原发肿瘤在0.5～1.0cm时，
可考虑使用；不超过0.5 cm的浸润性HER-2阳性肿
瘤不考虑推荐应用辅助曲妥珠单抗。

✧ 药物

✓ 赫塞汀（herceptin），即曲妥珠单抗（trastu-
zumab），HER2的单克隆抗体。

✓ 贝伐单抗（Ⅳ期临床试验）。

Tips

1.乳腺癌的发病率逐年上升，应引起高度重视。

2.乳腺癌最常见的病理类型为浸润性导管癌，但需注意
Paget病及炎性乳癌此两种特殊类型的乳腺癌，因其临床表现
及治疗、预后与常见的乳腺癌病理类型不同。

3.掌握乳腺良恶性结节的鉴别诊断。

4.术前谈话签字时应注意详细交代各种术式，包括是否
适合乳腺再造，注意患者情绪。

5.乳腺癌的手术方式以乳腺癌改良根治术为主，术中注
意保护胸长神经及胸背神经，注意淋巴结分组及清扫。

6.保乳手术在切除病变时，尽量保留乳房大体外形，注
意会增加局部复发率，术后需加做放疗。

7.乳腺癌的治疗注重在综合治疗的基础上讲求个体化
治疗。

8.尽量减少乳腺癌术后患侧上肢淋巴水肿的发生。

9.乳腺癌的预后跟各个危险因素相关，但较其他肿瘤来
说乳腺癌预后良好。

协和临床外科手册

附表：

表5-11　乳腺癌TNM分期〔美国癌症联合委员会（AJCC）〕

分期	T	N	M	备　注
0期	Tis	N_0	M_0	T_x：原发肿瘤无法评估
				T_0：没有原发肿瘤证据
I 期	T_1	N_0	M_0	Tis：原位癌〔包括小叶原位癌、导管内癌及乳头Paget病（不伴有肿块）〕
				T_1：≤2cm（包括T_1mic：微小浸润癌，最大直径≤0.1cm）
ⅡA期	$T_0 \sim T_1$	N_1	M_0	T_{1a}：≤0.5cm　T_{1b}：>0.5 cm，≤1cm
				T_{1c}：>1cm，≤2cm；
	T_2	N_0	M_0	T_2：>2cm，≤5cm；
ⅡB期	T_2	N_1	M_0	T_3：>5 cm
	T_3	N_0	M_0	T_4：直接侵犯胸壁或皮肤
				T_{4a}：侵犯胸壁；T_{4b}：患侧皮肤水肿或破溃
ⅢA期	$T_0 \sim T_2$	N_2	M_0	T_{4c}：侵犯胸壁和皮肤；T_{4d}：炎性乳腺癌
	T_3	$N_1 \sim N_2$	M_0	N_x：区域淋巴结无法评估
				N_0：无区域淋巴结转移
ⅢB期	T_4	$N_0 \sim N_2$	M_0	N_1：同侧腋窝淋巴结转移，可活动
	任何T	N_3	M_0	N_2：同侧腋窝淋巴结转移，固定
				N_3：同侧内乳淋巴结转移
Ⅳ期	任何T	任何N	M_1	M_x：远处转移无法评估
				M_0：无远处转移；M_1：有远处转移

（姚　儒　林　燕）

血管外科

◎ 单纯性下肢浅静脉曲张

1.概述

- 单纯性下肢浅静脉曲张是血管外科一种发病率较高的疾病。静脉的解剖与血流动力学在该病的发病机制中起重要作用，最终导致静脉延长、弯曲、扩张。大部分患者病变仅涉及下肢浅静脉即隐静脉及其分支，以大隐静脉曲张最为常见。

2.临床表现

- 早期症状表现为患肢沉重、乏力感和酸胀不适，久站和午后加重，平卧、肢体抬高或穿医用弹力袜时减轻，也有部分患者早期无明显症状。
- 中后期主要表现为可见的浅静脉扩张、迂曲。
- 后期可出现足靴区皮肤营养性变化：皮肤色素沉着、脱屑、瘙痒、湿疹、皮下脂质硬化以及溃疡形成。踝部常出现肿胀。晨轻，往往在午后加重。
- 病情严重者可有出血和并发下肢血栓性静脉炎。

3.体格检查

- 大隐静脉瓣膜功能试验（Trendelenburg试验）：患者平卧，抬高患肢使静脉排空，在大腿根部缠缚止血带，阻断大隐静脉，然后让患者站立，迅速解除止血带，如出现自上而下浅静脉逆向充盈，则提示隐股静脉瓣膜功能不全。如在未松开止血带之前，见到远端的浅静脉在30秒之内充盈，则表明交通静脉瓣膜功能不全。
- 交通静脉瓣膜功能试验（Pratt试验）：患者仰卧，抬高患肢使充盈浅静脉排空，将止血带缠缚在大腿根部，之后从足趾向上至腘窝处扎第1根弹力绷带，然后从止血带处向下至腘窝处扎第2根弹力绷带，嘱患者站立，一边向下逐渐松开第1根弹力绷带，一边向下继续缠第2根弹力绷带，在两根绷带之间观察有无出现任何曲张静脉，如发现有曲张静脉膨出即表明该处的交通静脉功能不全。
- 深静脉通畅试验（Perthes试验）：患者立位时在大腿

根部绑扎止血带，曲张的静脉保持充盈时患者用力踢腿或做下蹲动作20次，迫使浅静脉淤积的血液向深静脉回流，如曲张的静脉消失或明显减轻，下肢坠胀感减轻或消失时，即表明深层静脉通畅且交通静脉瓣膜功能完好。如浅静脉曲张加重，张力增高或下肢酸胀不适感加重，则表示深静脉回流不畅。

4.辅助检查

■ 彩色多普勒血管超声：最常用的无创性检查手段，可帮助了解深静脉是否通畅，有无血栓阻塞，并可帮助了解瓣膜的功能状况，有无瓣膜关闭不全导致的血液反流。

■ 下肢静脉造影：单纯下肢浅静脉曲张通常不需要常规行静脉造影，除非迫切需要了解瓣膜功能状况、深静脉是否有血栓形成以及交通支是否通畅。下肢静脉造影可以分为逆行静脉造影和顺行静脉造影，各有优缺点。

5.诊断要点

■ 结合相关的临床表现和相应的体格检查表现。

■ 彩超或静脉造影排除深静脉阻塞或深静脉瓣膜功能不全。

6.鉴别诊断

■ 主要与以下疾病相鉴别

➢ 原发性下肢深静脉瓣膜功能不全、下肢深静脉血栓形成后遗综合征、动静脉瘘和静脉畸形骨肥大综合征（Klippel-Trenavnay综合征）。

■ 常见鉴别诊断要点（表6-1）

表6-1　单纯性下肢浅静脉曲张常见鉴别诊断要点

	问　诊	查　体	辅助检查
原发性下肢深静脉瓣膜功能不全	久站疼痛、酸胀感更严重	静脉曲张表现但往往更严重	下肢静脉造影和彩超可明确深静脉瓣膜反流

	问　诊	查　体	辅助检查
下肢深静脉血栓形成后遗综合征	患者可有明确的下肢深静脉血栓形成病史	Perthes试验阳性	血管彩超和静脉造影可观察到典型的血栓形成或血栓再通征象
动静脉瘘	近端肢体增粗、发热、远端肢体发凉、肿胀	可扪及震颤听诊有典型血管杂音	动脉造影可发现动静脉瘘
静脉畸形骨肥大综合征	典型三联征: 静脉曲张出现部位广 患肢增粗增长 有葡萄酒斑		静脉或动脉造影可能有阳性发现

7.治疗原则

■ 根据患者不同的情况,有多种治疗手段可供选择。

■ 保守治疗

➢ 保守治疗方法包括:卧床休息,防止久立久坐,注意抬高患肢。主动或被动足背跖屈运动。佩戴医用弹力袜,可以促进静脉回流,减轻患肢症状。静脉活性药物如马粟子种子提取物、地奥司明等可作为辅助治疗,改善症状。

➢ 对于妊娠妇女,早期静脉曲张患者,或难以耐受手术的患者,可尝试保守治疗。

➢ 保守治疗仅能减缓静脉曲张的病程进展,缓解症状,而不能根治。

■ 腔内治疗

➢ 射频消融术:通过对静脉壁释放射频能量导致血管内皮损伤,最终导致血管内纤维化、胶原形成、血管收缩并闭合。主要应用于大隐静脉主干。创伤小、疗效肯定、术后恢复快。

➢ 激光治疗术:与射频消融术有很多相似之处,但主要作用机制不同,激光疗法的原理在于用光纤对靶静脉释放能量，使静脉腔内形成蒸气泡，蒸气泡对静脉内皮产生损伤导致炎症反应并最终使静脉机化闭合。主要用于大隐静脉主干。

- ➤ 硬化剂疗法：是指将硬化剂注入静脉管腔内，通过化学作用使血管内皮产生损伤，导致血栓形成并最终纤维化使曲张静脉闭锁。可以适用于大隐静脉主干、侧枝和交通支。尤其适用于隐静脉主干反流解决后对残余曲张静脉进行闭合治疗。

■ 手术治疗

- ➤ 针对大隐静脉、小隐静脉和交通静脉的不同病变位置，可用结扎术、主干静脉的剥脱术和曲张静脉点式抽剥术等。
- ➤ 目前对于单纯下肢浅静脉曲张的治疗模式是综合治疗的模式，可以根据患者曲张部位、程度，采取不同的治疗方式单独或联合应用。

（陈跃鑫）

◎ 深静脉血栓形成

1.概述

- 深静脉血栓形成（deep venous thrombosis，DVT）和肺血栓栓塞症（pulmonary thromboembolism，PTE）合称为静脉血栓栓塞症（venous thromboembolism，VTE）。指各种原因导致血液在深静脉内凝固形成血栓，部分或完全阻塞静脉管腔，血栓一旦脱落进入肺动脉可导致肺栓塞，造成严重的呼吸、循环功能障碍。

2.临床表现

- 急性深静脉血栓形成以下肢静脉最为常见，根据血栓部位、时间、侧支循环代偿情况、血栓进展程度、患者体位、治疗手段等不同而呈现不同的表现。典型症状为以下：

  ➢ 肢体肿胀：通常是肢体可凹性肿胀，患肢张力升高。卧床或抬高患肢可缓解。下肢深静脉血栓形成多导致双侧下肢不对称性肿胀，下腔静脉血栓可导致双下肢对称性水肿，此时需与心力衰竭、布-加综合征等原因鉴别。

  ➢ 肢体疼痛：多以肢体沉重钝痛为主，久站或久坐可加重，卧床或抬高患肢可缓解。当肢体高度水肿、组织张力明显升高影响到动脉供血时（股青肿、股白肿），患者将出现剧烈缺血性疼痛。

  ➢ 皮肤颜色、温度变化：初期由于静脉血液回流受阻，患肢皮肤多呈现紫红色，患肢温度略升高。当出现股白肿时常有体温升高和脉率加速，但患肢皮温降低，皮肤发白；病情进一步进展将出现股青肿，此时肢体足背动脉和胫后静脉搏动消失，肢体皮肤相继出现发绀甚至花斑，患侧肢体皮温进一步降低，甚至出现坏疽，需要急诊手术处理。

  ➢ 浅静脉怒张：是由于深静脉回流受阻导致的继发性改变，不同于单纯性下肢静脉曲张，需要注意鉴别。有时曲张静脉还会造成血栓性浅静脉炎。

■ 血栓后综合征（post-thrombosis syndrome, PTS）：是深静脉血栓形成后的后遗表现，由静脉高压造成，原因包括持续存在的瓣膜反流和静脉阻塞等。患者出现不同程度的慢性症状如疼痛、水肿、沉重感和色素沉着等，严重者出现腿部溃疡和间歇性静脉性跛行。

■ 肺栓塞的临床表现：肺栓塞是DVT的严重并发症之一，其症状不仅仅取决于肺循环被栓子堵塞的程度，还取决于患者的心肺代偿能力。需要注意的是：很多肺栓塞症状表现轻微甚至无症状，且症状性肺栓塞很多存在无症状性下肢深静脉血栓形成。肺栓塞常见的症状如下：

➢ 呼吸困难：约73%肺栓塞患者出现静息或劳力时呼吸困难。呼吸困难常在数秒内或数分钟内发作，可表现为高调喘息和端坐呼吸等。

➢ 胸痛：为常见表现，与呼吸和咳嗽相关。较大栓子引起右心衰后可使冠脉缺血痉挛，也可导致心绞痛样疼痛。

➢ 咯血：常为少量咯血，大咯血少见。多在梗死后1天内发生。

➢ 晕厥、休克和猝死：为大块肺栓塞导致循环衰竭的表现，有基础心肺疾病或冠脉疾病的更容易出现该组症状。该组症状来势凶猛，患者常有烦躁不安、惊恐甚至濒死感，休克属于梗阻性休克，可见上肢静脉压力上升，但肺部无啰音，借此可与心源性休克和其他类型休克鉴别。

➢ 其他：发热，多为低热，合并感染时可有高热。表现为呼吸困难、胸痛、咯血——典型三联征患者仅占所有肺栓塞患者的1/3。

3.体格检查

■ Neuhof征阳性：急性DVT时挤压腓肠肌时出现腓肠肌挤压痛。

■ Homan征阳性：急性DVT时患足背屈时出现腓肠肌牵拉疼痛。

■ 肺栓塞时出现呼吸和心率增快、可闻及胸膜摩擦音、哮鸣音和湿啰音。大块PTE往往造成急性右心室功能不全，将出现右心室抬举性搏动，颈静脉怒张等体征，心音可闻及S3或S4奔马律，严重者出现低血压休克和周围血管痉挛、搏动消失。

4.辅助检查

■ 彩色多普勒超声以及加压超声（compression ultrasonography, CUS）：彩超和加压超声是DVT首选的无创检查方法，通过血管及血栓的超声特性以及局部加压后管腔被压瘪的情况，可明确血栓大小及其所在位置以及再通情况。

■ CT血管造影（CT venography, CTV）以及CT肺动脉造影（CT pulmonary arteriography, CTPA）：CT可同时对肺动脉和膈下深静脉（包括腿）成像。对股腘静脉血栓形成的检测方面，CT静脉造影与超声成像评估的能力相当。

■ 静脉造影：长期以来，静脉造影被视为诊断DVT的金标准。急性DVT时静脉造影可见静脉内充盈缺损或双轨征。但是，由于静脉造影是有创检查，所以不推荐将静脉造影作为初筛检查。

■ 磁共振静脉显像（magnetic resonance venography, MRV）：对于DVT的诊断来说，磁共振静脉血管成像的准确度与静脉造影相当。

■ D-二聚体（D-dimer）：对DVT诊断的敏感性很高，但特异性不高，许多病理情况可导致D-dimer升高，如DIC、恶性肿瘤、感染、大手术、创伤等。单独根据D-dimer水平不足以诊断或排除DVT，但与Wells验前概率评分联用时，可提高DVT诊断和排除率。但如果D-dimer水平升高但血管超声检查为阴性的患者，可重复彩超检查。

■ 肺通气/灌注扫描：现一般用于无法做CTPA检查、肾功能不全或对造影剂有不良反应者，其他情况下为CTPA所替代。

■ 验前概率评分：根据患者症状、体征和可能存在的危险因素（表6-2）可将患者分为低危、中危、高危人

表6-2　Wells评分——深静脉血栓的验前概率评分

项　目	评　分
活动性肿瘤（近6个月内接受肿瘤治疗或目前正采取姑息疗法）	1
下肢麻痹、瘫痪或下肢石膏固定	1
4周内卧床3天以上或4周内大手术史	1
沿深静脉系统走行的局部压痛	1
下肢肿胀	1
胫骨结节下方10cm处测量的小腿围较对侧增加3cm以上	1
患肢可凹形水肿	1
浅静脉侧支循环（非静脉曲张）	1
既往有深静脉血栓形成	1
其他比DVT更符合的诊断	−2

注：验前概率评分≤0分：提示DVT患病临床可能性低；验前概率评分为1~2分：提示患病临床可能性中等；验前概率评分≥3分：提示高度可能罹患DVT。如果双侧下肢均有症状以症状严重侧为准。

5.诊断要点

■ DVT的诊断，需联合患者的验前概率评分、临床表现、D-dimer检测水平和辅助检查结果，进行综合的评估和诊断。采取的诊断流程见图6-1。

6.鉴别诊断

■ 急性动脉栓塞：该病无肢体肿胀、淤血表现，而是表现为下肢皮温降低、疼痛、间歇性跛行，足背动脉搏动消失。

■ 下肢弥散性淋巴管炎：该病发病也较急，肢体肿胀，无浅静脉曲张，有时伴有寒战、高热等感染征象，皮温升高，皮肤发红。

■ 其他疾病：急性小腿肌炎，淋巴水肿，小腿肌劳损，急性小腿纤维组织炎，小腿深静脉破裂出血等。辅助检查和影像学资料可鉴别。

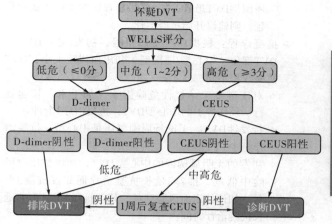

图6-1 深静脉血栓形式诊断流程

7.治疗原则

- 抗凝治疗
  - ➤ 抗凝治疗开始的时机
    - ◇ DVT一旦确诊，建议立即开始抗凝治疗，除非存在抗凝禁忌。
    - ◇ 验前概率评分高危的患者，推荐无需等待辅助检查结果，立即开始抗凝治疗。
    - ◇ 验前概率评分中危的患者，推荐如获得辅助检查结果的时间预计超过4小时，则无需等待，需立即开始抗凝治疗。
    - ◇ 验前概率评分低危的患者，推荐等待辅助检查结果，确定是否开始抗凝治疗。
    - ◇ 急性孤立性周围型DVT患者，如无严重症状或无血栓蔓延危险因素，建议2周后复查影像学检查确定是否开始抗凝而非立即开始抗凝。如有严重症状或有血栓蔓延危险因素，建议立即开始抗凝而非2周后复查影像学检查再确定是否开始抗凝。急性孤立性周围型DVT患者，如2周后复查影像学提示血栓未蔓延，则不建议抗凝治疗。急性孤立性周围型DVT患者，如2周后复查影像学提示血栓蔓延，则建议开始抗凝治疗。

> 抗凝疗程：根据DVT发病原因、初发/复发DVT、DVT部位（中心型/周围型）和出血风险大小，DVT抗凝疗程不同。

  ◇ 对于继发于一过性危险因素（如手术、长途旅行、外伤等）的中心型DVT，抗凝治疗3个月。

  ◇ 特发性DVT，无论是周围型还是中心型，抗凝治疗至少3个月。

  ◇ 初发的无明显诱因的中心型DVT，如评估出血风险中低危，推荐3延长抗凝治疗而非仅抗凝3个月；如评估出血风险高危，建议抗凝3个月而非延长抗凝治疗时间。

  ◇ 对于接受长期抗凝治疗的DVT患者，应定期进行风险效益比评估，以决定是否继续该治疗。

  ◇ 如诱发DVT的危险因素持续存在或不能去除，建议在充分评估出血风险的前提下，延长抗凝时间，直到DVT的危险因素去除。

  ◇ 恶性肿瘤相关的DVT，抗凝治疗至少3个月，如果肿瘤仍活动或正在接受治疗，抗凝治疗需要一直持续。

  ◇ 复发性DVT，如出血风险中低危，建议延长抗凝优于3个月抗凝治疗。如出血风险高，建议3个月抗凝。

> 抗凝药物的选择

  ◇ 不合并肿瘤的DVT患者，急性期的抗凝治疗推荐应用新型口服抗凝药（利伐沙班、阿哌沙班、达比加群酯等）或低分子肝素、磺达肝癸钠、普通肝素。

  ◇ DVT的长期抗凝治疗推荐应用新型口服抗凝药或维生素K拮抗剂（华法林）。

  ◇ 出现肝素诱导的血小板减少症时，抗凝药物选择阿加曲班、新型口服抗凝药或磺达肝癸钠。

  ◇ 合并恶性肿瘤的DVT患者，采用低分子肝素或肝素抗凝。

➢ 不同的抗凝药物应用

◈ 普通肝素：需要持续监测APTT，治疗DVT时要求APTT尽快达标，即达到正常值上限1.5~2.5倍。首次给予肝素后6小时及每次调整肝素剂量6小时后均需监测APTT。根据APTT调整静脉肝素的剂量见表6-3。需要注意肝素可引起出血和肝素诱导的血小板减少症（heparin-induced thrombocytopenia，HIT）等并发症。

表6-3　根据APTT调整静脉肝素的剂量

APTT（秒）	静脉用肝素剂量
初始剂量	80U/kg负荷剂量，然后持续18U/（kg·h）
<35	80U/kg负荷剂量，然后增加4U/（kg·h）
35~45	40U/kg负荷剂量，然后增加2U/（kg·h）
46~70	无需调整
71~90	减少2U/（kg·h）
>90	停用肝素1小时，然后将泵速降低3U/（kg·h）

◈ LMWH：与普通肝素相比，低分子肝素生物利用度更高，半衰期延长，治疗DVT剂量为依诺肝素1mg/kg q12h，或那曲肝素0.1ml/10kg q12h。但肾功能不全，肌酐清除率<30ml/min者仍以普通肝素为主，如必须使用LMWH，需减量并注意监测抗Xa因子活性。

◈ 华法林：是维生素K拮抗剂，起始应用时需与肝素或低分子肝素等起效快的抗凝药物重叠应用，连续24小时以上INR超过2.0时，可停止使用普通肝素或低分子肝素，完全转换为华法林。华法林剂量的调整需以INR为依据，使INR稳定在2.0~3.0，年龄超过65岁患者INR控制在1.8~2.5。

◈ 新型口服抗凝药物（NOACs）：达比加群用法：推荐大多数患者服用150mg bid；若年龄>80岁，

推荐110mg，bid用法；利伐沙班用法：推荐大多数患者最初3周15mg，bid，之后20mg，qd；对于高出血风险（HAS-BLED评分≥3）患者或者中度肾功损伤（GFR 30~49ml/L）患者推荐每日服用15mg。

◇ 抗凝治疗的出血风险：评估抗凝治疗的出血风险十分重要，抗凝中的出血风险，与APTT和INR值相关，也与与患者本身特点造成的潜在出血风险有关，临床中应该认识并注意到这些潜在出血风险，这些情况是抗凝治疗过程中的相对和绝对禁忌证，这些情况主要包括：患者年龄、近期内（3个月）颅内情况（包括脑血管事件、颅内肿瘤、颅内手术）、近期内活动性内脏出血（如上消化道出血）、难以控制的高血压、肝硬化、肝衰竭等。

■ 溶栓治疗

➤ 急性下肢DVT患者：对于急性中央型或混合型DVT患者，如全身情况好，预期生存时间≥1年，出血风险较小时，建议选用导管溶栓联合抗凝治疗而非单独抗凝治疗。导管溶栓还可于多种机械性溶栓方法相配合以增强效果，如血栓抽吸、血栓破碎、超声辅助溶栓等。残余的静脉病变可通过球囊扩张和支架植入来治疗和改善。

➤ 急性PE患者：急性PE所致的持续性低血压或休克（即收缩压＜90mmHg或收缩压从基线值降低≥40mmHg），需立即进行静脉溶栓。首选药物时重组纤溶酶原激活物。

■ 取栓治疗

➤ 腔内机械性血栓清除术（使用导管抽取或导管碎栓）或手术取栓术也可被视为溶栓治疗的一种替代方法或辅助治疗。可降低出血风险，也可与溶栓治疗联用。目前临床证据有限。

■ 腔静脉滤器

➤ 放置滤器不能代替基础的抗凝治疗，主要目的是防止DVT导致的致死性肺栓塞。对急性DVT患者，不常规置入腔静脉滤器。腔静脉滤器置入的绝对适应证包括：抗凝禁忌（如近期大手术、出血性脑卒中、活动性出血）的急性近端DVT和PE患者，或严格抗凝基础上血栓复发或发生PE的患者，或如果发生再次栓塞事件耐受能力较差的患者（如心肺储备较差或血流动力学不稳定患者）。

（陈跃鑫）

◎ 外周动脉疾病

1.概述

- 外周动脉疾病（peripheral artery disease，PAD），又称周围动脉疾病、慢性下肢缺血，是致残和截肢的首要原因。PAD的患病率为3%～12%，且随年龄增长患病率逐步升高，病患基数随着人口老龄化不断增加。该病源于动脉粥样硬化狭窄或闭塞导致的下肢血流减少，同时也与身体其他部位的动脉硬化密切相关，因此PAD患者发生心脑血管事件及相关死亡的风险显著提高（图6-2）。与冠状动脉粥样硬化的发生相似，吸烟、糖尿病、高血压、高脂血症、高同型半胱氨酸血症和代谢综合征等是促进PAD的常见因素。

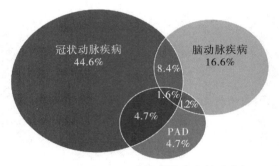

图6-2　PAD与心脑血管系统疾病关系密切

2.临床表现

- 无症状PAD：大多数患者并未意识到自己患病，多于体检时发现下肢动脉病变或ABI<0.9。对于继续吸烟、合并糖尿病或肾功能不全的患者，其临床表现可出现快速的进展。
- 间歇性跛行：大多数症状性PAD患者表现为下肢疼痛，可能为典型的间歇性跛行，也可能是非典型的下肢疼痛。间歇性跛行是最常见的症状，即运动一定距离后，出现迫使患者停止行走的劳累性腓肠肌疼痛，休息10分钟内可缓解，活动行走相同距离后症状再次出现。疼痛的部位与病变位置相关，如有臀部、大腿症状往往提示主髂动脉闭塞。

- 严重肢体缺血：发生于1%～2%的症状性患者中，表现为缺血性静息痛或难以愈合的皮肤溃疡或坏疽。疼痛往往需要强迫性体位缓解，如端坐或下垂肢体。此时患者面临截肢的直接风险，长期生存率较低，接近25%的严重肢体缺血患者在初始诊断1年内因心血管并发症死亡。

3.体格检查

- 患肢温度减低或出现营养不良症状，如皮肤变薄、苍白、趾甲增厚、毛细血管充盈时间延长、汗毛稀疏、肌肉萎缩等。
- 浅表脉搏触诊检查可出现病变远端的动脉搏动减弱或消失；听诊闻及血管杂音提示邻近或上游血管狭窄。检查范围应包括心脏、全身动脉系统。
- 足趾或肢端坏疽、溃疡，与静脉性溃疡不同，后者多出现在足靴区。

4.辅助检查

- 血生化检查：空腹血糖、HbA1c、血脂、纤维蛋白原、ESR、CRP、HCY等。
- 踝/肱指数（ankle-brachial index，ABI）：是最常用的筛查手段。正常值0.9～1.1，<0.9为异常，敏感度及准确性均在95%以上。
- 活动平板负荷试验：以缺血症状出现的运动负荷量和时间客观评价肢体的血供状态，有利于定量评价病情程度，并可评价治疗的效果。
- 彩色多普勒：也是常用的筛查手段，在避免使用造影剂的情况下可以提供解剖学和血流动力学信息。超过50%狭窄的灵敏度为99%、特异性为87%；阻塞性病变则分别为99%和81%。
- 磁共振血管造影（magnetic resonance angiography，MRA）：是一种无创性的血管成像技术，在不应用离子对比剂的情况下能清晰地显示动脉及其分支的三维形态和结构，尤其是足部血管，对于诊断和确定手术方案极有帮助。缺点是常会出现信号缺失并夸大病变、不能耐受金属植入物、患者需长时间平卧。

- CT血管造影（computer tomography angiography，CTA）：通过静脉注射对比剂再行后台处理，获得直观的三维和断层剖面影像，目前已广泛应用于PAD的诊断，并可明确有无合并主动脉瘤。检查时间短，最小限度降低患者的不依从性，但之前需要除外肾功能不全。

- 数字减影血管造影（DSA）：可以直接评价主髂动脉流入道条件及内脏动脉情况，详细地评估病变部位、范围、程度、血流速度以及侧支形成情况。但因存在对比剂和手术双重风险，一般应用于介入治疗时。

5.诊断要点

- 病史、典型的下肢间歇性跛行、静息痛症状及体格检查，心脑血管系统合并症，可以提示诊断。

- 危险因素评估：吸烟、高血压、糖尿病、高脂血症、高同型半胱氨酸血症等。

- ABI和彩色多普勒是简便、准确度较高的筛查方法，影像学检查是诊断PAD的重要依据，均有各自的特点，CTA可以提供诊断和治疗决策的有力依据。

- PAD分级分期（表6-4）。

表6-4　外周动脉疾病（PAD）分级分期

Fontaine分期	Rutherford分级	临床表现
Ⅰ期	0	无症状
Ⅱa期	1	轻度间歇性跛行
Ⅱb期	2	中度间歇性跛行
	3	重度间歇性跛行
Ⅲ期	4	静息痛
Ⅳ期	5	轻微组织缺损
	6	组织溃疡、坏疽

6.鉴别诊断

- 椎间盘突出导致的神经源性间歇性跛行：多伴有放射痛，跛行距离逐次缩短，可以通过改变体位如屈身、坐位、平躺缓解疼痛。
- 其他可能造成血管源性跛行的疾病，如大动脉炎、主动脉缩窄、动脉栓塞、周围动脉瘤、腘动脉外膜囊肿、腘血管陷迫综合征、血栓闭塞性脉管炎等。

7.治疗原则（图6-3）

- 综合治疗：一旦诊断PAD，及时制订预防和控制动脉硬化危险因素的综合治疗方案，减慢动脉硬化进程，改善症状，稳定既有病变。戒烟降低动脉粥样硬化的风险；他汀类药物控制胆固醇水平低于100mg/dl（2.59mmol/L）；控制高血压（<140/90mmhg）；控制血糖；抗血小板及扩血管治疗；同时注意生活、饮食习惯的改善。
- 运动锻炼：鼓励患者坚持步行活动30分/次，或量力而行、直到出现症状为止，尽量反复多次，以有效促进侧支循环建立。
- 伤口管理：是促进溃疡愈合不可或缺的辅助治疗措施，包括创面负压吸引、积极清创、抗生素治疗等，不过血运重建仍是治疗严重肢体缺血的基础。
- 血运重建：对于轻中度间歇性跛行患者，综合治疗是首选的起始治疗方式；重度间歇性跛行且内科治疗无效、静息痛、肢体溃疡或坏疽、严重生活质量下降需考虑血运重建，包括腔内血管成形术和外科手术治疗。前者有经皮球囊扩张、支架植入、内膜旋切术等；后者有内膜剥脱、旁路血管移植术等。
- 截肢：对于重症下肢缺血患者、无法从血运重建中获益，或合并严重感染、静息痛，可考虑姑息性截肢术，以改善生活质量，提高生存期。

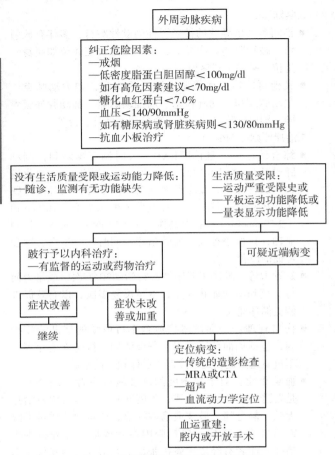

图6-3 外周动脉疾病总体治疗策略

（邵 江）

参 考 文 献

- 刘昌伟.血管外科临床手册.北京：北京军医出版社，2012.
- 郭伟，符伟国，陈忠，译.卢瑟福血管外科学.北京：北京大学医学出版社，2013.

■ TASC II Working Group.Inter-Society Consensus for the Management of Peripheral Arterial Disease.Europ J VascEndovascSurg, 2007, 45 (Suppl S): 5−61.

◎ 腹主动脉瘤

1.概述

■ 腹主动脉瘤（abdominal aortic aneurysm，AAA）是指腹主动脉的直径扩张超过正常动脉的50%以上。广义的AAA指累及膈肌以下的腹主动脉，狭义的AAA特指肾动脉水平以下的腹主动脉瘤样扩张，这一部分也是主动脉瘤中最常见的形式。多数的AAA会同时累及一侧或双侧的髂总动脉，甚至髂内动脉，但同时累及髂外动脉的很少见，故一般将累及腹主动脉及双侧髂总动脉的主-髂动脉瘤也称为AAA的一种情况。

■ AAA好发于老年男性，尤其是吸烟的患者，在高加索人种和西班牙裔人种中的发病率相当高，在黄种人的发病率虽然要明显低于其他人种，但近年来的检出率也显著提高。

2.发病机制

■ 传统意义的AAA是指腹主动脉的真性动脉瘤，由于外伤、感染、血管炎性病变导致的假性动脉瘤不属于此类。后者在治疗上与传统意义的AAA有相通之处，但也有其各自的特色，本文在这里不赘述。真性腹主动脉瘤多表现为动脉中层的弹力纤维和基质蛋白的破坏，动脉粥样硬化在动脉基质层破坏的过程中起到关键的作用，同时强大的主动脉压力使管壁力量薄弱，形成动脉扩张，动脉瘤形成。

■ 病因：以下被认为是AAA的危险因素之一。
  ➢ 吸烟。
  ➢ 遗传因素。
  ➢ 动脉粥样硬化。

3.临床表现

■ 绝大多数腹主动脉瘤没有症状，使得很多患者罹患此疾病而无法自知。有些患者无意中发现腹部搏动性包块，才得到诊断。少数患者会有动脉瘤压迫症状，主要表现为上腹部饱满不适。

■ 合并有腰背痛的AAA，多提示动脉瘤有破裂风险，甚至已经破裂，腰背痛的程度可以表现为钝痛，也可以为剧烈的疼痛。

- 破裂的腹主动脉瘤主要表现为腰背剧烈疼痛、低血压性休克，甚至昏迷等症状。
- 腹主动脉瘤往往合并有较多的附壁血栓，一旦血栓脱落，也可以表现为远端肢体动脉搏动消失、急性缺血性改变等。

4.辅助检查

- B超：为首选检查，通常也可以作为筛查的手段，通过B超可以测量主动脉的直径，但其准确性有赖于操作者的经验和动脉瘤的形态，另外对于过于肥胖或肠气严重的患者，观察容易受到限制。
- 多排螺旋CT主动脉重建：多排螺旋CT主动脉重建已经基本成为腹主动脉瘤的最常用诊断手段。应用CTA可以准确地测量主动脉瘤的直径、动脉瘤内的附壁血栓情况、动脉瘤与周围脏器的关系等。CT三维重建后，还可以了解动脉瘤的解剖结构，瘤颈的条件，瘤颈成角情况，双侧髂动脉的形态，以及髂内动脉的受累情况，这些资料对于未来手术方式的选择，尤其是腔内治疗支架的选择都非常重要。
- 主动脉造影：虽然目前不作为诊断腹主动脉瘤的首选检查，但仍然是腹主动脉瘤腔内治疗的必要手段。

5.诊断要点

- 通过病史、体检等常常能提示腹主动脉瘤可能。
- B超/CTA可作为腹主动脉瘤的初次明确诊断手段。
- 直径小于4cm的无症状性动脉瘤，使用彩超作为进一步随访手段，4～5.4cm的动脉瘤，使用CTA作为主要随访手段，如果患者肾功能无法耐受CTA，而其动脉瘤直径较稳定，也可使用普通CT作为随访动脉瘤直径的检查手段。

6.鉴别诊断

- 腹膜后肿物：可能会将腹主动脉向前方顶起，造成可疑的腹主动脉瘤，需要通过腹部CT鉴别。
- 感染性主动脉瘤：虽然也以腹部搏动性包块为多见，

但多有疼痛症状，伴有发热等症状。CT上提示主动脉壁不连续，提示假性动脉瘤可能，同时瘤腔内有分隔样改变。

- 主动脉周围炎：此病与炎性腹主动脉瘤、腹膜后纤维化等有所交叉，主要表现为腰背部疼痛，CT上提示主动脉外有葱皮样改变，呈同心圆性增粗，导致主动脉直径增粗。还可同时伴有输尿管梗阻、肾盂积水或乙状结肠梗阻等症状。

7.治疗原则

- 随访观察：适用于动脉瘤直径小于5cm，且没有近期快速增长的患者。极少数患者的动脉瘤直径虽然大于5.5cm，提示动脉瘤破裂风险大大提高，但由于患者一般情况不适合积极的手术治疗，也可以采取随访观察的方法。观察的基本流程是：2.5～3.4cm的动脉瘤，可以每2年采用彩超进行随访，3.5～3.9cm的建议每年使用彩超随访，4～4.9cm的建议每半年随访，可以使用CT或超声作为随访手段。目前没有有效的药物可以预防动脉瘤的增长，控制血压和戒烟更为重要。在降压药物的选择上，血管紧张素抑制剂（ACEI）或β-受体阻断剂作为首选。

- 开放手术：大多用于动脉瘤直径>5cm，也有文献把>5.5cm作为手术适应证。患者的一般身体情况能够耐受开放手术，多用于相对年轻的患者（<70岁）。

- 腔内治疗：使用支架型人工血管（Stent-Graft）进行腔内修复术的手术适应证与开放手术基本相当，鉴于其微创的特点，可以对一些高龄、合并症多的患者，或者腹腔有手术史的患者进行腔内修复术。现许多血管外科中心已将腔内治疗作为腹主动脉瘤首选的治疗方案。

8.术前准备

- 开放手术和腔内治疗的评估要点基本相同，腔内治疗还有特殊要求。共同的评价内容包括：
  - 有无冠状动脉缺血性病史，包括心肌梗死、不稳定或稳定性心绞痛，必要时进行冠状动脉的无创或有创的检查，并及时的完成冠状动脉重建。

➢ 心律失常，尤其是快速性房颤、重度房室传导阻滞、新发的严重室性心律失常等。必要的Holter检查以及术前心脏起搏器的应用可以减少围术期并发症的发生率。

➢ COPD病史，对于肺动能检查提示$FEV_1 < 60\%$的病例，要慎重选择开放手术，至少要积极戒烟3个月后再手术为宜。

➢ 肾功能检查。对于是否选择腔内修复术非常重要，已经存在中-重度的肾功能不全的病例，腔内修复术后发生对比剂肾病并导致肾衰竭的可能性大大增加。

➢ 有无恶性肿瘤，或者预期寿命不超过2年。

➢ 动脉瘤的评估：是腔内修复术前重要的环节，腔内修复术要求瘤颈长度不小于1.5cm，瘤颈角不大于60°，瘤颈没有严重的钙化或附壁血栓，瘤颈的形态相对规则而非锥形瘤颈或梯形瘤颈等，双侧髂动脉直径不小于5mm，主动脉分叉部位的髂动脉成交不要过大等。另外，双侧髂内动脉的情况也需要有效评估，原则上应尽量保留至少一侧的髂内动脉，同时还需要评估双侧髂动脉的直径，通常需要超过8mm。而准备开放手术的病例，则在评估动脉瘤的时候重点关注动脉瘤与肾动脉的距离，以及与肾静脉的关系，双侧髂总动脉和髂内动脉的条件，以决定远端吻合的位置等。

9.开腹手术的基本步骤

■ 全麻。

■ 正中切口，或腹膜后切口。

■ 动脉瘤分离，勿损及空肠及下腔静脉，主动脉在肾下阻断，阻断前用肝素。有些病例需要将肾静脉解剖后牵拉以有效显露主动脉的近端，以保证在健康的动脉壁阻断和缝合。

■ 纵行切开腹主动脉瘤壁，依次缝合反血的腰动脉，取分叉型人工血管置换，近端与腹主动脉肾下段行端-端吻合。

- 远端与双髂动脉吻合，根据髂动脉的条件，可以选择髂总动脉、髂外动脉作为吻合位置，端-端吻合为多见。
- 人工血管吻合满意后，确保远端供血满意，将主动脉壁和后腹膜依次缝合，可以避免远期主动脉肠瘘的发生。

10.开腹术后并发症及预防

- 心脏并发症：多数心肌缺血，在术前2天内。减少心率和BP以减少氧耗，足够供氧，有效镇痛。对于老年、有冠脉病史的病例，适当放宽输血的指征。
- 出血：常因近端主动脉吻合口和医源性静脉损伤所致，左肾静脉损伤，髂静脉损伤也偶见。如是弥漫性出血，常因凝血因子缺乏、血小板减少所致。
- 血流动力学：主动脉阻断及松钳的过程中，心脏后负荷增加或减少，可以出现血压的快速升高或降低，进而影响心脏的功能和其他脏器的供血。在阻断和松钳之前需与麻醉医生沟通，缓慢操作，如果在松钳后发生血压降低，应立即重新阻断。
- 医源性损伤
  - 输尿管损伤：多发生于解剖髂动脉时。
  - 脾破裂：常由过度牵引所致。
  - 人工血管感染。
- 肾衰竭：注意血容量的维持，维持心输出量和肾血流灌注，避免使用肾毒性药物。
- 胃肠并发症：肠麻痹、腹泻、乙状结肠缺血发生率1%。
- 远端栓塞。
- 截瘫，极为罕见。
- 性功能减退，多见于腹主动脉末端的解剖和游离过多的病例。
- 静脉血栓栓塞症。

11.腔内修复术的简明步骤

- 静脉全麻或双侧腹股沟局麻。

- 常规切开双侧股动脉，有些新的支架系统可以使用穿刺方式，预埋血管缝合器。个别的患者单侧或双侧髂动脉严重狭窄或闭塞，需要预先进行髂动脉扩张，甚至可能需要先行髂动脉人工血管旁路术，在人工血管上做穿刺，则需行腹膜外入路。
- 经一侧送入主动脉支架主体，支架第一节覆膜区自肾动脉以下释放，注意勿覆盖肾动脉。
- 经对侧送入主动脉髂腿延长支。
- 造影明确内瘘情况，根据内瘘的程度选择处理。

12.腔内修复术的常见并发症
- 内瘘：指动脉瘤腔在支架植入后仍有持续的血流进入，从而增加远期动脉瘤腔进一步增加的可能。共分为五型，可以发生在支架植入后的近期和远期。
  - Ⅰ型：主动脉与支架的连接处漏血，其中ⅠA型为近端内瘘，是最严重的一种情况，ⅠB型为远端内瘘。Ⅰ型内瘘需要积极处理，采用的方法包括球囊扩张、植入新的支架，甚至转为开腹手术。
  - Ⅱ型：动脉瘤的分支动脉反血造成内瘘。多见于腰动脉和肠系膜下动脉。一般不需要特殊处理，可以随访观察。如果在观察中发现动脉瘤腔仍有增大，且仅有Ⅱ型内瘘，可以行动脉栓塞等方法。
  - Ⅲ型：支架的各个连接处的漏血，也需要积极处理，如连接处没有脱位可以行球囊扩张纠正，如有连接脱位，则需植入新的支架或转开腹手术。
  - Ⅳ型：支架的膜有一定的渗透性导致的漏血，大多不需要处理。
  - Ⅴ型：还有一些尽管没有内瘘，仍出现动脉瘤的增大，成为内张力（endotension），也有称为Ⅴ型内瘘。
- 支架移位：多见于瘤颈过短或支架选择的直径过小造成，通常需要再次植入新的支架甚至需要开腹手术。
- 髂动脉破裂：多见于髂动脉狭窄，而且操作粗暴造成。
- 对比剂肾病。

- 伤口感染或血肿。
- 支架感染。

（刘　暴）

参 考 文 献

- 刘昌伟，等.血管外科临床手册.北京：北京军医出版社，2012.
- 郭伟，符伟国，陈忠，译.卢瑟福血管外科学.北京：北京大学医学出版社，2013.

◎ 颈动脉狭窄

1.概述

- 颈动脉狭窄多是由于颈动脉的粥样硬化斑块导致颈动脉管腔狭窄，有些狭窄性病变甚至可能发展为闭塞性病变。颈动脉狭窄性病变和脑缺血性卒中的关系非常密切，约1/3的缺血性脑卒中患者与颅外颈动脉病变尤其是颈动脉狭窄有关。研究证实，在颈动脉狭窄程度>75%的患者中，1年内发生脑卒中的概率为10.5%，5年为30%~37%。

- 颈动脉狭窄导致脑卒中的原因包括：①严重的狭窄造成同侧的脑灌注减少；②颈动脉粥样硬化斑块脱落，或溃疡型斑块处形成的微血栓脱落，导致颅内动脉栓塞。

2.临床表现

- 典型表现：单眼失明或黑矇，或脑缺血表现，如单侧肢体无力、麻木，语言障碍，偏盲，霍纳综合征等。

  > 根据症状持续的时间把颈动脉狭窄引起的脑缺血分成四种类型：①短暂脑缺血发作（TIA）：指持续时间小于24小时；②可逆性神经功能缺损：持续1~3天；③进展性卒中；④完全性卒中。

- 亚临床卒中（minor stroke, silent stroke or subclinical stroke），指临床上无症状，在检查中发现有脑梗死迹象，如腔隙性脑梗死。实际上，静止性卒中可以直接影响到人们的思维、情绪和性格，或称为血管性认知能力障碍。

3.体格检查

- 颈动脉区域可闻及血管杂音，患者消瘦且颈动脉狭窄程度严重者或可触及震颤。

- 若为不可逆的脑卒中，可表现出相应的脑缺血症状：单侧肢体肌力减低、感觉减退、视野缺损、语言障碍、口角歪斜、病理征（＋）等。

- 若为慢性脑缺血，可表现为：记忆力、计算力减退，情感障碍等。

4.辅助检查

- 彩色多普勒检查：是目前首选的无创性颈动脉检查手段，不仅可显示颈动脉的解剖图像，进行斑块形态学检查，如区分斑块内出血和斑块溃疡，而且还可显示动脉血流量、流速、血流方向及动脉内血栓等。诊断颈动脉狭窄程度的准确性在95%以上。

- 磁共振血管造影（magnetic resonance angiography，MRA）：是一种无创性的血管成像技术，能清晰地显示颈动脉及其分支的三维形态和结构，并且能够重建颅内动脉影像，诊断和确定方案极有帮助。MRA突出缺点是缓慢的血流或复杂的血流常会造成信号缺失，夸大狭窄度。

- CT血管造影（computer tomography angiography，CTA）：经血管注射对比剂，当循环血中或靶血管内对比剂浓度达到最高峰期间进行容积扫描，然后再行处理，获得数字化的立体影像。CTA已广泛应用于诊断颈动脉狭窄，可以作为术前诊断和制定治疗方案的重要依据。在某种程度上已有取代血管造影的趋势。

- 数字减影血管造影（digital subtraction angiography，DSA）：诊断颈动脉狭窄的"金标准"。颈动脉狭窄的DSA检查应包括主动脉弓造影、双侧颈总动脉选择性正侧位造影、颅内段颈动脉选择性正侧位造影。DSA可以详细地评价病变的部位、范围和程度以及侧支形成情况。

5.诊断要点

- 颈动脉狭窄的高危因素：年龄（＞40岁）、长期吸烟、肥胖、高血压、糖尿病、高脂血症等。

- 高危人群：TIA和缺血性卒中患者，冠心病和下肢动脉硬化闭塞症患者；体检发现颈动脉区血管杂音者。

- 影像学检查是诊断颈动脉狭窄的重要依据，各种无创检查和DSA均有各自的特点。通常情况下，超声多普勒是最好的筛查手段，而CTA则可以用于诊断和治疗策略的选择。

- 脑功能的评估是颈动脉狭窄的诊断要点之一，包括神经系统的检查，如意识状态、脑神经、运动、感觉和协调性试验等；颅内血管状态、血流动力学和灌注的评估，如TCD、PWI、DWI等。这些评估有助于颈动脉狭窄的判断和治疗决策的制定。
- 颈动脉狭窄程度分级方法通常参照NASCET标准：轻度（0～29%）、中度（30%～69%）、重度（70%～99%）。

6.鉴别诊断
- 颅内动脉病变导致的缺血性脑卒中：2/3的缺血性脑卒中是由颅内动脉病变所致。彩色多普勒检查或者其他的影像学检查可以排除颅外段颈动脉狭窄。
- 大动脉炎（头臂型）：多为年轻女性，检测可有炎性指标（ESR、CRP）升高。病变部位多为头臂干、颈总动脉等主动脉一级分支。
- 放射性颈动脉狭窄：有颈部放射线接触史。影像学检查可提示：颈动脉多为均匀性广泛狭窄。

7.治疗原则
- 药物治疗：预防和控制动脉硬化高危因素，包括：降糖、降脂、降压和抗血小板药物治疗。同时应注意生活习惯的改善和良好的运动锻炼。
- 对于症状性颈动脉狭窄患者，无创影像学检查提示狭窄程度＞70%，或血管造影提示狭窄程度＞50%，或者对于无症状患者，颈动脉狭窄程度超过70%，推荐行颈动脉血管重建（颈动脉内膜切除术，Carotid Endarterectomy，CEA；或颈动脉腔内治疗，CarotidStenting，CAS）
- 对于以下情况，建议首选CAS：
  - 外科手术无法解剖或解剖困难的部位：位于或高于C_2平面；或低于锁骨平面。
  - CEA术后再狭窄，尤其是发生了对侧声带麻痹者。
  - 既往颈部手术史，如颈廓清术等。
  - 放射性颈动脉狭窄。

（宋小军）

参 考 文 献

- 刘昌伟，等.血管外科临床手册.北京：北京军医出版社，2012.
- 郭伟，符伟国，陈忠，译.卢瑟福血管外科学.北京：北京大学医学出版社，2013.

协和临床外科手册

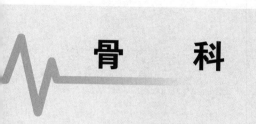

骨　　科

◎ 骨科检查

（一）骨科最常见临床症状

1.疼痛

■ 疼痛是人体对各种内、外伤害性刺激所产生的一种生理反应，是一种复杂的主观感觉。

■ 疼痛的意义

➢ 保护作用：当人体受到伤害性刺激时，由于疼痛感觉而本能地引起迅速的防御反应，以防止进一步损害。

➢ 疾病信号：疼痛信号促使人们就医而采取相应措施。

➢ 协助诊断：疼痛是诊断多种疾病的依据，也常常是骨折患者就诊时的主要症状或并发症。

➢ 避免进一步损伤：由于疼痛限制了机体活动，迫使患者休息，对疾病的康复有积极作用。

■ 疼痛的病因

➢ 创伤：如骨折、关节脱位、软组织损伤等。

➢ 炎症：如化脓性感染（骨髓炎、关节炎等）、气性坏疽、骨关节结核等。

➢ 肿瘤：肿瘤组织呈膨胀性生长或肿瘤压迫周围组织时均产生疼痛，其特点是逐渐加重。

➢ 缺血：如脉管炎、动脉栓塞、骨筋膜室综合征等。

➢ 周围血管性疼痛：如雷诺病、红斑性肢痛症。

➢ 骨质疏松：老年人骨质疏松可产生局部或全身性疼痛。

➢ 畸形：如先天性髋关节脱位、马蹄足、足内翻或足外翻等，患处可有长期疼痛。

➢ 骨关节退行性变：包括颈椎病、腰椎间盘突出及关节退变增生性炎症。

➢ 软组织劳损：如腰肌劳损、髌下脂肪垫劳损等。

➢ 自主神经反射性疼痛：如灼痛、幻肢痛、断肢痛等。

➢ 其他：如肋间神经痛、痛风、风湿关节炎及骨生长痛等。

- 疼痛学说
  - 闸门学说：认为疼痛的产生取决于刺激所兴奋的传入纤维的种类和中枢的功能结构特征。当细纤维的活动增强时可以打开闸门，对中枢持续发放冲动而致痛。而当粗纤维的活动相对较强时，闸门关闭，冲动传导受阻。
  - 特异学说：神经系统对伤害性刺激有特殊的感受器，即丘脑-皮质感觉区细胞，并通过其独自的传导途径传导。
  - 型式学说：Goldscheider的型式学说认为，是非特异感受器受刺激后向中枢发放大量冲动，总输出量超过临界水平而产生疼痛。
- 疼痛的分类
  - 按疼痛来源，分为牵涉痛、放射痛、反射痛、转移性痛和心理性痛。
  - 按发病机制，分为生理病理性疼痛与精神心理性疼痛。
  - 按病情，分为短暂性疼痛、急性疼痛与损伤疼痛。
  - 按疼痛性质，分为钝痛、酸痛、胀痛、闷痛、锐痛、刺痛、切割痛等。
  - 按疼痛时间，分为一过性痛、间断性痛、周期性痛、持续性痛等。
- 疼痛评分法：疼痛定量评分法很多，介绍两种。
  - 口述分级评分法：分四点与五点评分法。
    - 四点口述分级评分法：①无疼痛；②轻微疼痛；③中等度疼痛；④剧烈疼痛。
    - 五点口述分级评分法：①轻微疼痛；②引起不适感的疼痛；③具有窘迫感的疼痛；④严重疼痛；⑤剧烈疼痛。
  - 行为疼痛测定法：六点行为评分法：①无疼痛；②有疼痛，但容易忽视；③有疼痛，无法忽视，不干扰日常工作；④有疼痛，无法忽视，干扰注意力；⑤有疼痛，无法忽视，所有日常工作都受影响，但生活能基本自理；⑥剧烈疼痛，需休息和卧床休息。每级1分，从0分（无疼痛）到5分。

2.步态异常

■ 步态即人体行走时的姿态，是人体结构、功能、行为及心理活动在行走时的外在表现。正常步态包括触地相与跨步相两个阶段，前者占步态周期约60%，后者占40%。当人体某部位产生病变时，可产生以下不同的异常步态。

➢ 肢短步态：肢体短缩3cm以内时，由于骨盆倾斜代偿而无跛行。肢体短缩在3cm以上时，患者常以患侧足尖着地或健肢屈膝行步。

➢ 疼痛步态：当患肢负重疼痛时，步态急促不稳，患肢触地相缩短，而双足触地相延长。

➢ 强直步态：由于创伤、炎症等原因导致下肢髋关节、膝关节、踝关节强直时，可产生各种不同的强直步态，如髋关节强直呈鞠躬步态或足尖步态，膝关节强直多呈足尖步态或划弧步态，踝关节强直多呈鞠躬形跛行。

➢ 摇摆步态：多见于先天性髋关节脱位与臀中肌瘫痪者。若发生在双侧，行走时躯干交替向左右倾斜，又称鸭步。

➢ 剪刀步态：多见于脑瘫患者，步行时一侧肢体总是插至对侧肢体前方，前后交叉移动。

➢ 压腿步态：多见于脊髓灰质炎后股四头肌麻痹患者，患者以手掌按压患膝上方才能行走。

➢ 跟行步态：多见于胫神经麻痹患者，足不能跖屈。

➢ 跨阈步态：多见于腓总神经麻痹患者。由于足下垂，行走时必须高抬患肢才能跨步，以免跌倒。

➢ 外八字步态：多见于臀肌挛缩患者，行走时双下肢呈外旋外展位行走。

➢ 痉挛性步态：各种脑部、锥体束、脊柱及脊髓病变导致的偏瘫、截瘫、脑瘫等都可产生痉挛性步态。偏瘫多呈划圈步态（割草步态），严重者呈跳跃步态。截瘫呈特有的摇摆步态（公鸡步态）。

（二）骨科物理检查

■ 骨科患者均需结合病史、临床症状、体征、物理检查等得出初步诊断，再行特殊检查。物理检查是诊断骨关节病的基础。要做好物理检查，先要熟悉各骨、关节及其周围软组织的解剖生理力学关系和临床表现。

■ 一般检查

➢ 询问病史

  ✧ 一般资料：主要包括姓名、性别、年龄、籍贯、职业、地址等。

  ✧ 主诉：主诉有三要素，即症状、部位、经过时间。症状可分为畸形、运动功能障碍及疼痛三类。

  ✧ 现病史

   ✓ 病因分析：①应详细询问疾病的发生、发展及处理经过。如系损伤，应了解暴力的严重程度、方向及作用部位，有无伤口，出血情况，有无神志、呼吸改变；②起病时有无全身症状，如畏寒、发热、消瘦等。

   ✓ 症状分析：骨科临床上常见的症状是疼痛，应详细了解：①疼痛发生时的情况、发病前有无诱因（如外伤、扭伤等）、是否伴其他症状；②疼痛的部位：是一处疼痛还是全身多处疼痛；③疼痛的性质：针刺痛、放射痛或游走痛；④疼痛发生的时间：白天或夜间；⑤影响疼痛的因素：与季节、气候有无关系。

   ✓ 如有畸形，应了解畸形的性质、发展、与损伤或疾病的关系，以及引起畸形的病变过程。

   ✓ 如有神经症状，应了解：①神经症状出现的形式，即松弛性或痉挛性；②有无知觉紊乱，有无感觉异常、迟钝、过敏、消失；③有无肌萎缩、无力，括约肌功能有无变化；④了解病残程度；⑤排尿、排便功能。

  ✧ 既往史：主要包括手术史，有无化脓感染、结核、肿瘤等病史。

◇ 个人史：主要包括个人经历、职业、工种、饮食习惯、特别嗜好（如酗酒）等。

◇ 家族史：对结核、肿瘤、畸形、血友病等患者，应询问家庭人员中有无类似疾病。

➢ 物理检查

◇ 全身检查：主要检查形态、姿势、疼痛及运动功能。除检查一般发育、营养状态外，还应注意神志、面色、脉搏及瞳孔情况，其次应注意胸腹部情况、血尿、排尿障碍、排尿排便失禁、肢体运动、感觉及血运情况，注意内脏是否合并损伤。

◇ 局部检查

✓ 视诊：观察皮肤色泽、肿胀情况、浅静脉、瘢痕、伤口或溃疡及分泌物性质，有无肌肉萎缩，患肢的姿势、畸形、步态与活动等。

✓ 触诊：主要触试皮肤温度、湿度、弹性、压痛点（区）、包块、异常活动、摩擦音（感）、皮下捻发音、周围动脉搏动、毛细血管充盈、肌肉张力等。

● 对于肿块，要通过触诊检查：①大小；②硬度与波动；③表面光滑度；④活动度；⑤深度；⑥与骨关节的关系；⑦皮肤温度；⑧全身淋巴结及相关淋巴结的肿大等。

✓ 动诊：包括有关肌肉收缩和关节活动等检查，需与健肢对比。肌肉收缩包括静态和动态两种。静态检查时，关节不动，可摸到和看到肌肉的收缩。动态检查时，肌肉收缩作用于关节，使其活动，从关节的抗伸、抗屈力以及步态去检查肌肉收缩情况。

● 关节活动检查包括主动活动和被动活动检查。关节活动障碍的原因有：①骨和关节的疾患；②肌腱、韧带等疾患；③神经疾患；④皮肤瘢痕挛缩等。

● 关节主动活动和被动活动障碍的关系如下：①被动活动正常、主动活动不能者，说明神経麻痺或肌腱断裂；②主动和被动活动均不能者，说明关节强直和僵硬、关节内外骨阻滞、肌肉挛缩、皮肤瘢痕挛缩等。

✓ 量诊
- 肢体长度测量法：主要为尺测法（用皮尺，禁用钢尺）。用作测量的骨性标志，上肢有肩峰、肱骨外上髁和桡骨茎突，下肢有髂前上棘、股内收肌结节和胫骨内踝。
- 肢体周径测量法：需测双侧同一平面周径，记录两者之差（如大腿常于髌骨上缘10cm处测量）。
- 关节活动范围测量法：以关节中立位为0°，测其伸、屈、收、展等角度。数值在0°（伸）~80°（屈）或外展80°~90°。对脊柱的活动可记录如下（上、下数字代表屈伸，两旁代表左、右侧偏屈）（图7-1）：

$$45°（屈）$$
$$30°（左）\qquad 30°（右）$$
$$20°（伸）$$

图7-1 脊柱活动记录方法

- 肌力测量法：嘱患者主动收缩指定的肌肉或肌组，放松其对抗肌，测量其对抗力和不同阻力的能力。

肌力共分6级：0级为完全瘫痪，5级为正常。

0级——肌肉完全无收缩。

1级——肌肉稍有收缩，但关节无活动。

2级——肌肉收缩可使关节活动，但不能对抗重力。

3级——肌肉收缩可对抗重力，但不能对抗阻力。

4级——肌肉收缩可对抗重力和轻微抗阻力。

5级——有对抗强阻力的肌肉收缩。

- 感觉消失区测定法：患者静卧床上，闭眼。双侧对比，用针尖等先检查感觉减退区，并向正常区或敏感区检测。应注意感觉障碍的性质、程度和范围，应特别注意其痛觉、温觉、触觉、位置觉等情况。
- 腱反射检查：肌肉放松后检查。
- 自主神经检查：皮肤干燥或多汗、竖毛反射消失、血管运动和营养障碍等均为交感神经功能障碍的表现。

上肢检查

（一）肩关节

1.概述

■ 肩关节检查应包括胸锁关节、肩锁关节、盂肱关节及肩胛骨与胸臂连接四个部分。

2.视诊

■ 肩部正常外形为圆弧形。肩关节脱位后呈直角形，称方肩。副神经损伤致前锯肌瘫痪，向前伸上肢推墙时，肩胛内缘向后突起，出现翼状肩胛。

3.触诊

■ 压痛点：肱骨大结节部位压痛常提示冈上肌劳损或撕裂，肱骨结节间压痛常提示肱二头肌腱鞘炎，关节后方间隙压痛提示骨关节炎。

■ 肩三角：喙突尖在锁骨下方、肱骨头内侧，它与肩峰尖和肱骨大结节形成肩三角。正常时两侧对称，如有异常则提示有骨折或脱位。

■ 感觉异常：三角肌止点上方出现一圆形区域皮肤感觉减退、消失，常提示腋神经受损。

4.动诊及量诊

■ 检查时站在患者背后，先将其肩胛骨下角固定，再做肩的主动和被动活动。肩的中立位（0°）是上肢下垂、肘窝向前。盂肱关节活动范围：90°（外展）～45°

（内收）、135°（前屈）~45°（后伸）、135°（内旋）~45°（外旋）。肩关节外展超过90°称为上举，需有肱骨外旋和肩胛骨活动的配合。肩关节脱位时，杜加斯征阳性（见骨科特殊检查）。

- 上肢总长度为肩峰至桡骨茎突尖端（或中指指尖）之间的距离。
- 上臂为肩峰至肱骨外上髁（或鹰嘴突）之间的距离。

（二）肘关节

1.视诊

- 正常肘关节的提携角为5°~15°，肘部骨折或疾病时此角可减小或增大，小于5°称肘内翻，大于15°称肘外翻。

2.触诊

- 肱骨外上髁压痛，提示肱骨外上髁炎。
- 桡骨小头触诊法：受检查者屈肘90°，检查者将一手的中指置于肱骨外上髁，示指并列于中指远侧，另一手旋转前臂，示指下可感到桡骨小头在旋转。

3.动诊

- 肘关节以完全伸直为中立位（0°），其活动范围为0°（伸）~150°（屈），无外展、内收动作。

4.量诊

- 正常肘关节伸直时，肱骨内、外上髁与尺骨鹰嘴在一直线上。屈肘90°时，此三点成等腰三角形，称肘后三角。肱骨髁上骨折时三点关系无改变，肘关节脱位、内上髁骨折和外上髁骨折时，此三角即不成等腰三角形。

（三）前臂

- 前臂旋转活动可用如下方法测量：两侧上臂紧贴胸侧，屈肘90°，两手各握一筷子，拇侧为中立位（0°），前臂向外旋转称旋后，向内旋转称旋前。正常旋转范围为旋前约80°，旋后约90°。

（四）腕关节

1.视诊

- 鼻烟窝是腕部拇长伸肌、拇长展肌与拇短伸肌肌腱之间的一个三角形凹陷。它的深部为腕舟骨，骨折时，此窝肿胀。月骨脱位时，腕背侧或掌侧肿胀，握拳时第3掌骨头向近侧回缩。

2.触诊

■ 桡骨远端骨折（Colles骨折）时，桡骨茎突与尺骨茎突的解剖关系发生改变。桡骨茎突狭窄性腱鞘炎时，可触及一豌豆大小的结节。

3.动诊及量诊

■ 腕关节中立位（0°）是手伸直与前臂成一直线，无背伸或掌屈。活动范围为背伸35°～60°，掌屈50°～60°，桡侧偏屈25°～30°，尺侧偏屈30°～40°。

（五）手

1.视诊

■ 手部畸形较多，常见的手部畸形见表7-1。

表7-1　手部畸形的病因与分类

畸　　形	致病原因
垂腕手	桡神经损伤
爪形手	尺神经损伤
猿手	正中神经损伤
手、腕、掌指关节尺偏	类风湿关节炎
并指、多指	先天性畸形
鹅颈畸形	内在肌不平衡
纽扣畸形	伸肌中央束断裂、两侧束向掌侧滑移

■ 注意肿胀情况：手指关节背侧肿胀多为腱鞘炎或伸指肌腱损伤，全身关节肿胀多为类风湿关节炎，指骨梭形肿胀多见于结核或内生软骨瘤。

2.触诊

■ 骨折错位、畸形都可以用触诊检查。掌指关节掌侧压痛多为指屈肌肌腱狭窄性腱鞘炎，有时可触及硬结并压痛。

3.动诊及量诊
- 手指各关节完全伸直为中立位（0°），拇指屈曲 20°~50°，外展40°；掌指关节屈曲90°，过伸30°；近侧指间关节屈曲120°；远侧指间关节屈曲60°~80°。
- 判断手部肌腱断裂的部位
  > 指伸肌腱在手背部断裂时，掌指关节不能完全主动伸直。近侧指间关节断裂，指间关节不能主动伸直。末节指骨的肌止处撕脱时，远侧指间关节不能主动伸直，呈锤状指。
  > 指屈肌腱在掌部断裂时，该指在休息位的屈度很小或完全伸直。指深、浅屈肌腱断裂的鉴别法：以中指为例，先将示指、环指和小指固定于伸直位，嘱患者屈曲中指。正常时该指近侧指间关节可屈曲；如果指浅屈肌腱已断裂，则不能屈曲。将手指的近侧指间关节固定于伸直位，嘱患者屈曲远侧指间关节。正常时手指可主动屈曲，如果指深屈肌腱已断裂，则不能屈曲。

下肢检查

（一）髋关节

1.视诊
- 观察步态（有无跛行、摇摆、鸭步）、畸形（屈曲、短缩、内收、外展及旋转畸形）以及有无瘢痕、瘘管。

2.触诊
- 有无压痛，内收肌有无痉挛，有无包块。如有脊柱、髋关节或大粗隆结核，常可在髂窝部、髋关节周围触及寒性包块。注意包块大小、范围、压痛、表面有无红热等。若在大粗隆部触及肌腱弹跳，为弹响髋所致。

3.动诊
- 髋、膝伸直，髌骨向上，即为髋的中立位（0°）。髋的正常活动范围：屈曲150°，过伸10°~15°，内收20°~30°，外展30°~45°，内旋40°~50°，外旋

30°～45°。常用的检查方法有滚动试验、4字试验、Thomas征等（见骨科特殊检查）。

4.量诊

- 常用的测定股骨大转子向上移位的方法：
  - ➤ Shoemaker线：大转子尖端和髂前上棘连线向腹壁延伸，正常时该线在脐或脐以上与中线相交，大转子上移时则在脐以下与中线相交。
  - ➤ Nelaton线：患者侧卧，髋半屈，在髂前上棘和坐骨结节之间画一条连线。正常时，此线通过大转子顶端。
  - ➤ Bryant三角：患者仰卧，沿髂前上棘做一垂直线，再通过大转子尖端画一水平线，即呈一三角形。测其底线，与健侧对比，大转子上移时，此底线较健侧为短。

（二）膝关节

1.视诊

- 观察有无肿胀、股四头肌萎缩、膝内翻、膝外翻、过屈曲和反屈畸形等。

2.触诊

- 有无压痛、骨摩擦感、浮髌征，皮温是否正常，有无包块。

3.动诊

- 膝伸直为中立位（0°），它的正常活动范围为：0°（伸）～135°（屈），过伸10°左右。屈膝90°时，可内旋10°、外旋20°。

（三）踝部和足

1.视诊

- 足常见畸形有扁平足、内翻足、外翻足、马蹄足、马蹄内翻足、马蹄外翻足、跟足、高弓足、多趾、拇外翻、锤状趾等，应注意跛行、肿块及异常骨性突起等。

2.触诊

- 检查压痛点和足背动脉搏动情况。跖骨头压痛为跖痛症，足跟压痛为跟痛症，多为骨刺或跖筋膜炎等。

- 踝关节中立位（0°），使足的外缘和小腿垂直，它的活动范围为：背伸20°~30°，跖屈30°~40°。

脊柱检查

- 观察生理弯曲，脊柱有无侧凸、后凸及椎旁肌有无痉挛等，两肩、两髂嵴是否在水平面上。观察躯干背部有无异常咖啡样色素沉着，腰骶部有无瘢痕、包块、瘘管。

2.触诊

- 压痛点：压痛点多为病变所在处。
  - ➤ 棘突压痛：见于棘上韧带损伤、棘突骨折。
  - ➤ 棘间压痛：棘间韧带劳损。
  - ➤ L_3横突压痛：见于L_3横突过长，为第3腰椎横突综合征。
  - ➤ 骶棘肌压痛：注意压痛部位，有无肌痉挛。
  - ➤ 棘突旁压痛：下腰椎棘突旁深压痛，并可出现向患肢放射痛，多为腰椎间盘突出。
- 肿块：如有肿块，应注意它的部位、大小、边缘、质地、压痛等。脊柱结核并发寒性脓肿可见于腰三角区、髂窝、股骨粗隆或大腿内侧，甚至可流向腘窝。

3.叩诊

- 用拳叩头顶，若颈部疼痛，提示颈部有病变。棘突或小关节部位叩击可引起深部疼痛、放射痛，可见于颈、腰椎间盘突出。

4.动诊及量诊

- 脊柱的中立位（0°）是身体直立，头向前看。颈段的活动范围是前屈、后伸均为35°，左、右侧屈为30°，左、右旋转各60°~80°。腰段的活动范围是前屈45°，后伸20°，左、右侧屈为30°。
- 弯腰动作包括屈腰和屈髋两个动作，因此在测定腰段的活动度时，需用两手固定骨盆。对幼儿测验脊柱活动时，可让其俯卧，检查者抓住病儿的两踝，提起两脚。正常情况下，腰段前凸加大。如脊柱有病，则两

440

侧骶棘肌有痉挛，腰段无活动。对稍大儿童，可做拾物试验：在地上放一玩具，嘱病儿去拾。如骶棘肌有痉挛，病儿不是弯腰去拾，而是屈髋、屈膝、直背，小心翼翼地一手撑在膝上作为支持，蹲下去捡。

周围神经检查

1.感觉

- 触觉：被检查者闭目，以棉花轻轻触其皮肤，观察触觉有无异常、减退、消失。
- 痛觉：以针刺测定皮肤，观察痛觉有无减退、消失或过敏。
- 温冷觉：以45℃温水管和冷水管分别贴在患者皮肤上，测其温冷觉有无变化。
- 位置觉：被检查者闭目，检查者将患者的末节指（趾）间关节被动背屈或掌（跖）屈，并询问其所在位置。
- 震动觉：将震动的音叉放在骨隆突部位，询问有无震感。
- 实体觉：闭目，以手触摸物体，分辨物体大小、方圆。
- 两点分辨觉：用张开脚的圆规刺皮肤，分辨一点或两点。

2.运动

- 肌容积：注意肌肉有无萎缩、肥大，测其周径，并与对侧对比。
- 肌力测定。
- 肌张力测定：肌张力增高时，肌肉紧张，被动活动关节有阻力，见于上运动神经元病损；而下运动神经元病损时，肌张力减退，肌肉松弛，肌力减退或消失。

3.反射

- 浅反射：浅反射消失表明体表感受器至中枢的反射弧中断。常见的浅反射有：
  - ➢ 腹壁反射：患者仰卧，放松腹部肌肉，以钝器分

441

别在其腹壁两侧上、中、下部划动，观察是否引起该肌收缩。上腹壁反射为$T_7 \sim T_9$，中腹壁反射为$T_9 \sim T_{11}$，下腹壁反射为$T_{11} \sim L_1$。

> 提睾反射（$L_1 \sim L_2$）：以钝器划大腿内侧皮肤，可引起提睾肌收缩，睾丸上提。

> 肛门反射（S_5）：以钝器划肛门周围皮肤，引起肛门外括约肌收缩。

- 深反射

> 肱二头肌反射（C_6）：患者前臂置于旋前半屈位，检查者将拇指放在其肱二头肌肌腱部，以叩诊锤叩击拇指，可引起肘关节屈曲运动。

> 肱三头肌反射（C_7）：前臂置于旋前半屈位，检查者将手托住前臂，轻轻叩击肱三头肌肌腱，可引起伸肘运动。

> 桡骨膜反射（$C_5 \sim C_6$）：屈肘，前臂旋前位，用叩诊锤叩击桡骨茎突，可引起前臂的屈曲和旋后动作。

> 尺骨膜反射（$C_8 \sim T_1$）：屈肘，前臂旋前位，用叩诊锤叩击尺骨茎突，可引起前臂旋前。

> 膝反射（$L_2 \sim L_3$）：平卧，双膝半屈位，检查者以手托住腘窝，嘱患者肌肉放松，叩诊锤叩击髌韧带，可引起伸膝动作。

> 跟腱反射（S_1）：仰卧，膝半屈，小腿外旋位，检查者握住患者前半足，使踝轻度背屈，轻叩跟腱，可引起踝跖屈。

- 病理反射

> Hoffmann征：患者轻度背伸腕关节，检查者一手握住患者手掌，另一手以示指、中指夹住患者之中指，并用拇指轻轻弹拨患者中指指甲，可同时引起拇指及其他三指屈曲动作为阳性。

> Babinski征：以钝器划足掌外侧缘，引起足拇趾伸直背屈、其他四趾呈扇形分开为阳性。

> Oppenheim征：以拇指、示指沿患者胫骨两侧前缘自上向下推压，可出现与Babinski征相同体征为阳性。

> 踝阵挛：屈膝90°位，检查者一手托住腘窝，另一手握足，用力使踝关节突然背屈，然后放松，可出现踝关节连续不断交替伸屈运动为阳性。

> 髌阵挛：仰卧，伸膝位，检查者一手的拇、示两指抵住髌骨上缘，用力向远端急促推挤，然后放松，可引起髌骨连续交替上下移动则为阳性。

4.自主性神经功能检查

■ 皮肤、毛发、指甲营养状态：神经损伤后，肌肉萎缩，指端变细，早期末梢血管扩张，皮温升高，2周后血管逐渐收缩，皮温下降，自觉怕冷，皮肤干滑，指纹模糊，指甲退化变形。

■ 皮肤划纹征

> 白色划纹征：用钝器轻而快地划过皮肤，数秒钟后，划过之处出现白色划纹，红色划纹征：用钝器重而慢地划过皮肤，划后数秒钟出现红色划纹，持续8～30分钟，一般为正常现象。红纹甚宽，持续较久时，才有相对意义，这是由于副交感神经兴奋性增高，血管扩张之故。

■ 排尿障碍：排尿障碍见于脊髓横断性损伤，可通过膀胱测压了解排尿功能、膀胱残余尿量。

上肢神经检查

（一）桡神经

■ 在肘部，桡神经分成两根终支，一支为桡神经浅支，另一支为桡神经深支（骨间背侧神经）。

■ 肘部以下损伤

> 单纯浅支损伤表现为拇指背侧以及手背的桡侧感觉障碍。

> 单纯的深支损害可发生在肘部分支以下，拇指的掌指和指间关节以及其他四指的掌指关节失去主动伸直能力，拇指不能外展，但无垂腕。

■ 肱骨中1/3处损伤：除上述体征外，尚有肱三头肌瘫痪，并有上臂和前臂背侧感觉障碍。

（二）正中神经

- 损害易发生在肘部和腕部，共同的体征是不能用拇指和示指去捡1根细针。
- 新鲜损害
  - ➢ 腕部损害：测验拇短展肌的功能最为可靠。拇短展肌的触笔检查：病手平放桌上，手掌朝天，嘱患者将拇指伸开，尽量向桌面靠拢。检查者手持钢笔或铅笔，置于患者拇指上空。嘱患者用拇指边缘接触钢笔或铅笔。正中神经有损害者不能做此动作。感觉障碍区为掌心、鱼际、桡侧三个半指的掌面及其中节和远节背面的皮肤，尤以拇指、示指和中指的远节最为显著。
- 肘窝及其以上的损害：除上述体征外，尚有拇指、示指、中指三指的屈肌和桡侧腕屈肌以及前臂旋前肌的瘫痪。因一些肌肉有双重神经支配，可做Ochsner握手测验：嘱患者将两手手指放开，相互穿插合抱，正中神经有损害者所有手指都能屈曲，只有病侧示指不能屈曲。
- 陈旧损害
  - ➢ 腕部损害：大鱼际明显萎缩。
  - ➢ 肘部损害：在手的休息位中，所有手指都有轻度屈曲，但病侧示指完全伸直、指萎缩、指甲弯曲，拇指与其他手指的掌面面向同一个方向，犹如猿手。

（三）尺神经

- 新鲜损害
  - ➢ 腕部损害：感觉障碍区为掌面尺侧一个半指及相应手掌的皮肤和背面两个半指及相应手背皮肤。有特有的尺神经爪形手的表现：小指与环指掌指关节过伸，而指间关节屈曲，拇内收肌瘫痪。可用Froment征测验；嘱患者用两手拇指的掌面和示指的边缘同时夹住一张折叠的报纸，如患者只能屈曲拇指的指间关节与示指边缘将纸夹住，而不能在指间关节伸直的情况下完成此动作，提示拇内收肌瘫痪。
  - ➢ 肘部损害：测验尺侧腕屈肌。患者将手与前臂平置桌上，手掌朝天，尽可能伸直手指。嘱患者将腕关节屈曲和尺偏。如尺侧腕屈肌仍有作用，可在腕上部摸到和看到此肌的收缩动作。尺神经麻痹者，此肌肉不收缩。

- 陈旧损害。
- 除上述体征外，尚有：①小指和环指消瘦，指间关节屈而不伸，掌指关节过伸，也呈尺神经爪形手；②有明显的骨间肌和拇内收肌萎缩。

下肢神经检查

1.腓总神经
- 损伤后，足呈马蹄内翻畸形，不能主动背屈、外翻，小腿外侧和足背皮肤感觉消失。

2.胫神经
- 损伤后，足呈仰趾畸形，不能主动跖屈踝关节，足底皮肤感觉消失。

3.坐骨神经
- 在骨盆下口处断裂，则膝关节的屈肌，小腿和足部肌肉均瘫痪，大腿后侧、小腿后侧及外侧以及足部全部感觉消失，足部出现神经营养性改变。膝部和小腿部损伤，则分别表现出胫神经和腓总神经受损的表现。

骨科特殊检查

1.肩关节脱位
- Dugas征：又称肩内收试验。让患者屈曲患肢肘关节，然后用患肢的手去扪对侧肩部，若肘关节能贴近胸壁即为正常，否则为阳性，说明有肩关节脱位。Dugas征阳性可有三种情况：①当手搭对侧肩部时，肘关节不能靠近胸壁；②当肘关节靠近胸壁时，手不能搭在对侧肩部；③手搭肩和肘靠胸均不可能。
- Callaway试验：用卷尺从肩峰绕过腋窝测其周径。肩关节脱位时，肱骨头向前下方移位，因而与肩胛骨重叠，其前后径增宽，故周径增大。

- Hamilton征：又称直尺试验。用1根直尺置于上臂外侧，先靠近肱骨外上髁部，后靠近上臂皮肤。若上端贴于大结节，即为正常（阴性）；若不能靠近大结节反而靠近肩峰，即为阳性，说明肱骨头向前内脱位或肩胛骨颈部骨折，因为正常者肱骨大结节在肩峰与肱骨外上髁连线之外。
- 肱骨长轴延长线试验：沿肱骨长轴做一直线，肩关节脱位时，该线可通过患侧的眼睛。
- Bryant征：肩关节脱位时，腋皱襞下降。
- 肩三角试验：肩峰、喙突、大结节三点组成三角形。脱位时，大结节位置变动，故所在三角与对侧不同。

2.肩锁关节脱位

- 见肩胛骨颈部骨折之耸肩试验。
- 见肩胛骨颈部骨折之肩关节外展试验。

3.肩峰骨折及肱骨骨折

- 见肩胛骨颈部骨折之肩关节外展试验。

4.肩胛骨颈部骨折

- 见肩关节脱位之Hamilton征。
- 耸肩试验：患者坐正，两臂自然下垂于身旁。检查者站于患者背后，双手分别按在其双肩上，然后让患者耸肩，对比两侧耸肩的力量有无差别。耸肩无力可见于锁骨骨折、肩锁关节脱位以及副神经损伤引起的斜方肌麻痹。
- 肩关节外展试验：患者取站立位，检查者站于前侧方，双手分别按在其双肩上，触诊肩胛骨的代偿活动。然后，患者从中立位开始外展运动直至上举过头，并及时说明外展过程中肩痛何时开始、何时停止。检查者注意其疼痛时的外展角度。
- 外展时肩部疼痛的临床意义：①患者刚开始外展即有疼痛，可见于肱骨骨折、肩胛骨颈部骨折、锁骨骨折、肩关节脱位、肩关节炎等。②开始外展时不痛，但外展越接近90°位越痛，可能为肩关节粘连。③外展过程中有疼痛，但到上举时疼痛反而减轻或不痛，可能为三角肌下滑囊炎或肩峰下滑囊炎。④患者能主动外展，但无力继续上举，可能为斜方肌瘫痪或上臂丛麻痹。⑤从外展到上举的中间一段（60°~120°）出现疼痛，常称痛弧。小于或大于此范围反而不痛。冈上肌完全断裂，主动外展的幅度小于40°。如检查者扶其上臂被动外展至40°以上，则患者又可自己继续完成主动外展动作。⑥被动外展运动，如超过90°以上时肩峰处有疼痛，可能有肩峰骨折。

5.肱二头肌长头腱鞘炎

■ Yargason征：又称肱二头肌长头紧张试验。嘱患者屈曲肘关节，前臂旋后，或让患者抗阻力地屈肘及前臂旋后，肱二头肌肌腱结节间沟处疼痛为阳性，说明有肱二头肌长头腱鞘炎。

■ 梳头试验：梳头的动作为肩关节前屈、外展和外旋的综合动作。若做此动作时出现疼痛和运动受限，或不能运动，说明肩关节有疾患，如冻结肩的早期、肱二头肌长头腱鞘炎、韧带撕裂、关节囊粘连、三角肌下滑囊炎、上臂丛神经麻痹、腋神经麻痹等。

6.肩峰下滑囊炎、三角肌下滑囊炎、肩关节炎、肩关节粘连及肩袖破裂

■ 肩关节外展试验：见肩胛骨颈部骨折。

■ 梳头试验：见肱二头肌长头腱鞘炎。

7.斜方肌瘫痪

■ 肩关节外展试验：见肩胛骨颈部骨折。

■ 耸肩试验：见肩胛骨颈部骨折。

■ 肩外展摆动试验：患者取坐位，患肩外展，患肢抬高至90°位，检查者扶持患肢做前后摆动，有肩部疼痛为阳性。

■ 反弓抗阻试验：患者坐位，患肢上举过顶，同时检查者拉住患手，嘱其用力，从后向前用力做投掷动作，如有疼痛，为阳性。

■ 顶压研磨试验：患者仰卧，患肩外展60°，屈肘90°，检查者站于患侧，以腹部顶住患肘，两手扶持患肢，用力将患肢向肩部顶压，同时双手摇动患肢做研磨动

作，如果疼痛，则为阳性。

- Dawbarn征：患急性肩峰下滑囊炎时，患肢上臂贴在胸壁侧面，肩峰前缘下方可有触痛，如上臂外展，滑囊移于肩峰下，触痛消失，即为阳性。
- 臂坠落征：在冈上肌损伤时，30°～90°范围的外展运动失去控制，因而使患臂被动外展60°～90°，除去支持，患肢立即坠落，并出现疼痛，即为阳性。

8.锁骨下动脉受压

- 肩关节外展外旋试验：坐位，肩外展90°、外旋90°时，桡动脉搏动停止（或减弱）为阳性，表示锁骨下动脉受压。

9.喙突撞击综合征

- 喙突撞击试验：肩关节在不同角度水平内收位，向前屈曲和内收时出现疼痛并伴有咔哒声为阳性。

10.肘关节脱位、桡骨小头半脱位及尺骨鹰嘴骨折

- 肘三角与肘直线：又称Huter三角与Huter直线。正常人肘关节屈曲90°时，肱骨内上髁、外上髁与尺骨鹰嘴突三点形成一个等腰三角形，称为肘三角。当肘关节伸直时，三点在一条直线上，称为肘直线。肘关节脱位时，三角形状改变，伸直时三点不在一条直线上。
- 伸肘试验：患者取坐位或站立，手掌放在头顶上，然后主动伸肘，若不能主动伸肘，可能为肘关节后脱位、鹰嘴骨折、桡骨小头半脱位等。若患者不能主动伸肘或伸肘时臂丛处出现疼痛，称Bikbles征阳性，可能为臂丛神经炎或脑膜炎，原因是伸肘对臂丛神经有明显的牵拉作用。

11.肱骨髁上骨折

- 髁干角：正常的肱骨长轴与内、外上髁连线成直角，当有髁上骨折移位或先天性畸形时，此髁干角改变，呈锐角或钝角。

12.桡骨小头骨折

- 肘伸直外翻挤压试验：如有疼痛为阳性，见于桡骨小头骨折。

13.肱骨外上髁炎

- Mills征：嘱患者将肘伸直，腕部屈曲，同时将前臂旋前，如果肱骨外上髁部感到疼痛即为阳性，对诊断肱骨外上髁炎（网球肘）有意义。

- 伸肌紧张试验：又称Cozen试验。让患者屈腕、屈指，检查者将手压于各指的背侧做对抗，再嘱患者抗阻力伸指及伸腕关节，如出现肱骨外上髁疼痛即为阳性，多见于网球肘。

14.肱骨内上髁炎

- 屈肌紧张试验：让患者握住检查者的手指（示指至小指），强力伸腕握拳，检查者手指与患者握力对抗，如患者出现内上髁部疼痛即为阳性，多见于肱骨内上髁炎。

15.Colles骨折

- 直尺试验：正常时，置一直尺于小指及肱骨外髁，此尺不接触尺骨茎突，当Colles骨折时，尺骨茎突与尺接触。

16.桡骨下端骨折、尺骨茎突骨折

- 腕三角软骨挤压试验：见腕三角软骨损伤。

- Laugier征：桡骨茎突尖端长于尺骨茎突尖端约1.0～1.5cm为正常解剖关系，若桡骨下端骨折移位，两者尖端可在同一水平线上甚至相反，这种现象称为洛日耶征。

17.腕三角软骨损伤

- 腕三角软骨挤压试验：检查者一手握住患者前臂下端，另一手握紧患手，使腕关节掌屈和尺偏，然后将患手向尺骨小头方向不断顶撞。在腕尺侧引起疼痛为阳性，应考虑三角软骨的损伤、尺骨茎突骨折。

18.腕管综合征

- 屈腕试验：将腕掌屈，同时压迫正中神经1～2分钟。若手掌侧麻木感加重、疼痛加剧并放射至示指、中指，即为试验阳性，提示有腕管综合征。

- 叩触诊试验：又称Tinel征。轻叩或压迫腕部掌侧的腕横韧带近侧缘中点，若出现患侧手指刺激及麻木、异常感觉加剧，即为试验阳性，提示有腕管综合征。

- 举手试验：患者仰卧，将患肢伸直高举，若出现上述两项表现，即为试验阳性，提示有腕管综合征。
- 压脉带试验：与测量血压的方法相似，仅需将袖带压力升至收缩压以上。若出现上述表现，即为试验阳性，提示有腕管综合征。
- 中指试验：嘱患者肘、腕及指间关节伸直，掌心向下。令其中指的掌指关节做背伸活动，检查者施以阻力。若在肘屈纹以下两横指处（即桡侧腕短伸肌的内侧缘处）有疼痛，即为阳性，提示为腕管综合征。

19.（腕）类风湿关节炎

- 手镯试验：以手握尺、桡骨下端时引起疼痛为阳性，见于类风湿关节炎。

20.月骨无菌性坏死

- Finstever征：当月骨无菌性坏死时，第3掌骨头在紧握拳时不隆突。

21.桡骨茎突部狭窄性腱鞘炎

- Finkelstein征：又称握拳试验。先将拇指屈曲，然后握拳将拇指握于掌心，同时将腕向尺侧倾斜，如引起桡骨茎突部锐痛，提示桡骨茎突部狭窄性腱鞘炎。

22.腕尺侧滑囊炎

- Kanavel征：尺侧滑囊炎开始时，其最明显的压痛点在小鱼际上距手掌掌横纹约2~3cm处。

23.拇指肌腱断裂

- 拇指肌腱断裂的检查：拇长屈肌腱断裂时，拇指末节不能自动屈曲。拇长伸肌腱断裂时，拇指末节不能自动伸直。检查时，固定拇指近节，嘱患者自动伸屈末节。
- 拇短伸肌腱断裂时，将末节伸直，患指不能主动伸直拇指腕掌关节。拇短屈肌腱断裂时，末节伸直状态下不能自动屈曲近节。
- 若拇指长、短肌腱完全断裂，则拇指近节、末节的主动伸屈活动功能完全丧失。

24.示指、中指、环指、小指屈指肌腱断裂

■ 示指、中指、环指、小指指深屈肌腱与指浅屈肌腱断裂的检查：指深屈肌腱断裂，该末节不能主动屈曲。指浅屈肌腱单独断裂时，该指末节在伸直位状态下，不能主动屈曲中节。固定伤指的近侧指骨，若近侧、远侧指间关节均不能主动屈曲，则提示指深屈肌腱、指浅屈肌腱均有断裂。

25.示指、中指、环指、小指伸指肌腱断裂

■ 伸指肌腱断裂的检查：掌骨区断裂时，指间关节能主动伸直，但掌指关节不能主动伸直。指骨近侧区中央腱束断裂：近侧指间关节不能主动伸直。指骨中节区或伸指肌腱止点附近断裂、撕裂或撕脱骨折：手指末节不能主动伸直，患指出现锤状指畸形。

26.蚓状肌损伤

■ 蚓状肌损伤的检查：蚓状肌或者指深屈肌腱在蚓状肌起始点的近侧断裂时，该指的掌指关节不能主动屈曲。若掌指关节处在屈曲状态下，则指间关节不能主动伸直。在指间关节伸直状态下，掌指关节不能主动屈曲。

27.手内在肌瘫痪

■ 贝乌尔征：单纯的手内在肌瘫痪可引起爪形手畸形。当检查者用手指在爪形指的近节骨背侧基底施加抗过伸之阻力时，远、近两指间关节随即伸直、畸形消失为阳性。手内在肌瘫痪伴有皮肤、肌腱、关节囊等挛缩引起的复合型爪形手，此试验阴性。

28.髋部疾病

■ Hare试验：此试验主要用于区别髋关节疾病与坐骨神经痛。患者仰卧，检查者将患肢膝关节屈曲，踝部放于健肢大腿上，再将膝部下压低至床面，如为坐骨神经痛可放置自如，而髋关节疾病患侧不能低至床面。

■ Hefke-Turner征：髋关节病变时，X线显示患侧闭孔变宽。

■ 髋关节撞击试验：关节叩诊时令患者仰卧位，患肢伸直，检查者一手将患肢稍抬起，另一手握拳叩击患肢足跟部，如髋关节有疾患，可出现明显的传导叩痛，

称髋关节撞击试验阳性。

- 大腿滚动试验：参见股骨粗隆间骨折。

29.髋关节不稳

- 望远镜试验：又称套叠征、DuiJuytren征、Barlove试验。患者仰卧，助手按住患者骨盆，检查者两手握住其小腿，伸直其髋、膝关节，然后上下推拉患肢，若患肢能上下移动2～3cm，即为阳性。

- 另一种方法是患者仰卧，检查者一手固定其骨盆，另一手抱住患肢大腿或环抱患肢膝下，使髋、膝关节稍屈曲，将大腿上推下拉，反复数次，如有股骨上下过度移动之感，即为阳性，说明髋关节不稳定或有脱位等。

- Trendlenburg试验：又称臀中肌试验、单腿独立试验。嘱患者先用健侧下肢单腿独立，患侧下肢抬起，患侧骨盆向上提起，该侧臀皱上升为阴性。再使患侧下肢独立，健侧下肢抬起，则健侧骨盆及臀皱下降为阳性。此试验检查关节负重，检查关节不稳或臀中、小肌无力，任何臀中肌无力的疾病这一体征均可出现阳性。

- Barlow试验：为Ortolani试验改良方法，亦用于检查1岁以内婴儿有无先天性髋关节脱位。患儿仰卧，检查者首先使患儿双侧髋关节屈曲90°，双膝关节尽量屈曲。双手握住患儿双下肢，双手拇指分别放在患儿大腿内侧小粗隆部，中指置于大粗隆部位，轻柔地外展双髋关节，同时中指在大粗隆部位向前内推压，如听到响声，表明脱位的髋关节复位，股骨头滑入髋臼。第二步检查是拇指在小粗隆部位向外推压，若听到响声，表明股骨头滑出髋臼，此试验阳性。如果拇指放松压力股骨头即复位，说明髋关节不稳定，以后容易发生脱位。

30.髋关节脱位

- Ortolani试验：患儿仰卧，髋、膝屈曲各90°，检查者手掌扶住患侧膝及大腿，拇指放在腹股沟下方大腿内侧，其余手指放在大粗隆部位，另一手握住对侧下肢以稳定骨盆。检查时先用拇指向外侧推并用掌心由膝部沿股骨纵轴加压，同时将大腿轻度内收。如有先天性髋关节脱位，则股骨头向后上脱出并发出弹响。然后再外展大腿，同时用中指向前内顶压大粗隆，股骨头便复位，当它滑过髋臼后缘时又出现弹响，此试验阳性，适用于6个月至1岁以内的婴儿先天性髋关节脱位的早期诊断。

- 蛙式试验：又称双髋外展试验，用于婴儿。患儿仰卧，检查者扶持患者两侧膝部，将双侧髋、膝关节均屈曲90°，再做双髋外展外旋动作，呈蛙式位，如一侧或双侧大腿不能平落于床面即为阳性，说明髋关节外展受限。先天性髋关节脱位患儿此试验阳性。

- 直腿屈曲试验：患儿仰卧，检查者一手握住小腿下端，使髋关节尽量屈曲，膝关节伸直。若有先天性髋关节脱位，患肢可与腹胸部接触，其足可与颜面部接触，表明脱位髋关节屈曲活动的范围增大。本试验适用于婴幼儿的检查。

- 髋咔哒征：检查新生儿髋关节时，由于关节异常松弛，股骨头弹出臼窝而不复回的瞬间所产生的弹跳称咔哒征。其检查方法有Ortolani试验、Barlow试验等。

- Chiene试验：又称两侧大粗隆连线。正常时，此线正对髋关节和耻骨上缘，并且和两侧髂前上棘连线相平行。如一侧大粗隆上移，此两线不平行；如在上移的大粗隆处做一条线垂直于躯干曲线，则该线高于耻骨上缘水平面，见于髋关节脱位、股骨颈骨折等。

- 髂间及粗隆间连线：正常两者平行，粗隆间距大于髂间距离。先天性髋关节脱位时粗隆间距离增大；脊柱前脱位时骨盆前倾，髂间距离增大。

- Simmon线：髂骨外侧缘至髋臼处上缘，然后向下、外沿股骨颈外缘形成一条连贯的弧线。髋关节脱位时，此弧线中断。

- Bryant三角：是大粗隆与髂前上棘间的水平距离。患者仰卧，自髂前上棘向床面引一垂线，再由大粗隆顶点做一水平线。两线的交点与大粗隆顶点间的距离正常人是5cm左右，可与健侧比较，若大粗隆上移或下移，则此距离比健侧缩短或延长。

- Nalaton线：又称髂骨、坐骨结节连线。患者仰卧，由髂前上棘至坐骨结节画一连线。正常人此线经过大粗隆的顶部，若大粗隆顶部在该线上方或下方，表示有病理变化。记录大粗隆上移的高度，高出此线1cm以内者不能视为病理现象。

- Alan-Todd试验：检查者面向患者做半蹲状，然后将两侧拇指各放在患者一侧髂前上棘上，而中指放在其大粗隆的顶点。将环指放在大粗隆的后方两侧比较，即能测出大粗隆移位情况。

- Shoemaker线与Kaplan交点：这也是一种测量大粗隆是否上升的办法。患者仰卧，两髋伸直放在中立位，两侧髂前上棘在同一水平，分别从两侧大粗隆尖部经过髂前上棘引一直线到腹壁，此线称Shoemaker线。正常者两侧延长线应在脐部或脐以上交叉，两线的交点称Kaplan交点。如一侧大粗隆向上移位，则此点位于对侧或脐下，说明股骨头、股骨颈有缩短性病变，如股骨颈骨折等。

- 卡普兰征：在先天性髋关节脱位的X线平片上，髋臼缘锐利，股骨上端与髋臼间空隙增宽，股骨上端离开髋臼窝向侧方移位，即卡普兰征。

- Von Rosen征：双侧大腿外展45°并内旋，拍包括两侧股骨上段之骨盆正位片，做双侧股骨干中轴线并向近侧延长，此即为冯罗森线。正常时，此线通过髋臼外上角。脱位时，该线通过髂前上棘，即称冯罗森征阳性。这在股骨头骨化中心未出现时可作为诊断参考。

31.股骨粗隆间骨折

- 大腿滚动试验：又称Cauvain征。患者仰卧，双下肢伸直，检查者以手掌轻搓大腿，使大腿向内、外旋转滚动。若系该髋关节疾患并引起髋周围肌肉痉挛，则运动受限、疼痛，并见该侧腹肌收缩，即为阳性。主要检查髋关节炎症、结核以及股骨颈骨折、粗隆间骨折等。

- 中立位试验：亦称掌跟试验。股骨颈骨折时，因髂股韧带松弛，不能保持足的中立位。检查时，患肢伸直位，检查者用掌心托住患肢足跟，足呈外旋位为阳性。

■ Alsberg角：通过股骨头关节面基部的线与骨干长轴延长线所呈的角，正常为41.5°。此角减小为髋内翻，此角增大为髋外翻。

■ 希恩试验：见髋关节脱位。

32.髋关节结核

■ 腰大肌挛缩试验：又称过伸试验。患者取俯卧位，患肢屈膝90°，检查者一手握住踝部将下肢提起，使髋关节过伸，若骨盆随之抬起，为阳性，说明髋关节后伸活动受限。有腰大肌脓肿及早期髋关节结核时，此试验可出现阳性。

33.髋前软组织挛缩

■ Thomas征：又称髋关节屈曲挛缩试验。患者仰卧，尽量屈曲健侧大腿贴近胸壁，使腰部紧贴于床面，克服腰前凸增加的代偿作用，再让患者伸直患肢，如患肢不能伸直平行于床面，即为阳性，说明该髋关节有屈曲挛缩畸形。患肢大腿与床面所形成的角度即髋屈曲畸形的角度。

■ 望远镜试验：见第452页。

■ Allis征：见第456页。

34.髂胫束挛缩

■ Ober试验：又称髂胫束挛缩试验。患者侧卧，健肢在下并屈髋屈膝，减少腰椎前凸。检查者站在患者背后，一手固定骨盆，另一手握患肢踝部，屈膝到90°，然后将髋关节外展后伸，再放松握踝之手，让患肢自然下落，正常时应落在健肢后侧。若落在健肢前方或保持上举外展姿势，即为阳性。此试验阳性说明髂胫束挛缩或阔筋膜张肌挛缩，并可在大腿外侧摸到挛缩的髂胫束。如脊髓灰质炎后遗症髂胫束挛缩，有此体征。

35.臀肌挛缩

■ 臀肌挛缩征：站立位，两足、两膝靠拢，嘱屈髋、屈膝下蹲，正常小孩臀部可触及足跟。当臀肌挛缩时，患儿不能完全屈髋、屈膝下蹲，并可在臀部触及紧张束条。

36.臀中、小肌无力

■ Phelps试验：患者俯卧位，膝关节屈曲，大腿尽量外展，检查者握住其踝部逐渐将其膝关节伸直。若股薄肌有挛缩，在伸膝过程中大腿发生内收，即为阳性。

37.下肢缩短

■ Allis征：又称下肢短缩试验。患者仰卧，双髋、双膝屈曲，两足跟并齐平放于床面上，正常者两膝顶点应该在同一水平。如一侧膝低于对侧膝，即为阳性，说明患肢有短缩（股骨或胫、腓骨短缩）或有髋关节脱位。

38.膝关节疾病

■ Bragard征：患者半屈膝时，关节间隙有疼痛，旋转小腿时疼痛加重，即为阳性，表示膝关节有病变。

39.膝关节积液

■ 浮髌试验：正常膝关节内有约5ml的滑液起到润滑关节、缓冲力的作用并营养关节面软骨。当关节内有大量积液时，关节肿胀明显，一望而知。但少量积液或中等积液时，需进行浮髌试验测知。一般积液量50ml以上浮髌试验即可呈阳性。试验方法：

  ➤ 患者取仰卧位，膝关节伸直，股四头肌松弛。检查者一手手掌在髌骨上方压挤髌上囊，并且手指挤压髌骨两侧，使液体流入关节腔，然后用另一手的示指轻轻按压髌骨。若感到髌骨撞击股骨前面，即为阳性，说明积液量较少。若髌骨随着手指的按动而出现浮沉的现象，表示积液量较多。

  ➤ 患者直立时，髌上囊的积液自然流到髌骨后方。如果股四头肌松弛，髌骨自然离开股骨滑车，这时可用两个拇指分别推动两侧髌骨对比两侧感觉。如果髌骨被关节积液浮起，推动时有髌骨和股骨撞击感，即为阳性。

- 关节内积液的性质：如为急性外伤，可能为关节内积血；如为急性感染，则可能为积液。一般肿胀多为渗出液，通过关节穿刺即可识别。

40.膝关节慢性炎症

- 膝上皮肤皱襞试验：膝关节慢性炎症或上石膏后膝上皮肤水肿，用手捏起时，有皱襞增厚感，皱纹不明显，为阳性（需两侧对比）。

41.髌骨脱位

- 费尔班克征：向外推动髌骨时，患者立即企图保护膝部为阳性，见于外伤性髌骨脱位。

- 髂胫束牵拉征：患者在伸膝位内收髋关节出现髌骨半脱位，外展时复位。

- 膝研磨试验：见462页。

- 膝冲撞试验：见第460页。

42.股骨髁剥脱性骨软骨病

- 威尔逊征：是剥脱性骨软骨病的一种体征。若病灶在股骨外侧髁，当伸膝150°（邻肢法）时，被动内旋胫骨，诱发疼痛为阳性。若病灶在股骨内侧髁，则表现相反，患者常采取胫骨外旋位行走，以使胫骨棘内侧隆起与股骨内侧髁外侧病灶区不接触。

43.髌骨软化症

- 髌骨摩擦试验：让患者自动伸屈膝关节，髌骨与股骨髁间凹部（髌股关节）摩擦而发出摩擦音及疼痛，即为阳性。

- 单腿半蹲试验：患肢单腿独立，逐渐屈膝下蹲时出现膝软、疼痛即为阳性。若髌下出现摩擦音，亦为阳性。本试验主要用于检查髌骨软化症。

44.膝侧副韧带损伤

- 膝关节分离试验：又称侧方挤压试验、侧副韧带紧张试验和博勒尔（Bohler）试验。患者仰卧，膝关节伸直。检查者一手握住患肢小腿端，将小腿外展，另一手按住膝关节外侧，将膝向内侧推压，使内侧副韧带紧张，如出现疼痛和异常的外展摆动，即为阳性，表示内侧副韧带松弛或断裂。必要时先封闭压痛点，然后极度外展使内侧关节间隙加大张开的情况下，X线透视或拍片做进一步诊断。做此检查时同时挤压外侧关节面，如有外侧半月板损伤，则关节间隙感到疼痛。反之，用同样方法可以检查外侧副韧带的损伤。

45.膝交叉韧带损伤

- 前交叉韧带试验（前抽屉试验）：膝关节屈曲60°~90°位，患足靠在检查台上，然后将小腿放置在三个不同的旋转位置，即外旋15°位、中立位、内旋30°位，将胫骨推向前方，以观察有无异常前活动。胫骨向前移动可分三度：Ⅰ度指向前移动5mm，Ⅱ度移动5~10cm，Ⅲ度移动大于10cm。

  ➤ 小腿外旋15°位检查：如胫骨内侧髁比外侧髁有明显的向前移位，表明前内侧结构松弛，则有明显的前内旋转不稳定。

  ➤ 小腿中立位检查：只有当前交叉韧带缺陷，同时伴有前内结构（包括侧副韧带、内侧半月板）松弛时，前抽屉试验阳性。

  ➤ 小腿内旋30°位检查：小腿内旋30°位时，髂胫束、膝外侧结构、后交叉韧带处于紧张状态。在这位置上检查前抽屉试验，如胫骨外侧髁有明显的向前旋转移位，表明上述结构发生松弛，即前外旋转不稳定。Jerk试验即是检查前外旋转不稳定的方法之一。患者仰卧位，膝关节屈曲40°位，检查者一手抓住足踝部并将小腿内旋，另一手在胫骨上端后外侧向前挤压，同时带有膝外翻倾向，当膝关节逐步伸直至10°~20°位时，可出现胫骨外侧髁突然向前移位，同时患者也能感到有一滑动。

  - 后交叉韧带试验：与前交叉韧带试验一样，膝关节屈曲60°~90°，在小腿不同旋转位上检查后抽屉试验，观察胫骨向后移位情况。

    ➤ 小腿外旋15°位检查后抽屉试验：如胫骨向后外移位，胫骨前面出现凹陷，表明膝后外侧结构松弛，即后外旋转不稳定。另一检查方法为外旋反弯试验，两膝伸直，同时抓住两足足趾并向上提，仔细比较两侧小腿。如有后外旋转不稳定，可出现患肢胫骨反弯，胫骨结节呈现外旋。

➢ 小腿中立位检查后抽屉试验：若此试验为阳性，表示膝后交叉韧带及膝后外侧结构损伤，此时外旋15°位抽屉试验不会出现阳性体征。膝后外抽屉试验之所以会出现阳性，是因为胫骨是以无损伤的后交叉韧带为轴心线向后外旋转，一旦后交叉韧带断裂，胫骨可产生向后移位，而不再产生后外抽屉试验阳性症状。

➢ 小腿内旋30°位检查后抽屉试验：膝后内结构（包括内侧侧副韧带、内侧关节囊、后斜韧带和前交叉韧带）处于紧张状态、结构断裂时，允许膝后内角部位胫骨髁向后移位。这里有一个前提，即膝后交叉韧带必须完整，可作为胫骨后内旋转的轴心线。如果后交叉韧带断裂，整个胫骨向后移位，也即不再发生后内旋转不稳定现象。

➢ 拉曼试验：是对前交叉韧带损伤最准确的试验之一。患肢屈膝10°~15°，检查者一手抓住并固定其大腿下段，另一手握其小腿上端，并用力将胫骨拉向前。如前交叉韧带缺损，胫骨将过度前移，髌韧带由正常凹陷变为突出。

➢ 洛西试验：检查者一手抓住患侧足踝部，另一手放在髌上，拇指置于腓骨头后方。屈曲膝关节到40°左右，将足内旋、膝外翻、伸直，拇指将腓骨头推向前，在髌上的其余四指压向相反方向。此时感觉或看到胫骨外侧髁向前半脱位即为阳性，提示膝前外侧旋转不稳定。

➢ 反轴移试验：当足外旋、膝关节渐伸直时，胫骨外侧髁从后侧位突然复位，即为阳性，提示膝关节后外侧旋转不稳定。

➢ Macintosh试验：属轴移试验的一种。患者平卧，检查者一手置于患者膝外侧，另一手抓住其足部使之内旋，并膝外翻。将膝关节自0°位屈曲，当患膝脱离"扣锁"位后，胫骨外侧髁即逐渐向前半脱位。

当屈曲20°～40°位时，胫骨突然复位，出现错动感即为阳性，提示膝前外侧旋转不稳定。

> 膝外旋过伸试验：检查者抓患侧足趾，将患肢提起，使小腿外旋，如出现膝关节过伸、外旋和内翻，则提示膝后外侧旋转不稳定。

> 不接触试验：仰卧位，患膝屈曲至30°～40°，大腿下放一硬性支持物，鼓励患者放松，安慰患者检查者不会接触患膝。检查者密切观察膝关节的外侧，要求患者伸展患膝，将足跟提离检查台，然后再将足跟放回检查台上，放松股四头肌，再对另一膝关节进行同样的试验以做对比。当单独交叉韧带撕裂时，外胫骨平台在伸膝开始时将出现轻微半脱位或在股骨髁上向前滑移。更需引人注意的是，当膝关节放松至屈曲位置时，胫骨外侧平台滑回复位的位置。

> 膝冲撞试验：与Macintosh试验基本相似，但从屈膝到伸膝，先造成半脱位，然后屈曲至20°～40°位时，有"突然一动"感，半脱位自然复位为阳性，提示前交叉韧带失效或外侧关节囊韧带中1/3松弛。

46.膝半月板损伤

■ McMurray试验：又称半月板弹响试验、回旋研磨试验。利用膝关节面的旋转和研磨动作来检查半月板有无损伤。本方法有两个动作，每个动作包括三种力量。

> 操作方法：嘱患者取仰卧位，先使其膝关节最大屈曲，右手固定膝关节，左手握足，尽力使胫骨长轴外旋，左手在腓侧推挤使膝关节外翻，在此外旋外翻的力量继续作用的同时，慢慢伸直膝关节。如果内侧有弹响和疼痛，则证明内侧半月板有破裂。按上述原理做反方向的动作，即在膝关节内旋内翻的同时伸直膝关节，如外侧有弹响和疼痛，则证明外侧半月板有破裂。以上是麦克默里试验的基本检查方法，但实际操作时疼痛和弹响的位置与此相反，否则内翻再加伸直往往是内侧半月板疼痛，反之则

是外侧半月板疼痛。但也有时不管向内还是向外，只要关节面有研磨和旋转，其疼痛始终固定于一侧膝关节的间隙。

➢ 其他方法：患者仰卧，检查者一手握膝，放在关节间隙内侧或外侧触诊，另一手握足或小腿下端，将膝关节尽量屈曲，然后使小腿内收外旋，同时伸直膝关节，如有弹响，说明内侧半月板有破裂。反之，小腿外展内旋同时伸膝，如有弹响，说明外侧半月板可能有破裂。膝关节度屈曲时发生弹响，应考虑破裂。至于前角破裂，原则上应在膝关节伸直位时发生弹响，但麦克默里认为本试验只能测知后角中央部破裂，对前角不能测定。应注意鉴别髌骨摩擦或肌腱弹拨所发出的响声。在外伤早期，至少3周内做此试验没有意义，因为膝关节伤后周围软组织损伤尚未修复，此时做试验，不管有无半月板损伤，只要膝关节有屈伸和旋转动作，就会产生疼痛。因此，伤后早期做此试验，即使阳性，也很难肯定就是半月板的损伤。

■ 蒂-费征：患者坐在床边，双膝屈曲，足下垂。检查者用拇指压在患者关节间隙的前侧方，相当于半月板处，另一手旋转其小腿，反复活动，如有半月板破裂，可触及指下有无移动并伴疼痛。

■ Fouche试验：患者仰卧，患侧髋、膝关节完全屈曲，检查者一手放在关节间隙处做触诊，另一手握住足跟，然后做大幅度环转运动，内旋环转试验内侧半月软骨，外旋环转试验外侧半月软骨，与此同时逐渐伸直膝关节至微屈位为止。如果到一定角度时闻及粗响声，表示后角巨大破碎；低浊声提示为半月软骨内缘薄条撕裂。

■ Smillie试验：在上述麦克默里试验中，除响声外还伴有明显疼痛，则为斯迈利试验阳性，意义同麦克默里试验。

■ Lewin试验：患者站立使足跟及足趾紧贴地面，用力屈伸膝部，健肢运动自如，但有半月板损伤的膝关节不能伸直，膝部常呈屈曲位置，伴随或不伴随疼痛，此检查可以主动进行也可以被动进行。

- Chrestiani试验：嘱患者膝关节屈曲，同时内旋股骨及骨盆，后伸膝，如有内侧半月板损伤，常可引起疼痛和压痛。
- Turner征：内侧半月板损伤刺激隐神经的皮下支，在关节内侧产生感觉过敏或痛觉减退区，如有此症状则为阳性。
- Kellogg-Speed试验：患者仰卧，检查者一手拇指压在膝关节内侧或外侧间隙（前角部位），另一手握住患肢小腿下部被动伸屈膝关节，如有固定压痛，为阳性，可能有半月板损伤。
- Timbrill-Fisher试验：患者仰卧，患膝屈曲，检查者一手拇指压于患膝内侧或外侧关节间隙上，另一手握住小腿下部做内外旋活动，如感到有一个条索状物在拇指下移动（有时伴有疼痛和小的响声）为此征阳性，可能是撕裂的半月板移动。
- 膝关节过伸试验：又称Jones试验。患者仰卧，检查者一手固定其膝部，另一手握住其小腿下部向上提，将膝关节过度伸展，使半月板前角受到挤压，如有疼痛，可能为半月板前角损伤或肥厚的髌下脂肪垫受到挤压所致。
- 下蹲试验：又称鸭式摇摆试验。患者站立，然后做中蹲动作，使膝关节极度屈曲，同时患者前后、左右摇摆，挤压半月板后角，如有后角撕裂，即可引起膝关节疼痛和不能完全屈膝，或关节后部有尖细响声和不适感。
- 侧方挤压试验：又称McGregori征。患者仰卧，患膝伸直，检查者一手固定膝部，另一手握住小腿的远端做内收或外展动作，如膝关节侧方关节面有固定挤压痛，则表示半月板中1/3可能有撕裂。
- 膝研磨试验：又称Apley试验、膝关节旋转提拉或旋转挤压试验。患者俯卧，检查者将膝部放于患者大腿的后侧，两手握持患肢足部，向上提拉膝关节，并向内侧或外侧旋转，如发生疼痛，表示韧带损伤。反之，双手握持患肢足部向下挤压膝关节，再向外侧或内侧旋转，同时屈到最大限度再伸直膝关节，若发生疼痛，则表示内侧或外侧半月板有破裂，并根据疼痛发生时膝关节的角度来判定半月板破裂的部位。屈曲最大限度时疼痛，应疑为后角破裂，屈曲呈90°时疼痛为中央破裂，伸直时疼痛为前角破裂。

- 重力试验：适于检查盘状软骨，盘状软骨均在外侧。方法有以下两种：第一种方法侧卧于健侧，患肢外展，自动屈伸患膝；第二种方法侧卧于患侧，其骨盆下垫一枕，使患腿离开床面，助手扶住健肢，自动屈伸患膝，有弹响或疼痛。本试验还能帮助测定半月板损伤的侧别。第一种方法：若患肢膝关节内侧弹响及疼痛，可能为内侧半月板损伤；第二种方法：可能是外侧半月板损伤。

- 绞锁征：患者活动膝关节时，突然在某一角度有物嵌住，膝关节不能伸直并感到疼痛，此现象称为关节绞锁。当患者慢慢伸屈膝关节，"咔嚓"一响，"绞锁"解除又能活动。

47.膝盘状软骨、髌下脂肪垫肥厚

- 膝关节过伸试验：参见膝半月板损伤。

- 弹跳征：患者仰卧，在主动伸屈膝关节时，膝关节发生弹跳，小腿颤动并出现较大的响声，有时伴有疼痛，此为盘状软骨的重要体征。

48.腘绳肌挛缩

- 菲-贝试验：本试验是在Thomas试验的基础上，保持膝关节、髋关节的屈曲，然后外展髋关节，再伸直膝、髋关节，此时大腿内收，并可触及内腘绳肌挛缩。

49.股骨骨折

- Cleeman征：股骨骨折重叠时，在股骨前上方皮肤有皱襞。

50.踝关节损伤

- 跟骨叩击试验：检查者握拳叩击跟骨，如有疼痛发生，说明有踝关节损伤。

51.踝关节骨折、脱位

■ Keen征：内、外踝横径增大，此征为阳性。如Pott骨折（踝关节外展型骨折）脱位时，两踝横径增大，Keen征阳性。

52.足外翻

■ Helbing征：正常站立时，跟腱长轴应与下肢长轴相平行。足外翻时，跟腱长轴向外偏斜，偏斜程度和外翻程度成正比。

53.扁平足、跖痛病、Motton病

■ 跖骨头挤压试验：检查者一手握患足跟部，另一手横行挤压5个跖骨头，出现前足放射样疼痛为阳性，可能为跖痛病、扁平足、Motton病等。

54.前足弓炎症

■ Strunsky征：患者仰卧，检查者握患肢足趾，使之迅速屈曲，如前足弓有炎症，可发生疼痛。

55.踝内、外侧韧带损伤

■ 足内、外翻试验：将足内翻及外翻时如发生疼痛，说明有内侧或外侧韧带的损伤。

56.跟腱断裂

■ 提踵试验：患足不能提踵30°（踝跖屈60°）站立，仅能提踵60°（踝跖屈30°）站立，为试验阳性，说明跟腱断裂。因为30°提踵是跟腱的作用，而60°站立是胫后肌、腓肠肌的协同作用，小腿三头肌痉挛。

■ 踝背屈试验：检查时，足置于内翻位，锁住距下关节，使所有背屈动作都在踝关节。若膝关节屈至90°时，踝关节不能背屈，则为比目鱼肌痉挛。若膝关节于伸直位，踝关节不能背屈，则为腓肠肌痉挛。若膝关节屈曲和伸直时，踝关节都不能背屈，则比目鱼肌与腓肠肌均痉挛。

57.颈椎病

■ 臂丛神经牵拉试验：又称Eaten试验。此试验之机制是使神经根受到牵拉，观察是否发生患侧上肢反射性痛。检查时，让患者颈部前屈，检查者一手放于头部病侧，另一手握住患肢的腕部，沿反方向牵拉，如患肢感觉疼痛、麻木则为阳性。若在牵拉的同时迫使患肢做内旋动作，称为Eaten加强试验。

- 头部叩击试验：又称"铁砧"试验。患者坐位，医生以一手平置于患者头部，掌心接触头顶，另一手握拳叩击放置于头顶部的手背。若患者感到颈部不适、疼痛或上肢（一侧或两侧）痛或有酸麻感，则该试验为阳性。

- 椎间孔挤压试验：又称Spurling试验。让患者取坐位，头部微向病侧侧弯，检查者立于患者后方，用手按住患者顶部向下施加压力，如患肢发生放射性疼痛即为阳性。原因在于侧弯使椎间孔变小，挤压头部使椎间孔更窄，椎间盘突出暂时加大，故神经根挤压症状更加明显。

- Jackson压头试验：当患者头部处于中立位和后伸位时，检查者于头顶部依轴方向施加压力，若患肢出现放射性疼痛，症状加重，称为Jackson压头试验阳性。

- 肩部下压试验：患者端坐，让其头部偏向健侧，当有神经根粘连时，为了减轻疼痛，患侧肩部会相应抬高。此时，检查者握住患肢腕部做纵轴牵引，若患肢有放射痛和麻木加重，称为肩部下压试验阳性。

- 直臂抬高试验：患者取坐位或站立位，手臂伸直，检查者站在患者背后，一手扶其患侧肩，另一手握住患肢腕部并向外后上方抬起，以使臂丛神经受到牵拉，若患肢出现放射性疼痛，即为阳性。可根据出现放射痛时的抬高程度来判断颈神经根或臂丛神经受损的轻重。此试验类似于下肢的直腿抬高试验。

- 颈部拔伸试验：检查者将双手分别置于患者左、右耳部并夹头部，轻轻向上提起，如患者感觉颈及上肢疼痛减轻，即为阳性。本试验可作为颈部牵引治疗的指征之一。

- 转身看物试验：让患者观看自己肩部或身旁某物，若患者不能或不敢贸然转头或转动全身观看，说明颈椎或颈肌有疾患，如颈椎结核、颈椎强直、落枕等。

- 头前屈旋转试验：也称Fenz试验。先将患者头部前屈，继而向左右旋转，如颈椎出现疼痛，即为阳性，多提示有颈椎骨关节病。
- 伸肘试验：参见肘关节脱位、桡骨小头半脱位及尺骨鹰嘴骨折。

58.颈椎结核

- Rust征：患者常用手抱着头固定、保护，以免在行动中加剧颈椎病变部位疼痛。颈椎结核患者此征为阳性。
- 转身看物试验：参见颈椎病。

59.颈肋

- 深呼吸试验：又称Adson试验。患者端坐凳上，两手置于膝部，先比较两侧桡动脉搏动力量，然后让患者尽力抬头做深吸气，并将头转向患侧，同时下压肩，再比较两侧脉搏或血压。若患侧桡动脉搏动减弱或血压降低，即为阳性，说明锁骨下动脉受到挤压，同时往往疼痛加重。反之，抬高肩部，头面转向前方，则脉搏恢复、疼痛缓解，主要用于检查有无颈肋和前斜角肌综合征。

60.肋锁综合征

- 压肩试验：检查者用力压迫患侧肩部，若引起或加剧该侧上肢的疼痛或麻木感，则表示臂丛神经受压，主要用于检查肋锁综合征。
- 挺胸试验：患者立正站立、挺胸、两臂后伸，此时若桡动脉搏动减弱或消失以及臂和手部有麻木或疼痛，即为阳性，用于检查有无肋锁综合征，即锁骨下动脉及臂丛神经在第1肋骨和锁骨间隙受到压迫。
- 肋锁综合征试验：患者坐位，两上肢向下牵拉使双肩向下、向后伸，如桡动脉减弱或消失，同时在锁骨上、下听到动脉杂音，即为阳性。另一方法是患者立正位、挺胸、两臂后伸，如手麻木或疼痛、桡动脉减弱或消失，即为阳性，表明臂丛和锁骨下动脉在挺胸时压在第1肋骨和锁骨之间。

61.胸廓下口综合征

- 间歇运动试验：患者两上肢屈肘90°，两肩外展、外旋90°令手指做快速伸屈动作，记录时间并观察上肢位置的变化。患者在1分钟之内出现前臂疼痛或上肢因不适无力而逐渐下垂为阳性，见于胸廓下口综合征。

62.超外展综合征

- 超外展试验：患者取站立位或坐位，将患肢被动从侧方外展高举过肩、过头，若桡动脉搏动减弱或消失，即为阳性，用于检查锁骨下动脉是否被喙突及胸小肌压迫，即超外展综合征。

63.前斜角肌综合征

- 前斜角肌加压试验：检查者双手拇指在锁骨上窝偏内，相当于在前斜角肌走行部加压。上肢出现放射痛及麻木感为阳性，提示下颈段颈椎病或前斜角肌综合征。

- 深呼吸试验：参见颈肋。

64.腰背部软组织损伤

- 普鲁卡因封闭试验：以0.5%～1.0%普鲁卡因10～20ml压痛点封闭，有助于对病变粗略地做定位诊断。若注射于皮下疼痛即消失，多为筋膜韧带疾患。若注射于椎板，疼痛消失，则多为肌肉疾患。如果经上述注射疼痛如前，则多为椎管内病变。

- 氯乙烷制冷麻醉试验：距皮肤表面30cm处，用氯乙烷直接喷射，喷射线与皮肤成锐角，并逐渐转动方向，每次喷射持续时间不得超过30秒，以免冻伤。表面麻醉后仍有压痛点，往往表示有深在的器质性损害存在。亦有人应用这种方法治疗运动员比赛期间的软组织损伤。

- 背伸试验：患者俯卧，两腿并拢，两手交叉于颈后，检查者固定双腿，嘱患者主动抬起上身，检查者再于背部适当加压，患者抗阻力背伸，有肌肉和椎间关节疾患时，可发生疼痛，为阳性。

65.棘上韧带损伤

- 棘上韧带损伤试验：患者取俯卧位，于腹部及骨盆下放四个枕头，以使棘突间部裂开，如发现棘突间有一凹陷，说明棘上韧带有损伤或松弛。

66.肋骨骨折

■ 压胸试验：患者取坐位或站立位，检查者站于侧方，一手抵住其脊柱，另一手压迫胸，轻轻地相对挤压。若在胸侧壁上某处出现疼痛，说明该处肋骨骨折，是诊断外伤性肋骨骨折的重要体征。

67.椎体压缩骨折

■ 屈颈试验：见470页。

68.胸段脊髓受压

■ Beevor脐征：患者取仰卧位，让患者抬头坐起时，注意其位置有无移动或偏向某一侧。正常人脐位置不变，若$T_{10～11}$脊髓节段损伤或受压迫等，则下腹壁肌肉无力或瘫痪，在坐起时脐向上移动；若一侧腹肌瘫痪或无力，脐向健侧移动，这种现象称Beevor脐征。

69.腰椎疾病

■ 拾物试验：多用于小儿腰部前屈运动的检查。让患儿于地上拾物，若患儿屈膝、屈髋而不弯腰即为阳性，表示患儿脊柱有功能障碍，多半为脊柱结核。

■ 体位改变试验：又称Amoss征。患者取仰卧位，嘱其坐起，若腰椎有病变，患者多以手置于身后检查床上，借力支持方能坐起。

■ 背伸试验：见467页。

70.腰骶关节疾病

■ 陆温试验：患者仰卧，两腿伸直，做起身动作时，若腰骶关节处或下腰部疼痛，即为阳性。

■ 抱膝试验：患者仰卧，两手抱膝使髋、膝关节尽量屈曲，如有腰骶关节疼痛，即为阳性。

■ Goldthwaite试验：患者仰卧，两下肢伸直，检查者左手触诊腰椎棘突，右手做直腿抬高试验，在抬高过程中，若腰椎未触知运动而患者已感觉疼痛，说明可能有骶髂关节炎或该关节韧带有损伤。若疼痛发生于腰椎运动之后，病变可能位于腰骶关节或骶髂关节，但以前者的可能性为大。若将两侧试验做对比，将对侧下肢分别抬高到同样高度，引起同样的疼痛，说明腰骶关节病变的可能更大，因为双侧骶髂关节同样病变，同等严重程度者鲜见。

■ 俯卧伸腰试验：患者俯卧，两下肢伸直，检查者右手托住患者双膝上部，左手扶住腰骶部，然后右手用力徐徐抬高双下肢，使腰部过伸，如腰部产生疼痛，即为阳性。

■ 腰部扭转试验：患者取左侧卧位，左下肢伸直，右下肢屈曲，检查者左手把住患者左肩部向后推，右手把住髂嵴部向前推，两手同时用力，方向相反。以同样的方法再行右侧卧位检查，使腰椎扭转，若有疼痛，即为阳性。

■ Campbell征：见476页。

■ Neri征：见472页。

■ 骨盆倾斜试验：见476页。

71.脊柱结核

■ 脊柱超伸试验：又称儿童试验。患儿俯卧，检查者握住患儿双小腿向上提起，正常时不疼，脊柱后弯自如，如有病变则不能后弯，脊柱僵直，常为儿童脊椎结核的一个早期体征。

■ 拾物试验：见468页。

72.腰大肌脓肿

■ 腰大肌挛缩试验：见455页。

■ 直腿抬高试验：又称Lasègue征。患者仰卧，两腿伸直，分别做直腿抬高动作，然后再被动抬高。正常时，两下肢同样抬高80°以上并无疼痛。若一侧下肢抬高幅度降低，不能继续抬高，同时又有下肢放射性疼痛，则为阳性，说明有坐骨神经根受压现象，此时记录两腿抬高度数。由于直腿抬高时，坐骨神经更加紧张，因而加剧了神经根的压迫程度。这一试验是各种坐骨神经紧张试验的基本试验，但需排除腘肌和膝关节后关节囊受牵拉所造成的影响。

■ 直腿抬高背屈踝试验：又称Bragard附加试验、Sicads征、Cukaps试验。同上述直腿抬高试验，直腿抬高到最大限度但尚未引起疼痛的一点，在患者不注意的情况下，突然将足背屈，此时坐骨神经受到突然地牵拉更为紧张，而引起患肢后侧放射性的剧烈疼痛即为阳性，借此可以区别由于髂胫束、腘肌或膝关节后关节囊紧张所造成的直腿抬高受限。因为背屈踝只加剧坐骨神经及小腿腓肠肌的紧张，对小腿以上的肌筋膜无影响。

- 悬吊试验：双手握住单杠的横杆；身体悬空。数分钟后躯干肌即完全放松。若患腿疼痛减轻，即为阳性，见于椎间盘突出症幼弱型。因椎间隙开大后，突出的椎间突回缩，减轻了对神经根的压力。若为成熟型，突出物不能因悬吊而回缩，此试验则呈阴性。另外，通过悬吊试验，可鉴别姿势性与结构性脊柱侧凸。

- 腘窝压迫试验：仰卧位，髋、膝各屈90°。一手稳住膝部，另一手托踝使膝关节伸直到一定角度，引起放射痛时，扶膝手之拇指按压腘窝（压迫胫神经），放射痛加重者为阳性，见于患有腰椎间盘突出症的患者。

- 健肢抬高试验：又称Faierztaln试验。做健肢直腿抬高试验，患侧产生腰痛或伴有下肢放射痛即为阳性，中央型腰椎间盘突出症患者此试验常为阳性。

- 屈颈试验：又称Hepu试验、Soto-Hall征。患者仰卧，检查者一手置于胸前，一手置于枕后，然后徐徐用力使患者头前屈，如出现腰痛及坐骨神经痛即为阳性。颈部前屈时，可使脊髓在椎管内上升1～2cm，神经根也随之受到牵拉，神经根受压时即出现该神经分布区的疼痛，用于腰椎间盘突出症及椎体压缩骨折的检查。

- 颈静脉加压试验：又称Naffziger征。用手压迫一侧或两侧颈静脉1～3分钟，或使用血压气囊绕于颈部，使压力升到40～60mmHg（5.33～8.00kPa）时，由于蛛网膜下腔之压力增高，增加了对神经根的压力，而发生坐骨神经放射痛，即为阳性，说明病变在椎管内。

- Brudzinski征：患者仰卧，屈颈时引起患肢疼痛及屈曲即为阳性。

- 仰卧挺腹试验（分下述四步进行）：
  > 患者仰卧，两手置于腹部或身侧，以枕部及两足跟为着力点，将腹部及骨盆用力向上挺起，患者立即感觉腰痛及患肢放射痛为阳性。若此时腰痛及其放射痛并不明显，则应继续进行第二步试验。
  > 患者仍保持挺腹试验，深吸气后停止呼吸，腹部用力鼓气，约30秒，患肢有放射性疼痛者为阳性。
  > 在挺腹姿势下，用力咳嗽，有患肢放射痛者为阳性。
  > 在挺腹姿势下，检查者用两手加压两侧颈静脉，若患肢有放射痛，为阳性。
  > 以上操作依次进行，一旦出现阳性就不必再进行下一步检查。

- 腰椎间盘突出运动试验：本试验可帮助判断腰椎间盘突出物与脊神经根的位置关系。
  > 突出物尖端位于神经根之前，站立位腰前屈幅度越大，腰痛越重。如果偏向健侧方向，前屈或侧屈疼痛更加剧烈。若偏向患侧方向，前屈或侧屈则疼痛减轻或正常。
  > 突出物位于神经根内侧，站立位前屈并向健侧旋转时，疼痛加剧。反方向运动时神经根不受牵拉，则疼痛减轻。
  > 突出物位于神经根外侧，疼痛反应与突出物位于神经根内侧者相反。

73.腰椎滑脱

- Ullmann线：在正常人腰椎侧位片上，自骶骨上关节面前缘画一垂线，L_5椎体前下缘应在此线之后约 $1 \sim 3mm$。如L_5椎体向前滑脱，则其前缘位于此线上或在此线之前方。

- Garland征：腰椎正位X线片上，L_5椎体前下缘在Ullmann线上或在其前方为阳性，表明有脊椎滑脱。

- 髂间及粗隆间连线：参见髋关节脱位。

74.坐骨神经痛

- **屈髋伸膝试验**：又称Kernig征。患者仰卧，检查者使髋关节尽量屈曲，先屈膝再逐渐伸直膝盖，如此可使坐骨神经被拉紧，如出现坐骨神经放射痛，即为阳性。

- **弓弦试验**：令患者坐位伸腿或卧位直腿抬高，术者以手指挤压腘窝部，疼痛加重并有放射痛者阳性，见于坐骨神经痛。

- **床边试验**：又称弓弦试验、坐位伸膝试验。让患者坐于床缘或凳上，头及腰部保持平直，两小腿自然下垂，然后嘱患者将患肢膝关节逐渐伸直或检查者用手按压患肢腘窝，再将膝关节逐渐伸直，如有坐骨神经痛，即为阳性。此试验等于卧位直腿抬高试验。

- **坐位压膝试验**：又称Bexmepeb征。嘱患者坐于床上两腿伸直，坐骨神经受累之腿即自然将膝关节屈曲，以减少坐骨神经的紧张程度。如果将膝关节向后压被动伸直时，坐骨神经痛加剧，即为阳性。

- **Fanne试验**：按压坐骨神经走行的部位均会发生疼痛，在腓骨头处捻压腓总神经亦会产生疼痛，即为阳性。

- **鞠躬试验**：又称Neri试验。让患者站立做鞠躬动作，如患肢立刻有放射性疼痛并屈曲，则此试验阳性。

- **起坐屈膝试验**：患者取仰卧位，患肢多自行屈曲，而健肢仍伸直，如两侧均有坐骨神经痛，则两膝均屈曲，即为试验阳性。本试验可在多数患者中出现阳性，因为屈膝可缓解对坐骨神经根的牵拉。

- **Lindner征**：患者取坐位或半坐位，两腿伸直，使坐骨神经处于十分紧张状态，然后被动或自动向前屈颈，如出现患肢疼痛，即为阳性。

- **Minor征**：让患者由坐位到站立位姿势时，患者常以一手置于身后，患肢膝关节屈曲，健肢膝关节伸直支持体重，维持平衡，患肢出现疼痛为此征阳性。

- **Vanzetti征**：坐骨神经痛时，虽有脊柱侧弯，但骨盆保持水平位。

- **Neri拾物试验**：嘱患者俯拾地面物体，可见其先屈患肢，然后再弯腰拾取物体，同时诉患肢窜痛，即为阳性。

75.股神经受损

- 展髋试验：患者取健侧卧位，两下肢伸直。将患侧下肢抬起使髋关节外展，如大腿前侧疼痛，即为阳性，亦提示股神经受损。

- 屈膝试验：患者俯卧位，两下肢伸直。检查者一手按住其骶髂部，另一手握患侧踝部并将小腿抬起使膝关节逐渐屈曲，使足跟接近臀部。若出现腰部和大腿前侧放射性痛，即为阳性，提示有股神经损害，并可根据疼痛的起始位置判断其受损的部位。

- 股神经紧张试验：又称Wasserman征。患者俯卧，检查者一手固定患者骨盆，另一手握患肢小腿下端，膝关节伸直或屈曲，将大腿强力后伸，如出现大腿前方放射样疼痛，即为阳性，表示可能有股神经根（L_1、$L_{3\sim4}$神经根）受压现象。

76.梨状肌综合征

- Tiller征：内收、屈曲、内旋髋关节，使梨状肌紧张，出现坐骨神经症状者为阳性，见于梨状肌综合征。

- 梨状肌紧张试验：患者仰卧位，将患肢伸直，并做内收、内旋动作，如坐骨神经有放射性疼痛，再迅速将患肢外展、外旋，疼痛随即缓解即为试验阳性。或让患者取俯卧位，屈曲患侧膝关节，检查者一手固定骨盆，另一手握持患肢小腿远侧，推动小腿做髋关节内旋及外旋运动，若发生上述反应，即为试验阳性。

77.肋髂撞击综合征

- 肋髂撞击征：令患者躯体向一侧弯曲，当最下肋骨与髂骨接触时出现疼痛即为阳性。

78.股直肌、髂腰肌挛缩

- 股直肌挛缩试验：髋关节屈曲畸形可由髂腰肌或股直肌痉挛所致。

- 区别的方法是：患者俯卧位、屈膝。若臀部翘起，则为股直肌挛缩；如臀部仍平放，则为髂腰肌挛缩。

79.骶髂关节疾病

- 骶髂关节分离试验：又称髋外展外旋试验、盘腿试验、4字试验、Patrick试验。患者仰卧，健肢伸，患肢屈膝，把患肢外踝放于对侧膝上大腿前侧，检查者将一手扶住对侧髂嵴部，另一手将膝向外侧按压，尽量使膝与床面接近。因为患侧大腿外展外旋，这时髂骨上部被大腿前侧和内侧肌群牵拉而产生扭转并向外分离，若骶髂关节有病变则发生疼痛，但事先应排除髋关节本身病变。

- Ely试验：患者俯卧，一侧膝关节屈曲，使足跟接近臀部。正常者骨盆前倾，腰前凸增大。若骶髂关节有病变，则骨盆离开床面被提起，表示骶髂关节活动受限或髋前软组织。

- Nacholos征：患者俯卧、过度后伸大腿、屈膝，如引起骶髂关节及下肢疼痛，即为阳性，表示骶髂关节有病变；如腰部疼痛，则为腰骶关节病变。

- 足-嘴试验：患者站立，双手捧起一足并尽力向嘴的方向上举，若出现腰骶部疼痛并稍偏向抬足侧，说明腰骶关节可能有疾患；若对侧骶髂关节后部疼痛，可能为对侧骶髂关节疾患。本试验为腰骶关节屈曲和骨盆旋转运动。

- 分腿试验：又称床边伸髋试验、Gaenslen试验、骶髂关节扭转试验。检查方法：
  > 患者仰卧，臀部靠近床边，先将健侧髋膝关节尽量屈曲，贴近腹壁，患者双手抱膝以固定腰椎，患肢垂于床边，检查者一手按压健侧膝关节，帮助屈膝、屈髋，另一手用力下压患肢大腿，或检查者双手用力下压垂于床边的大腿，使髋关节尽量后伸，则骶髂关节转动发生摩擦，若在该侧骶髂关节出现疼痛，则为阳性，说明骶髂关节有疾患。
  > 患者侧卧，健侧在下，将健腿极度屈曲并固定骨盆，检查者一手握住患肢踝部，使膝关节屈曲90°，再将患肢向后牵拉，使髋关节尽量过伸，另一手将骶部向前推压，则骶髂关节便向后转动，若出现疼痛，即为阳性。

- 骨盆分离与挤压试验：患者仰卧，两手置于身旁。检查者两手按住两侧髂嵴内侧，将骨盆向外侧做分离按压动作，然后两手掌扶住两侧髂前上棘外侧并向内侧对向挤压，或让患者侧卧，检查者双手掌叠置于上侧髂嵴之外持续向对外侧按压，同法检查对侧。前者使骶髂关节分离，后者使其受到挤压。另外，还可以进行耻骨联合压迫试验，试验过程中，若骶髂关节出现疼痛即为阳性，但此试验阳性发现者较少。此试验还可用于检查骨盆部是否有骨折，若有骨折，则可以引起骨折部位疼痛或使疼痛加重。

- 提腿试验：又称伸髋试验、Gillis试验、Yeoman征。患者俯卧，检查者用手掌压住髂骨，手指触及所累的骶髂关节，另一手将患肢大腿向后提起，使髋关节尽量后伸，此时股四头肌紧张。该侧髂骨发生前倾和旋转动作，骶髂关节受到牵拉，如该关节出现疼痛，即为阳性，表示有骶髂关节病变。

- 唧筒柄试验：又称斜攀试验。先试验健侧，检查者一手握住小腿，充分屈曲髋、膝关节，另一手按住同侧肩部，固定躯干，然后将大腿及骨盆向对侧推送，使腰骶部及骶髂关节发生旋转。用同样方法再试验患侧，两侧对比，若骶髂关节出现疼痛，即为阳性，说明疼痛侧骶髂关节有病变。

- 骨盆旋转试验：患者坐于小椅子上，检查者面向患者，以两大腿内侧夹住患者两膝稳定骨盆，再用两手分别扶住患者两肩，将躯干做左右旋转活动。骶髂关节有疾患时，病变侧出现疼痛，即为阳性。

- 单腿跳跃试验：先用健侧后用患侧做单腿跳跃，如果腰椎无病变，健侧持重单腿跳跃应无困难。患侧持重做单腿跳跃时，若有明显的骶髂关节部位疼痛或不能跳起，即为阳性，应考虑患侧骶髂关节可能有病变，但要排除髋关节、脊柱和神经系统疾病的影响。

- 卧床翻身试验：患有骶髂关节炎症的患者，常喜健侧卧位下肢屈曲，向患侧卧时多引起病变部位疼痛。翻身时病变部位疼痛加重，故常以手扶持臀部保护或请旁人帮助才能翻身。

- 骶髂关节定位试验：患者仰卧，检查者抱住其两腿膝后部，使髋关节屈曲至90°位，小腿自然地放在检查者右臂上。检查者左手压住膝部，使骨盆紧靠检查台，患者肌肉放松，然后以双大腿为杠杆，将骨盆向右和向左挤压。一侧受挤压，对侧被拉开，骶髂关节疾患时，向患侧挤压时疼痛较轻，而向对侧挤压时患侧被拉开疼痛较为剧烈。

- Goldthwait试验。患者仰卧，检查者一手放于患者腰部，做直腿抬高试验。如腰椎部未动即出现疼痛，则病变位于骶髂关节；如果腰椎活动后开始出现疼痛，则病变多在腰骶关节。

- Larrey征：患者坐于扶手椅或板凳上，用手撑起躯干，然后突然放手坐下，患侧骶髂关节因震动而引起疼痛，即为阳性。

- Smith-Peterson试验：患者直立，将脊柱向左或向右侧倾斜，若一侧骶髂关节有疾患，脊柱倾向健侧的动作多有障碍。

- Laguere试验：患者仰卧，髋与膝关节同时屈曲，然后髋关节外展、外旋，骶髂关节若有病变，便可出现疼痛；但不影响腰骶关节。

- Campbell征：嘱患者取站立位或坐位，躯干前倾时，骨盆不动，可能为骶髂关节病变。若骨盆及躯干同时前倾，则为腰骶关节病变，主要活动在髋关节。

- 奈里征：站立时，躯干前屈，引起患侧屈膝，见于腰骶或骶髂关节病变。

- Behr征：在较瘦患者中，触诊髂凹深部。如有骶髂关节炎，可产生疼痛。

- 骨盆倾斜试验：在患者的髂前上棘和髂后上棘之间用黏膏贴一竹尺，然后令患者弯腰。如竹尺没有或很少倾斜，可考虑为骶髂关节病变。反之，如竹尺倾斜很大，而腰椎保持伸直状态，弯曲中心在髋关节，则说明为腰骶关节病变。

80.骨盆骨折

- 骨盆分离与挤压试验：见474页。

81.中枢感觉区损伤

- 皮肤定位试验：用手指或笔杆等物轻触患者皮肤，让患者用手指出受刺激的部位。

- 两点辨别试验：用两脚规分别以一脚或两脚接触皮肤，看患者能否辨别是一点还是两点刺激，另外还要测定患者感知两点刺激的最小距离。正常两点辨别觉的最小距离：指尖为3～8mm，手掌为8～12mm，手背为30mm，前胸为40mm，背部为40～70mm，上臂及大腿为75mm。
- 体表图形试验：用笔杆在患者皮肤上划三角形或圆形等几何图形或数字，询问患者是否能辨别出来。
- 实体试验：让患者触摸放于手中的物体，说出物体的形状、大小及名称。
- 重量试验：以体积相同而重量不同的物体置于患者手中，让患者指出何者轻或重，以测定辨别重量的能力。

82.中枢运动区损伤

- 髌阵挛：患者仰卧，下肢伸直，检查者以手指按于髌骨上缘。
- 踝阵挛：患者仰卧，检查者以左手托住其腘窝，膝关节呈半屈曲位，另一手推住前足底，迅速而骤然推足背屈，并维持适当推力。于是踝关节便出现有节律的伸屈动作，称为踝阵挛阳性，为锥体束损害的表现。
- Babinski征：用钝性物或骨针划足底外缘，由后向前直到踇趾下，引起踇趾背屈，其余各趾呈扇形分开，并向跖屈为阳性，仅踇趾背屈为弱阳性。此试验用于检查锥体束损害。
- Gonda征：用力扭转或下压患者第3或第4足趾，引起与巴宾斯基征相同的反应。
- 腓骨反射：用圆形笔杆等物，沿腓骨表面向下划过。若引起反射性的踇趾背伸动作，即为反射阳性，其意义同巴宾斯基征。
- Raimistes足征：患者仰卧，双下肢伸直并稍外展。检查者双手扶住健肢大腿和小腿的外侧，让患者抗阻力地外展健腿，若患肢出现反射性的外展动作，即为此征阳性。相反，让患者抗阻力地内收健腿和小腿的外侧，若患侧下肢也同样出现反射性的内收动作，也为此征阳性，说明患肢锥体束受损。

- 上肢对侧伴随运动：患者取坐位，手掌朝上，手指伸直，肌肉放松。检查者与患者的健侧手用力握手，此时若患侧（对侧）手出现反射性的握拳，即为反射阳性。若患者的健侧手用力握拳，其对侧手也出现反射性各指屈曲的伴随动作，亦为反射阳性，说明该上肢有轻度的锥体束损害。

- Oppenheim征：以拇指和示指沿胫骨外缘用力自上而下擦过直到内踝上，引起趾背伸为阳性，表示上运动神经元损害。

- Chaddock征：用钝物或骨针由后向前划足底外侧，而踇趾背屈者为阳性，正常时只能发生跖屈运动，表示上运动神经元损害。

- Gordon征：以手用力挤压腓肠肌并快速松手，引起踇趾背屈者为阳性体征，表示上运动神经元损害。

- 弹指反射征：患者腕略伸，指微屈。检查者以左手托住患者腕部，右手拇、示二指挟住其中指，用拇指快速地向掌侧弹拨其指甲，阳性者，各指向掌侧屈曲。因少数正常人可出现阳性，故明显阳性或双侧不对称时，才具有临床意义，表示上运动神经元损害。

- Rossolimo征：急促地叩击足趾的跖面引起足趾跖屈，即为阳性，表示上运动神经元损害。

- 拇指伴随运动：又称Wartenberg反射。
  - 检查者一手固定患者前臂，使手掌向上（旋后），另一手四指与患者同手四指互相用力勾拉，观察其拇指动态。
  - 患者双手四指勾拉在一条横杆上，观察其拇指动态。
  - 正常人拇指无反射性动作，或仅有轻微的屈曲动作。若患者拇指出现明显的屈曲和内收动作，即为反射阳性，说明该上肢可能有上运动神经元损害，此反射有时在锥体束损害的早期即可出现阳性。

- 下肢钟摆试验：患者取坐位，两小腿自然下垂。检查者将其两小腿举起后突然放手，使小腿自然下落。正常人两小腿落下后，可继续前后晃荡，如钟摆样摆动，几次后逐渐减小幅度直至停止，两侧相同，同时停止。双下肢肌张力增高者，其摆动时间远较正常人短暂；一侧肌张力增高时，该侧小腿摆动过早停止，表示上运动神经元损害。

83.小脑损伤

- 双指试验：又称双臂试验。患者站立或取坐位，闭眼，双上肢向前水平伸直，握拳并伸出示指。若两手均偏向患侧，提示迷路病变。

- 指指试验：嘱患者伸直示指，屈肘，然后伸直前臂以示指触碰对面医生的示指。先睁眼做，后闭眼做。正常人可准确完成。若总是偏向一侧，则提示该侧小脑或迷路有病变。也可以患者自己双手示指先相对，然后一手不动，另一手外展后又回到原位，与不动的那只手示指相碰，然后双手交换，依次重复做此试验。

- 指鼻试验：医生先做示范动作，即将前臂外旋、伸直，然后以示指触自己的鼻尖，先慢后快，先睁眼后闭眼反复做上述动作。正常人动作准确，共济失调患者指鼻动作经常失误，出现手指偏斜和动作性震颤。如睁眼无困难，闭目不能完成，为感觉性共济失调。睁眼、闭眼皆有困难者为小脑性共济失调。

- 指指-指鼻试验：此试验为指指试验与指鼻试验同时做，试验结果比单独一个试验结果更明显。

- 辨距不良试验：小脑半球病变者，取物时，其手展开幅度很大，与该物大小极不相称，而且距离不准，往往将物体推翻之后，才能握住，其意义与指鼻试验相同。

- Fischer试验：又称手指试验。先在患者拇指的指间关节尺侧缘做一标记，然后让患者该手示指指尖叩击此点。叩击时要连续迅速，每秒3～5次。示指尖抬高1.5～2cm，叩击时拇指不准移动。

  ➤ 若有小脑疾患，示指叩击动作缓慢，示指抬高幅度小，节律不规则，叩击部位不准确，过早停止，甚至不能做此动作。上锥体系、间脑或基底神经节损伤者，示指叩击动作也缓慢，幅度小，动作僵硬，而拇指的动作较多，甚至腕关节也参加运动。

- 轮替动作试验：嘱患者伸直手掌并反复做快速旋前、旋后动作，以观察拮抗肌群的协调动作。共济失调患者动作缓慢、笨拙，一侧快速动作障碍则提示该侧小脑半球病变。

- 反冲力消失征：患者取坐位，用力屈肘。检查者拉其前臂用力使其伸肘（另手按其肩部保护），然后突然放手。正常人手臂仅稍有反冲现象，不会反击自己身上。若有小脑疾患，因拮抗肌肌张力低下，手臂即反击于自己身上，为阳性。

- 跟-膝-胫试验：嘱患者仰卧，先将一侧下肢屈曲，足跟置于对侧膝部远端，并沿胫骨前徐徐滑下至内踝，睁眼和闭眼各反复试验数次。共济失调患者（小脑或脊髓后索病变）出现动作不稳或失误。

- Fischer跟胫试验：患者仰卧，双下肢伸直，然后提起一足，以足跟连续叩击对侧胫骨粗隆下方，提跟高度约为30cm，每秒叩击2～3次。试验亦可取站立位进行。此试验比跟-膝-胫试验更敏感，特别是小脑疾病患者可出现侧距过远、动作分解和失调。锥体束疾病患者动作缓慢，提高幅度小。

- Romberg征：又称闭目难立征。测试时，嘱患者两臂向前伸平，双足并拢直立或一足置于另一足跟之后站立，然后闭目，如出现身体摇晃或倾斜，则为阳性。仅闭目时不稳提示两下肢有深感觉障碍或前庭疾患，闭目、睁目均不稳提示小脑蚓部病变。

- 仰卧起坐试验：患者仰卧于硬板床上，不垫枕，双下肢伸直，双手放置胸前，嘱患者不用手支撑自行坐起。若患侧半身肌张力低下（如一侧小脑疾患），在坐起时，同侧下肢也随之举起，称为臀部躯干联合屈曲征阳性。若一侧大脑疾患，则对侧下肢举起。若为双侧性小脑或大脑运动区病变，则两侧下肢同时举起，如不用双手支撑床面，患者便无法仰卧起坐。正常人在仰卧起坐时可以保持骨盆、下肢不动，膝关节伸直。

84.大脑性瘫痪

- 蓝朵反射

  > 婴儿期检查：检查者以手掌托起患儿的胸腹部，使之处于悬空俯卧位，若托起时患儿垂头垂足，反射为阳性，可能是大脑发育不全或大脑性瘫痪的早期表现。正常婴儿在被托起时呈挺胸、仰头和伸腿的姿势，若按头俯屈，婴儿的双侧髋关节亦反射性地屈曲。

  > 学龄期小儿检查法：患儿在坐位时，出现颈背部不能伸直和双臂弯曲，即为反射阳性。若再按其头部使之俯屈，放手时患儿可出现反射性颈项过伸、角弓反张，此征见于大脑性瘫痪的患儿。正常的小儿在坐位时的姿势是头后仰、双臂伸直。

- 强握反射：又称握持反射。检查者以手指或其他物体触及小儿手掌心，小儿即握紧此物不放，称为反射存在或阳性。3~4个月之内的婴儿此反射阳性，以后逐渐消失。若以后仍然存在或重新出现，提示其对侧大脑（额叶）有病变（如大脑瘫）。若4个月之内的婴儿此反射消失，说明该侧肢体可能有瘫痪，如臂丛神经损伤等。

- 拥抱反射：小儿仰卧，检查者抬起其头与颈部，使上身离开床面约成30°角（约成半坐位），然后突然将小儿头放下约15°（放下高度约数厘米）；也可以将小儿仰卧于桌上，头露在桌边之外，检查者双手将头扶在水平位，然后将头突然放下数厘米；也可以将小儿坐位横置于检查者双腿上，一手保护小儿身体，另一手托住小儿头成水平位，然后再屈曲内收抱在胸前。若下肢也出现伸直动作，并发出哭声，即称为拥抱反射阳性。正常新生儿皆可见此反射，4个月后消失。若新生儿此反射过早消失，两臂均无反应，说明有肌张力不全或肌痉挛现象存在，提示脑损伤或疾患。若4个月后此反射仍持续存在，说明脑损伤或脑发育不良，如大脑性瘫痪等。

- 坐位后仰试验：患者坐在桌边上，双小腿垂于桌下，双手抓住桌边缘，然后慢慢地后仰，直至卧倒。若头虽后仰，但只是腰背部变驼，而无后仰倒之势，同时其下肢也出现紧张伸直状态，即为试验阳性，说明大脑运动区病损、运动失调。

85.上肢瘫痪

- 上肢轻瘫试验

  ➤ 患者站立或取坐位，两上肢向前伸直，前臂旋前手掌朝下。数秒钟后，即可见患肢的前臂呈过度旋前位，或同时小指外展，并可见患肢无力而逐渐下落。

  ➤ 患儿或神志不清躁动的患者，如四肢有偏瘫、骨折或脱位，则患肢活动较少或完全不动。

  ➤ 用针刺痛患肢，如不出现上肢屈曲动作，可能为瘫痪、骨折或昏迷。如小儿该肢感觉尚存在，则可因刺痛而啼哭。

  ➤ 分指试验：此又称手指外展对比法。患儿双手五指分开（外展），两手相合，指指相对，几秒钟后，有轻瘫的一侧手指逐渐并拢（内收）。

  ➤ 肢体坠落试验：患者仰卧，将其两上肢伸直提起与躯干垂直，观察其坠落情况，昏迷患者瘫痪侧迅速坠落而且沉重，常落在自己胸部，而健侧则是向外侧倾倒，坠落速度较慢。如果此肢为轻瘫，则可维持于垂直位一段时间，但比健侧时间短，此项又称肢体坠落试验。

86.下肢瘫痪

- Barre下肢瘫痪试验

  ➤ 方法一：患者俯卧，检查者将其双膝屈曲至垂直位，放手后几秒钟，患肢即逐渐下垂。

  ➤ 方法二：患者俯卧，用力屈膝使足跟碰到臀部，即可看出轻瘫侧的踝关节与趾关节不能用力跖屈。

- Mingazini试验：患者仰卧，髋、膝关节屈曲至直角位，几秒钟后患肢即不能支持下垂，即为试验阳性。

- 昏迷患者下肢轻瘫试验：将患者下肢屈曲，足跟不离床，然后突然放手。若该肢无瘫痪，则逐渐伸直至原来的位置。若该肢向外侧倒下或下肢伸直处于外旋位，表明该肢有轻瘫。

- 下肢外旋试验：患者仰卧，双下肢伸直，两足扶直并拢，如下肢瘫痪，则患侧足向外侧倾倒。

- 三屈征

  > 患者仰卧，双下肢伸直，检查者以针刺痛其下肢，或迅速用力将足趾跖屈。若患者该下肢出现踝关节、膝关节和髋关节屈曲，即称三屈征阳性，又称三屈反射，也称马利-福克斯现象，说明脊髓腰段以上有横贯性（完全性）损害。

  > 患者仰卧，双下肢伸直，然后一侧下肢主动屈髋、屈膝。正常人踝关节也反射性地跖屈，即三屈征阴性。若出现踝关节背屈，即称为三屈征阳性。说明对侧锥体束有损害。如同时出现足极度跖屈和内翻，可能是额叶皮质有病变。

  > 患者俯卧，下肢伸直，然后一侧下肢屈膝。正常人踝关节反射性地跖屈。如屈膝同时出现踝关节背屈和髋关节屈曲的反射动作，即称为三屈征阳性，说明对侧额叶皮质或锥体束病损。

- 全部反射：又称总体反射或总体屈曲反射。下肢某处稍受震动或刺激，即可引起广泛而显著的肌肉痉挛，髋关节和膝关节屈曲、踝关节背屈（称为三屈征阳性），双下肢内收，前腹壁痉挛，瘫痪区某处皮肤出汗，有时出现反射性排尿、排便、阴茎勃起、血压升高等现象。这种广泛而显著的反射就称为全部反射。此种反射是由于脊髓反射中枢失去大脑高级中枢的控制，兴奋性增强和扩散的结果。此反射阳性多见于脊髓腰骶段以上完全横断性损害而腰骶段完整者。

- 皮肤划痕试验：为刺激皮肤引起的毛细血管反射。

  > 皮肤白色划痕反应：用钝头竹签加适度压力在皮肤上划压，数秒以后皮肤就会出现白色划痕（血管收缩），称为皮肤划痕现象。正常持续1～5分钟即行

消失。如果持续时间较长，提示有交感神经兴奋性增高。

> 皮肤红色划痕反应：经竹签划压很快出现红色条纹，持续时间较长（数小时），而且逐渐增宽或皮面隆起，则提示副交感神经兴奋性增高。周围神经损伤或脊髓损伤，节段以下皮肤划痕反应减弱或消失。

- 发汗试验：伤肢皮肤涂以1%～2%含碘溶液，干燥后再撒一层淀粉。然后使患者发汗，淀粉在汗液的作用下变为蓝色。出现周围神经损伤或脊髓损伤时，节段以下分布区无汗或少汗，根据淀粉变色情况，可以做出判断。

87.臂丛神经损伤

- 轴索反射试验：以确定牵拉损伤的部位。用1%磷酸组胺注射于前臂内侧、桡侧各两处以及手背尺、桡侧各一处皮内（共6处），健侧对照。局部血管舒张形成皮丘，并向周围扩散为正常反应。无扩散为阴性，且表明有椎间孔外神经根损伤，轴索反射消失。

- 神经瘤征：叩击颈部患处，可在该神经分布区感到电击样疼痛，提示神经根有断裂。

88.腋神经损伤

- 梳头试验：见447页。

89.正中神经损伤

- 握拳试验：患手握拳时，拇指与示指不能屈曲，中指屈曲不完全。

- 拇指对掌试验：正常拇指对掌运动时，拇指末节指腹可与小指末节指腹面面相对，正中神经损伤时，拇指只能与小指的侧缘相接触，不能与指腹相接触。

- 拇指与小指尖相对试验：当拇指尖与小指尖相对时，正常此两指末节的中轴（或指甲的中线）可在同一直线上。如拇指不能对掌，拇指尖只能对小指尖的一侧，则两个中轴线不在同一直线上；有交角。

- 两手互握试验：患者取坐位，两肘支于桌上，两手举起，手指交叉互相握手，即可见其患侧示指、中指不屈曲。

- 屈指试验：检查者将患手举起，固定示指近侧指间关节，使之伸直，然后让患者主动屈曲远侧指间关节，若正中神经损伤，则不能主动屈曲；或将患者手掌平放于桌面上，五指张开，然后五指做搔抓桌面的动作，即可见其示指不能搔抓。此征阳性说明损伤部位在前臂以上，引起指深屈肌麻痹。
- 拇指屈曲试验：患者手放于桌上，手掌朝上。检查者固定拇指掌指关节于屈曲位，然后让患者主动屈曲指间关节；或检查者用右手示指顶住患者拇指末节指腹做对抗，嘱其抗阻力地屈曲指间关节，如无力或不能屈曲，说明拇长屈肌无力，正中神经损伤部位可能在肘部以上。
- 拇指小指夹纸试验：嘱患者患手拇指与小指夹一个纸片，检查者如能轻易抽出纸片，即为试验阳性，说明拇指对掌肌无力。
- Wartenberg试验：患者取坐位，双手四指并拢，拇指桡侧外展，然后两手示指及拇指尖侧面相靠拢，放在自己面前，可见患侧拇指无力外展而逐渐变内收姿势。
- 肩关节外展试验：见446页。

90.尺神经损伤

- 花托试验：患手五指不能汇拢呈花托状，故不能托起一只水杯。
- 夹纸试验：将一纸片放在患手两指之间，嘱患者用力夹紧，如检查者能轻易抽出纸片，即为试验阳性，说明掌侧骨间肌无力。
- Fromen试验：又称持板试验。患者用拇指与示指夹住木板的边上，要求拇指伸直放平，即可见患侧拇指指间关节仍处于显著屈曲状态，这是由于拇内收肌无力，拇长屈肌作用加强所致。
- Forment试验：嘱患者用双手拇指、示指夹持同一纸片，患侧拇指末节若出现屈曲状，即为阳性，说明拇内收肌麻痹。
- 小指外展试验：患者五指并拢，手掌朝下，平放桌上，然后小指做外展和内收动作，若患侧小指不能外展即为试验阳性。

- 握拳试验：患手握拳时，小指与环指无能力屈曲。
- 小指屈指试验：患者手掌朝下，平放于桌上，五指伸直，然后各指做搔抓桌面动作，如小指不能搔抓，即为试验阳性，或将患手举起，检查者固定环指、小指近侧指间关节于伸直位，然后让患者屈曲环指、小指的远侧指间关节，即可见两指末节不能主动屈曲。
- 拇指-示指指尖相对试验：拇指尖与示指尖不能相碰构成O形姿势。

91.桡神经损伤

- 握拳试验：患手握拳时，拇指不能与其余四指相对，只能靠在示指的桡侧。握拳时其腕关节不能背伸而使垂腕更加明显。
- 合掌分掌试验：患者双手五指伸直并拢，合掌举起于胸前，然后腕部仍然相贴，指与掌分开（即背伸腕关节和掌指关节）。如见患手无能力分掌，而是弯着手指并沿着健侧手掌向下滑落，即为试验阳性。
- 拇指外展背伸试验：患者双手举起于面前，手掌向前，四指伸直，拇指外展，双手并排，即可见患侧拇指处于内收位，不能外展和背伸。

92.股神经损伤

- 背屈踝试验；又称Sicard征。检查者用力将患侧踝关节背屈，若腘窝及小腿后侧疼痛，即为试验阳性，提示胫神经损伤。
- 背屈踇趾试验：又称Turinn征。检查者骤将患侧踇趾背屈而使其上翘，若腓肠肌内疼痛，即为试验阳性，提示胫神经损伤。

93.腓总神经损伤

- 踝跖屈试验：患者仰卧位，双下肢伸直。检查者骤将患侧踝关节跖屈，若出现腘窝及小腿前外侧疼痛，即为试验阳性，提示腓总神经损伤。

94.尺、桡动脉损伤

■ 动脉压迫试验：让患者紧握双手驱出血液，检查者以双手紧压患者双侧桡动脉，阻断其血循环，再让患者放松双手，观察手部血充盈情况，从而判断尺动脉有无栓塞或断裂。用此法同样可检查桡动脉。

95.下肢供血不足

■ 姿势性肤色改变试验：患者平卧，下肢伸直抬高45°，正常情况下肢体保持淡红色或稍苍白，当动脉血供减少时，肢体远端即现苍白，如肤色改变不明显，可嘱患者在肢体高举的状态下两足反复伸屈运动30秒后再观察，如运动后出现苍白色，表示距面苍白试验为阳性，说明肢体远端血液循环障碍。如有广泛性动脉血供不足，则呈均匀性苍白，若为局限性动脉损伤或闭塞，则呈片状或不规则的苍白，如出现一趾或二趾苍白等。

■ 肢体下垂试验：正常人由抬高肢体所出现的肤色改变在肢体下垂后10秒内可恢复正常，如恢复时间延迟45～60秒或更长，则表示有动脉血供障碍。当肢体持续处于下垂位时，正常情况下，肤色无特殊改变或仅出现轻度发绀，如足的远端有重度发绀，甚至足踝部均有广泛发绀，则提示局部血液循环障碍；若肢体下垂立刻发绀，多表示浅层血管张力丧失或减低，因而血液淤积。

■ 反应性充血试验：先将肢体浸泡于35℃温水中10分钟以消除血管张力，使肢体小动脉扩张，然后再抬高肢体使血液排空，于抬高位在肢体近端扎一止血带，并加压至患肢收缩压以上，以阻断血流，最后放平肢体，5分钟后解除压力，注意观察肢体肤色的改变。正常时肢体在暂时缺氧的情况下再通血，呈现充血反应，止血带以下皮肤立现泛红，并均匀迅速地向远端扩展，至足趾约需10～15秒，充血现象持续10～40秒后渐次消退，在有动脉病变时，充血现象可延迟出现，扩展缓慢，延及足趾可需1～3分钟，也可出现青紫色或斑块状，这样充血的消退也延迟。如充血现象延迟出现，但肢体呈广泛红色，则可能为大血管闭塞而侧支循环供应良好的征象。

■ 下肢体位试验：抬高患肢30~60秒，足跖面苍白，随之将患足下垂，足呈紫红色或静脉充盈时间15秒以上时为阳性。说明该肢体供血明显不足。

96.小腿深部静脉栓塞

■ Rerth试验：用止血带扎于患者小腿中上段，令其行走数十步观察。

> 如深静脉良好，则浅静脉血可向深静脉回流，浅静脉呈萎缩状态。

> 如深静脉有血栓形成，则回流受阻，浅静脉呈怒张表现。

> 如深静脉畅通，但瓣膜不全，则运动后可完全排空，但一旦停止运动，即刻又会充盈。

■ Homans征：检查者将患肢稍抬高，膝关节伸直，做强烈的踝关节被动背伸运动，使小腿后方组织受到牵拉，如有小腿后疼痛，为阳性。见于腓肠肌深部静脉栓塞。

■ 纽霍夫征：患者仰卧，膝关节屈曲，足底平放于检查桌，腓肠肌放松。检查者用手指摸腓肠肌深部，如有增厚浸润感和触痛，即为阳性，提示深静脉血栓形成。

97.四肢长管状骨骨折

■ 骨传导试验：以震动的音叉放在两侧肢体远端对称的骨隆起处，或用手指或叩诊槌叩打该处，另将听筒放在该肢体近端对称的骨隆起处，听骨传导音的强弱，并与健侧对比其音调。正常骨传导音清脆，骨折时，由于骨传导不良，传导音变钝。

98.儿童骨骺损伤

■ 损伤角征：亦称Thurston-Holland征。在S-H Ⅱ型骨骺损伤的X线片上，干骺端有一三角形骨片连同骨骺一起移位，称损伤角征。

99.四肢肌无力

- Barre征：见482页。
- Maikazini征：让患者仰卧抬腿，髋、膝各屈曲90°。患侧下肢逐渐下垂或摇摆不稳为阳性。运用此法可检出轻微的肌力减退者。

100.进行性肌营养不良

- Gowers征：患者由卧位起立时，需先翻身俯卧，以四肢支持躯干，然后再以两手扶持下肢才能逐渐立起，见于进行性肌营养不良。

101.佝偻病

- Chvostek征：用手指或叩诊锤叩击耳前的面神经，引起面肌收缩为阳性，见于佝偻病。
- Trousseau征：用手紧握患儿上臂，引起手部肌肉抽搐为阳性，见于佝偻病。

(王　炜)

◎ 四肢常见骨折、脱位

骨与关节损伤

1.诊断原则

- 骨折、脱位的患者，局部畸形往往十分明显，但不能仅根据局部明显的外伤表现就下结论，或者只凭X线片或报告就做出诊断，因为这会出现漏诊、误诊。要仔细询问病史，抓住三个要点：怎样受的伤、什么地方疼痛、出现何种功能障碍。

- 骨折的一般体征：固定而局限的压痛、局部肿胀和淤斑、功能障碍。骨折的专有体征：畸形、反常活动、骨擦音或骨擦感。具有骨折的专有体征，可做出骨折的诊断，但不具备骨折的专有体征，也不能排除骨折。

- 根据病史、症状和体征来做出骨与关节损伤的诊断，然后进行X线检查来予以验证或排除，要借助而不是依赖X线检查来诊断。

2.诊断骨折时，不要遗漏多发损伤、合并损伤及损伤并发症。

- 骨折的另一部位或相邻部位，可能也存在有骨折；某些可能不会引起严重症状的骨折容易被漏诊，如四肢末端小骨骨折、椎体附件骨折等。

- 严重骨折可能合并头胸腹部等重要生命脏器的损伤；致伤暴力或者骨折本身会造成皮肤、软组织、神经、血管损伤。骨折会引起严重并发症如休克、栓塞、急性肾衰竭、骨筋膜室综合征等。要牢记：骨折本身的治疗是相对最简单的，而合并的各种非骨组织损伤和并发症的治疗往往是非常困难的。

- 有些损伤的诊断，需要一定的过程。对于骨关节损伤的诊断有疑点而一时不能确诊时，可以予以暂时性制动保护，进行观察。

3.开放性骨折的诊断和评估

- 开放性骨折的评估和初步处理是非常重要的。

- 低能量损伤造成的开放骨折，可以同闭合性损伤一样治疗，早期清创后内固定骨折。
- 高能量创伤造成的开放骨折，往往合并有大量软组织损伤和广泛的骨组织破坏，要分级处理，对不同的骨折采取不同的方式。包括合理的清创、伤口或创面的闭合、骨折临时固定及再手术固定等。
- 开放骨折的分型最常用的是Gustilo-Anderson分型，如下：
  - Ⅰ型：伤口长度小于1cm，一般为比较干净的穿刺伤，骨尖自皮肤内穿出，软组织损伤轻微，无碾挫伤，骨折较简单，为横断或短斜形，无粉碎。
  - Ⅱ型：伤口超过1cm，软组织损伤较广泛，但无撕脱伤，软组织有轻度或中度碾挫伤，伤口有中度污染，中等程度粉碎性骨折。
  - Ⅲ型：软组织损伤广泛，包括肌肉，皮肤及血管、神经，有严重污染；根据具体伤情分为三亚型。
    - ⋄ ⅢA型：有广泛的撕脱伤；或为高能量损伤，但不管伤口大小，骨折处有适当的软组织覆盖。
    - ⋄ ⅢB型：广泛的软组织损伤和丢失，伴有骨膜剥脱和骨外露，伴有严重的污染。
    - ⋄ ⅢC型：伴有需要修复的动脉损伤。

4.复位、固定和功能锻炼是骨与关节损伤治疗的三大原则
- 骨折的复位
  - 治疗骨折的最终目的是使患肢功能得到最大程度地恢复。理想的骨折复位是骨折治疗的基础。
  - 解剖复位是最理想的，兼顾功能的外观，但往往有各种原因难以达到。由于上下肢功能不同，以及人体具备有一定的代偿能力，所以，在达不到解剖复位时，尤其是手法复位时，允许有一定畸形存在，称为功能复位。可概括如下：
    - ⋄ 短缩：下肢在1~2cm，上肢可略多。
    - ⋄ 成角：具有生理弧度的骨干，允许与其弧度一致的10°以内的成角。

◇ 侧方移位：肱骨与股骨，允许在其所属关节运动轴平面上出现1/4以内的侧方移位；尺桡骨可允许1/4以内侧方移位，胫骨尽可能不出现侧方移位。

◇ 旋转：上肢各骨干允许10°～15°以内的旋转。

◇ 关节内骨折和关节邻近骨折应尽可能达到解剖复位。

◇ 儿童骨折的复位要求要略低于成人。

➤ 复位的原则：在不过多增加创伤的条件下，尽可能达到解剖复位，至少不差于功能复位。

➤ 绝大多数骨折可通过手法复位，在复位前要进行充分地镇痛、牵引，以消除肌肉收缩的移位作用，并分析骨折稳定因素、充分利用软组织铰链来实施手法复位。

➤ 对于无法进行手法复位或者手法复位失败，以及有特殊情况的骨折，如无禁忌，应当进行切开复位的手术。骨折的部位、软组织损伤的伤情、患者的状况、合并伤情况等，都是决定手术要考虑的方面。

■ 骨折的固定

➤ 良好的骨折固定不仅可以镇痛、消肿，更重要的是可以维持复位位置、保障骨折愈合过程正常进行，并能为早期活动创造条件。

➤ 在固定方式上，可大体分为外制动装置、内固定、骨外固定技术。

➤ 外制动装置包括：石膏夹板及管型、小夹板、支具、牵引，牵引又分为皮牵引和骨牵引两种。

➤ 内固定器材包括螺钉、接骨板、髓内钉、克氏针、钢丝、钛缆等，而且正处于不断发展中。国际内固定协会（简称AO组织），在螺钉和接骨板的使用上进行了总结和推广，其原则有较大的影响。

➤ 骨外固定技术主要采用各种外固定架进行骨折固定，主要由体外固定调节装置与经皮穿针两部分组成，包括环式外固定架、单侧外固定架和组合式外固定架。

■ 功能锻炼

➤ 骨折固定后，功能锻炼能够消除肿胀、减少肌肉萎缩、防止关节粘连，并能够通过促进局部血液循环和增加骨折端应力来利于骨折的愈合。所以要积极、合理地进行功能锻炼。

➤ 功能锻炼应当以主动活动为主、被动活动为辅。引起骨折端间的剪切力、成角或扭转力增加的活动，会影响骨折愈合，应避免。

5.骨折的愈合、延期愈合及不愈合

■ 骨折的愈合：骨组织是人体内唯一能够不断更新至终生的组织，而且能够完全再生修复，不同于其他结缔组织损伤后的瘢痕修复。骨折的愈合必须依靠自身的修复，任何外界的力量都只能是保障或帮助这一过程，而无法替代。

■ 骨折愈合过程被人为地分为三期

➤ 血肿机化演进期：血肿由肉芽组织、纤维组织取代，此期需2周完成。

➤ 原始骨痂形成期：膜内化骨的形成，形成内骨痂和外骨痂；软骨内化骨的形成，形成环状骨痂和髓腔内骨痂。一般需4～8周，骨折基本达到临床愈合，X线片可见骨折处四周有梭形骨痂阴影，但骨折线仍隐约可见。

➤ 骨痂改造塑形期：原始骨痂改造成永久骨痂，骨髓腔再通，恢复骨之原形。一般需8～12周。

■ 骨折的愈合方式分为直接愈合和间接愈合两种。前者只发生在对骨折进行坚强内固定时，特点是不产生骨痂，所需重建少；有学者认为这只是一种理论上的愈合方式。间接愈合是骨折的自然愈合过程，特点是骨痂形成。

6.骨折的延期愈合与不愈合

■ 骨折不愈合是指骨折修复完全停止，不经治疗则不能发生骨性连接，临床上以出现骨折端的反常活动为主要体征；延迟愈合是指骨折后超过一般正常愈合时间，但骨端无硬化与髓腔闭塞，骨折端也无明显吸收和间隙，周围也无骨痂形成。诊断延迟愈合或是不愈合，主要根据症状与X线，时间只作为参考。

- 影响骨折愈合的因素：创伤能量大小、骨折的部位、骨折稳定性、感染、全身因素等。
- 根据X线表现，长骨骨折不愈合可分为两种不同类型，根据具体形态，又可进一步分类。
  - ➢ 血管丰富肥大型：骨端硬化，髓腔闭塞，周围有肥大增生骨痂，但不连续。
  - ➢ 缺血萎缩型：骨折端萎缩吸收，骨折端有间隙，无明显增生骨痂。

常见关节脱位

1. 概述
- 关节脱位指关节稳定性结构受到损伤，使关节面失去正常的对合关系。关节脱位一般都是由较大的创伤暴力造成，必定合并有软组织损伤（关节囊、韧带、肌腱），有时可伴相邻骨端骨折，并可能发神经血管损伤。

2. 关节脱位的诊断
- 外伤史。
- 症状：关节疼痛、活动受限。
- 特有体征：常弹性固定于脱位的畸形位置。
- X线检查：关节对应关系异常。
- 注意：勿漏诊伴发的神经血管损伤。

3. 治疗原则
- 早期复位（关节脱位是急症，要先于骨折的处理）；妥善固定；适宜的功能锻炼。

（一）肩关节脱位/盂肱关节脱位

1. 受伤机制
- 前脱位，占肩关节脱位病例的95%（图7-2）。
- 后脱位，较少见（图7-3）。

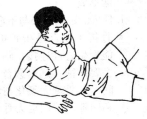

图7-2 前脱位机制

2.临床表现

- 肩关节疼痛、活动受限。
- 肩关节方肩畸形（图7-4），Dugas征阳性（患侧手搭至对侧肩部后、肘部不能贴胸，如肘部贴胸后、手不能触及对侧肩部）。

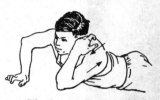

图7-3 后脱位机制

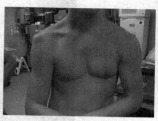

图7-4 方肩畸形：肩关节饱满外形消失，肩峰相对突出，肩盂空虚

- 合并腋神经损伤者，三角肌收缩无力、肩外侧腋神经分布区感觉障碍。
- 肩胛骨正位与侧位、肩关节腋位X线片提示盂肱关节对应异常（图7-5）。

3.治疗

- 手法复位

  > Hippocrates法：医生站于患者的患侧，沿患肢轴向方向牵引，牵引应缓慢持续，同时以足蹬于患侧腋窝（图7-6），逐渐增加牵引力量，轻柔旋转上臂，可小心借用足作为杠杆支点，内收上臂，即可完成复位。复位时，常能感到肱骨头滑动和听到复位响动。

  > Stimson法：患者俯卧于床，患肢垂于床旁，用布带将2.3~4.5kg重物悬吊于患者手腕（图7-7），自然牵拉约10~15分钟，患肩因疲劳而逐渐松弛，肱骨头可在持续牵引中自动复位。有时需内收患侧上臂，或自腋窝外向上轻推肱骨头，或轻旋上臂而获得复位。该悬吊复位法具有安全、有效等优点。

- 复位妥善制动：患肢内收于胸前，腋窝可加垫，以三

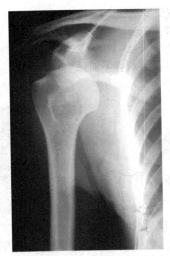

图7-5 肩关节盂下脱位X线片

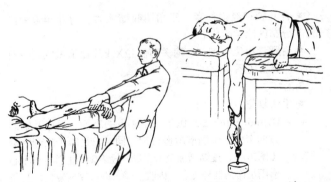

图7-6 Hippocrates法   图7-7 Stimson法

角巾悬吊或将上肢以绷带与胸壁固定（图7-8），亦可采用专用支具制动。40岁以下患者宜制动3~4周；40岁以上患者，制动时间可相应缩短，因为年长者复发性肩关节脱位发生率相对较低，而肩关节僵硬却常有发生。年龄越大，制动时间越应减少，宜早期实行功能锻炼。

■ 肩关节功能锻炼应于制动解除以后，而且应循序渐

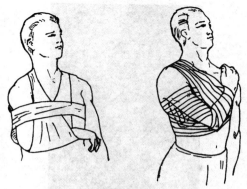

图7-8 肩关节脱位复位后制动

进，切忌操之过急。老年患者固定时间短，更不能忍痛进行超限活动，否则会使已损伤修复不完善的软组织增加伤害，形成更多的纤维组织和瘢痕，导致肩关节的活动障碍更严重。主动逐渐增加活动可慢慢撕开轻微粘连，使活动范围得到最大程度的恢复。

- 切开复位指征：闭合复位不成功，多有软组织阻挡；肩胛盂骨折移位，影响复位和稳定；合并大结节骨折，肱骨头复位成功后大结节骨折块不能复位；肱骨头移位明显，提示肩袖损伤严重，复位后不稳定。

（二）肘关节脱位

1.受伤机制

- 后脱位占90%以上，前脱位为1%~2%，其余不足10%为侧方脱位。后脱位机制多为摔倒时上肢处于伸直位，手掌触地，暴力传导至肘关节，尺骨鹰嘴处产生杠杆作用，使尺桡骨近端脱向肱骨远端后方。

2.临床表现

- 肘关节肿胀、疼痛，固定于半伸直位，活动受限（图7-9）。
- 肘后三角关系破坏，肘后明显空虚感。
- 肘关节X线片，尤其是侧位片，提示尺骨鹰嘴与肱骨滑车正常关系丧失（图7-10）。

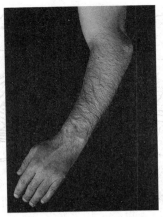

图7-9　肘关节后脱后，弹性固定于半伸直位，尺骨鹰嘴明显突出畸形

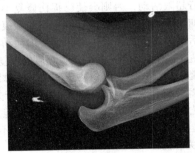

图7-10　肘关节侧位片示后脱位

3.治疗

- 手法复位：在对患肢进行轴向牵引的同时屈肘，同时将尺骨鹰嘴推向鹰嘴窝（图7-11）。复位成功后，肘后三角关系恢复正常，肘关节活动度恢复正常；行X线片复查以确保复位成功。
- 制动：复位成功后，可用石膏夹板或支具将肘关节制动于屈肘90°的功能位，一般制动不超过3周。
- 复位失败，或者超过3周的陈旧性肘关节脱位，应实施切开复位。

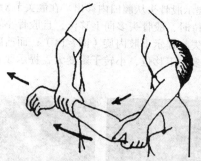

图7-11 术者站在患者前面，将脱位肢体抬起，环抱术者腰部，使肘关节处于半屈曲位。以一手握住患者腕部，沿前臂纵轴做持续牵引，另一手拇指压住尺骨鹰嘴，亦沿前臂纵轴方向作持续推挤动作

（三）髋关节脱位

1.临床表现

- 高能量创伤史，如交通伤、高处坠落或工业事故。
- 髋部剧烈疼痛、活动受限。常出现关节脱位的专有体征，如前脱位为患肢外展、外旋、屈曲畸形（图7-12），后脱位为短缩、内收、内旋畸形（图7-13）。

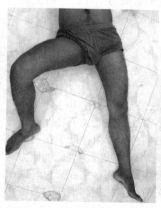

图7-12 前脱位的大体观

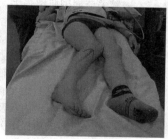

图7-13 后脱位的大体观

- X线提示股骨头从髋臼内移出。在髋关节X线正位上，后脱位时，股骨头多向上移位，且股骨小转子影变小或消失，提示下肢内旋（图7-14）；而前脱位时，股骨头多向下移位，小转子影变大，提示股骨外旋（图7-15）。

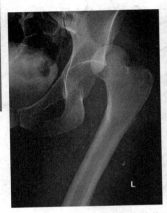 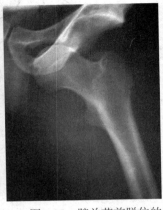

图7-14　髋关节后脱位的X线表现　　　　图7-15　髋关节前脱位的X线表现

- 务必重视合并伤与并发症的诊断与治疗，包括重要脏器损伤、合并骨折、患肢血管与坐骨神经损伤等。

2.治疗

- 闭合复位
  - ➤ 髋关节周围肌肉强大，需要全麻或椎管内麻醉，以充分放松肌肉。
  - ➤ 前脱位的复位：以Allis法最常用（图7-16）。患者仰卧位，术者握住患肢腘窝处，使髋关节轻度屈曲与外展，并沿着股骨纵轴向持续牵引；助手在对侧以双手按住大腿上1/3的内侧面与腹股沟处施加压力。术者在牵引下做内收及内旋动作，完成复位。两次手法复位不成功提示关节囊或软组织卡压，需要切开复位，切勿暴力复位。
  - ➤ 后脱位的复位

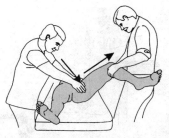

图7-16　Allis法复位髋关节前脱位

❖ Allis法（图7-17）：患者仰卧位，助手用双手按住髂嵴以固定骨盆，术者面对患者站立，屈膝屈髋各90°后，用双手握住或用前臂套住患肢腘窝，进行持续牵引，直至复位，牵引过程中还可以进行适度外旋。复位成功时可感到明显的弹跳与响声，之后畸形消失，髋关节活动恢复。

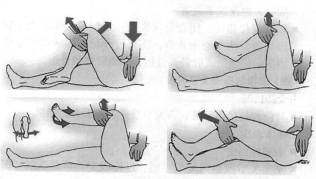

图7-17　Allis法复位髋关节后脱位

❖ Stimson法（图7-18）：患者俯卧于床上，患肢悬于复位台边，使患肢处于屈髋屈膝各90°位，在此位置下，助手负责固定骨盆。悬垂一段时间后，待肌肉放松后，术者于小腿后方向前施加力量，同时轻柔地旋转患肢以完成复位。

■ 复位完成后，行X线透视或摄片明确复位成功，并行稳定性检查：中立位时屈髋90°，然后施加向后的力量，

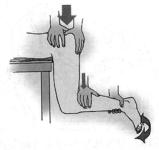

图7-18　Stimson法复位髋关节后脱位

如果有任何半脱位的感觉，则提示不稳定，需要进一步检查，并严格牵引制动。

- 髋关节CT检查排查髋臼骨折。
- 复位后处理：如复位后稳定，则短期卧床后即可保护下负重4~6周；如复位后不稳定，则进行骨牵引4~6周后，再保护下负重。
- 切开复位指征：闭合复位失败；复位后影像学上，髋臼与股骨头中心未重合；需要行骨块切除或切开复位内固定的髋臼或股骨头骨折；同侧股骨颈骨折。

（四）掌指与指间关节脱位

1.受伤机制

- 背侧脱位最为常见，为关节遭受过伸暴力的结果。

2.临床表现

- 明确外伤史。
- 掌指关节或指间关节疼痛、过伸固定、活动受限（图7-19，图7-20）。
- X线提示关节对位异常（图7-21，图7-22）。

3.治疗

- 手法复位：首先屈腕以放松屈肌腱，以利复位；避免过度纵向牵引手指，因为可能会使掌板嵌入关节内；然后屈曲背侧脱位关节，一般即可获得复位。
- 证实复位成功后，石膏夹板或支具制动3周。
- 如复位失败，或合并有完全侧副韧带损伤，则需要切开复位修复。

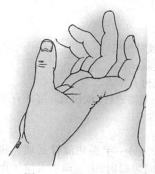

图 7-19　第 2 掌指关节背
侧脱位

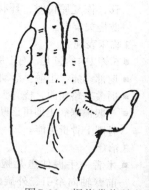

图 7-20　拇指掌指关节
背侧脱位

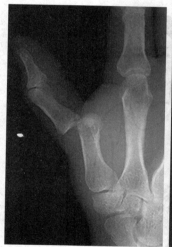

图 7-21　拇指掌指关节背
侧脱位 X 线表现

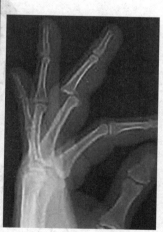

图 7-22　近侧指间关节
背侧脱位 X 线表现

（五）桡骨头半脱位

1.发生机制

■ 桡骨头半脱位多见于 5 岁以下的小儿，因其桡骨颈环
状韧带薄弱，在小儿前臂被提拉时，桡骨头向远端滑

移，恢复原位时，环状韧带上半部不及退缩，卡压在肱桡关节内。

2.临床表现

■ 5岁以内的患儿，有上肢被牵拉史。

■ 肘部疼痛、拒触、活动受限。

■ 肘关节略屈曲，桡骨头处可有压痛。

■ 一般根据病史即可诊断，无需进行X线检查，除非有肱骨髁上骨折可能。

3.治疗

■ 术者一手握住患儿腕部，另一手握住肱骨远端，将前臂轴向牵引、外旋的同时屈肘90°，即可复位（图7-23）。复位成功时可有轻微弹响感。患儿抬起患肢取物，即说明复位成功，复位后不必固定。

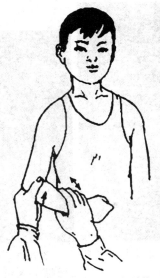

图7-23　复位桡骨头半脱位

◎ 四肢常见骨折

上肢骨折

（一）锁骨骨折

1.损伤机制

- 绝大部分锁骨骨折是因为摔倒时肩部触地所致，少部分情况是锁骨遭受直接打击所致。中段1/3为生物力学薄弱区，且附着肌肉与韧带少，故发生骨折比例高于近端与远端段。

2.临床表现

- 明确外伤史。
- 肩部疼痛、肿胀、活动受限，患者常以健侧手扶持患肢前臂及肘部、保护患肢内收位以缓解疼痛。
- 查体可发现锁骨处肿胀、淤斑，锁骨行径压痛，可触及骨折端的反常活动。
- 并发症：皮肤软组织损伤导致骨折开放，锁骨下血管损伤，臂丛神经损伤，闭合性胸部损伤，胸锁关节或肩锁关节损伤。

3.影像学表现

- 典型表现如图7-24。

4.治疗

- 保守治疗：大多数锁骨骨折可以通过制动等非手术方法治疗。吊带制动（图7-25）的方法已经被证实可以取得和8字绷带固定（图7-26）同样的效果，患者更易于接受。虽然通常无法在解剖位置上愈合，但功能多不受影响。通常制动4~6周。

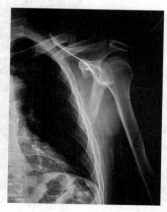

图7-24　肩关节正位X线片提示左锁骨中段骨折

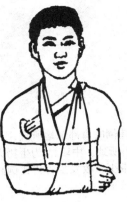 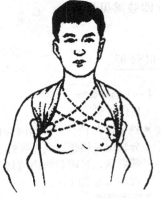

图 7-25　上肢吊带制动　　图 7-26　8字绷带固定

- 手术治疗
  - 手术指征：开放性骨折、骨折合并神经血管损伤、皮肤受骨折端刺激可能转变为开放骨折、严重移位和短缩（超过2cm）。
  - 固定方法：接骨板螺钉是最常用的内固定物（图 7-27），髓内针、克氏针也有时有应用。

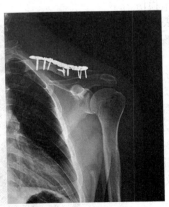

图 7-27　本图为前图所示
患者接受手术后X线片，可见
内固定接骨板螺钉

（二）肱骨近端骨折

1.受伤机制

■ 肱骨近端骨折是指肱骨头关节面至肱骨外科颈以远1~2cm之间的骨折，包括肱骨头、大结节、小结节、肱骨干近端等的骨折。

■ 患者多数为老年人，女性发病率是男性的2倍。骨质疏松和跌倒是最大的风险因素。老年人，尤其是骨质疏松的老年女性，站立位摔倒，同时上肢伸出是最常见的损伤机制。年轻患者多见于高能量损伤，如交通伤。

2.临床表现

■ 明确外伤史。

■ 肩关节疼痛、肿胀、活动受限，肩关节周围可出现皮下淤斑。患者就诊时常用健侧上肢将患肢固定于胸壁处。

■ 查体可于肩关节处触及肿胀、压痛。应特别仔细检查神经血管功能，特别是腋神经。由于疼痛明显无法评估三角肌肌力，所以应当检查肩关节外侧皮肤感觉功能。

3.影像学表现及骨折分型

■ X线通常能清晰地显示骨折线（图7-28），必要时可行CT扫描、三维立体重建（图7-29）。

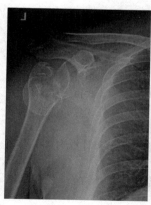

图7-28　X线片示肱骨外科颈骨折，明显移位

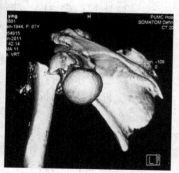

图7-29　CT三维立体重建示肱骨外科颈、大结节骨折，伴肩关节脱位

■ 肱骨近端骨折的Neer分型（图7-30）：

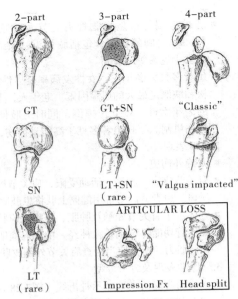

图7-30　肱骨近端骨折的Neer分型

➤ 肱骨近端4个主要结构：大结节、小结节、肱骨头和肱骨干（图7-31）。当移位>1cm或成角>45°时定义为某一部分骨折。

➤ 可分为

   ❖ 一部分骨折：不论骨折线多少，骨折无移位。

   ❖ 二部分骨折：解剖颈骨折/外科颈骨折/大结节骨折/小结节骨折。

   ❖ 三部分骨折：外科颈合并大结节骨折/外科颈骨折合并小结节骨折。

   ❖ 四部分骨折：外科颈合并大、小结节骨折/骨折脱位/关节面骨折。

4.治疗

■ 非手术治疗：一部分骨折，或轻度移位骨折，有手术禁忌或拒绝手术的患者。吊带制动，严格定期复查以

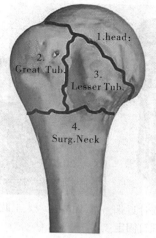

图7-31　肱骨近端4个主要结构

1.head：肱骨头；2.Great Tub.：大结节；3.Lesser Tub.：小结节；
4.Surg.Neck：外科颈

及时发现移位。如骨折稳定或者嵌插骨折，可于伤后7～10天开始肩关节功能锻炼。由钟摆动作开始，逐渐进行全范围活动。

- 手术治疗
  - 二部分骨折
    - 解剖颈骨折：年轻人可考虑切开复位内固定（图7-32），年老患者可考虑假体置换（图7-33）。
    - 外科颈骨折：可考虑闭合复位多针经皮固定（图7-34）或切开复位内固定。
    - 大结节骨折：移位5～10mm，尤其是向上移位者，可导致骨折不愈合和肩峰下撞击，需要手术切开复位内固定，同时修补肩袖损伤。
    - 小结节骨折：如影响功能，可考虑切开复位内固定。须警惕伴发的肩关节后脱位。
  - 三部分骨折：往往为不稳定骨折，难以复位或维持复位困难，尽量考虑手术治疗。一般可考虑切开复位内固定，年老患者可考虑假体置换。

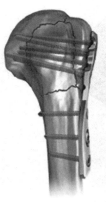

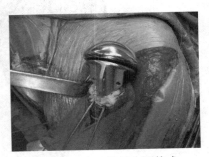

图 7-32　肱骨近端
骨折的接骨板螺钉固定

图 7-33　人工肱骨头置换术

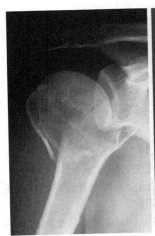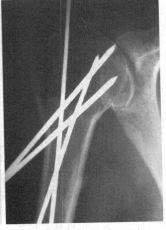

图 7-34　肱骨外科颈骨折，闭合复位多针经皮固定

> 四部分骨折：除非外展嵌插型，肱骨头坏死率较
> 高。一般可考虑切开复位内固定，年老患者可考虑
> 假体置换。

5.并发症

■ 血管损伤、神经损伤（臂丛神经和腋神经）、胸部

损伤、骨化性肌炎、肩关节活动受限、肱骨头缺血坏死、骨折不愈合和畸形愈合。

（三）肘关节周围骨折

1.肱骨远端骨折

- 肱骨远端骨折包括髁上骨折、髁间骨折。
- 大多数低能量损伤所致肱骨远端骨折是由跌倒时肘部直接受撞击造成，或者是由于跌倒时轴向暴力通过前臂传导至肱骨远端。多见于中老年女性。而年轻人的肱骨远端骨折多由于交通伤或是运动创伤等高能量损伤造成。
- 多表现为患侧肘关节的肿胀、疼痛。骨性标志常常不易触及，但尺骨鹰嘴和内外髁的相对位置关系变化不大，大致呈等腰三角形。
- 查体要仔细进行血管神经检查，髁上骨折的近端可能挫伤或刺穿肱动脉、正中神经或桡神经。严重肿胀者要动态观察血管神经功能，以及时发现可能出现的骨筋膜室综合征。
- 影像学评估包括标准的肘关节正侧位。CT可以更清晰地显示骨折情况。
- 治疗原则
  - ➤ 关节面解剖复位。
  - ➤ 关节面牢固固定。
  - ➤ 恢复关节轴向对位。
  - ➤ 将关节面骨块固定于干骺端与骨干。
  - ➤ 早期肘关节功能锻炼。

2.桡骨头骨折

- 大部分是由于摔倒所致，高能量损伤包括高处坠落和运动损伤。桡骨头与肱骨小头撞击而骨折，可以是单纯骨折，也可能是肘关节复杂骨折脱位的一部分。常常合并肘关节周围韧带损伤。
- 典型临床表现为肘部外侧疼痛，肘关节活动尤其是前臂旋转受限，被动旋转前臂可引起明显疼痛。桡骨头处压痛，常合并肿胀。应仔细检查前臂及腕关节，下尺桡关节压痛常常合并Essex-Lopresti损伤（桡骨头骨折脱位合并骨间膜及下尺桡关节损伤）。

- X线检查包括肘关节正侧位与斜位片，如合并前臂或腕关节疼痛也应摄片检查。CT检查可进一步明确骨折类型，有助于术前计划的制定，特别是骨折粉碎或移位明显时。

- 桡骨头骨折常采用Mason分型法（图7-35）：Ⅰ型，无移位骨折；Ⅱ型，边缘骨折并移位；Ⅲ型，累及整个桡骨头的粉碎性骨折；Ⅳ型，骨折伴有肘关节脱位。

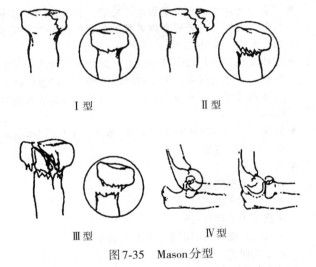

Ⅰ型　　　　　　　　Ⅱ型

Ⅲ型　　　　　　　　Ⅳ型

图7-35　Mason分型

- 治疗：大多数单纯桡骨头骨折都可以采取非手术治疗，包括吊带制动，疼痛缓解后即可以开始早期功能锻炼。手术切开复位内固定的指征为骨折移位造成前臂旋转受限，可用拉力螺钉（图7-36）或接骨板螺钉固定。对于粉碎严重、无法修复者，有学者使用桡骨头切除或假体置换的方法进行治疗。

3.尺骨鹰嘴骨折

- 多见于两种情况，年轻患者多由高能量损伤造成，

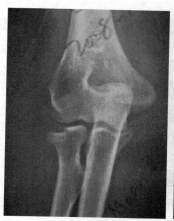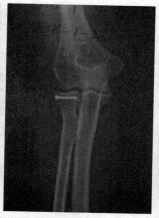

图7-36　桡骨头骨折，切开复位拉力螺钉内固定

老年患者则多由轻微暴力所致。直接暴力，如跌倒时肘部触地或直接击打，会造成尺骨鹰嘴的粉碎骨折，相对少见。上肢伸直位跌倒，肱三头肌的突然强力收缩，导致尺骨鹰嘴横行或斜行骨折，相对多见。

- 临床表现为肘后乃至整个肘关节的肿胀，肘后压痛，骨折部位可触及明显间隙，不能对抗重力主动伸肘，提示肱三头肌伸肘装置连续性丧失。注意检查尺神经功能。

- X线检查包括标准正侧位X线片，其侧位片上可以显示骨折的范围及粉碎程度、关节面受累程度及是否伴有桡骨头脱位。

- 尺骨鹰嘴治疗的目标包括：解剖复位关节面；修复或重建伸肘装置连续性；恢复肘关节功能，防止关节僵硬。

- 非手术治疗适用于无移位骨折，或无法耐受手术者；一般使用石膏夹板或支具将肘关节制动于屈曲45°～90°5～7天，然后开始功能锻炼。功能锻炼时要注意避免主动伸肘，屈肘时不能超过90°。3周后可完全去除石膏夹板或支具。

- 手术治疗适用于伸肘装置损伤、骨折移位者，切开复位后，可采用张力带钢丝固定（图7-37），近来也使用接骨板螺钉固定（图7-38）。

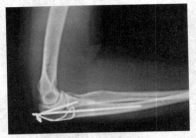

图7-37　尺骨鹰嘴骨折，张力带钢丝内固定

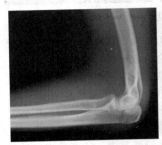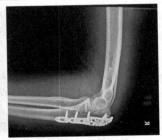

图7-38　尺骨鹰嘴骨折，接骨板螺钉内固定

4.复杂肘关节骨折脱位

■ 除了单纯骨折或脱位，对高能量损伤的进一步吸收，还会造成复杂肘关节骨折脱位，会引起肘关节功能的严重障碍，预后较差，需要警惕。这些损伤常需要手术治疗。

■ 这些损伤主要包括

➤ 经尺骨鹰嘴骨折脱位：发生于肘关节中度屈曲位、前臂背侧遭受高能量的直接暴力作用时。尺骨近端的骨折类型较复杂，可涉及尺骨鹰嘴、冠状突和尺骨近端1/3 ~ 1/2骨干骨折。与孟氏骨折的区别是尺骨和桡骨均向前脱位，且桡骨和尺骨的解剖关系保持不变，即上尺桡关节保持完好。除非遭受极高能量的暴力，较少有肘关节韧带的损伤和桡骨头骨折。

> 向后孟氏骨折：常发生于老年人摔跤、肘关节伸直位手掌着地时。与单纯肘关节后脱位的区别是向后孟氏损伤有尺骨近端骨折并常伴桡骨头骨折，其骨折特点是尺骨冠状突前缘有较大的三角形或四边形骨折块。由于尺骨鹰嘴亦较常发生骨折，因此维持肘关节稳定的骨关节结构完全破坏，而且由于内侧副韧带常同时损伤，桡骨头后脱位时外侧副韧带亦损伤，肘关节处于极度不稳定状态。

> 肘部损伤恐怖三联征：肘关节后脱位时合并桡骨头和尺骨冠状突骨折。特点：肱尺关节后脱位；上尺桡关节多稳定；冠状突骨折绝大多数在其高度50%以下，基本为横断骨折，包括前关节囊的附着。因治疗困难、功能预后差，被命名为恐怖三联征。

（四）尺桡骨骨折

1.受伤机制

■ 多为高能量损伤，如交通事故、操作工伤事故等，多发生于年轻人。

2.临床表现

■ 前臂肿胀、疼痛、活动受限。

■ 查体见前臂肿胀、畸形，可触及压痛与骨折反常活动。应仔细检查血管神经功能，警惕骨筋膜室综合征。

3.影像学评估

■ 一般行尺桡骨正侧位X线片即可明确诊断及骨折特点（图7-39）。

4.尺桡骨骨折的特殊类型

■ 孟氏骨折（Monteggiafracture）：指桡骨头脱位合并尺骨近端骨折（图7-40）。

■ 盖氏骨折（Galeazzi fracture）：桡骨干下1/3骨折合并下尺桡关节脱位（图7-41）。

5.治疗

■ 非手术治疗：对无移位的尺桡骨骨折，可用石膏固

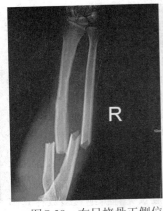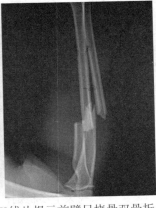

图7-39 右尺桡骨正侧位X线片提示前臂尺桡骨双骨折，移位明显

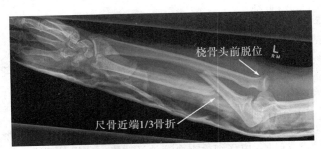

图7-40 孟氏骨折典型X线

（来自http://lifeinthefastlane.com/collections/eponymous-fractures）

定；对移位的骨折，尤其是孟氏骨折、盖氏骨折，可在局麻下行手法复位，小夹板或石膏固定。

- 手术治疗：尺桡骨骨干双骨折可发生多种移位，如重叠、成角、旋转及侧方移位等，若治疗不当可发生尺、桡骨交叉愈合，影响旋转功能。所以，移位明显、非手术方法治疗失败、不稳定的粉碎性骨折、前臂开放性骨折、合并血管神经肌腱损伤、骨折合并骨筋膜室综合征者，要进行手术治疗。接骨板螺钉是最常使用的固定方式（图7-42）。

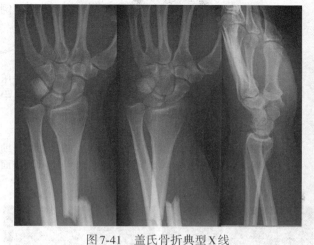

图7-41　盖氏骨折典型X线

（来自http://lifeinthefastlane.com/collections/eponymous-fractures）

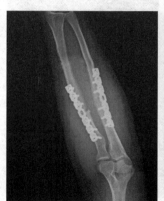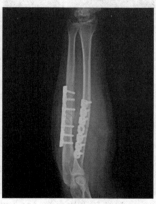

图7-42　图7-39中的患者接受了切开复位接骨板螺钉内固定术，术后所见

（五）桡骨远端骨折

1.受伤机制

■ 桡骨远端骨折是上肢中最常见的骨折，约占急诊治疗骨折的1/6。老年人桡骨远端骨折的发生与骨质疏松有

关，年龄越大发生率越高。最常见的损伤机制为摔倒时手伸直触地，腕关节背伸。

2.临床表现

■ 腕关节肿胀、疼痛、活动受限。

■ 查体见不同形式的腕关节畸形，腕关节肿胀、压痛、淤斑。应仔细检查血管神经功能，特别是正中神经。

3.影像学评估

■ 应拍摄腕关节正侧位X线片（图7-43），拍摄健侧有助于确定正常的解剖变异及桡骨倾斜。CT可显示关节面受累情况。

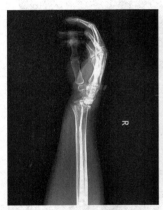 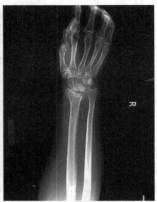

图7-43　腕关节正侧位片示桡骨远端骨折

■ 正常桡骨远端X线片的测量：桡侧倾斜角平均23°（13°~30°）、桡骨茎突长度平均11mm（8~18mm）、掌倾角平均11°~12°（0°~28°）。

4.以人名命名的四种经典桡骨远端骨折（图7-44）

5.治疗

■ 所有移位骨折都应先行闭合复位，即使需要手术治疗，以减少伤后肿胀、减轻疼痛、减轻对正中神经的压迫。

■ 非手术治疗：无移位或轻度移位的骨折；移位骨折复位后稳定；功能要求不高的老年患者；以上患者可采用手

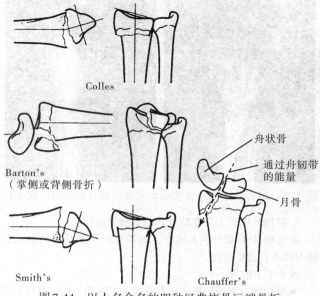

图7-44　以人名命名的四种经典桡骨远端骨折

舟状骨

通过舟韧带的能量

月骨

Colles

Barton's
（掌侧或背侧骨折）

Smith's

Chauffer's

法复位、石膏夹板固定的方法，一般制动4～6周。

■ 手术治疗指征：高能量损伤；复位后再移位；关节面骨折粉碎，移位或骨折端分离；干骺端骨折粉碎或骨缺损；丧失掌侧支撑并且继发移位；下尺桡关节对合不良；开放骨折。复位后多采用接骨板螺钉固定（图7-45）。

（六）掌指骨骨折

1.掌骨和指骨骨折很常见，占所有骨折的10%。其受伤机制包括挤压、直接创伤、扭转、撕脱等。

2.查体

■ 查体时要包括手指的活力（毛细血管充盈时间应<2秒）；神经状况；开放与污染情况；骨折的旋转及成角畸形；活动范围。

3.X线检查

■ X线检查时，应拍摄患指及患手的正侧斜位，伤指应单

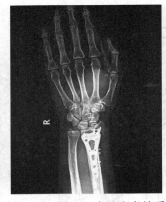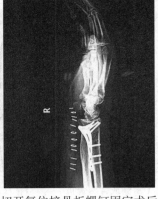

图 7-45　图 7-43 中的患者接受切开复位接骨板螺钉固定术后

独摄片以最大限度减少其他手指的遮挡。

4.选择非手术与手术治疗，最关键的因素是评估有无旋转对线不良及稳定性。

5.非手术治疗

■ 复位后，掌骨骨折采用石膏或支具制动，指骨骨折采用相邻手指并指包扎或夹板制动，1周内重复摄片复查。

6.手术治疗

■ 开放骨折、不稳定骨折、无法手法复位的骨折、多发骨折、伴有骨缺损的骨折、伴肌腱损伤的骨折，采取手术复位后，进行外固定或内固定，方式有克氏针、钢丝、螺钉及接骨板。

下肢骨折

（一）股骨颈骨折

1.受伤机制

■ 低能量损伤：常见于老年患者，合并有骨质疏松，跌倒所致，下肢多有扭转。

■ 高能量损伤：青壮年患者多为此类损伤机制，常见于高处坠落或者车祸伤。

■ 疲劳骨折：长期的应力作用导致骨折，可见于军人、芭蕾舞演员等。

2.临床表现

■ 症状：外伤后（尤其是老年人摔倒后）诉髋部疼痛，不敢站立和走路，应想到股骨颈骨折的可能。

■ 体征

➢ 畸形：患肢多有轻度屈髋屈膝及外旋畸形，外旋往往小于60°，这是与转子间骨折的不同。

➢ 疼痛：髋部除有自发疼痛外，移动患肢时疼痛更为明显。在患肢足跟部或大转子部叩打时，髋部也有疼痛感，在腹股沟韧带中点下方常有压痛。

➢ 肿胀：股骨颈骨折多系囊内骨折，骨折后出血不多，又有关节外丰厚肌群的包围，因此，外观上局部不易看到肿胀。

➢ 功能障碍：移位骨折患者在伤后不能坐起或站立，但也有一些无移位的线状骨折或嵌插骨折病例，在伤后仍能走路或骑自行车。对这些患者要特别注意，不要因遗漏诊断使无移位稳定骨折变成移位的不稳定骨折。在移位骨折，远端受肌群牵引而向上移位，因而患肢变短。

3.影像学评估

■ 对于怀疑股骨颈骨折的患者，应当进行骨盆正位以及患侧髋关节侧位X线检查。部分无移位的骨折在早期X线上很难发现，对怀疑存在股骨颈骨折的此类患者应在1周后复查X线，此外，MRI以及CT检查有助于发现此类无移位的骨折。

4.股骨颈骨折的分型

■ 骨折的形态学分型是决定治疗方式的重要依据。

➢ 根据X线片上骨折线的位置，可分为头下型、经颈型和基底型；后者由于血供损伤较轻，出现骨折不愈合和股骨头坏死的概率较低。

➢ Garden分型是最常使用的分型方法（图7-46）：Ⅰ型骨折是指不全骨折或外展嵌插骨折，Ⅱ型是指没有移位的完全骨折，Ⅲ型指骨折部分移位，Ⅳ型指骨折完全移位；不过在实际应用中，对具体1例骨折采用Garden分型来精确分型可能存在困难，但将其分为无移位骨折（Ⅰ型和Ⅱ型）和移位骨折（Ⅲ型和Ⅳ型）两大类则会比较容易和实用。

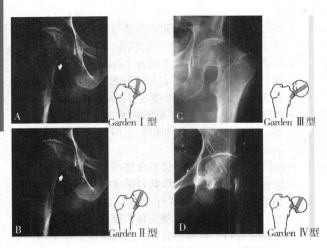

图7-46　股骨颈骨折的Garden分型

➢ Pauwels分型是根据骨折线与水平线的角度将骨折分为三型（图7-47）：Ⅰ型＜30°，Ⅱ型为30°与70°之间，Ⅲ型＞70°；角度越大、剪切力越大，提示骨折的稳定性也就越差，这种分型方式对内固定物的选择有一定的指导意义。

➢ 以上这些分型方法，其观察者间或观察者内的一致性都不高，所以以更为普遍地是将股骨颈骨折分为无移位和移位骨折两大类，来决定治疗方式。

5.治疗

■ 股骨颈骨折根据骨折类型以及患者的一般情况可采取不同的治疗方式。

➢ 无移位及嵌插型股骨颈骨折（GardenⅠ型、Ⅱ型）：此类骨折约占所有股骨颈骨折的15%～33%。有观点认为此类骨折可保守治疗。但需要引起注意的是无

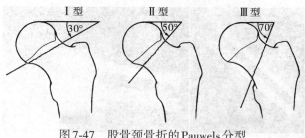

图7-47　股骨颈骨折的Pauwels分型

移位的股骨颈骨折虽然对位关系正常，但稳定性较差。嵌插型股骨颈骨折中，骨折端相互嵌插，常有轻度内翻。由于骨折端嵌入松质骨中，其内在的稳定性也不可靠。此外，保守治疗需要长期卧床，难以护理，可导致压疮、深静脉血栓、呼吸系统感染等并发症。因而对Garden Ⅰ型、Ⅱ型骨折，为防止骨折再移位，并减少患者卧床时间，减少骨折并发症的发生，可考虑内固定手术治疗。常用的手术技术包括3枚空心加压螺钉或髋动力螺钉固定。

➢ 移位型股骨颈骨折（Garden Ⅲ型、Ⅳ型）：此类骨折易发生股骨头坏死以及骨折不愈合。因而如无手术禁忌，均应采取手术治疗。治疗原则：①解剖复位：可通过牵引手术床复位或者切开复位来达到复位；②内固定：可通过3枚空心拉力螺钉固定术（图7-48）或者动力髋螺钉（图7-49）来达到骨折端的加压及固定；③对于高龄、骨折移位严重的患者，可考虑行人工关节置换，根据患者年龄以及一般状况不同可选择股骨头置换（图7-50）或者全髋关节置换术。

（二）股骨转子间骨折

1.定义

■ 股骨转子间骨折系指股骨颈基底至小转子水平以上部位所发生的骨折。

2.损伤机制

■ 老年患者多为跌倒所致。

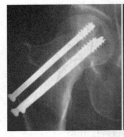
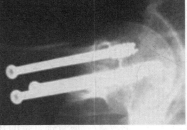

图7-48 股骨颈骨折空心拉力螺钉固定技术

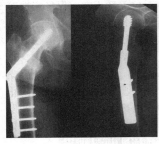
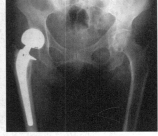

图7-49 滑动加压髋螺　图7-50 股骨颈骨折人
钉系统　　　　　　　工股骨头置换

- 青壮年患者多为高能量，如高处坠落以及交通伤。

3.临床表现

- 症状：外伤后（尤其是老年人摔倒后）诉髋部疼痛，不敢站立和行走。
- 体征
  - 畸形：患肢多有明显屈髋屈膝及外旋畸形（外旋可超过90°，有别于股骨颈骨折）。
  - 局部压痛与叩击痛：髋部除有自发疼痛外，移动患肢时疼痛更为明显。在患肢足跟部或大转子部叩打时，髋部也感疼痛。
  - 髋部外后侧皮肤可见淤斑，有时会延至膝关节周围。

4.影像学评估

- 借助X线可诊断绝大多数股骨转子间骨折。

- 基于X线的转子间骨折的分型有助于确定骨折的治疗方案。常用的分型方法为改良Evans分型（图7-51）。

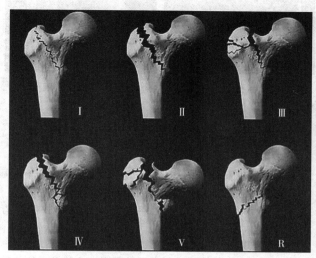

图7-51　股骨转子间骨折的改良Evans分型

5.治疗

- 保守治疗：由于保守治疗所需卧床时间长，易导致肺部感染、压疮、深静脉血栓等严重并发症，转子间骨折保守治疗死亡率可高达20%。因而对于无手术禁忌者，均推荐进行手术治疗。对于存在手术禁忌者，可考虑使用皮牵引或骨牵引，或者丁字鞋进行制动。保守治疗期间需重点防治相关并发症。股骨转子间血运丰富，易于愈合，不易导致股骨头坏死。

- 手术治疗：对于无手术禁忌的股骨转子间骨折，推荐手术治疗，以期减少卧床时间、尽快恢复活动能力，减少相关并发症的发生。手术中，先行牵引复位，内固定系统可选择髋动力螺钉系统或髓内钉系统（图7-52）。

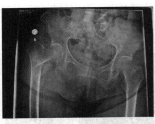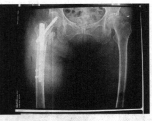

图7-52 右股骨转子间骨折（左），应用髓内钉进行固定（右）

（三）股骨干骨折

1.损伤机制

■ 大多数由高能量损伤造成，这种损伤要警惕合并损伤的存在；如由低能量造成，要警惕病理性骨折，尤其是转移性肿瘤（老年人）或原发骨肿瘤（青少年）。

2.临床表现

■ 患肢疼痛、肿胀、畸形、活动受限；小腿及足往往呈外旋畸形，局部可出现淤斑；股骨干骨折后隐性失血多，可能会有血压下降、循环不稳定出现。

3.影像学评估

■ 一般X线检查皆可明确诊断及骨折类型与特点（图7-53）。

4.治疗

■ 治疗目标是恢复下肢力线，恢复正常的旋转以及防止短缩。除非有禁忌，通常采用手术治疗。

■ 保守治疗：如不能耐受手术或麻醉，可采用Thomas架结合骨牵引或皮牵引，定期拍片复查，直至骨折愈合。

■ 手术治疗：采用闭合或切开复位后，使用髓内钉（图7-54）、接骨板螺钉、外固定架等进行固定。

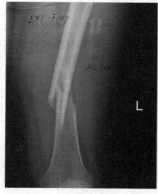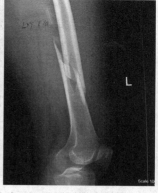

图7-53 左股骨干正侧位X线片示股骨干中段长斜行骨折

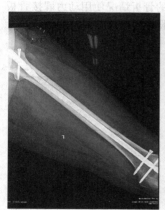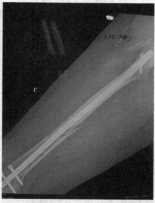

图7-54 为图7-53中的股骨干骨折患者,接受髓内钉固定术后

(四)股骨远端骨折

1.损伤机制

■ 占股骨骨折的7%。在流行病学上,呈现与年龄相关双峰分布,第一个高峰是高能量损伤的年轻人,第二个高峰是低能量损伤、摔倒的老年人。此部位的开放性骨折并不少见。

2.临床表现

■ 大腿下部和膝部肿胀、疼痛，活动受限，不同程度的肢体畸形。必须评估神经血管情况，如有腘窝处严重肿胀、小腿苍白及无脉，则提示大血管损伤。

3.影像学评估

■ X线可帮助明确诊断，CT扫描以及重建技术有助于详细了解骨折的具体情况。

4.治疗

■ 大多数移位的股骨远端骨折应该考虑手术治疗。如手术推迟超过8个小时，则应先行胫骨结节骨牵引术（图7-55）。移位的关节内骨折块应该先予复位并使用拉力螺钉固定，再行关节部骨折块与骨折近端要连并固定。可以根据具体的骨折情况使用动力髁接骨板（DCS）（图7-56）、股骨远端外侧解剖型锁定接骨板、髓内钉等。

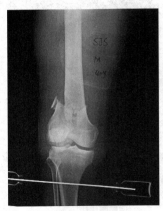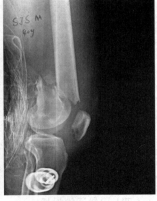

图 7-55　股骨远端骨折，应用胫骨结节骨牵引中

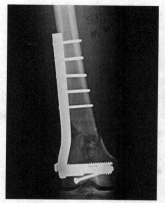

图7-56　为图7-55中的患者，接受切开复位、动力髁钢板固定手术，术后X线片

(五) 髌骨骨折

1.损伤机制

■ 直接损伤：暴力直接作用于髌骨，导致髌骨骨折。

■ 间接损伤：最为常见，表现为膝关节半屈曲状态时股四头肌肌腱剧烈收缩导致髌骨骨折，常见为横行骨折，伸膝功能丧失。

■ 直接、间接联合损伤：髌骨同时遭受直接以及间接暴力，如高处坠落。

2.临床表现

■ 症状：外伤后不能行走，膝前剧烈疼痛、肿胀，局部可见淤斑，伸膝功能障碍。

■ 体征：局部明显肿胀，可见皮下淤斑，可触及髌骨缺损，伸膝功能受损。对于高能量损伤，还需要警惕有无邻近部位受伤。

3.影像学评估

■ 借助X线可确诊大多数髌骨骨折，应常规拍摄前后位、侧位X线，髌骨轴位X线有助于发现软骨损伤，但是在急诊情况下有时难以获得。CT扫描有助于了解骨折的详细情况。根据X线可做出髌骨骨折的形态学分型：无移位或移位、星型、粉碎、横断、垂直以及上下极骨折。

4.治疗

- 保守治疗：适应于无移位或者轻度移位的骨折，使用屈膝10°位长腿前后石膏托固定。

- 手术治疗：开放性骨折必须急诊手术。手术方法主要有环形缝扎、张力带缝合、双半环髌骨周围缝合以及髌骨部分或全部切除。张力带钢丝是最常用的固定方法，简单经济（图7-57）。

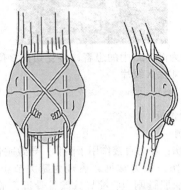

图7-57　传统张力带钢丝对髌骨横行骨折进行固定

（六）胫骨平台骨折

1.损伤机制

- 在受到内、外翻应力以及轴向负荷时，可导致胫骨平台骨折。在青壮年多为高处坠落或车祸伤，老年人则可因单纯摔倒导致。

2.临床表现

- 症状：外伤后出现膝关节肿胀、疼痛以及活动障碍。

- 体征：局部肿胀，软组织损伤；膝关节韧带损伤可导致出现相应的膝关节不稳定体征；血管、神经损伤可导致出现相应的缺血以及失神经支配症状；存在骨筋膜室综合征时可出现特征的5P症状，查体时需引起充分注意。

3.影像学评估

- X线可帮助明确诊断，CT扫描以及重建技术有助于详细了解骨折的具体情况；MRI可帮助了解关节内半月板、韧带等软组织结构的损害情况，并可帮助发现隐匿骨折。

- 常用的骨折分型方法是基于X线的Schatzker分型（图7-58）。
  - ➢ Ⅰ型：外侧平台的单纯楔形骨折或劈裂骨折。
  - ➢ Ⅱ型：外侧平台的劈裂压缩性骨折。
  - ➢ Ⅲ型：外侧平台单纯压缩性骨折。
  - ➢ Ⅳ型：内侧平台骨折，其可以是劈裂性或劈裂压缩性。
  - ➢ Ⅴ型：包括内侧平台与外侧平台劈裂的双髁骨折。
  - ➢ Ⅵ型：同时有关节面骨折和干骺端骨折，胫骨髁部与骨干分离，即所谓的骨干-干骺端分离，通常患者有相当严重的关节破坏、粉碎、压缩及髁移位。

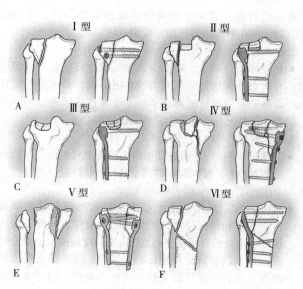

图7-58　胫骨平台骨折的Schatzker分型

531

4.治疗

- 保守治疗：适用于无移位或者轻度移位的Schatzker I 型骨折或塌陷≤1cm的 II 型或 III 型骨折，可采用长腿石膏固定。

- 手术治疗：由于胫骨平台骨折为关节内骨折，故多主张早期手术治疗。需要指出的是，由于所受暴力巨大，在手术制订手术方案时需要充分考虑局部软组织的情况。手术可使用接骨板螺钉内固定系统，对于塌陷明显者需要进行植骨支撑。

（七）胫腓骨骨折

1.损伤机制

- 高能量损伤：交通伤、高处坠落伤、枪击伤、折弯暴力（滑雪靴损伤），除不同程度的骨折外，可导致严重的软组织合并伤，开放骨折常见。

- 低能量损伤：原因为足部固定时小腿扭转，或较低高度的坠落伤，多为螺旋形骨折，少有粉碎骨折和开放骨折。

- 应力骨折：常见于新兵训练或芭蕾舞演员，发病隐匿，常在数周后方出现影像学表现。

2.临床表现

- 患肢疼痛、肿胀、畸形、活动受限；皮肤及软组织可有严重挫灭伤，甚至张力性水疱形成；必须评估足背动脉和胫后动脉的搏动情况，也要评估胫神经和腓总神经的情况；要严密监视骨筋膜室综合征。

3.影像学评估

- 胫腓骨正侧X线片检查即可明确诊断及骨折类型与特点（图7-59），极少需要CT或MRI，除非怀疑应力骨折。

4.治疗

- 保守治疗：适用于低能量损伤导致的闭合性简单骨折，移位和粉碎轻微，可采用闭合复位、长腿石膏夹板外固定，石膏固定于屈膝0°~5°轻度屈曲位，部分负重；2~4周后完全负重；4~6周后，将长腿石膏改为髌骨荷石膏或骨折支具；若延迟负重，则可能导致延迟愈合或不愈合。

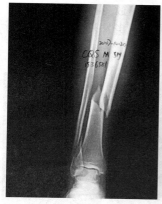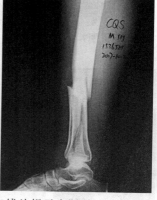

图7-59 右胫腓骨正侧位X线片提示右胫骨远端螺旋形骨折合并腓骨远端骨折

- 手术治疗：移位严重、皮肤软组织损伤严重、开放骨折及非手术治疗失败者，应当考虑手术治疗。固定方式有如下几种。
  - 髓内钉：适用于大多数闭合骨折和开放程度较轻的开放骨折（图7-60）。

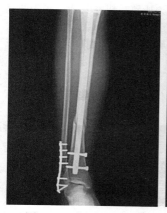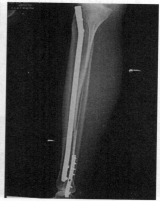

图7-60 为图7-59中患者，接受闭合复位、髓内钉固定术后X线片

> 外固定支架：适合严重开放骨折，也可以用于
> 并发骨筋膜室综合征者、多发损伤的闭合骨折
> （图7-61）。

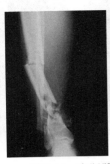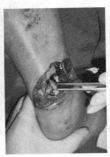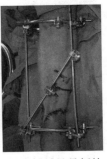

图7-61　右胫腓骨远端开放骨折（左），清创时见骨折块粉碎、外露（中），复位后应用外固定架制动（右）

> 接骨板螺钉：适用于骨折线通过干骺端或骺板的病例。

（八）踝关节骨折

1.损伤机制

■ 踝关节骨折多为联合应力所致，机制复杂，多为间接暴力所致。张力牵拉常造成撕脱骨折，呈横断型，在距骨移位侧常因铰链或旋转拉力导致斜形、螺旋形或粉碎性骨折。

2.临床表现

■ 症状：外伤后局部疼痛伴活动障碍，伴有肿胀以及不同程度的畸形。

■ 体征：局部可见肿胀、皮下淤斑以及畸形，需要指出的是，由于应力传递，踝关节骨折可能伴发近端胫骨、腓骨的骨折，因而在体检时应触诊胫腓骨全长。

3.影像学评估

■ 应当常规拍摄踝关节正侧位，有时还需要拍摄踝穴位X线，多数骨折通过X线可以获得确诊。CT扫描可帮助详细了解骨折的具体情况。MRI有助于判断软组织损伤的

情况。

- 踝关节骨折最经典的分型为Lauge-Hansan分型，这是一种根据可能的损伤机制来进行的分型的方法，不仅考虑骨折损伤，还将韧带损伤纳入，有助于判断韧带损伤情况和指导手法复位。但对初学者和不经常使用者而言，理解和记忆较为困难。这种分型将踝关节骨折分为4型：旋后内翻型、旋后外旋型、旋前外旋型、旋前外展型。第一个词代表受伤时足的位置，第二个词表示致伤暴力的方向。其中每一型，又根据损伤程度进行分度。

4.治疗

- 保守治疗：适用于下胫腓关节完整的易于复位稳定骨折或者存在手术禁忌证的骨折，在牵引状态下复位，石膏固定6~8周，去石膏后活动，逐渐负重。
- 手术治疗：手术的适应证为难以复位的骨折、不稳定骨折、开放骨折或可能存在距骨移位或踝穴增宽的不稳定骨折。常用的内固定系统为钢板、螺钉内固定系统（图7-62）。

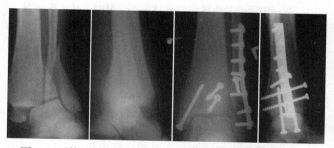

图7-62 使用接骨板、螺钉内固定治疗复杂踝关节骨折

（常　晓）

◎ 脊柱损伤

1.损伤机制

- 绝大多数是由间接暴力引起，如从高处坠落或跳水，头、肩或足、臀部触地，身体的重力遇到地面的阻挡，使身体猛烈屈曲，常致颈椎或胸腰段交界处椎骨骨折。弯腰工作时，重物砸下打击头、肩或背部等，使脊柱急剧屈曲，也可产生同样的损伤。作用于脊柱的暴力，可分为垂直分力和水平分力，垂直分力越大越容易发生压缩骨折，水平分力越大、越容易发生脱位。

- 随着人口老龄化和骨质疏松症的流行，身体平面上的跌倒造成的椎体压缩骨折病例在迅速增加。

2.临床表现

- 严重外伤史，老年患者可能为轻微外伤史。

- 局部严重疼痛，椎旁肌痉挛，活动障碍；受伤部位肿胀、压痛、叩击痛，活动受限。

- X线提示椎体变形、椎间脱位、小关节交锁等，CT可进一步明确骨折脱位的立体形态，MRI可显示椎间盘、椎旁韧带、脊髓的损伤信号。

- 可并发脊髓损伤，出现不同受程度的神经功能障碍：
  - ➢ 完全性脊髓损伤：损伤平面以下感觉或自主运动功能完全丧失，球海绵体反射存在。
  - ➢ 不完全性脊髓损伤：球海绵体反射恢复后，损伤平面以下保留部分神经功能，包括下面列举的特征性病变。
    - ◇ 脊髓半切综合征：半侧脊髓损伤，表现为同侧肌肉瘫痪、本体感觉和轻触觉丧失，对侧痛温觉丧失。
    - ◇ 脊髓中央综合征：最常发生于患有颈椎病的中老年人、发生颈椎过伸损伤时；表现为上肢瘫痪症状重于下肢，骶神经功能完整。
    - ◇ 脊髓前角综合征：运动和痛温觉丧失，但轻触觉及本体感觉存在。

    ✧ 脊髓后索综合征：少见。表现为深压觉、深痛觉及本体感觉的缺失，而肌力、痛觉和温觉正常。

    ✧ 脊髓圆锥综合征：见于$T_{12} \sim L_1$损伤，导致自主大小便功能的丧失，腰神经根功能保存良好；可为完全性或不完全性损伤，球海绵体反射可能永久丧失。

➤ 神经根损伤：可以发生在任何水平，可能伴发脊髓损伤。

➤ 马尾综合征：由多节段腰骶神经根在腰椎管内受压迫引起，临床表现为鞍区感觉缺失，双侧下肢放射痛、麻木、无力，双下肢反射减弱或消失，自主大小便和性功能丧失。

➤ 脊髓损伤的Frankel分级系统

    A级：运动和感觉功能缺失。

    B级：运动功能缺失，但感觉功能存在。

    C级：运动功能存在但无用，肌力为3级或以下，感觉功能存在。

    D级：运动功能存在且有用，肌力为4，感觉功能存在。

    E级：运动功能和感觉功能正常。

3.治疗原则

■ 采取卧床、支具等进行制动保护。

■ 严重骨折、脱位、小关节交锁，则需要进行复位、必要时切开复位，对不稳定者需要进行手术融合。

■ 合并不完全脊髓损伤者，除手术复位、固定外，还需进行减压处理。

◎ 上颈椎损伤

1.概述

- 上颈椎部位包括枕骨大孔周围的颅底、C_1、C_2及相应的韧带、神经和血管结构。因为这一区域神经和血管结构复杂重要，上颈椎的损伤有可能导致严重的神经损伤，死亡率高。

- 上颈椎损伤常用损伤部位和（或）节段来描述。大多数损伤已经以具体损伤或专有名词来命名（如枢椎齿状突骨折，Hangman骨折等）。这一部位的损伤，判断其稳定性非常重要。

2.枕颈脱位

- 枕颈脱位是一种相对少见的韧带损伤，通常由高能量钝挫伤导致的过屈和分离暴力引起。这类损伤是高度不稳定的，常常是致命的；因为暴力对脊髓、脑干和颅神经造成牵张、压缩和（或）扭转，所以通常导致显著的神经功能障碍，多数受伤者往往当时死亡。

- 侧位颈椎X线片上可以显示枕颈脱位（图7-63），尤其是在严重损伤的病例中。CT重建图像可以更好地评估骨折和脊柱序列。

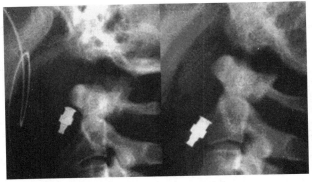

图7-63　X线片示枕颈脱位

（摘自Dickman CA，Spetzler RA，Sonntag VKH.editors: Surgery of the craniovertebral junction.New York.Thieme，1998）

■ 枕颈脱位最基本的治疗措施是制动，基本上都是使用Halo架（头环-背心外固定架）固定（图7-64）。手术治疗方式是枕颈融合和坚强内固定。

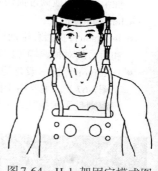

图7-64　Halo架固定模式图

3. 寰枢椎（C$_{1\sim2}$）旋转半脱位

■ 寰枢椎（C$_{1\sim2}$）旋转半脱位是单纯韧带损伤，在儿童及少年中更为常见。这种脱位往往无明显外伤史，在脱位前一段时间往往会有上呼吸道感染病史且累及咽部。通常表现为颈痛和头部旋转固定如知更鸟头状。张口位X线片可以发现C$_1$与C$_2$的侧块不对称（图7-65）。CT扫描可进一步明确。

■ 寰枢椎旋转半脱位的治疗通常采用非手术疗法。使用颌枕带或者Gardner-Wells钳进行牵引，通常可以取得复位。手术开放复位和内固定常用于难复性损伤、复发

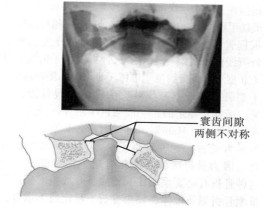

寰齿间隙两侧不对称

图7-65　张口位X线片可显示寰枢椎旋转半脱位

性半脱位和横韧带损伤者。

4.Jefferson骨折

■ Jefferson骨折指寰椎前后弓的四处骨折，分别位于前弓和后弓的对称两侧（图7-66）。

■ Jefferson骨折一般是稳定的，可以应用支具制动保护（图7-67），主要用于控制症状，直至骨折愈合。如不稳定则是手术指征，采用$C_{1\sim2}$融合手术。

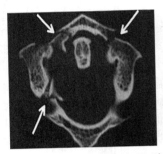

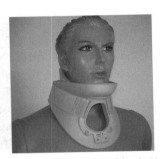

图7-66　CT轴位片显示 Jefferson骨折

图7-67　应用颈部支具对颈椎进行制动保护

5.齿状突骨折

■ 枢椎齿状突骨折，仅靠颈椎侧位片往往会漏诊，CT薄层扫描并矢状、冠状重建后图像是诊断并确定骨折类型的最佳手段，能发现可能合并的骨折，并指导治疗。

■ 根据骨折线的位置，将齿状突骨折分为三种类型，骨折线位于尖端（Ⅰ型）、骨折线位于齿突状基底部（Ⅱ型）、骨折线位于椎体（Ⅲ型）（图7-68）。

■ Ⅰ型骨折实质上是齿状突尖端的撕脱骨折，十分少见。通常是稳定的，一般通过半刚性外固定（颈托）或刚性固定（Halo架）进行治疗。Ⅱ型是齿状突骨折中最常见者，这种骨折不稳定，易于发生骨折不愈合，因为骨折区域骨质相对缺少供血血管。因此，这种骨折有必要采用Halo架或是开放手术固定治疗。Ⅲ型骨折累及椎体，如果骨折不稳定或不愈合，则应该手术治疗。

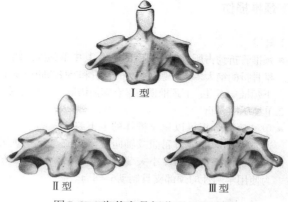

图 7-68　齿状突骨折分型的模式图

（摘自 http://img.medscape.com/pi/emed/ckb/orthopedic_surgery）

6.枢椎轴向创伤性滑脱骨折/ Hangman骨折

■ 特点是双侧C_2上下关节突间的骨质骨折（图7-69）。

■ 尽管这种骨折不稳定，但是却很少引起明显的颈椎管狭窄或颈髓损伤症状。稳定型骨折，可以用颈托保护制动。如果移位明显或不稳定，则建议使用Halo架固定，或者开放手术治疗。

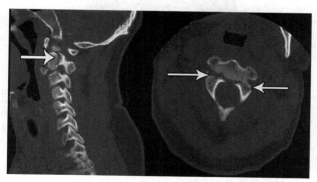

图 7-69　CT 显示 Hangman 骨折

（摘自：http://www.virtualmedstudent.com/images/axis_CT_hangman_fracture.jpg）

◎ 下颈椎损伤

1.概述
■ 颈椎骨折约占所有创伤患者的3%。其中下颈椎损伤占颈椎骨折的绝大多数，超过65%的骨折和75%的脱位发生于下颈椎。而且，下颈椎损伤是脊髓损伤最主要的病因。

2.单纯压缩骨折
■ 单纯压缩骨折可以累及椎体的上下终板（图7-70），通常由颈部的强力屈曲或轴向负荷造成。这种损伤没有明确的韧带破坏、小关节分离和半脱位。治疗方法为使用半刚性的颈部支具制动6~8周。

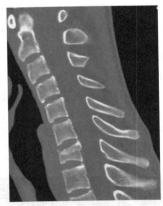

图7-70　CT矢状重建显示C_7压缩骨折

3.严重压缩/爆裂骨折/轴向压缩损伤
■ 这类损伤通常出现在高能量创伤中，颈椎在受到轴向应力基础上合并有不同程度的屈曲（图7-71）。这类损伤的能量足以对间盘韧带组织产生很大的挤压，在爆裂骨折病例中，导致间盘韧带组织后移进入椎管。
■ 这类损伤的治疗方法，首先要考虑患者的神经功能，其次要看是否合并有明显的后凸畸形。如果患者神经功能正常，没有明显的后凸畸形，一般采取保守治疗，使用颈托或halo架制动，而且要严密地进行影像学

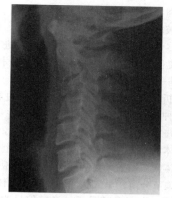

图7-71　颈椎侧位X线片提示C_3严重压缩骨折，局部后凸畸形

随访，因为这种损伤可能会导致伤椎进行性塌陷。
- 对脊髓明显受压、神经功能出现不完全损伤或者明显后凸畸形的患者，应采取手术治疗。

4.颈椎小关节脱位/分离-屈曲损伤
- 颈椎小关节脱位常见于高能量创伤。这种损伤不仅存在骨性结构脱位（图7-72），MRI和手术探查可以发现

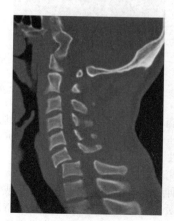

图7-72　CT矢状重建显示$C_6 \sim C_7$脱位

后方肌肉组织、棘间韧带、棘上韧带、小关节囊和黄韧带的破坏，提示这种损伤为不稳定。应及早通过闭合牵引尽快恢复正常对位关系，然后进行手术固定。如闭合复位不能成功，则应进行开放手术复位。

5.严重压缩-屈曲损伤/泪滴样骨折

■ 这类骨折被认为是颈椎遭受严重屈曲和压缩应力所致。这种损伤显示颈椎的前柱和后柱结构都遭到破坏，合并神经损伤的概率很高。在影像学上可以发现颈椎椎体的前下角骨折（图7-73），上位椎体相对于下位椎体向后滑脱。CT上可以发现椎板或侧块后方骨折，小关节分离，呈矢状面的骨折将椎体分开。MRI扫描通常可以发现脊髓受压、脊髓信号改变、椎管内创伤性出血，伴后方韧带结构破坏。

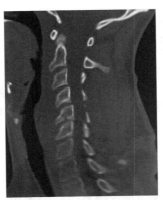

图7-73　CT矢状重建显示C$_5$椎体前下角骨折

■ 严重泪滴样骨折一般需要手术治疗，其目的是对椎管进行减压，矫正创伤后畸形，促使骨折节段融合以提供稳定性。

6.过伸/分离-伸直损伤

■ 严重的伸直型损伤最常见于老年人，或者是那些颈椎僵硬或融合的人，尤其是患有弥漫性特发性骨肥厚或强直性脊柱炎的患者。这种损伤最严重者会导致后方韧带结构破坏，其表现是上位椎体相对于下位椎体后滑移。X线片甚至CT可能都发现不了椎间隙的损伤征象，MRI有诊断价值，能够发现损伤椎间盘处的信号改变。

- 这类损伤由于有移位的潜在可能，尤其是弥漫性特发性骨肥厚或强直性脊柱炎的患者，其风险更高，所以应该采取手术治疗。

◎ 胸腰椎损伤

1.概述

- 在脊柱创伤中，15%~20%的创伤性骨折发生于胸腰交界区（$T_{11}~L_2$），9%~16%发生于胸椎（$T_{1~10}$）。而中远段腰椎（$L_{3~5}$）骨折大约占脊柱骨折的4%。胸腰段脊柱是一个落差较大的过渡区，近端是长而僵硬、后凸的胸椎，远端是活动度较大、前凸的腰椎。高能量损伤是这一部位损伤的首要原因，其次是跌倒和运动损伤。

- 胸腰椎外伤，根据其特有的解剖学和生物力学特点，可以根据影像学表现和患者的临床症状进行分型。对胸腰椎外伤，首先要及时诊断和治疗合并伤、尽快稳定脊柱和保护神经结构。

2.脊柱的三柱理论与骨折稳定性

- 脊柱的三柱理论中，前柱包括了前纵韧带、前方间盘和椎体的前半部；中柱包括了后纵韧带、后方间盘、椎体的后半部；后柱包括椎弓、棘突周围韧带和黄韧带，也包括了小关节。根据三柱理论，损伤累及的柱越多，骨折越不稳定，需要手术干预的概率也就越大。

- 压缩应力下，单纯前柱压缩骨折而没有后柱损伤者为稳定骨折。轴向压缩应力下产生的累及前和中柱的骨折定义为爆裂骨折。几种张力性损伤导致的安全带损伤或者屈曲-分离型损伤，这种损伤累及后柱和中柱，而前柱完整并作为支点或铰链。这一分型的最后一种类型是骨折-脱位，定义为三柱损伤，是严重不稳定的骨折。

3.非手术治疗

- 非手术治疗的指征是稳定型骨折，而且这种骨折没有出现畸形或神经损伤的潜能。单柱损伤，例如，压缩骨折和后方结构骨折，可以应用非手术疗法，除非有明显的后凸畸形，因为后凸畸形超过30°与背痛加重相关。双柱损伤的治疗，如爆裂骨折，取决于患者神经功能情况。在神经功能完整的患者中，大部分可以接受非手术治疗。

■ 在老年患者中，有症状的压缩骨折通常表现为严重的疼痛和活动障碍，如果经过最少于6周的保守治疗仍然无效，可以在椎体成形或者后凸成形后进行骨水泥加强（图7-74）。

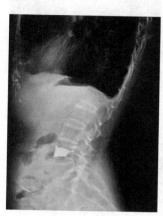

图7-74　L_4压缩骨折，接受了经皮穿刺后凸成形并骨水泥加强术后，可见L_4椎体内高密度骨水泥影

■ 在胸段或胸腰段爆裂骨折发生后，对爆裂骨折中椎体高度塌陷少于50%、后凸成角少于30°、侧位X线片上标准矢状垂线的偏移不超过3cm者，可以进行非手术治疗。

4.手术治疗

■ 严重的爆裂骨折合并有神经功能障碍和椎管受压者（图7-75），应当进行手术治疗。另外，在神经功能正常但有明确的后方韧带破裂征象，包括X线片上后凸超过25°或在MRI上有后纵韧带破坏表现者，也应该手术治疗。由于后柱结构完整性的丧失，分离型损伤、安全带损伤和Chance骨折（经椎体或椎间隙的横行骨折）都需要进行手术内固定以重建后方张力带结构。

平移损伤、旋转损伤以及那些从前向后的间盘和韧带组织完全破坏的损伤，都需要接受手术治疗。

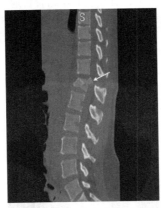

图7-75　CT矢状重建显示T_{12}爆裂骨折，后方骨块突入椎管，患者出现瘫痪症状，需要手术治疗

（梁锦前）

◎ 骨关节炎

1.概述

■ 骨关节炎（osteoarthritis）系由于老年或其他原因如创伤、关节的先天性异常、关节畸形等引起关节软骨的非炎症性退行性改变及关节边缘骨赘形成，临床可产生关节疼痛、活动受限和关节畸形等症状。也可称为：骨关节病、退行性关节病、老年性关节炎或肥大性关节炎等。

2.病因

■ 多种因素可引起关节软骨纤维化、皲裂、溃疡、脱失而导致的关节疾病。通常软骨的退行性改变自20岁后期即已开始，在50岁以上人群中，大多能在X线片上显示骨关节炎的表现。病变在女性往往较男性更为突出，多累及手指关节、膝、髋、脊柱等。

■ 骨关节炎的病因尚不明确，其发生与年龄、肥胖、炎症、创伤、骨质疏松及遗传因素等有关。病理特点为关节软骨变性破坏、软骨下骨硬化或囊性变、关节边缘骨质增生、滑膜增生、关节囊挛缩、韧带松弛或挛缩、肌肉萎缩无力等。

3.临床表现

■ 原发性骨关节炎常在中年以后发病，发病率随增龄而增加，受累关节一般为负重关节和活动频繁的关节（图7-76），主要症状是关节疼痛，常于晨间发生，稍活动后疼痛反而减轻，但如活动过多，因关节摩擦而疼痛加重。另一症状是受累关节活动不灵便，长时间保持一定体位后感觉关节僵硬，要经过一定时间活动才感到自如。气候变化常促使症状发生。数个关节可同时受累，但不像类风湿性关节炎有全身性对称性多关节炎。检查受累关节可有轻度肿胀，活动关节时有摩擦声或喀喇声，病情发展严重者可有肌肉萎缩及关节畸形。本病症状和X线征象不成正比，按受累部位不同，症状亦有所不同。

■ 手指关节的退行性改变表现在远端指间关节的Heberden

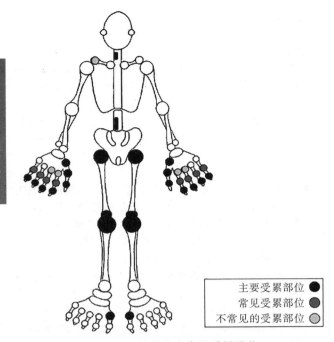

图7-76　骨关节炎常见受累关节

（引自：OARSI Online Primer.Edited by Henrotin Y，Hunter D，Kawaguchi H.2012.Osteoarthritis Research Society International ）

结节（图7-77），好发于中指和示指，近端指间关节的Bouchard结节较少发生，常被误认为类风湿小结，第1掌指关节的退行性变可引起腕关节桡侧部位的疼痛，除此之外的掌指关节很少累及。Heberden结节的发生与遗传及性别有关，女性多见，大多无明显疼痛，但可有活动不便和轻度麻木刺痛，并可引起远端指间关节屈曲及偏斜畸形，部分发展较快的患者（常发生在过度用力者），可有急性红肿疼痛表现。

- 膝原发性骨关节炎：患者常诉关节有喀喇音，走路时感觉疼痛，休息后好转，久坐久站时感觉关节僵硬，走动及放松肌肉可使僵硬感消失。症状时轻时重，甚

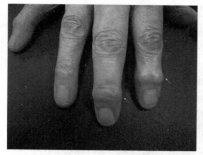

图7-77　Heberden结节，位于示指及中指远端之间关节背侧肿胀及分离性结节

（引自：OARSI Online Primer. Edited by Henrotin Y, Hunter D, Kawaguchi H.2012. Osteoarthritis Research Society International.）

至每天可有差别。关节肿大常由骨质增生，亦可由少量渗液所致，急性肿胀提示关节腔内出血。病情进展时膝关节活动受限，可引起失用性肌萎缩，甚至发生膝外翻或内翻畸形。

■ 脊柱骨关节炎：原发性者多由于中年后发生椎间盘退行性改变、髓核脱水，致椎间隙狭窄，骨质磨损有骨赘增生，大多无临床表现，如有症状亦轻重不一，多数为慢性病程，但有时因损伤、举重、突然活动脊柱等外因而导致急性发作。在颈椎，钩椎关节边缘的骨赘可使颈神经根穿离椎间孔时受挤压而出现反复发作的颈局部疼痛，可放射至前臂和手指，且可有手指麻木及活动不灵活等。椎体后缘的骨赘可突向椎管而挤压脊髓，引起下肢继而上肢麻木、无力，甚而有四肢瘫痪。椎动脉受压时可出现基底动脉供血不足的表现。胸椎的退行性变较少发生。在腰椎，$L_{4\sim5}$，$L_5\sim S_1$是最易发生椎间盘突出之处，主要症状为腰痛伴坐骨神经痛，常于扭伤、抬重物、弯腰用力后发生，体检局部压痛，直腿高举试验阳性，可有感觉、肌力和腱反射的改变。脊柱的继发性骨关节炎多由于脊柱先天性畸形、侧凸、骨折和骨结核等引起。

- 髋关节的原发性骨关节炎：在我国较为少见，往往是全身退行性关节病的一部分，多发生于50岁以上，男多于女。继发性者常由股骨头或股骨颈骨折后缺血性坏死，或先天性髋脱位、类风湿性关节炎等引起。临床表现主要为髋部疼痛，可放射至腹股沟、大腿内侧甚至膝部上方，开始于活动及负重时发生，进而疼痛转为持续性，走路跛行，当病情发展严重时，髋关节屈曲内收，代偿性腰椎前凸，此时可有严重的下背部疼痛，甚至不能行走。检查髋关节局部压痛，活动受限，4字试验阳性。

- 原发性全身性骨关节炎（primary generalized osteoarthritis）：常发生于绝经期妇女，有多数关节累及，常影响指间关节和第1掌指关节，一般均有急性疼痛阶段，有时易与类风湿性关节炎混淆，急性症状缓解后，关节功能保持。

- 弥漫性特发性骨肥大症（diffuse idiopathic skeletal hyperostosis）（图7-78）：多见于老年男性，骨赘大量增生，有时融合一起，临床症状不如X线表现严重，

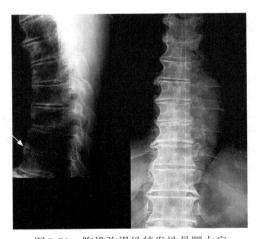

图7-78　胸椎弥漫性特发性骨肥大症

注：胸椎侧位X线检查提示椎体前方骨桥形成，椎间隙高度保留，正位显示骨桥主要位于右侧

患者诉述轻度疼痛和关节强硬感，但能保持较好活动。X线诊断有三项标准：连续四个椎体前侧部位钙化或骨化，无严重的椎间盘病变，椎体边缘硬化，有时可见脊柱外钙化，尤其是鹰嘴突及跟骨部位可见大的骨刺。

4.辅助检查

■ 本病患者血尿常规检查和红细胞沉降率、黏蛋白、类风湿因子等均在正常范围。滑膜液检查色泽、透明度及黏蛋白凝块试验正常，白细胞计数为（200~2000）×10^6/L，镜检无细菌或结晶，但可见到软骨碎片和纤维，从碎片的数目可粗略估计软骨退化程度。

■ X线平片一般有典型表现，主要为关节间隙狭窄，软骨下骨质硬化，边缘唇样变及骨赘形成，关节周围骨内囊状改变等（图7-79）。在脊柱除上述改变外，如髓核突出至上下椎体内形成软骨下结节，即所谓许莫结节（Schmorl nodes），有时需与脊椎占位性病变鉴别。CT和MRI检查能清晰显示关节病变、椎间盘突出、后纵韧

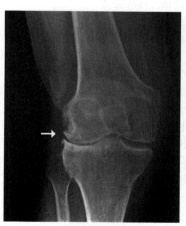

图7-79 右膝骨关节炎X线检查

注：前后位平片显示膝关节骨赘，外侧关节间隙狭窄，软骨下骨硬化

带增厚钙化等，对骨关节炎有诊断意义。

5.鉴别诊断

- 风湿性关节炎：本病尤易与类风湿关节炎起病时相混淆，下列各点可资鉴别：①起病一般急骤，有咽痛、发热和白细胞计数增多；②以四肢大关节受累多见，为游走性关节肿痛，关节症状消失后无永久性损害；③常同时发生心脏炎；④血清抗链球菌溶血素O、抗链球菌激酶及抗透明质酸酶均为阳性，而RF阴性；⑤水杨酸制剂疗效常迅速而显著。

- 类风湿关节炎：中老年患者当骨关节炎累及手关节时，常常需要与类风湿关节炎鉴别。通常骨关节炎常累及远端指间关节，有典型的Heberden结节，拇指掌指关节常受累。典型的类风湿关节炎累及掌指关节及近端指间关节，典型的质硬结节少见，局部红肿较骨关节炎明显。详细鉴别见类风湿关节炎章节。

- 银屑病性关节炎：可影响远端指间关节、膝关节。通常在手部仅累及单个手指，合并皮肤脱屑，指甲表现为典型的顶针样改变。

- 结核性关节炎：限于单关节或少数关节时应与本病鉴别。结核性关节炎可伴有其他部位结核病变，如脊椎结核常有椎旁脓肿，两个以上关节同时发病者较少见。X线检查早期不易区别，若有骨质局限性破坏或有椎旁脓肿阴影，有助诊断。关节腔渗液做结核菌培养常阳性。抗结核治疗有效。

- 运动损伤：中老年患者早期骨关节炎可合并膝关节半月板损伤、髋臼盂唇损伤。患者通常有一定外伤病史，影像学检查缺乏典型的关节间隙狭窄及骨赘形成。进一步需行磁共振检查以鉴别。

- 其他：结缔组织疾病（系统性红斑狼、硬皮病皮肌炎等）。

6.治疗

- 骨关节炎是骨关节生理性退化的表现，尚无逆转或终止该病进展的药物。治疗的目的是减轻疼痛，缓解症状，阻止和延缓疾病的发展，保护关节功能，以防残疾。采用综合治疗，包括患者教育，药物治疗，理疗及外科手术治疗。

7.保守治疗

■ 患者教育：自我行为疗法（减少不合理的运动，适量活动，避免不良姿势，避免长时间跑、跳、蹲，减少或避免爬楼梯），减肥，有氧锻炼（如游泳、自行车等），关节功能训练（如膝关节在非负重位下屈伸活动，以保持关节最大活动度），肌力训练（如髋关节OA应注意外展肌群的训练）等。

■ 物理治疗：主要增加局部血液循环、减轻炎症反应，包括热疗、水疗、超声波、针灸、按摩、牵引、经皮神经电刺激（TENS）等。

■ 行动支持：主要减少受累关节负重，可采用手杖、拐杖、助行器等。

■ 改变负重力线：根据OA所伴发的内翻或外翻畸形情况，采用相应的矫形支具或矫形鞋，以平衡各关节面的负荷。

■ 太极拳：太极拳是一种多元化的中式传统身心锻炼方式，其将缓慢而柔美的动作与冥想放松技术结合在一起；根据最新的文献，太极拳可减轻疼痛并改善身体机能，其疗效可能类似于门诊理疗后进行家庭锻炼计划。

8.药物治疗

■ 药物治疗

➢ 改善症状的药物：首选对乙酰氨基酚，该药物有镇痛作用，但抗炎作用弱。非甾体抗炎药（non-steroid antinflaammatorytrugs，NSAIDs）有抗炎镇痛的特点，用药后可减轻关节疼痛，改善关节活动度。

➢ 糖皮质激素：不宜全身用药，仅在对其他治疗无效，关节有急性炎症发作表现或有关节周围滑膜炎，可给予关节腔内或病变部位局部注射。糖皮质激素注射目前的有效性主要限于膝关节和髋关节，对于其余关节的有效性，尚未完全确立。同时糖皮质激素不宜反复使用，同一部位两次注射间隔时间至少在3个月以上。对于准备接受关节置换手术治疗的骨关节炎患者，通常认为术后4周应停止关节腔注射。

> 使用软骨保护剂：如氨基葡萄糖和软骨素，其在治疗骨关节炎方面的运用一直备受争议，并且尚不确定这些广泛使用的治疗手段的益处；最新的AAOS指南也不推荐对骨关节炎患者使用氨基葡萄糖和软骨素。由于这些药物使用时风险相对低。对于想要尝试这些药物的患者，我们不反对其应用，若用药6个月后仍无明显获益的患者应停药。

> 透明质酸关节注射：向关节腔内注射大分子量的透明质酸（hyaluronicacid，HA）溶液，减轻滑膜炎症、软骨破坏，改善关节功能，理论上阻断局部病变的恶性循环。该治疗方法虽被广泛采用，但最新的AAOS指南不作为骨关节炎保守治疗的推荐。

■ 关节镜下治疗：根据病情采用关节镜下关节冲洗、关节腔清理。尤其适合于合并游离体、关节交锁症状的患者。对合并的半月板损伤、交叉韧带损伤同时进行处理。关节镜下也可进行骨软骨移植、干细胞移植治疗骨关节炎，但有待进一步的研究明确其疗效。关节镜手术对治疗膝关节晚期OA没有用。对于髋关节，关节镜手术可修复髋臼唇撕裂或用于处理股骨髋臼撞击综合征（FAI），可延迟髋关节OA的发病或防止髋关节OA的进展。

■ 截骨术：对于主要存在单间室病变的较年轻、更具活动性的患者，用于膝内翻的胫骨高位截骨术和用于膝外翻的股骨远端截骨术可以改善力线，缓解症状。对于存在髋关节发育不良、髋部撞击和不伴进展期退行性疾病的特定病例，通过髋关节周围截骨术可改善患者症状。

■ 关节置换术：关节置换术是终末期骨关节炎的最常见

根治性手术操作。对于严重的髋关节或膝关节骨关节炎患者，全关节置换术能显著缓解疼痛并改善关节功能（图7-80）。10年随访时假体存活率在90%以上。

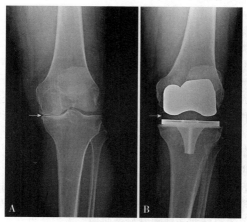

图7-80　左膝骨关节炎接受人工全膝关节表面置换术
A.术前膝关节正位；B.关节置换术后

（边焱焱）

类风湿关节炎

1.概述

■ 类风湿关节炎（rheumatoid arthritis，RA）是一种病因不明的对称性、炎性外周多关节炎。通常会导致因肌腱和韧带拉伸引起的关节畸形以及因软骨和骨侵蚀造成的关节破坏。如果未经治疗或治疗无效，炎症反应和关节破坏将会导致生理功能丧失、无法进行日常生活和继续工作。

2.临床表现

■ RA最常表现为逐渐起病的多关节疾病，但是一些患者表现为间歇性或游走性关节受累或单关节疾病。这些患者也可能出现全身症状；在多达1/3的患者中，多关节炎急性起病伴随着显著肌痛、乏力、低热、体重下降和抑郁。较少情况下也可能出现关节外表现，如结节或表层巩膜炎。

■ RA的关节症状主要表现为疼痛、僵硬（特别是晨僵）和多关节肿胀。通常情况下，掌指（metacarpophalangeal，MCP）关节和近端指间（proximal interphalangeal，PIP）关节、拇指的指间关节、腕关节和足趾的跖趾（metatarsophalangeal，MTP）关节，是疾病早期发生关节炎的部位。其他上下肢滑膜关节，如肘关节、肩关节、踝关节及膝关节也经常受累。

■ 晨僵是活动性RA患者的常见特征；临床表现为"起床时或维持一个姿势太久后，只能缓慢活动关节或难以活动关节，累及身体两侧且随着活动而好转"。虽然几乎所有炎症性关节病都会出现晨僵或任何长时间不活动后的僵硬，仅有类风湿关节炎可表现为严重的持续1小时以上的晨僵。

■ RA单关节炎通常累及大关节，如腕关节、膝关节、肩关节、髋关节或踝关节。患者可能存在关节外伤史。

单关节炎和多关节炎之间的间隔可能从数日至数周。发展为多关节炎之前，这类患者的治疗方式与任何单关节炎患者的治疗方式相同。

■ RA侵犯中轴骨，通常以颈椎受累相对常见，尤其是在病程较长时，与之相比，胸腰椎或骶髂关节受累非常罕见。颈部疼痛和僵硬症状是最典型的表现，但累及颈椎关节的病变具有重要的临床意义，因为病程较长的疾病可能导致颈椎不稳定并引起半脱位相关症状，如颈部疼痛、僵硬和神经根痛。如果半脱位导致脊髓压迫症，则可能出现锥体束征。

■ 关节外症状可能先于多关节炎数月出现；包括贫血、广泛疼痛、僵硬、双侧腕管综合征的症状、体重下降、皮下（"类风湿"）结节、胸膜心包炎、抑郁和乏力（最后类似于慢性疲劳综合征）。也可能合并干燥综合征、血管炎等症状。

3.体格检查

■ 类风湿炎症的关键特征为受累关节的疼痛和肿胀，提示疼痛性炎症。发热和发红不是RA的主要特征，但是仔细检查时常通常发现受累关节较热。

■ 晚期出现关节畸形，典型畸形有尺骨偏斜或尺侧偏移天鹅颈（图7-81，图7-82）或手指钮花畸形。类风湿血

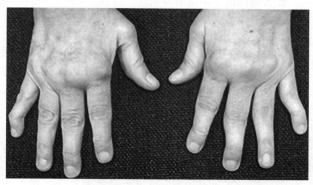

图7-81　类风湿关节手指畸形，左手中指、小指典型天鹅颈样畸形

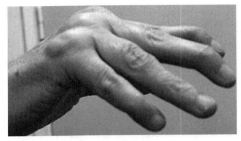

图7-82　类风湿关节炎掌指关节肿胀，天鹅颈样畸形

　　管炎患者的指甲和指尖可能显示出手指梗死的证据。肘关节可表现为固定的屈曲畸形。膝关节可能合并腘窝（baker）囊肿。足踝部畸形，可能出现足趾侧向偏移和跖骨头足底半脱位，进而造成跖趾关节脱位。

4.辅助检查

- 常规检查：血红蛋白减少，白细胞正常或降低，淋巴细胞计数增加，ESR加快，CRP增高。
- 自身抗体：类风湿因子（RF）阳性率约70%～80%。抗瓜氨酸化蛋白抗体（CCP）通常阳性率70%～80%。
- 免疫球蛋白：IgG、IgA、IgM增高。
- 关节液检查：混浊、黏稠度降低、黏蛋白凝固力差、糖含量降低、细菌培养阴性。受累关节的滑膜液检查通常显示为炎症性积液，白细胞计数通常为（1500～25000）$\times 10^6$/L，其特征为以多形核细胞为主。
- X线表现：早期，周围软组织肿胀，关节间隙增宽，关节周围骨质疏松（图7-83）；中期，关节周围骨质疏松明显，关节面边缘模糊不清，关节间隙逐渐变窄，软骨下骨因骨质疏松及血管翳侵蚀，出现穿凿样改变；晚期，关节间隙消失，关节呈骨性强直。

5.诊断

- 常用的诊断标准如下
  - 晨起时关节僵硬至少1小时（≥6周）。
  - 3个或3个以上关节肿胀（≥6周）。
  - 腕、掌指关节或近侧之间关节肿胀（≥6周）。

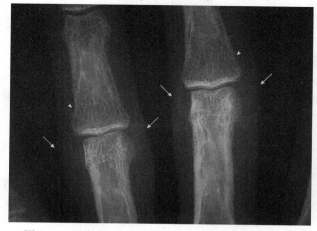

图7-83　早期类风湿X线检查提示近端指间关节软组织肿胀及关节面下骨质疏松

> 对称性关节肿胀（≥6周）。
> 皮下结节。
> 手、腕关节X线有明确的骨质疏松或骨质侵蚀。
> RF阳性（滴＞1：32）。确诊本病需具备4条或4条以上标准。

■ 以下是根据2010美国风湿病学会/欧洲抗风湿病联盟（ACR/EULAR）的诊断标准。

> 存在至少1个关节的滑膜炎，没有能更好解释滑膜炎的其他诊断。

> 并且4个部分的评分所得的总分不低于6分（总分10分）。

　◇ a.受累关节数和受累部位

　　✓ 2～10个大关节（包括肩、肘、髋、膝和踝关节）＝1分。

　　✓ 1～3个小关节（包括掌指关节、近端指间关节、第2～5跖趾关节、拇指间关节和腕关节）＝2分。

　　✓ 4～10个小关节＝3分。

    ✓ 大于10个关节（至少包括1个小关节）=5分。

  ◇ b.血清学异常（类风湿因子或抗瓜氨酸肽/蛋白抗体）

    ✓ 低滴度阳性（高于正常值上限）=2分。

    ✓ 高滴度阳性（高于正常值上限的3倍）=3分。

    ✓ 急性时相反应物（红细胞沉降率或C反应蛋白）高于正常值上限=1分。

    ✓ 症状持续至少6周=1分。

  ◇ c.除了符合上述诊断标准（最适合新近发病的患者）的患者，以下患者也可诊断为RA。

    ✓ 具有RA典型特征的侵蚀性疾病并有既往符合上述标准的病史的患者。

    ✓ 疾病长期存在的患者，包括疾病不活跃（经过治疗或未经治疗）。

6.鉴别诊断

■ 类风湿干戒烟鉴别诊断包括骨关节炎、系统性风湿病，如SLE、干燥综合征、皮肌炎或重叠综合征；复发性风湿症、反应性关节炎、纤维肌痛、莱姆关节炎、银屑病关节炎、风湿性多肌痛、痛风性关节炎。

7.治疗

■ 类风湿关节炎的治疗包括非药物治疗、药物治疗及手术治疗。

  ➤ 非药物治疗包括：患者教育、咨询、物理治疗、营养咨询以及抗骨质疏松治疗。

  ➤ 药物治疗

    ◇ 迅速起效的抗炎药物，包括NSAID及全身性和关节内给予糖皮质激素。

    ◇ 改善病情的抗风湿药（DMARD），包括非生物性（传统小分子或合成性）和生物性DMARD，及口服给药的小分子激酶抑制剂，这些药物都可能减少或预防关节损伤及维持关节的完整性和功能。

    ◇ 最常用的非生物性（或传统合成性）DMARD包括羟氯喹、柳氮磺胺吡啶、甲氨蝶呤和来氟米特。

    ◇ 生物性DMARD往往以细胞因子或其受体为靶

点，或针对其他细胞表面分子。这些包括抗细胞因子治疗，如TNF-α抑制剂，白细胞介素（interleukin，IL）-1受体阻断剂以及IL-6受体阻断剂。抗TNF单药治疗与单独使用甲氨蝶呤治疗的有效性相似；而与抗TNF单药治疗或单独使用甲氨蝶呤治疗相比，抗TNF药物联合甲氨蝶呤的治疗能更多地降低疾病活动度且在更大程度上减缓疾病在影像学上的进展。

◇ 根据作用机制，生物性DMARD下调或抑制体内细胞因子的作用机制包括：可溶性受体阻断剂，对细胞因子或其受体的mAb，细胞表面受体阻断蛋白。

◇ 临床常使用的典型的可溶性受体阻断剂为依那西普，可与TNF因子结合，从而抑制TNF因子与细胞表面受体相互作用。依那西普针对许多类型的炎症性关节炎和其他疾病（包括RA、银屑病关节炎和强直性脊柱炎）的治疗有效。其用法为：皮下注射，1周1次或2次。

◇ 常见的单克隆抗体包括英夫利西单抗和阿达木单抗，它们不仅能中合血清中处于游离状态的靶因子，并且当其结合到细胞表面时也会进行中合。英夫利西单抗是一种靶向拮抗TNF的嵌合型mAb，既使用了鼠类组分，也使用了人类组分。一旦达到稳态，则通过静脉输注英夫利西单抗，约每6周1次。阿达木单抗是一种重组全人源化mAb，其通过皮下给药而不是静脉输注。推荐的给药时间间隔为每2周1次。由于阿达木单抗具有人源化结构，所以其抗药物抗体形成的风险更低。

◇ 细胞表面受体阻断剂是无生物学活性的蛋白质，这类蛋白质可与细胞因子竞争性地结合细胞因子膜受体。在风湿性疾病中的一个细胞表面受体阻断剂实例为阿那白滞素，一种IL-1受体的重组阻断剂。IL-1受体阻断剂，对RA和大多数其他类型的炎症性关节炎的影响较小，但它们在自身炎症性疾病的治疗中发挥着至关重要的作用，IL-1抑制也在一些急性痛风性关节炎患者的治疗中起作用。阿那白滞素已被批准用于RA的治疗，但对于大多数患者，它的效价明显低于TNF抑制剂，不推荐阿那白滞素与TNF抑制剂联用的方案。

➢ 手术治疗

❖ 当药物治疗无法控制一个或多个具体的RA关节时，应考虑外科重建手术，具体取决于受累关节的情况。主要的手术适应证是顽固性关节疼痛（活动时或休息时），并且关节功能下降的程度患者难以接受。疼痛或功能下降由关节破坏引起。在任何非手术方法治疗无效时方可考虑关节成形术。常见的手术方法包括：

  ✓ 腱鞘切除术：用以切除发炎的腱鞘或修复近期断裂的肌腱（如手肌腱）。

  ✓ 关节镜下或开放式滑膜切除术：用以切除发炎的滑膜来减轻疼痛、暂时防止软骨破坏，或去除影响正常关节（任何大关节）活动度的关节碎片。目前推荐对于急性期、滑膜炎症重的患者，考虑关节镜下手术治疗。

  ✓ 截骨术：用以重新对齐负重骨，纠正膝外翻或膝内翻畸形。

  ✓ 关节融合术：用以稳定被破坏后难以替换的关节（如踝、腕、拇指和颈椎），对于类风湿合并颈椎畸形，颈椎脱位的患者，在减压的同时进行固定融合，缓解脊髓受压。

  ✓ 软组织松解术：用以矫正关节周围的重度挛缩以及由此引起的关节活动度明显丧失。对于畸形严重的患者，在软组织松解同时配合外固定架进行辅助矫形。

  ✓ 小关节移植成形术（如掌指关节）：用于减轻疼痛并改善手部功能，跖骨头切除成形术，用以缓解严重的前足痛并改善步态。

✓ 关节置换术：用于终末期类风湿关节疾病的治疗，可有效缓解疼痛，改善关节功能。常见的部位包括：肩、肘、髋、膝。

强直性脊柱炎

1.概述

■ 强直性脊柱炎（ankylosing spondylitis，AS）是一种慢性炎症性疾病。表现为背部疼痛和进展性脊柱僵直，以骶髂关节和脊柱附着点炎症为主要病变的疾病。

■ 它属于中轴性脊柱关节炎（spondyloarthritis，SpA）家族。该家族的两大成员是AS和放射学阴性中轴性脊柱关节炎（non-radiographic axial spondyloarthritis，nr-axSpA）。这两者的不同之处在于，在AS患者的X线平片上观察到了骶髂关节的显著改变，而在nr-axSpA患者中并未观察到。AS一般累及年轻成人，发病高峰期为20～30岁。尽管该疾病通常被视为一种脊柱疾病，但高达50%的患者发生外周关节的短暂性急性关节炎。此外，眼、肺、心脏和肾脏等其他器官也可受累。

2.病因

■ 强直性脊柱炎属于血清阴性的结缔组织病，病因不清，但与HLA-B27相关，AS患者中HLA-B27阳性率达88%～96%。

3.病理

■ 基本病理为原发性、慢性、血管翳破坏性炎症，韧带骨化属于继发性修复过程。病变一般自骶髂关节开始，缓慢沿着脊柱向上伸延，累及椎间小关节的滑膜和关节囊，以及脊椎周围的软组织，至晚期可使整个脊柱周围的软组织钙化、骨化，导致严重的驼背。病变也可同时向下蔓延，累及双侧髋关节，少数累及膝关节。

4.临床表现

■ 好发人群，16～30岁青壮年，男性占90%，有明显家族史。

- 下腰痛伴晨僵，早期表现为下腰痛或骶髂部疼痛，常伴晨僵，活动后减轻。
- 脊柱强直随着病变逐渐向上发展，整个脊柱自下向上强直，呈驼背畸形。可能因外伤后出现脊柱骨折，假关节形成，临床表现为腰背部疼痛。
- 胸廓扩张受限，病变累及胸椎和肋椎关节时，胸廓扩张受限，肺活量减少，可有束带状胸痛。
- 颈椎活动受限，病变累及颈椎时，可有颈椎活动受限。
- 髋关节强直，髋关节可能强直于外旋位、伸直位或屈曲位。

5.体格检查

- AS的体格检查应着重关注3个部位：中轴关节（包括髋关节）、外周关节和附着点。
- 颈椎——AS可能导致胸椎和颈椎的前屈。通过枕墙距反应颈椎前屈畸形的程度（图7-84）。
- 胸椎——可通过胸部扩张的程度来衡量肋椎关节的活动度。在剑突水平测量胸部扩张程度。测量胸部扩

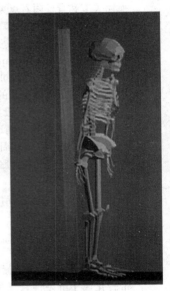

图7-84　枕墙距测量方法

张度时，指示患者将其手臂抬高超过头部，并且最大用力呼气，紧接着最大用力吸气。正常的胸部扩张通常大于2cm。

- 腰椎——通过Schober试验在矢状面检查腰椎活动度（图7-85），而通过脊柱侧弯的程度来检查冠状面腰椎活动度。

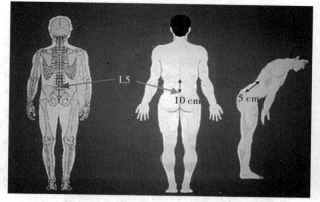

图7-85　Schober试验检查腰椎活动度

注：站立位L$_5$棘突及近端10cm处的两点距离，在最大屈曲位置下，应超过15cm。若＜15cm，提示腰椎活动受限

■ 骶髂关节压痛——骶髂关节区域或臀部区域疼痛的患者直接按压骶髂关节处时可能会引出压痛。

■ 髋关节——当患者出现步态异常时，应怀疑髋关节受累。可通过检查髋关节屈曲、内外旋转是否受限，或当这些关节运动到极值时是否有疼痛以证实髋关节是否受累。

6.辅助检查（表7-2）

表7-2　辅助检查

普通指标	血小板升高，ESR增快、CRP增高、贫血
类风湿因子	一般为阴性
HLA-B27	阳性率达88%～96%，对诊断本病起一定辅助作用
X线表现	早期：骶髂关节骨质疏松，关节边缘虫蚀状改变，关节间隙不规则增宽，软骨下骨硬化 中期：关节面模糊，关节间隙逐渐变窄，直至双侧骶髂关节完全融合 晚期：竹节样脊柱，椎间小关节融合、椎间盘骨化、脊柱前后纵韧带骨化、髋关节强直

7.诊断标准

- **纽约修订标准（1984）**：①下腰背痛至少持续3个月，疼痛随活动改善，但休息不减轻；②腰椎在前后和侧屈方向活动受限；③胸廓扩展范围小于同年龄和性别的正常值；④双侧骶髂关节炎Ⅱ~Ⅳ级，或单侧骶髂关节炎Ⅲ~Ⅳ级。如果患者具备条件④，并分别附加①~③条中的任何1条，即可确诊为强直性脊柱炎。

- **欧洲标准**：炎性脊柱痛或非对称性以下肢关节为主的滑膜炎，并附加以下项目中的任何一项：①阳性家族史；②银屑病；③炎性肠病；④关节炎前1个月内的尿道炎、宫颈炎或急性腹泻；⑤双侧臀部交替疼痛；⑥肌腱末端病；⑦骶髂关节炎。

8.治疗

- AS患者治疗的主要目标是通过以下方面最大限度地提高与健康相关的长期生活质量，治疗目标包括：①缓解症状：消除诸如疼痛、僵直、乏力等症状，或将其降至尽可能低的水平；②维持功能：维持最大可能的功能能力；③预防脊柱疾病并发症：防止出现屈曲挛缩，尤其是背侧脊柱后凸；最小化脊柱外和关节外的表现和共病：最大程度地减少葡萄膜炎和主动脉瓣关闭不全等AS相关疾病的影响。

- AS的治疗包括非药物治疗、药物治疗及手术治疗。

  ➤ 非药物治疗：在AS的治疗中，患者教育、锻炼和药物治疗都是非常重要的。应推荐每位吸烟患者戒烟。锻炼包括姿势训练、伸展运动、娱乐活动以及可能的水疗。此外，可尝试使用局部热敷或冷敷等疼痛缓解措施。AS患者至少应参与一项无人监督的家庭锻炼计划。

  ➤ 药物治疗：药物治疗包括以下一种或多种药物：非甾体类抗炎药（nonsteroidal antiinflammatory drug，NSAID）、镇痛药、柳氮磺胺吡啶（sulfasalazine，SSZ）以及抗TNF制剂。糖皮质激素全身用药的作用有限，但其关节内注射可能对部分患者有益。

◇ 非甾体类抗炎药：对所有症状性AS患者，除非具有禁忌证，否则都应将NSAID作为治疗的一线药物。对于许多患者而言，NSAID是唯一需要的药物。70%～80%使用NSAID的AS患者报告包括背部疼痛和僵直等症状的大幅缓解。该比例明显高于在机械性腰痛中观察到的缓解比例（15%）。使用NSAID也能减轻外周关节疼痛。使用NSAID治疗AS时通常需要以最大剂量给药，应定期以维持剂量给药至少持续4周。

◇ TNF-α拮抗剂：包括依那西普、阿达木单抗、英夫利西单抗、塞妥珠单抗和戈利木单抗。TNF-α拮抗剂在试验的第12周，使用抗TNF药物治疗的患者达到50%改善的可能性是安慰剂治疗组的3.6倍。大约80%的AS患者对其中一种药物的治疗有反应，而大约有半数的患者在综合评估指标中获得至少50%的改善。

◇ DMARD：包括柳氮磺吡啶（SSZ）、甲氨蝶呤、来氟米特。SSZ是常使用的治疗AS的药物，SSZ治疗外周关节炎要比治疗中轴性疾病更有效。SSZ的常用剂量为第1周内1日1片（1片为500mg），此后每周的日剂量增加1片，直至每日总剂量达到4～6片，1日分2次服用。若采用最大剂量进行4～6个月的试验治疗后，病情仍未改善，建议停止给予SSZ治疗。而甲氨蝶呤、来氟米特对AS的治疗疗效均有限。

◇ 糖皮质激素：高剂量泼尼松龙对于AS的极短期的治疗可能有一定益处，但我们建议不对AS患者进行长期的糖皮质激素全身用药治疗。对于主诉骶髂关节明显疼痛且对全身性药物治疗无反应的患者，向骶髂关节内注射入长效糖皮质激素可能是有益的。

➤ 手术治疗

◇ 手术治疗主要用于AS疾病后期，出现关节畸形的患者。髋关节置换适合于髋关节受累，关节强直，出现强烈、持续性疼痛，或使活动度与生活质量严重受限的AS患者。脊柱手术适合于出现脊柱侧后凸畸形，或者AS合并脊柱骨折，假关节形成的患者。由于此类患者的胸廓活动度降低，并且颈椎强直，导致麻醉插管困难以及呼吸管理困难。同时对于拟接受手术治疗的患者，建议术前4周停用生物制剂。

（边焱焱）

◎ 骨和关节化脓性炎症

化脓性骨髓炎

- 由化脓性细菌引起的骨膜、骨密质、骨松质及骨髓组织的炎症性病变称之为化脓性骨髓炎。溶血性金黄色葡萄糖球菌是最常见的致病菌，乙型链球菌占第二位。其发病原因主要为血源性感染、创伤后感染、邻近感染灶感染，儿童多见，以胫骨上段和股骨下段最多见，其次为肱骨、髂骨、脊柱与其他四肢骨。

（一）急性化脓性骨髓炎

1.临床表现

- 全身症状：起病急骤，有寒战、高热、呕吐等脓毒症发作表现，重者可呈昏迷及感染性休克表现。
- 局部表现：红、肿、热、痛明显，局部剧痛、皮温增高、患肢呈强迫体位，当脓肿穿破骨皮质后骨内压降低，疼痛减轻，局部红、肿、热、痛等表现更加明显。
- 急性骨髓炎的自然病程可以维持3～4周，脓肿穿破后疼痛即刻缓解，体温逐渐下降，脓肿穿破后形成瘘道，病变转入慢性阶段。

2.体格检查

- 局部压痛：早期可不明显，脓肿进入骨膜下，形成软组织深部脓肿，压痛加重。
- 主动及被动活动肢体时疼痛加重，常引起患儿啼哭。

3.辅助检查

- 血液检查：白细胞总数和中性粒细胞比例增高，红细胞沉降率、C反应蛋白增高，应用抗生素前可进行血培养。在寒战高热时抽血培养或初诊时每隔2小时抽血培养1次，共3次，可以提高血培养的阳性率。
- 局部分层穿刺：早期诊断具有重要价值，应在肿胀及压痛最明显处进行穿刺，边抽吸边深入，不要一次传入骨内，以免将软组织脓肿细菌带入骨内，抽出浑浊液体或血性液体可以涂片检查与细菌培养，涂片中发现脓细胞和细菌及可明确诊断。

- X线检查：早期可无异常，发病7～14天后显示骨破坏，2周后出现虫蛀样骨破坏，出现骨包壳则为慢性炎症改变。
- CT：可以提前发现骨膜下脓肿，对极小的骨脓肿难以显示，有助于诊断及定位。
- MRI：可以发现局限于骨内的炎症病灶，观察到病灶的范围、病灶内炎症水肿的程度和有无脓肿形成，有早期诊断价值，高特异性及敏感性。
- 核素扫描：敏感性高，特异性差。

4.诊断要点

- 病史：血源性感染病史。
- 全身症状：寒战、高热等全身中毒症状，急骤的高热与毒血症表现。
- 查体：长骨干骺端疼痛剧烈而不愿意做肢体活动，患肢剧痛，局部深压痛，不敢活动，被动活动肢体时疼痛加重，该部位有一个明显的压痛区。
- 白细胞计数增多、红细胞沉降率、C反应蛋白升高。
- X线、CT、MRI显示骨破坏，MRI检查具有早期诊断价值。

5.鉴别诊断

- 主要需考虑排除以下疾病（表7-3）。

表7-3 需考虑排除的疾病

内　科	外　科
蜂窝织炎	尤因肉瘤
化脓性关节炎	

- 常见鉴别诊断要点（表7-4）。

表7-4　鉴别诊断要点

	查　体	辅助检查
蜂窝织炎	全身症状轻，有波动感，无深压痛	X线、CT、MRI
化脓性关节炎	见576页	
尤因肉瘤	皮肤表面有曲张的血管，可以摸到肿块，部分不典型变，病例难以鉴别	病理检查、CT、MRI

必要时请相关科室会诊！

6.治疗原则

- 原则上力争在急性期获得治愈，避免转为慢性感染。
- 全身支持疗法：提高机体免疫力，保持体内水电解质的平衡，对症治疗。
- 合理使用抗生素：在发病5天内使用可以控制炎症，获得细菌培养及药敏结果后调整使用敏感抗生素。抗生素使用3周，直至局部症状及实验室检查正常，X线片全身及局部症状均消失，这是最好的结果说明骨脓肿形成以前炎症已得到控制。
- 患肢制动：防止病理性骨折及关节挛缩。
- 手术治疗：目的是引流脓肿、减少毒血症症状、阻止急性血源性骨髓炎转化为慢性骨髓炎，最好在抗生素治疗后48～72小时仍不能控制局部症状时进行手术，手术方式有钻孔引流、开窗减压。早期行骨开窗减压术，窗内灌洗，维持2周，视情况拔出引流管。

（二）慢性化脓性骨髓炎

1.概述

- 急性化脓性骨髓炎转为慢性化脓性骨髓炎的原因有急性感染期未能彻底控制，反复发作演变成慢性骨髓炎，低毒性细菌感染，在发病时即表现为慢性骨髓炎。

2.临床表现

- 全身症状一般不明显，急性发作时可有中毒症状。

- 局部表现：可见窦道流脓，甚至排出死骨，局部皮肤增厚变硬，色素沉着。

3.体格检查

- 慢性患者可有肢体畸形、软组织挛缩、关节屈曲畸形。
- 肢体增粗变形，皮肤菲薄色泽暗淡，有多处瘢痕，稍有破损，即可引起经久不愈的溃疡或有瘘道长期不愈合，窦道内肉芽组织突起，脓流出，臭味脓液。
- 因肌肉的纤维化可以产生关节挛缩。
- 急性感染发作表现为有疼痛，表面皮肤急性炎症表现，体温可升高1～2℃，原已闭塞的窦道口开放排出多量脓液，在死骨排出后窦道口自动封闭，炎症逐渐消退，急性发作期约数月至数年1次。

4.辅助检查

- X线检查：证实有无死骨，了解形状、数量、大小和部位以及附近包壳生长情况。骨膜下骨及骨密质增厚，密度增加，骨干形态不规则，可见死骨死腔。X线表现早期有虫蛀样骨破坏与骨质疏松并出现硬化区，骨膜掀起并有新生骨形成，骨膜反应为层状或三角状。在X线片上死骨表现为完全、孤立的骨片，致密没有骨小梁结构，边缘不规则周围有腔隙。

5.诊断要点

- 局部表现：可见窦道流脓，甚至排出死骨，局部皮肤增厚变硬，色素沉着。
- X线检查：骨膜下骨及骨密质增厚，密度增加，骨干形态不规则，可见死骨死腔。

6.鉴别诊断

- 主要需考虑排除以下疾病：急性血源性骨髓炎、关节结核。
- 常见鉴别诊断要点（表7-5）。

表7-5　常见鉴别诊断要点

	查　体	辅助检查
关节结核	脊柱结核多呈放射性疼痛，僵直，畸形，或出现脊柱压迫征。局部压痛或叩击痛，拾物试验阳性有诊断意义。髋、膝关节结核可见跛行，间歇性腿痛或关节肿胀，活动受限	CT、MRI
必要时请相关科室会诊！		

7.治疗原则

- 治疗原则：清除死骨、消灭死腔、切除窦道、根治感染以手术治疗为主。
- 手术指征：急性发作、有大块死骨但包壳形成不充分。
- 急性发作时不宜做病灶清除术，经验抗生素治疗为主，积脓应切开引流，大块死骨形成，而包壳尚未充分形成者，过早去除死骨会形成大面积骨缺损，待包块生成后再进行手术。
- 手术要点：彻底引流，术后患肢制动，术后全身使用抗生素。最好在术前2日即开始使用抗生素，手术需要解决清除病灶、消灭死腔、闭合创面的问题。

参 考 文 献

- 临床诊疗指南：外科学分册.

化脓性关节炎

1.概述

- 化脓性细菌引起的关节内感染称之为化脓性关节炎。儿童多见，髋、膝关节多发，成人以创伤后感染多见。细菌进入关节内的途径有血源性传播，邻近关节附近的化脓性病灶直接蔓延至关节腔内，开放性损伤导致感染，医源性损伤导致感染等。

2.临床表现

- 原发化脓性病灶可有相应表现，可轻可重，甚至全无，一般有外伤诱发病史。
- 全身症状：起病急、寒战、高热等中毒症状明显，甚至出现感染性休克。
- 局部表现：受累关节剧烈疼痛，呈屈曲位，局部肿胀、压痛、皮温升高。髋关节可因部位深在难以触及肿胀、压痛，但活动受限，尤其内旋首先明显。
- 病变关节迅速出现疼痛与功能障碍：浅表的关节，如膝、肘、踝关节局部红、肿、热、痛症状明显，半屈曲位时关节囊容量最大，关节囊可以放松以减少疼痛；深部的关节，如髋关节有厚实的肌肉局部症状不明显，关节往往处于屈曲外旋外展位。

3.体格检查

- 患者因剧烈疼痛，往往拒绝做任何检查。
- 局部压痛、肿胀，膝关节腔内积液在局部最明显时可见髌上囊明显隆起。
- 受累关节剧烈疼痛，呈屈曲位，被动活动肢体时疼痛加重。
- 关节囊内脓液穿透关节囊进入软组织内则表现为蜂窝织炎，深部脓肿穿破皮肤后会成为窦道，此时全身与局部的症状迅速缓解，病变转入慢性阶段。

4.辅助检查

- 血液检查：血培养多数阳性。
- 关节穿刺检查：宜尽早进行。滑液为浆液性（早期）或脓性（后期），白细胞计数总数、中性粒细胞增多，同时做细菌培养及药敏试验。
- X线检查：儿童可见关节间隙增宽，早期关节肿胀积液、间隙增宽，后期间隙变窄，X线虽无法确诊，但可用于鉴别诊断。膝关节侧位片可见明显的髌上囊肿胀。骨质改变的第一个征象为骨质疏松，紧接着因关节软骨破坏而出现关节间隙进行性变窄，软骨下骨破坏使骨面毛糙并有虫蛀样骨质破坏，一旦出现骨质破坏，可产生畸形，关节间隙狭窄甚至有骨小梁通过而形成骨性强直。

- CT、MRI：有助于诊断及鉴别诊断。

5.诊断要点

- 全身症状：起病急，寒战、高热等中毒症状明显。
- 血液检查：血培养多数阳性。
- 关节穿刺检查。
- CT、MRI：可鉴别软组织感染和骨髓炎。

6.鉴别诊断

- 主要需考虑排除以下疾病（表7-6）。

表7-6　需考虑排除的疾病

内科	外科
类风湿关节炎	关节结核

- 常见鉴别诊断要点（表7-7）。

表7-7　常见鉴别诊断要点

	查　体	辅助检查
类风湿性关节炎	晨僵等典型表现	免疫学指标
关节结核	脊柱结核多呈放射性疼痛，僵直，畸形，或出现脊柱压迫征。局部压痛或叩击痛，拾物试验阳性有诊断意义。髋、膝关节结核可见跛行，间歇性腿痛或关节肿胀，活动受限	CT、MRI

必要时请相关科室会诊！

7.治疗原则

- 治疗原则：全身支持疗法，应用抗生素，消除局部感染。早期足量全身使用抗生素，原则同急性血源性骨髓炎。
- 早期治疗是治愈及保留关节功能的关键。
- 全身支持疗法：提高机体免疫力，保持体内水电解质的平衡，对症治疗。

- 合理使用抗生素：获得细菌培养及药敏结果前使用大剂量联合广谱治疗。获得细菌培养及药敏结果后使用敏感抗生素。
- 关节腔内注射抗生素，每天做一次关节穿刺，抽出关节液后注入抗生素，如抽出的液体逐渐变清而局部症状和体征缓解，说明治疗有效可以继续使用，直至关节积液消失、体温正常。
- 局部处理：关节腔穿刺减压、灌洗、关节镜下手术、关节切开、患肢制动。
- 此类关节炎患者行人工全膝关节置换术感染率高，应慎重进行。

（冯　宾）

◎ 脊柱侧凸

1.概述

- 正常人的脊柱从后面看是直的。脊柱侧凸（scoliosis）是指脊柱的一个节段或数个节段偏离中线向侧方弯曲，形成一个弧度。国际脊柱侧凸研究学会（Scoliosis Research Society）提出：应用Cobb法测量站立位正位X线片的脊柱侧方弯曲，大于10°即可诊断为脊柱侧凸。

2.分类

- 非结构性脊柱侧凸（功能性脊柱侧凸）：脊柱及其支持组织无内在的器质性改变，由于某些原因所致的暂时性脊柱侧弯，一旦病因去除，即可恢复正常。一般平卧位侧凸可自行消失，如X线片显示，脊柱多无结构异常。包括姿势不正、癔症、神经根刺激（椎间盘突出、肿瘤）、下肢不等长、髋关节病变以及炎症引起的侧凸。

- 结构性脊柱侧凸（器质性脊柱侧凸）
  - ➤ 根据病因可分为：
    - ◇ 特发性脊柱侧凸：原因不明的脊柱侧凸，最常见，占总数的75%～80%。根据其发病年龄又分为婴儿型（0～3岁）、少儿型（4～10岁）及青少年型（10～18岁）。

    - ◇ 先天性脊柱侧凸：根据脊柱发育障碍分三种类型：①形成障碍，包括半椎体和楔形椎；②分节不良，包括单侧未分节形成骨桥和双侧未分节（阻滞椎）；③混合型：椎体形成障碍合并分节不良。

    - ◇ 神经肌肉型脊柱侧凸：人体的神经-肌肉传导通路的病变所导致，可分为神经源性和肌源性两大类。前者包括：①上神经元病变：大脑痉挛性瘫痪、脊髓小脑变性等；②下神经元病变：脊髓灰质炎后遗症、脊髓性肌萎缩等。后者包括多发性关节挛缩、肌营养不良、肌萎缩性肌强直等。

    - ◇ 神经纤维瘤病合并脊柱侧凸：特点是皮肤有6个

以上牛奶咖啡斑。其侧凸可分为两类：①一类和特发性侧凸相类似；②营养不良型，脊椎骨和肋骨可有发育不良。该类型侧凸往往畸形较重，侵犯节段不多，常呈锐角。由于植骨不易生长，假关节发生率高，往往需要牢固的多点固定的矫正装置。

◇ 间充质病变合并脊柱侧凸：如Manfan综合征及Ehlers-Danlos综合征。

◇ 骨软骨营养不良合并脊柱侧凸：包括弯曲变形的侏儒症（软骨发育不全等）、黏多糖贮积症等。

◇ 代谢性障碍合并脊柱侧凸：如佝偻病、成骨不全、高胱氨酸尿症。

◇ 后天获得性脊柱侧凸：强直性脊柱炎、脊柱骨折、脊柱结核、脊柱外组织挛缩导致的脊柱侧凸，包括脓胸或烧伤后瘢痕所致侧凸等。

3.临床表现

■ 早期畸形多不明显，不容易引起注意，学龄儿童应每年进行脊柱侧凸的筛查，以做到早发现、早治疗。

■ 生长发育期，侧凸畸形发展迅速，可出现双肩不等高，脊柱偏离中线，胸廓不对称、一侧胸部出现皱褶皮纹，骨盆不等高等（图7-86）。

■ 侧凸畸形严重者可出现剃刀背畸形，影响心肺发育，可出现易疲劳、运动后气短、呼吸困难、心悸等，部分患者可有神经系统的相应症状，如下肢麻木、走路不稳、大小便困难等。

4.体格检查

■ 充分暴露，注意皮肤有无色素斑或皮下肿物，背部有无异常毛发及包块。注意畸形外观：脊柱凸向哪一侧，有几个弯曲，侧弯是短弧、锐弧还是长弧，注意腰线是否对称，注意双肩及骨盆是否倾斜，双下肢是否等长、粗细是否相同，步态如何，有无细长指（趾），有无眉弓增宽、高上颚等现象，有无发际低、巩膜或牙异常，注意乳房发育情况，胸廓是否对称，有无漏斗胸、鸡胸、肋骨隆起及手术瘢痕。从C_7

棘突置铅垂线，测量臀部裂缝至垂线的距离，观察躯干是否偏移。

■ 弯腰试验：让患儿脱上衣，双足立于平地上，立正位。双手掌对合，置双手到双膝之间，逐渐弯腰到90°，检查者坐于小孩前方或后方，双目平视，观察患儿双侧背部是否等高，如果发现一侧高，表明存在侧弯伴有椎体旋转畸形所致的隆突（图7-87）。另外需注意检查脊柱和各个关节的活动度。

■ 每一个脊柱侧凸的患者都必须有详细全面的神经系统检查，尤其是严重脊柱侧凸可导致脊髓压迫，可出现躯干、双下肢感觉减退、肌张力增高、肌力下降、反射亢进、病理征阳性。脊髓空洞患者可出现腹壁反射不对称、躯干痛觉减退或感觉分离现象（痛温觉障碍，触觉、压觉及深感觉正常）。合并脊髓脊膜膨出、先天椎体畸形、神经纤维瘤病、脊髓空洞症、脊髓纵裂等病例时尤其需要注意神经系统查体。

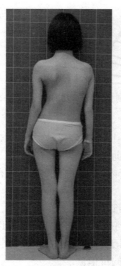 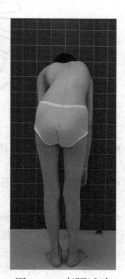

图7-86　脊柱侧凸患者外观　　图7-87　弯腰试验

5.辅助检查

- X线检查：包括站立位全脊柱正侧位像、卧位左右弯曲像及支点弯曲（fulcrum）像、悬吊牵引像等。脊柱侧凸的X线测量，最常用的是Cobb法。首先确定端椎，向侧凸凹侧倾斜的最头端和最尾端椎体，分别称为上端椎和下端椎。上端椎上缘的垂线与下端椎下缘的垂线的交角即为Cobb角，见图7-88。

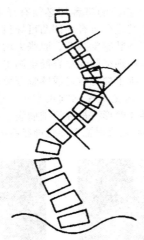

图7-88　Cobb法测量脊柱侧凸的角度

- 全脊柱CT＋三维重建，用于明确椎体结构，对于判断先天椎体畸形非常有帮助。
- 磁共振成像：了解椎管内有无并存的畸形，有无神经压迫。
- 脊髓造影：可以了解椎管内有无并存的畸形，如脊髓纵裂、骨嵴形成、椎管狭窄，结合CT检查可以更清晰显示病变。脊髓造影属于有创性检查，目前临床上逐渐少用，但仍有其独特的价值。
- 超声检查：B超、心脏彩超，了解全身脏器是否存在异常，尤其是心脏结构。

- 肺功能：脊柱侧凸患者的肺总量和肺活量减少，而残气量多正常，肺活量的减少与脊柱侧凸的严重程度相关。有肺功能损害者应行血气检查。
- 电生理检查：了解脊柱侧凸患者是否合并神经、肌肉系统障碍，包括肌电图、神经传导速度测定、诱发电位检查等。

6.诊断
- 根据病史（注意与脊柱畸形有关的一切情况）、症状、查体及影像学检查可明确诊断。

7.治疗
- 治疗方法包括观察、支具和手术。
  - 非手术治疗：包括理疗、体操锻炼、石膏及支具等。石膏和支具是目前公认的有效的保守治疗方法，可减缓侧凸的进展。
  - 手术治疗基本原则：控制畸形发展、重新获得脊柱平衡、尽可能多的矫正畸形、尽可能减少融合范围。手术包括后路、前路手术及前后路联合手术，以后路手术居多。目前多采用三维矫形技术，对脊柱畸形进行矫形内固定＋植骨融合术。特发性脊柱侧凸的手术治疗目前相对规范，有相应的临床分型指导手术入路和融合范围的选择，比较常用的有PUMC分型和Lenke分型。

（王升儒）

◎ 颈椎病

1.概述

- 颈椎病是由椎间盘退变及其引起的继发改变，刺激或压迫与其相邻的脊髓、神经、血管和食管等组织结构而引起的一组症候群。多在中年以上，长期低头伏案工作的人群中发病。

- 近年来颈椎病的发病年龄有年轻化的趋势。可分为五型：①神经根型：以神经根受压并出现神经根支配区感觉及运动功能异常（肩背部及上肢疼痛、麻木、无力等）为主要临床表现；②脊髓型：以脊髓受压并出现脊髓功能障碍（肢体无力、动作不灵活、行走不稳及二便异常等）为主要临床表现；③交感神经型：以颈部交感神经受累，出现交感神经功能紊乱为主要临床表现；④椎动脉型：以椎动脉受压，并由此造成脑基底动脉供血不足为主要临床表现。有时上述两种或两种以上类型的临床表现并存，可被诊断为混合型颈椎病。

2.临床表现

- 典型表现及体征

  ➤ 神经根型：以神经根受压并出现神经根支配区感觉及运动功能异常（肩背部及上肢疼痛、麻木、无力等）为主要临床表现。

    ✧ 临床症状

      ✓ 神经根受压所致症状：①放射性上肢痛；②手臂麻木；③手臂无力。

      ✓ 颈肩部疼痛或不适症状。

    ✧ 体格检查

      ✓ 颈部僵直，活动受限。

      ✓ 颈部肌肉痉挛，受累节段颈椎棘突压痛。

      ✓ 受损神经根支配区分布的感觉减退，手或上肢肌力减弱。

      ✓ 颈椎神经根牵拉试验阳性。

      ✓ Spurling 征阳性。

◇ 辅助检查
- ✓ X线平片：椎间隙狭窄、椎间孔狭窄、椎间关节失稳；椎体后缘或钩椎关节增生；颈椎生理曲度异常。
- ✓ CT或MR：椎间盘突出及神经根受压征象；有时可见硬膜囊受压及异常骨化现象。
- ✓ 临床电生理检查：①肌电图；②体感诱发电位。
- ✓ 排除其他疾病：①周围神经损害；②糖尿病性神经炎；③动脉硬化症。

◇ 诊断要点
- ✓ 放射性上肢疼痛、麻木、无力。
- ✓ 或合并颈肩部疼痛。
- ✓ 查体：颈部疼痛、活动受限，肢体神经分布区域感觉减退，对应肌肉力量下降，神经根牵拉试验、椎间孔挤压试验阳性。
- ✓ 辅助检查：可见钩椎关节和椎间隙变窄，颈椎生理前凸减少，椎间隙变窄，骨质增生等，MRI或CT可见颈椎间盘退变或向外侧突出。

◇ 治疗原则：以保守治疗为主。
- ✓ 非手术疗法：多数病例可获得疗效，常用方法包括：①卧床休息、理疗、牵引；②药物；③颈部支具固定。
- ✓ 手术疗法：指征：①非手术治疗无效者；②出现明显感觉及运动功能障碍者。
- ✓ 手术方式：①椎间盘切除及植骨融合内固定术；②人工椎间盘置换术；③神经根管减压神经根松解术。

➤ 脊髓型：以脊髓压迫引起的锥体束征，上下肢麻木、疼痛、无力、步态不稳为主要临床表现，严重时甚至出现四肢痉挛性瘫痪、大小便障碍。

◇ 临床症状
- ✓ 双下肢无力、步态不稳，可伴上肢麻木、无力及双手不灵活。

✓ 可出现不能站立、生活不能自理。

✓ 大小便障碍甚或失禁。

❖ 体格检查

✓ 锥体束征，下肢及上肢肌张力增高，四肢生理反射亢进。

✓ 感觉平面：出现受累水平以下躯干感觉减退平面。

✓ 病理征阳性：Hoffman征（＋）、Babinski征（＋）、髌、踝阵挛（＋）。

✓ 单侧脊髓受压严重者可表现为Brown-Sequard综合征。

❖ 辅助检查

✓ X线平片：颈椎退变，骨质增生，椎间隙狭窄，颈椎曲度或序列改变。

✓ CT或MRI：CT：颈椎骨质增生、后纵韧带或黄韧带骨化；MRI：椎间盘突出、韧带肥厚、脊髓受压。脊髓受压严重部位有时可见脊髓内信号改变。

✓ 临床电生理检查：①肌电图；②体感诱发电位。

✓ 排除其他疾病：①运动神经元症；②肌萎缩侧索硬化症；③脊髓空洞症。

❖ 治疗原则：手术是主要治疗方法。

✓ 手术方式包括：①前路减压及植骨固定术；②前路减压及人工椎间盘置换术；③后路椎板成形（椎管扩大）术；④后路椎板成形、椎管减压及固定术。

✓ 非手术疗法（同神经根型颈椎病）：用于症状轻微患者，或因各种因素不能耐受手术者。

➢ 交感型神经型

❖ 临床症状

✓ 有时与椎基底动脉供血不足有关。常见症状包括：①头痛；②头晕；③眼部不适或视力异常；④出汗异常；⑤心悸、恶心或呕吐；⑥猝

　　　　倒等。

　　✓ 颈肩部疼痛或不适症状。

　　✓ 睡眠或情绪改变，记忆力减退。

❖ 体格检查：颈部活动常受限，缺乏特异性体征。

❖ 辅助检查

　　✓ X线平片：颈椎退变；颈椎生理曲度改变；椎间关节失稳征象常较明显。

　　✓ CT或MR：可伴有椎间盘突出及硬膜囊受压征象。

　　✓ 其他辅助检查：①MRA可显示椎动脉走行情况；②椎动脉造影；③椎动脉超声检查。

　　✓ 排除其他疾病：①耳源性及眼源性眩晕；②神经官能症及颅内病变；③动脉硬化症。

❖ 治疗原则

　　✓ 非手术治疗：适合于多数患者。常用方法包括：①卧床休息、理疗；②药物；③颈部支具固定；④颈部肌肉锻炼；⑤颈椎管内硬膜外封闭。

　　✓ 手术治疗：指征：①具有明显发作性眩晕或猝倒症状，非手术治疗无效；②颈椎椎间关节显著失稳且有证据表明其与临床症状发作有关。手术方式：以颈椎固定及融合为主要目标。

（翟吉良）

◎ 腰椎间盘突出症

1.概述

- 腰椎间盘突出症（lumbar disc herniation，LDH）是由于腰椎间盘退行性改变或受外伤等原因，纤维环破裂，髓核突出并刺激或压迫神经根、马尾神经所表现的一种综合征，是引起腰腿痛的常见原因。腰椎间盘突出症的发病率占门诊中腰腿痛患者的约1/5。

2.临床表现

- 腰痛和一侧下肢放射痛是该病的主要症状。腰痛常发生于腿痛之前，也可两者同时发生；大多有外伤史，也可无明确之诱因。疼痛具有以下特点。

  ➢ 放射痛沿坐骨神经传导，直达小腿外侧、足背或足趾。如为$L_{3\sim4}$间隙突出，因L_4神经根受压迫，可产生向大腿前方的放射痛。

  ➢ 一切使脑脊液压力增高的动作，如咳嗽、喷嚏和排便等，都可加重腰痛和放射痛。

  ➢ 活动时疼痛加剧，休息后减轻。

3.体格检查

- 脊柱偏斜畸形：脊柱偏斜的方向取决于突出髓核与神经根的关系：如突出位于神经根的腋下，躯干一般向患侧弯，如突出位于神经根的肩上，躯干则向对侧弯。

- 脊柱活动受限：可发生于单侧或双侧，由于腰肌紧张，腰椎生理性前凸消失。脊柱前屈后伸活动受限制，前屈或后伸时可出现向一侧下肢的放射痛。

- 腰部压痛伴放射痛：椎间盘突出部位的患侧棘突旁有局限的压痛点，并伴有向小腿或足部的放射痛。

- 直腿抬高试验及加强试验阳性：应注意两侧对比。

- 神经系统检查：$L_{3\sim4}$突出（L_4神经根受压）时，可有膝反射减退或消失，小腿内侧感觉减退。$L_{4\sim5}$突出（L_5神经根受压）时，小腿前外侧足背感觉减退，拇趾背伸肌力常有减退。L_5S_1间突出（S_1神经根受压）时，小腿外后及足外侧感觉减退，第3、4、5趾肌力减退，跟腱反射减退或消失。神经压迫症状严重者患肢可有肌肉萎缩。严重者可出现较广泛的神经根或马尾神经损害症状，常有小便失控，湿裤尿床，大便秘结，性功能障碍，甚至两下肢部分或大部瘫痪。

4.辅助检查

■ X线检查常有躯干偏斜，有时可见椎间隙变窄，椎体边缘唇状增生。重症患者或不典型的病例，在诊断有困难时，可考虑做脊髓造影、CT扫描和磁共振成像等特殊检查，以明确诊断及突出部位。

5.诊断要点

■ 腰痛伴放射性下肢疼痛、麻木、无力。

■ 严重者甚至出现马尾神经症状。

■ 查体：腰部疼痛、活动受限，肢体神经分布区域感觉减退，对应肌肉力量下降，神经根牵拉试验（直腿抬高试验、股神经牵拉试验）、椎间孔挤压试验阳性。

■ 辅助检查：X线检查常有躯干偏斜，有时可见椎间隙变窄，椎体边缘唇状增生。重症患者或不典型的病例，在诊断有困难时，可考虑做脊髓造影、CT扫描和磁共振成像等特殊检查，以明确诊断及突出部位。

6.鉴别诊断

■ 腰椎小关节紊乱：可有腰痛及向同侧臀部或大腿后的放射痛，易与腰椎间盘突出症相混。该病的放射痛一般不超过膝关节，且不伴有感觉、肌力减退及反射消失等神经根受损之体征。

■ 腰椎管狭窄症：间歇性跛行是最突出的症状。少数患者有根性神经损伤的表现。严重的中央型狭窄可出现大小便失禁，脊髓造影、CT扫描、磁共振成像等特殊检查可进一步确诊。

■ 腰椎结核：早期局限性腰椎结核可刺激邻近的神经根，造成腰痛及下肢放射痛。腰椎结核有结核病的全身反应，腰痛较剧，X线片上可见椎体或椎间隙的破坏。CT扫描对X线片不能显示的椎体早期局限性结核病灶有独特作用。

■ 椎体转移瘤：疼痛加剧，夜间加重，患者体质衰弱，可查到原发肿瘤。X线片可见椎体溶骨性破坏，椎弓根侵犯多见。

- 脊膜瘤及马尾神经瘤：为慢性进行性疾患，无间歇好转或自愈现象，常有大小便失禁。脑脊液蛋白增多，奎氏试验显示梗阻。脊髓造影检查可明确诊断。

7.治疗原则：以保守治疗为主。

- 非手术治疗：严格卧硬板床休息3~6周，辅以理疗和药物及牵引，常可缓解。腰腿痛症状改善或消失后，需要逐步开始腰背部伸肌锻炼。

- 手术治疗：手术适应证为：①非手术治疗无效或复发，症状较重影响工作和生活者；②神经损伤症状明显、广泛，甚至继续恶化，疑有椎间盘纤维环完全破裂髓核碎片突出至椎管者；③中央型腰椎间盘突出有大小便功能障碍者；④合并明显的腰椎管狭窄症者。

- 常用的手术方式包括传统的切开椎间盘切除、微创小切口椎间盘切除、显微内镜下的椎间盘切除和椎间孔镜下椎间盘切除，应根据患者的病情和手术医生掌握的技巧选择合适的手术方式，决定是否需要内固定和植骨融合。

（蔡思逸）

◎ 腰椎管狭窄症

1.概述

- 腰椎管狭窄症（lumbar spinal stenosis，LSS）：腰椎管因骨性或纤维性增生、移位导致一个或者多个平面管腔狭窄，压迫马尾神经或神经根而产生临床症状者称为腰椎管狭窄症。按照病因可以分为原发性和继发性两大类，按照解剖部位可分为中央型（主椎管）狭窄和侧方型（侧隐窝）狭窄、椎间孔狭窄三种类型。
- 有学者根据临床症状和狭窄的部位，将腰椎管狭窄分成三型。
  - ➢ 中央型：又称马尾间歇性跛行型。
  - ➢ 神经根管型：又称为坐骨神经痛型。
  - ➢ 混合型：既有马尾神经受压又有神经根受压表现。

2.临床表现

- 由于腰椎管狭窄症多为退行性椎管狭窄，故中老年人发病多见，男性多于女性。起病往往比较缓慢，偶尔于外伤或劳累后加重。
- 间歇性跛行：最典型的临床表现，即行走一定距离后，出现一侧下肢或双侧下肢麻木、疼痛、酸胀、无力等感觉，停止行走或稍前弯腰后则下肢症状缓解。开始时可走数千米，逐渐减少，最后只能走几百米甚至几十米。患者往往休息时无症状，坐、骑自行车亦无症状。
- 坐骨神经痛：侧隐窝狭窄压迫神经根则可以出现较典型的根性疼痛症状，比较常见的表现为坐骨神经痛。

3.体格检查

- 患者往往自述症状明显，但体征少或者较轻，尤其是休息后更难查到体征，即"症状多，体征少"，这是本病的重要特点。直腿抬高试验通常为阴性，下肢神经系统检查多为正常。一般在患者尽量行走并出现明显下肢症状后再检查才可能发生神经功能改变。
- 弯腰试验多为阳性，即叮嘱患者加快行走速度，则疼痛加重，如果继续行走，患者为了减轻疼痛多采取弯腰姿势，或坐位时腰部向前弯曲也可减轻症状。即腰前屈可使症状减轻或消失，而腰后伸时症状出现或者加重。

4.辅助检查

- X线平片：可见椎间隙变窄、椎体前后缘骨赘形成、关节突增生肥大、退行性滑脱、椎间孔变窄等。这些改变不足以确定腰椎管狭窄的诊断，但往往提示椎管狭窄的存在。

- CT扫描：能更好地显示椎管骨性结构，可以清楚显示椎管前后径和横径的大小；可以看见侧隐窝及神经根管有无狭窄，可见椎体后缘骨赘、关节突肥大增生内聚、黄韧带肥厚等。

- MRI：可明确椎管狭窄的部位，是否因椎间盘、黄韧带、关节突或骨赘等因素造成椎管狭窄，可以清楚显示马尾神经或神经根受压情况。

- 脊髓造影：对诊断中央型椎管狭窄价值较大，可见椎管横径和前后径改变，但诊断侧隐窝狭窄价值有限，可结合CT检查，对病变的显示更加清楚。因为是有创性检查，目前临床应用已比较少。

5.诊断要点

- 间歇性跛行或根性疼痛症状。
- 症状重、体征轻。
- 腰椎X线平片显示腰椎退行性改变。
- 腰椎CT扫描或MRI显示腰椎管狭窄表现。

6.鉴别诊断

- 缺血性跛行，最常见需要与下肢动脉硬化闭塞症鉴别（表7-8）。
- 腰椎间盘突出症：腰椎管狭窄症和腰椎间盘突出症的症状相似，主要鉴别在于前者体征上较腰椎间盘突出症少，直腿抬高试验常为阴性，CT检查可见腰椎间盘膨出、突出、脱出，也可以不伴有腰椎间盘突出，并多有关节突增生内聚、黄韧带肥厚、椎体后缘骨赘等表现。临床上常有腰椎管狭窄症并腰椎间盘突出。

表7-8 缺血性跛行时的鉴别诊断

	下肢动脉硬化闭塞症	腰椎管狭窄症
疼痛部位	髋、大腿、臀部至小腿	腰部、臀部、久站或劳累加重
疼痛发作	长距离行走后感觉异常少见	长距离行走后可有麻刺感、烧灼感
疼痛性质	挤压、钳夹痛，步行时加重，无力少见	疼痛轻，无钳夹痛，无力或不灵活
减轻措施	停止步行，慢慢行走	坐下或下蹲，躯干屈曲位
周围血管搏动	步行后搏动消失，小腿青紫苍白，无神经症状	双侧足背动脉搏动一般正常对称

- 腰椎关节突关节综合征：此种腰痛和下肢痛多见于中年女性。无明显外伤史，轻微腰部动作即引起突发腰痛和下肢痛，活动困难，而无下肢间歇性跛行。行按摩可立即恢复正常，不做处理一般2～3周恢复正常。影像学检查无特殊征象。

7.治疗原则

- 非手术治疗
  - 腰椎管狭窄症大多可以先采用非手术治疗，包括休息、减少活动、改善微循环药物、硬膜外类固醇药物注射、推拿按摩、使用围腰等。加强腹肌锻炼，可使腰椎自觉或不自觉处于屈曲位，有助于减轻症状。
- 手术治疗
  - 手术适应证：①症状严重，反复发作，经系统保守治疗3个月以上无明显效果；②进行性的神经系统症状，如肌肉萎缩、股四头肌无力、踝关节不能背伸等；③伴有马尾神经压迫症状，如大小便功能障碍、足下垂。
  - 手术方法：彻底地减压，包括腰椎椎板间开窗减压术、半椎板切除减压术、全椎板切除减压术；对于合并腰椎不稳或者手术减压范围较大、可能影响脊柱稳定性者需要进行脊柱融合术；脊柱内固定有助于提高脊柱融合率，并可以早期下地活动，有利于术后康复。

（余可谊）

◎ 骨肿瘤

总 论

1. 概述

■ 凡发生在骨内或起源于各种骨组织成分的肿瘤，不论是原发性、继发性还是转移性肿瘤统称为骨肿瘤。

■ 原发骨肿瘤中，良性比恶性多见。前者以骨软骨瘤和软骨瘤多见，后者以骨肉瘤和软骨肉瘤多见。骨肿瘤发病与年龄有关，如骨肉瘤多发生于青少年，骨巨细胞瘤主要发生于成人。解剖部位对肿瘤的发生很有意义，许多肿瘤多见于长骨生长活跃的部位即干骺端，如股骨下端、胫骨上端、肱骨上端，而骨髓则通常很少受影响。

2. 临床表现

■ 疼痛与压痛疼痛是生长迅速的肿瘤最显著的症状。良性肿瘤多无疼痛，但有些良性肿瘤，如骨样骨瘤可因反应骨的生长而产生剧痛；恶性肿瘤几乎均有局部疼痛，开始时为间歇性、轻度疼痛，以后发展为持续性剧痛、夜间痛，并可有压痛。良性瘤恶变或合并病理骨折，疼痛可突然加重。

■ 局部肿块和肿胀良性肿瘤常表现为质硬而无压痛，生长缓慢，通常被偶然发现。局部肿胀和肿块发展迅速多见于恶性肿瘤。局部血管怒张反映肿瘤的血运丰富，多属恶性。

■ 功能障碍和压迫症状邻近关节的肿瘤，由于疼痛和肿胀可使关节活动功能障碍。脊髓肿瘤不论是良、恶性都可能引起压迫症状，甚至出现截瘫。若肿瘤血运丰富，可出现局部皮温增高，浅静脉怒张。位于骨盆的肿瘤可引起消化道和泌尿道机械性梗阻症状。

■ 病理性骨折轻微外伤引起病理性骨折是某些骨肿瘤的首发症状，也是恶性骨肿瘤和骨转移癌的常见并发症。创伤常引起肿瘤的早期发现，但不会导致肿瘤。晚期恶性骨肿瘤可出现贫血、消瘦、食欲缺乏、体重下降、低热等全身症状。远处转移多为血行转移，偶见淋巴结转移。

3.诊断

■ 骨肿瘤的诊断必须临床、影像学和病理学三结合；生化测定也是必要的辅助检查。

■ 影像学检查

> X线检查：能反映骨与软组织的基本病变。骨内的肿瘤性破坏表现为溶骨型、成骨型和混合型。有些骨肿瘤的反应骨可表现为骨的沉积。临床上将肿瘤细胞产生的类骨，称为肿瘤骨。

◇ 良性骨肿瘤具有界限清楚、密度均匀的特点。多为膨胀性病损或者外生性生长。病灶骨质破坏呈单房性或多房性，内有点状、环状、片状骨化影，周围可有硬化反应骨，通常无骨膜反应。

◇ 恶性骨肿瘤的病灶多不规则，呈虫蚀样或筛孔样，密度不均，界限不清，若骨膜被肿瘤顶起，骨膜下产生新骨，呈现出三角形的骨膜反应阴影称Codman三角（图7-89），多见于骨肉瘤。若骨膜的掀起为阶段性，可形成同心圆或板层状排列的骨沉积，X线片表现为葱皮样现象，多见于尤文肉瘤。若恶性肿瘤生长迅速，超出骨皮质范围，

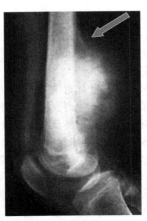

图7-89　股骨远端骨肉瘤，Codman三角

同时血管随之长入，肿瘤骨与反应骨沿放射状血管方向沉积，表现为日光射线状形态。某些生长迅速的恶性肿瘤很少有反应骨，X线片表现为溶骨性缺损，骨质破坏。而有些肿瘤如前列腺癌骨转移，可激发骨的成骨反应。

➤ CT 和MRI检查：可以为骨肿瘤的存在及确定骨肿瘤的性质提供依据，也可更清楚地描绘肿瘤的范围，识别肿瘤侵袭的程度，与邻近组织的关系，帮助制订手术方案和评估治疗效果。

➤ 核素骨扫描检查：多采用^{99m}Tc-MDP行全身骨扫描，可以明确病损范围，先于其他影像学检查几周或几个月显示骨转移瘤的发生，但特异性不高，不能单独作为诊断依据，需经X线片或CT的证实。骨显像还能早期发现可疑的骨转移灶，防止漏诊；也可帮助了解异体骨、灭活骨的骨愈合情况。核素骨扫描，定性困难，在鉴别肿瘤性和非肿瘤性疾病时存在一定困难。骨肿瘤、关节炎、骨梗死、骨髓炎、骨科手术及骨折等，均可出现放射性浓集。

➤ DSA 检查：可显示肿瘤血供情况，如肿瘤的主干血管、新生的肿瘤性血管（图7-90），以利于作选择

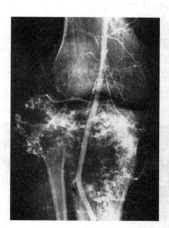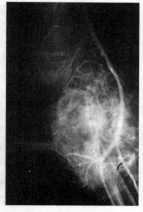

图7-90　胫骨近端软骨肉瘤血管造影

性血管栓塞和注入化疗药物；化疗前后对比检查可了解新生肿瘤性血管的改变，监测化疗的效果。

> PET-CT：PET-CT是一种功能成像与解剖成像的结合，其作用首先是疾病的诊断，特别是对肿瘤的诊断。将示踪剂^{18}F-FDG注入人体后代替脱氧葡萄糖，观察靶区葡萄糖代谢情况，根据恶性肿瘤具有高代谢的特性诊断肿瘤的性质。尤其对于解剖部位复杂，密度对比不明显的部位PET-CT更具优势。其作用还表现在肿瘤的治疗中，包括放疗的靶区划定、优化化疗方案和指导手术切除范围。PET-CT是目前先进的检查手段，具有无创的特点，能显示全身各部位的代谢情况。由于假阳性及假阴性的存在，对其结果应进行综合判断。

■ 病理学检查
> 对所有怀疑为恶性以及很多怀疑为良性的原发性骨肿瘤，均需进行术前活检以获得病理学诊断，因为病理分型对制订治疗方案有重要的指导作用。
> 活检分为闭合活检和切开活检两大类。在原发性骨肿瘤中多采用套管针活检和切取式活检，以便采取到足够多的有代表性的标本，活检通道应位于下次手术时可以连同肿瘤整块切除的部位。术中应注意操作轻柔，严密止血，以尽量减少肿瘤种植。

■ 生化测定大多数骨肿瘤患者化验检查是正常的。凡骨质有迅速破坏时，如广泛溶骨性病变，血钙往往升高；血清碱性磷酸酶反映成骨活动，成骨性肿瘤如骨肉瘤有明显升高；男性酸性磷酸酶的升高提示转移瘤来自前列腺癌。尿 Bence-Jones蛋白阳性可提示骨髓瘤的存在。

■ 现代生物技术检测分子生物学和细胞生物学领域的新发现揭示了与临床转归及预后相关的机制。遗传学研究揭示了在一些骨肿瘤中有常染色体异常，能帮助诊断和进行肿瘤分类，并更精确地预测肿瘤的行为。如尤文肉瘤中发现特征性基因易位，发生在t（11；22）（q24，q22）的染色体易位（85%），其次在1号染色体的长臂和8、12号染色体的畸变率超过50%，与之相关的

mRNA可用于肿瘤的诊断和治疗。利用逆转录聚合酶链反应（RT-PCR）技术可从少量瘤细胞中检测到融合基因的表达，用于评估切除后残存病变的范围和监测转移。

4.临床分期

- 对原发性骨肿瘤不仅需要进行定位、定性诊断，还必须进行分期诊断，肿瘤分期的目的在于判断肿瘤发展的进程、指导治疗、推测预后和便于交流。

- 对于肌肉骨骼系统肿瘤，目前常用的分期系统有美国癌症研究联合会的AJCC分期和美国Florida大学骨科教授William F Enneking于1980年提出的外科分期系统。

  ➤ AJCC分期（第6版）：包括四个参数：原发肿瘤（T）；区域淋巴结（N）；远处转移（M）；组织学分级（G）。除了原发性恶性淋巴瘤及多发性骨髓瘤，此分期适用于所有的骨恶性肿瘤。

  原发肿瘤（T）

  T_x原发肿瘤无法评估。

  T_0无原发肿瘤。

  T_1肿瘤最大径≤8cm。

  T_2肿瘤最大径＞8cm。

  T_3原发部位有不连续的肿瘤。

  区域淋巴结（N）

  N_x区域淋巴结无法评估。

  N_0无区域淋巴结转移。

  N_1有区域淋巴结转移。

  注：因为肉瘤的淋巴结转移很少见，所以N_x的说法可能不合适，如果没有临床证据，N_x可被认为是N_0。

  远处转移（M）

  M_x远处转移无法评估。

  M_1无远处转移。

  M_2有远处转移。

  M_{1a}肺。

  M_{1b}其他部位远处转移。

  组织学分级（G）

  G_x分级无法评估。

G_1高分化——低级。

G_2中分化——低级。

G_3低分化——高级。

G_4未分化——高级。

注：尤文肉瘤为G_4。

➢ AJCC分期描述：

Ⅰ A期	T_1	N_0	M_0	G_1，G_2低级
Ⅰ B期	T_2	N_0	M_0	G_1，G_2低级
Ⅱ A期	T_1	N_0	M_0	G_3，G_4高级
Ⅱ B期	T_2	N_0	M_0	G_3，G_4高级
Ⅲ期	T_3	N_0	M_0	任何G
ⅣA期	任何T	N_0	M_{1a}	任何G
ⅣB期	任何T	N_1	任何M	任何G

➢ 根据AJCC分期，恶性骨肿瘤已知的预后因素如下：①T_1期肿瘤的预后比T_2期好。②组织病理学低级（G_1、G_2）的预后比高级（G_3、G_4）好。③原发肿瘤的位置是一个预后因素，在解剖上能切除部位的肿瘤比不能切除部位的肿瘤预后好。脊柱有骨盆的肿瘤预后差。④对于骨肉瘤和尤文肉瘤来说，原发肿瘤的大小也是一个预后因素，肿瘤最大径≤8cm的尤文肉瘤比＞8cm者预后好，最大径≤9cm的骨肉瘤比＞9cm者预后好。⑤局限的原发肿瘤的患者比有转移的病预后好。⑥某些特定部位的转移预后差，骨和肝转移比肺转移预后差，单个肺转移比多个肺转移预后好。⑦骨肉瘤和尤文肉瘤对化疗药的组织学反应是一个预后因素。⑧最近研究显示骨肉瘤和尤文肉瘤的生物学行为与肿瘤特异的分子异常有关。

5.治疗

■ 良性骨肿瘤的外科治疗

➢ 刮除植骨术：适用于良性骨肿瘤及瘤样病变。术中彻底刮除病灶至正常骨组织，药物或理化方法杀死残留瘤细胞后置入充填物。填充材料中以自体骨移植愈合较好，但来源少、完全愈合较慢、疗程长；也可使用其他生物活性骨修复材料。

➢ 外生性骨肿瘤的切除：如骨软骨瘤切除术，手术的关键是完整切除肿瘤骨质、软骨帽及软骨外膜，防止复发。

■ 恶性骨肿瘤的外科治疗

➢ 保肢治疗：不断成熟的化疗促进和发展了保肢技术。实践证明保肢治疗与截肢治疗的生存率和复发率相同，局部复发率为5%~10%。手术的关键是采用合理外科边界完整切除肿瘤，广泛切除的范围应包括瘤体、包膜、反应区及其周围的部分正常组织，即在正常组织中完整切除肿瘤，截骨平面应在肿瘤边缘以外5cm，软组织切除范围为反应区外1cm。保肢手术适应证：①病骨已发育成熟；②ⅠA期或对化疗敏感的ⅡB期肿瘤；③血管神经束未受累，肿瘤能够完整切除；④术后局部复发率和转移率不高于截肢；术后肢体功能优于义肢；⑤患者要求保肢。保肢手术禁忌证：①肿瘤周围主要神经、血管受侵犯；②在根治术前或术前化疗期间发生病理性骨折，瘤组织和细胞破出屏障，随血肿广泛污染邻近正常组织；③肿瘤周围软组织条件不好，如主要的肌肉随肿瘤被切除，或因放疗、反复手术而瘢痕化，或皮肤有感染者；④不正确的切开活检，污染周围正常组织或使切口周围皮肤瘢痕化，弹性差，血运不好。

➢ 保肢手术后的重建方法有：①瘤骨骨壳灭活再植术：将截下的标本去除瘤组织，经灭活处理再植回原位，恢复骨与关节的连续性；②异体骨半关节移植术：取骨库超低温冻存的同种同侧异体骨，移植到切除肿瘤的部位，再行内固定；③人工假体置换术。

➢ 截肢术：对于就诊较晚，破坏广泛和对其他辅助治疗无效的恶性骨肿瘤（ⅡB期）。为解除患者痛苦，截肢术仍是一种重要有效的治疗方法。但对于截肢术的选择需持慎重态度，严格掌握手术适应证，同时也应考虑术后假肢的制作与安装。

■ 化学治疗：化疗的开展，特别是新辅助化疗概念的形成及其法则的应用，大大提高了恶性骨肿瘤患者的生存率和保肢率。病检时评估术前化疗疗效，可指导术后化疗和判断预后。化疗效果好者表现为：临床上疼痛症状减轻或消失，肿物体积变小，关节活动改善或恢复正常，升高的碱性磷酸酶下降或降至正常。影像学上瘤体变小，轮廓变清楚，病灶钙化或骨化，肿瘤性新生血管减少或消失。

协和临床外科手册

- 放射疗法：可强有力地影响恶性肿瘤细胞的繁殖能力。对于某些肿瘤术前术后配合放疗可控制病变和缓解疼痛，减少局部复发率，病变广泛不能手术者可单独放疗。尤文肉瘤对放疗敏感，能有效控制局部病灶，可在化疗后或与化疗同时进行。骨肉瘤对放疗不敏感。

- 其他治疗：血管栓塞治疗是应用血管造影技术，施行选择性或超选择性血管栓塞达到治疗目的，可用于：栓塞血供丰富肿瘤的主要血管，减少术中出血；不能切除的恶性肿瘤也可行姑息性栓塞治疗，为肿瘤的手术切除创造条件。局部动脉内插管化疗辅以栓塞疗法或栓塞后辅以放疗，可得到更好的疗效。恶性骨肿瘤的温热-化学疗法可以起到热疗与化疗的叠加作用。免疫治疗尚没有明确的结果，但此领域的研究非常活跃。如合并病理性骨折可按骨折的治疗原则处理。

良性骨肿瘤

（一）骨样骨瘤
1.概述
- 骨样骨瘤（osteoidosteoma）是一种孤立性、圆形的、成骨性的良性肿瘤。以疼痛为主，较少见。常发生于儿童和青少年，好发部位以下肢长骨为主。病灶呈圆形或卵圆形瘤被反应骨包围，生长潜能有限，肿瘤直径很少超过1cm。

2.临床表现
- 主要症状是疼痛，有夜间痛，进行性加重，多数可服用阿司匹林镇痛，并以此作为诊断依据。若病损在关节附近，可出现关节炎症状，影响关节功能。

3.治疗

■ 手术治疗，将瘤巢及其外围的骨组织彻底清除，可防止复发。预后好。

（二）骨软骨瘤

1.概述

■ 骨软骨瘤（osteochondroma）是一种常见的、软骨源性的良性肿瘤，是位于骨表面的骨性突起物，顶面有软骨帽，中间为髓腔。多发生于青少年，随人体发育增大，当骨髓线闭合后，其生长也停止。骨软骨瘤可分为单发性与多发性两种，单发性骨软骨瘤也叫外生骨疣；多发性骨软骨瘤也叫骨软骨瘤病，多数有家族遗传史，具有恶变倾向。多见于长骨干骺端，如股骨远端、胫骨近端和肱骨近端。

2.临床表现

■ 可长期无症状，多因无意中发现骨性包块而就诊。若肿瘤压迫周围组织或其表面的滑囊发生炎症，则可产生疼痛。体格检查所见肿块较X线片显示的大。X线表现单发或多发，在干骺端可见从皮质突向软组织的骨性突起，其皮质和松质骨以窄小或宽广的蒂与正常骨相连，彼此髓腔相通，皮质相连续，突起表面为软骨帽，不显影，厚薄不一，有时可呈不规则钙化影（图7-91）。

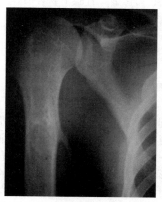

图7-91　肱骨近端骨软骨瘤

- 骨软骨瘤发生恶性变可出现疼痛、肿胀、软组织包块等症状；X线片可见原来稳定的骨软骨瘤再度生长，骨质破坏，钙化不规则等表现。恶变率约为1%。

3.治疗

- 一般不需治疗。若肿瘤生长过快，有疼痛或影响关节活动功能者；影响邻骨或发生关节畸形者；压迫神经、血管以及肿瘤自身发生骨折时；肿瘤表面滑囊反复感染者；或病变活跃有恶变可能者应行切除术。切除应从肿瘤基底四周部分正常骨组织开始，包括纤维膜或滑囊、软骨帽等，以免复发。

（三）软骨瘤

1.概述

- 软骨瘤（chondroma）是一种松质骨的、透明软骨组织构成的、软骨源性的良性肿瘤。好发于手和足的管状骨。位于骨干中心者称内生软骨瘤，较多见；偏心向外突出者称骨膜软骨瘤或外生性软骨瘤，较少见。多发性软骨瘤恶变多形成软骨肉瘤。

2.临床表现

- 以无痛性肿胀和畸形为主。有时也以病理性骨折或偶然发现。X线表现内生软骨瘤显示髓腔内有椭圆形透亮点，呈溶骨性破坏，皮质变薄无膨胀，溶骨区内有间隔或斑点状钙化影。骨膜下软骨瘤在一侧皮质形成凹形缺损，并可有钙化影。

3.治疗

- 以手术治疗为主。采用刮除或病段切除植骨术，预后好。

（四）骨巨细胞瘤

1.概述

- 骨巨细胞瘤（giant cell tumor）为交界性或行为不确定的肿瘤。可分为巨细胞瘤和恶性巨细胞瘤。骨巨细胞瘤是一种良性的、局部侵袭性的肿瘤，它是由成片的卵圆形单核瘤性细胞均匀分布于大的巨细胞样成骨细胞之间。而恶性巨细胞瘤表现为原发性骨巨细胞瘤的恶性肉瘤，或原有骨巨细胞瘤的部位发生恶变（继发性）。骨巨细胞瘤好发于20~40岁，女性略多，好发部位为长骨骨端和椎体，特别是股骨下端和胫骨上端。

- 瘤组织以单核基质细胞及多核巨细胞为主要结构。根据两种细胞的分化程度及数目，骨巨细胞瘤可分为三级：Ⅰ级，基质细胞稀疏，核分裂少，多核巨细胞甚多；Ⅱ级，基质细胞多而密集，核分裂较多，多核巨细胞数目减少；Ⅲ级，以基质细胞为主，核异型性明显，核分裂极多，多核细胞很少。因此，Ⅰ级、Ⅱ级为良性，Ⅲ级为恶性。虽然肿瘤的生物学行为、良恶性并不完全与病理分级一致，但分级对肿瘤属性和程度的确定及治疗方案的制订仍有较大程度的参考价值。

2.临床表现

- 主要症状为疼痛和肿胀，与病情发展相关。局部包块压之有乒乓球样感觉和压痛，病变的关节活动受限。典型X线特征为骨端偏心位、溶骨性、囊性破坏而无骨膜反应，病灶膨胀生长、骨皮质变薄，呈肥皂泡样改变（图7-92）。侵袭性强的肿瘤可穿破骨皮质致病

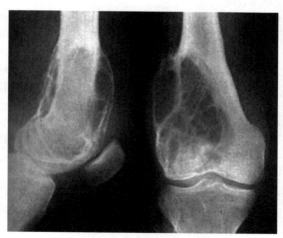

图7-92　股骨远端骨巨细胞瘤

605

理骨折。血管造影显示肿瘤血管丰富，并有动静脉瘘形成。

3.治疗

- 属$G_0T_0N_0M_0$者，以手术治疗为主。采用切除术加灭活处理，再植入自体或异体骨或骨水泥，但易复发。对于复发者，应做切除或节段截除术或假体植入术。属$G_1T_1N_2M_0$者，采用广泛或根治切除，化疗无效。对发生于手术困难部位如脊椎者可采用放疗，但放疗后易肉瘤变，应高度重视。

原发性恶性骨肿瘤

（一）骨肉瘤

1.概述

- 骨肉瘤（osteosarcoma）是一种最常见的恶性骨肿瘤，特点是肿瘤细胞产生骨样基质。存在多种亚型和继发性骨肉瘤。好发于青少年，好发部位为股骨远端、胫骨近端和肱骨近端的干骺端。常形成梭形瘤体，可累及骨膜、骨皮质及髓腔，病灶切面呈鱼肉状，棕红或灰白色。

2.临床表现

- 主要症状为局部疼痛，多为持续性，逐渐加剧，夜间尤重。可伴有局部肿块，附近关节活动受限。局部表面皮温增高，静脉怒张。可以伴有全身恶病质表现。溶骨性骨肉瘤因侵蚀皮质骨而导致病理性骨折。核素骨显像可以确定肿瘤的大小及发现转移病灶。化验检查可用来检测病变的状态。

- X线表现可有不同形态，密质骨和髓腔有成骨性、溶骨性或混合性骨质破坏，骨膜反应明显，呈侵袭性发展，可见Codman三角或呈日光射线样形态。

3.治疗

- 属$G_2T_1N_0M_0$者，采取综合治疗。术前大剂量化疗，然后根据肿瘤浸润范围作做根治性切除瘤段、灭活再植或置入假体的保肢手术或截肢术，术后继续大剂量化疗。骨肉瘤肺转移的发生率极高，属$G_2T_1N_1M_1$者，除上述治疗外，还可行手术切除转移灶。近年来由于早期诊断和化疗迅速发展，骨肉瘤的5年存活率提高至50%以上。

（二）软骨肉瘤

1.概述

- 软骨肉瘤（chondrosarcoma）是成软骨性的恶性肿瘤。特点是肿瘤细胞产生软骨，有透明软骨的分化，常出现液化、钙化和骨化。好发于成人和老年人；男性稍多于女性。好发部位骨盆最多见，其次是股骨上端、脑骨上端和肋骨。

2.临床表现

- 发病缓慢，以疼痛和肿胀为主。开始为隐痛，以后逐渐加重。肿块增长缓慢，可产生压迫症状。X线表现为一密度减低的溶骨性破坏，边界不清，病灶内有散在的钙化斑点或絮状骨化影。

3.治疗

- 手术治疗为主，方法与骨肉瘤相同。对放疗不敏感。预后比骨肉瘤好。

（三）骨纤维肉瘤

1.概述

- 骨纤维肉瘤（fibrosarcoma）为源于纤维组织的一种少见的、原发性恶性骨肿瘤。好发于四肢长骨干骺端偏干，以股骨多见。

2.临床表现

- 主要症状为疼痛和肿胀。X线表现为骨髓腔内溶骨性破坏，呈虫蚀样，边界不清，很少有骨膜反应。

3.治疗

- 根据外科分期采用广泛性或者根治性局部切除或截肢术，化疗和放疗不敏感。

（四）尤文肉瘤

1.概述

- 尤文肉瘤（ewing sarcoma）是表现为各种不同程度神经外胚层分化的圆形细胞肉瘤，以小圆细胞含糖原为特征。好发年龄为儿童；多见于长骨骨干、骨盆和肩胛骨。

2.临床表现

■ 主要症状为局部疼痛、肿胀，并进行性加重。全身情况迅速恶化，常伴低热、白细胞增多和血沉加快。X线表现常见的特征是长骨骨干或扁骨发生较广泛的浸润性骨破坏，表现为虫蛀样溶骨改变，界限不清；外有骨膜反应，呈板层状或葱皮状现象。

3.治疗

■ 对放疗极为敏感，经小剂量照射后，能使肿瘤迅速缩小，局部疼痛明显减轻。但由于尤文肉瘤易早期转移，单纯放疗远期疗效差。化疗也很有效，但预后仍差。现采用放疗加化疗和手术（保肢或截肢）的综合治疗，生存率已提高到50%以上。

（五）恶性淋巴瘤

1.概述

■ 恶性淋巴瘤也称网状细胞肉瘤、骨原发性非霍奇金淋巴瘤。它是一种恶性淋巴细胞组成并在骨骼内产生膨胀性病灶的肿瘤。

2.临床表现

■ 好发年龄40~60岁。以疼痛和肿块为主要表现；常发生病理性骨折。X线片示广泛不规则溶骨，有时呈溶冰征，骨膜反应少见。

3.治疗

■ 放射疗法和化学疗法为首选，手术为辅。手术可采用保肢手术或截肢术，预后较好。

（六）骨髓瘤

1.概述

■ 骨髓瘤（myeloma）是起源于骨髓造血组织，浆细胞过度增生所致的恶性肿瘤，可以是孤立性，由于其产生多发性骨损害，故也称为多发性骨髓瘤。异常的浆细胞浸润骨骼和软组织，产生M球蛋白，引起骨骼破坏、贫血、肾功能损伤和免疫功能异常。常见于40岁以上男性，好发部位为含有造血骨髓的骨骼，依次为脊椎、骨盆、肋骨、颅骨和胸骨等。

2.临床表现

- 有一个长短不定的无症状期，少数患者以背痛为首发症状，广泛的骨骼溶骨性破坏引起疼痛、病理性骨折、高钙、贫血和恶病质。X线主要表现为多个溶骨性破坏和广泛的骨质疏松。

- 骨髓穿刺活检找到大量的异常浆细胞可确诊。血清和尿中发现异常的球蛋白增高，A/G倒置。蛋白电泳异常，显示球蛋白升高。并可出现白血病血象。40%以上的患者尿中Bence-Jones蛋白阳性。另外有血钙增高，尿蛋白电泳异常等。

3.治疗

- 以化疗和放疗为主。预防感染和肾衰竭对提高骨髓瘤的存活率有重要帮助。病理骨折和脊髓压迫者可行外科治疗。本病预后差。

（七）脊索瘤

1.概述

- 脊索瘤（chordoma）是一种先天性的，来源于残余的胚胎性脊索组织的恶性肿瘤。病理特征之一是肿瘤组织呈小叶型生长类型；有气泡样细胞和黏液基质。大部分发生在脊椎和颅底，以骶尾椎最多见。

2.临床表现

- 主要表现为疼痛和肿块，出现压迫症状，如压迫骶神经可出现大小便困难或失禁；压迫直肠和膀胱则出现相应症状。典型的X线表现为单腔性、中心性、溶骨性中轴骨的破坏病灶，可伴软组织肿块和散在钙化斑，骨皮质变薄呈膨胀性病变，无骨膜反应。

3.治疗

- 以手术治疗为主。对于不能切除或切除不彻底的肿瘤，可行放疗，但复发率高。化疗无效。

转移性骨肿瘤

1.概述

- 转移性骨肿瘤（metastatic tumor of bone）是指原发于骨

外器官或组织的恶性肿瘤。经血行或淋巴转移至骨骼并继续生长，形成子瘤。好发年龄40~60岁；儿童则多来自成神经细胞瘤。好发部位为躯干骨，常发生骨转移的肿瘤依次为乳腺癌、前列腺癌、肺癌、肾癌等。

2.临床表现

■ 主要症状是疼痛、肿胀、病理性骨折和脊髓压迫，以疼痛最为常见。X线可表现为溶骨性（如甲状腺癌和肾癌）、成骨性（如前列腺癌）和混合性的骨质破坏，以溶骨性为多见，病理骨折多见。骨扫描是检测转移性骨肿瘤敏感的方法。

3.实验室检查

■ 溶骨性骨转移时，血钙升高；成骨性骨转移时血清碱性磷酸酶升高；前列腺癌骨转移时酸性磷酸酶升高。

4.治疗

■ 转移性骨肿瘤通常宣布不能治愈，且治疗是姑息性的。应采取积极态度，以延长寿命、解除症状、改善生活质量为目的。治疗时需针对原发癌和转移瘤进行治疗，采用化疗、放疗和内分泌治疗。其结果取决于原发部位和疾病的范围。

其他病损

（一）骨囊肿

1.概述

■ 骨囊肿（bone cyst）是一种髓内、通常是单腔的、囊肿样局限性瘤样病损，囊肿腔内含有浆液或血清样液体。常见于儿童和青少年；好发于长管状骨干骺端，依次为肱骨近端、股骨近端、胫骨近端和桡骨远端。

2.临床表现

■ 多数无明显症状，有时局部有隐痛或肢体局部肿胀。绝大多数患者在发生病理性骨折后就诊。X线表现为干骺端圆形或椭圆形界限清楚的溶骨性病灶，骨皮质有不同程度的膨胀变薄，无硬化性边缘，单房或多房性。

3.治疗

- 骨囊肿可以自愈，特别在骨折后，囊肿可被新骨填塞。用甲泼尼龙注入囊腔有一定的疗效，多数可恢复正常骨结构。对于保守治疗无效者，可行刮除植骨术。易复发。

（二）动脉瘤样骨囊肿

1.概述

- 动脉瘤样骨囊肿（aneurysmal bone cyst）由于局部破坏性病损，同时外周有骨膜反应骨沉积，类似动脉瘤样膨胀而得名。是一种从骨内向骨外膨胀性生长的骨性血性囊肿，其内充满血液和包含有成纤维细胞、破骨细胞型巨细胞及反应性编织骨的结缔组织分隔。好发于青少年。好发部位为长骨的干骺端，如胫骨上端和脊柱。

2.临床表现

- 疼痛和肿胀为主要症状，大多数患者以病理性骨折就诊。X线表现为膨胀性囊状溶骨性改变，偏心，边界清晰，内有骨性间隔，将囊腔分隔成蜂窝状或泡沫状。

3.治疗

- 刮除植骨术是主要治疗方法。术前要充分估计有大量出血的可能。对位于脊椎等处不易手术切除部位可行放疗，效果较好，但对儿童行放疗有破坏骨髓和恶变的危险。

（三）骨嗜酸性肉芽肿（朗格汉斯组织细胞增多症）

1.概述

- 嗜酸性肉芽肿（eosinophilic granuloma）也称朗格汉斯组织细胞肉芽肿病，一般是指局限于骨的组织细胞增殖症；属于组织细胞增多症X的一种类型。好发年龄为青少年；好发部位为颅骨、肋骨、脊柱、肩胛骨等，长骨病损多见于干骺端和骨干。单发病灶较多。

2.临床表现

- 受累部位的疼痛和肿胀。X线表现为孤立而界限分明的溶骨性缺损，可偏于一侧而引起骨膜反应。椎体的嗜酸性肉芽肿可表现为扁平椎体。

3.治疗

- 以刮除植骨术或放射疗法均为有效的治疗方法。

（四）骨纤维结构不良

1.概述

- 骨纤维结构不良（fibrodysplasia of bone）是一种自限性的、以骨纤维变性为特征的骨病，比较多见，好发于青少年和中年。可以是单发性或多发性。骨的髓腔内有纤维骨，病灶内为稠密的纤维组织，排列紊乱而无定向，在纤维结缔组织内有化生的骨组织，呈纤维骨或编织骨。病灶内有时可见黏液样变性、多核巨细胞和软骨岛，亦称骨纤维异样增殖症。

2.临床表现

- 病损进展较慢，症状不明显。病理性骨折比较常见。X线表现为受累骨骼膨胀变粗，密质骨变薄，髓腔扩大呈磨砂玻璃样，界限清楚。股骨近端的病损可使股骨颈弯曲，酷似牧羊人手杖。

3.治疗

- 可采用刮除植骨术。对有些长骨，如腓骨、肋骨，可作节段性切除。对有畸形者，可行截骨矫形术。

关节与腱鞘的瘤样病损和肿瘤

（一）滑膜性软骨化生

1.概述

- 是滑膜细胞化生而形成的软骨或骨软骨性结构的游离体。病因尚不清楚。关节滑膜增生和增殖的绒毛逐渐肥大，成为关节内带蒂的化生软骨细胞块。蒂与滑膜相连，因蒂内血管供应营养，游离体不断生长，脱落于关节腔内形成"关节鼠"。游离体核心骨化中心失去血供而发生坏死；其表面的软骨细胞则可依靠滑液而生长。

2.临床表现

- 多见于40岁以上。可发生于任何大关节，以膝关节最常见。主要症状为活动时突然出现膝关节交锁，有时可使患者跌倒。X线片显示钙化的软骨瘤。关节镜检查对诊断和治疗有一定帮助。

3.治疗

- 关节镜或手术，行滑膜广泛切除术及摘除关节内游离体。

（二）绒毛结节性滑膜炎

1.概述

- 绒毛结节性滑膜炎也称色素沉着绒毛结节性滑膜炎。镜下可见充满脂肪的组织细胞和巨细胞，可能是滑膜细胞增生和毛细血管高度扩张，致使滑膜表面形成绒毛状或结节状突起。

2.临床表现

- 好发年龄为20~40岁。以膝关节最多见。膝关节可触及柔韧肿块，并有弥漫性压痛，甚至可侵蚀骨组织。腱鞘也可发生，手的屈肌腱鞘比较多见，形成孤立性硬韧结节。关节积液可抽出血性或黄褐色液体。

3.治疗

- 可手术切除病变滑膜。术后应辅以放疗，以防止复发。

（三）滑膜肉瘤

1.概述

- 是起源于滑膜组织的恶性肿瘤。好发部位为大腿、臀部、肩胛带或上臂。比其他软组织肉瘤的淋巴结转移机会多，也可向肺转移。

2.临床表现

- 为关节附近的无痛肿块。有时可发生于肌腱和筋膜上，较关节部位更为多见。

3.治疗

- 以手术治疗为主。主要为广泛切除或截肢。局部切除复发率高。术前辅助放疗可提高疗效。

（周　熹）

泌尿外科

◎ 尿石症

1.概述

- 尿石症是泌尿系最常见的疾病之一，是由于各种病理因素内因与外因相互作用而在泌尿系统中形成的结石病。按结石的成分或部位可以分为以下类型（表8-1）。

表8-1　结石分类

分类方法	结石类型	比　率
结石成分	草酸钙结石	70%
	磷酸钙/碳酸磷灰石结石	50%
	碳酸钙结石	
	尿酸/尿酸盐结石	15%
	磷酸镁铵结石	4% ~ 9%
	胱氨酸结石	1% ~ 2%
	黄嘌呤结石	
	基质结石/纤维素结石	
部位	肾结石	86%
	输尿管结石	
	膀胱结石	
	尿道结石	

2.临床表现

- 疼痛：腰部及胁腹部疼痛，可向下腹部、腹股沟、股内侧或阴唇部放射，多为阵发性，其程度可分为钝痛和绞痛，大结石活动度小、疼痛程度轻，小结石活动度大，常引起绞痛。肾绞痛乃结石引起肾盂出口或输尿管梗阻，肾集合系统或输尿管受牵张所致，表现为突发、剧烈、难忍之疼痛，可伴恶心、呕吐。
- 血尿：肉眼或镜下血尿，后者为主。
- 膀胱刺激症状：结石合并感染或结石位于下段输尿管近输尿管膀胱入口处以及膀胱结石可出现尿频、尿急、尿痛。膀胱结石还可出现排尿中断。

- 排石：少数患者可有砂石排出。结石通过尿道时可发生阻塞或刺痛。
- 并发症表现：当肾结石或输尿管结石引起上尿路梗阻、肾积水，并发感染时，可致急性肾盂肾炎或积脓，出现腰痛、发热、寒战，甚至感染性休克。重度积水可出现腹部肿块；双侧上尿路结石梗阻可引起无尿或其他尿毒症表现，如食欲缺乏、恶心、血钾升高等。

3.体格检查

- 肾区压痛、叩击痛及输尿管走行区深压痛：肾绞痛时出现。
- 上腹部肿块：重度肾积水时可扪及。

4.辅助检查

- 血液检查：白细胞及C反应蛋白升高多提示合并尿路感染；甲状旁腺功能亢进时血钙及甲状旁腺素升高；肾功能不全时血肌酐和血钾升高。
- 尿液检查：尿红细胞多见，可见白细胞尿，合并感染时可见脓细胞；亚硝酸盐升高提示可能感染。24小时尿钙、磷、尿酸、草酸、镁、钠、氯化物、枸橼酸等测定可能提示结石成分及病因。
- 结石分析：取出或排出之结石分析其成分有利于制订预防结石复发的方案。
- 超声检查：结石显示为高回声伴声影，还可显示肾积水及血供情况。
- 腹部平片（KUB）及静脉尿路造影（IVU）：90%的尿路结石可在KUB上显示为高密度影，初步确定结石的位置、大小、形态和数量。IVU可了解尿路的解剖结构以及结石引起的梗阻情况和对肾功能的影响。
- CT平扫：非增强薄层CT扫描能发现微小的任何成分的结石。
- CT增强尿路造影（CTU）：CT薄层扫描＋尿路重建可以准确判断结石有无、大小、部位、数量、梗阻和积水情况以及肾脏解剖情况，为手术方案提供依据。

- 放射性核素肾显像：了解肾功能情况。

5.诊断要点

- 典型症状：发作性腰痛伴恶心、呕吐。
- 查体：肾区叩击痛、输尿管走行区深压痛。
- 尿常规：镜下血尿。
- KUB：肾区和输尿管走行区结石高密度影。
- CT：明确结石有无、大小、部位、数量和积水情况。

6.鉴别诊断

- 主要与下列疾病鉴别：胆绞痛、急性阑尾炎、输卵管异位妊娠、卵巢囊肿蒂扭转、心绞痛、心肌梗死、急性胰腺炎、泌尿系结核等。
- 常见鉴别诊断要点（表8-2）。

表8-2　常见鉴别诊断要点

常见疾病	问 诊	查 体	辅助检查
胆绞痛	右季肋部疼痛向右肩部放射	黄疸、尿黄	腹部超声
急性阑尾炎	转移性右下腹痛	麦氏点压痛、反跳痛，结肠充气试验（+）	腹部超声
妇科疾病	月经史	下腹压痛或肿块	尿HCG，妇科超声
肾结核	肺结核病史		结核菌素试验，TB-spot，CTU

必要时请相关科室会诊！

7.治疗原则

- 根据结石的部位、大小、梗阻有无及其时间、肾积水程度、肾功能状态以及患者的全身状况决定治疗方案。
  - ➢ 保守治疗：直径<0.6cm的表面光滑肾结石或输尿管结石，尿路无梗阻，停留于局部<2周，纯尿酸或胱氨酸结石。

- 每日饮水2000～3000ml，昼夜均匀。
- 双氯芬酸钠栓剂纳肛，减轻输尿管水肿，减少疼痛，促进输尿管结石排出。
- 口服α受体阻断剂如坦索罗辛，松弛下段输尿管平滑肌，促进输尿管结石排出。
- 中医中药：有一定的排石效果。
- 溶石治疗：应用于尿酸结石和胱氨酸结石，前者药物有别嘌呤醇、枸橼酸氢钾钠或碳酸氢钠，后者枸橼酸氢钾钠或碳酸氢钠。
- 适度运动。

> 肾绞痛治疗
  - 非甾体类镇痛抗炎药物：双氯芬酸钠、吲哚美辛，口服剂或栓剂。
  - 阿片类镇痛药物：二氢吗啡酮、哌替啶、曲马多等。
  - 解痉类药物：阿托品、654-2、黄体酮、钙离子拮抗剂如硝苯地平等。
  - 外科治疗：当药物治疗疼痛不能缓解或结石较大时可急诊行体外冲击波碎石、输尿管支架置入或输尿管镜下碎石，如结石梗阻合并严重感染可行经皮肾穿刺造瘘引流。

> 体外冲击波碎石（ESWL）
  - 适应证：直径0.5～2cm的肾结石，直径<1cm的输尿管结石，结石停留时间<2个月。
  - 禁忌证：妊娠、未纠正的出血性疾病、未控制的尿路感染、结石远端尿路梗阻、严重心肺疾病、严重肥胖、严重骨骼畸形、结石附近有动脉瘤。

> 经皮肾镜碎石（PNL）
  - 适应证：直径>2cm的肾结石、鹿角形肾结石、多发性肾结石、ESWL难以粉碎及治疗失败的结石、有症状的肾盏或憩室内结石或梗阻并严重肾积水的肾结石等；输尿管上段L_4以上、梗阻重或长径>1.5cm结石，ESWL或输尿管镜治疗失败的输尿管结石。

◇ 禁忌证：未纠正的出血性疾病、严重心肺疾病、严重未控制高血压和糖尿病等；盆腔游走肾或重度肾下垂，未接受治疗的尿路感染或结核，肾后型结肠、妊娠、脊柱严重畸形或极度肥胖者。

➤ 输尿管镜碎石取石（URSL）

◇ 适应证：硬性输尿管镜适合于输尿管下段和中段结石，输尿管软镜适于输尿管上段结石，肾结石（<2cm，或ESWL定位困难或失败者、极度肥胖和严重脊柱畸形建立PNL通道困难者）。

◇ 禁忌证：未纠正的出血性疾病、严重心肺疾病、未控制的尿路感染或结核、严重尿道狭窄、严重髋关节畸形致截石位困难者。

➤ 腹腔镜或开放手术

◇ 适应证：ESWL、URSL和PNL取石存在禁忌证或治疗失败或出现并发症需要处理的肾结石或输尿管结石；存在其他相关问题如肾集合系统解剖异常、肾盂输尿管交界处梗阻、肾下垂、输尿管严重扭曲等。

◇ 禁忌证：未纠正的出血性疾病、严重心肺疾病难以耐受手术者。

➤ 膀胱结石的处理

◇ 原则：取出结石、纠正形成结石的原因如前列腺增生或尿道狭窄。

◇ 经尿道钬激光或气压弹道或机械钳夹碎石是主要治疗手段。

◇ 耻骨上膀胱切开取石：适于巨大结石、较复杂的儿童膀胱结石、严重的前列腺增生或尿道狭窄。

➤ 尿道结石的处理

◇ 经尿道口直接取出：适于前尿道结石。

◇ 将结石突入膀胱后按膀胱结石处理：适于后尿道结石。

◇ 尿道内尿道镜下钬激光或气压弹道碎石：适于上述方法难以处理者。

（张学斌）

参 考 文 献

■ 吴阶平.吴阶平泌尿外科学.济南：山东科学技术出版社，2004.
■ 那彦群，叶章群，孙颖浩，等.中国泌尿外科疾病诊断治疗指南
（2014版）.北京：人民卫生出版社，2013.
■ 周立群，杨勇.中国泌尿外科专科医师培养教程.北京：北京大学
医学出版社，2016.

◎ 皮质醇增多症

1.概述

■ 皮质醇增多症是由多种病因导致肾上腺皮质分泌过量糖皮质激素（主要是皮质醇）而引起的一系列临床症状和体征。根据病因的不同可以分为下列类型（表8-3）。

表8-3　皮质醇增多症的病因分类

分　类	%	女∶男
ACTH依赖性		
库欣病	70	3.5∶1
异位ACTH综合征	10	1∶1
ACTH来源不明*	5	5∶1
ACTH非依赖性		
肾上腺皮质腺瘤	10	4∶1
肾上腺皮质癌	5	1∶1
大结节性肾上腺增生（AIMAH）	<2	1∶1
原发性色素结节性肾上腺病（PPNAD）	<2	1∶1
McCune-Albright综合征	<2	1∶1
异位肾上腺肿瘤		
假性皮质醇症		
精神抑郁	<1	
酒精性依赖	<1	

注：*最终可能证实为库欣病

2.临床表现

■ 肥胖：为最常见的症状，发生率90%以上。典型表现为向心性肥胖，高皮质醇血症使体内脂肪重新分布，形成满月脸、水牛背（颈背部脂肪垫），四肢相对瘦小。

■ 皮肤改变：与蛋白质分解代谢加速，负氮平衡以及弱雄激素的作用所致。其发生率如下，多血质（90%），多毛（75%），紫纹（40%），痤疮（11%～20%），易青肿（60%左右）。

- 高血压和低血钾：高血压的发生率70%～90%。皮质醇本身具潴钠排钾作用，使机体钠水潴留增加，血压升高，并有轻度水肿。尿钾排出增加而致低血钾、碱中毒，异位ACTH综合征时尤为严重。一般降压药物难以控制。

- 肌肉骨骼改变：也与负氮平衡有关。骨质减少或骨质疏松发生率50%左右，常引发肋骨骨折和胸腰椎压缩性骨折。近端肌肉萎缩发生率34%。患者可有虚弱无力，下肢明显，腰背部疼痛等，严重者不能站立或行走。

- 糖耐量异常或糖尿病、高血脂：约20%的库欣综合征患者有糖尿病，约半数患者表现为糖耐量减低。

- 生长发育障碍：过量皮质醇可抑制生长激素的分泌及其作用，抑制性腺发育，而使青少年、儿童的生长发育停滞和青春期延迟，致身材矮小。

- 精神方面：多数患者有精神症状（达70%以上），表现为欣快感、失眠、注意力不集中、情绪不稳定等；少数患者可出现类似躁狂、忧郁或精神分裂症样的表现。

- 性功能障碍：患者性腺功能明显减低。男女均为常见，发生率80%。女性表现为月经紊乱、继发闭经，男性则表现为阳痿、性功能低下。

- 其他：患者的免疫功能低下，常易合并各种细菌或真菌感染，严重者可致命。可有高尿钙，泌尿系结石，发生率为15%～19%。患者常有眼部结膜水肿。

3.体格检查

- 血压升高：与钠水潴留有关。
- 向心性肥胖：满月脸、水牛背、锁骨上脂肪垫。
- 皮肤菲薄、紫纹：皮肤淤斑，宽大紫纹多出现于下腹部、大腿根部、腋下等。
- 水肿：眼部结膜水肿，下肢水肿多见。

4.辅助检查

- 血液检查：血浆皮质醇增高，且正常的昼夜节律变化消失；ACTH依赖性皮质醇增多症者，ACTH显著升高，ACTH值＜5pg/ml，则提示为ACTH非依赖性皮质醇症；低血钾常见。

- 尿液检查：24小时尿游离皮质醇升高，北京协和医院的正常值为12.3～103.5μg/24h尿。

- 小剂量地塞米松抑制试验：经典方法是口服地塞米松0.5毫克/次，每日4次，连服2天。服药前1日和服药第2日留24小时尿测UFC。正常反应为服药后UFC＜12.3μg/24h。非住院患者留取24小时尿困难，可采用过夜小剂量地塞米松抑制试验，即第1天晨8时测血皮质醇浓度作为基础值。午夜服地塞米松1.0mg，测服药次日晨8时血皮质醇。皮质醇症者血皮质醇值服药后不被抑制，而正常人、单纯性肥胖或假性库欣综合征，服药后均血皮质醇浓度被抑制（5μg/dl）。

- 大剂量地塞米松抑制试验：经典试验方法与小剂量地塞米松抑制试验相同，只是每次地塞米松为2mg。服药后UFC下降达对照日50%以下为可被抑制的标准。垂体性皮质醇症80%～90%的患者可被抑制。肾上腺皮质肿瘤或异位ACTH综合征80%则不被抑制。

- 垂体MRI：用于ACTH依赖性皮质醇症。

- 肾上腺CT或MRI：是皮质醇症定位诊断的主要手段。引起皮质醇症的肾上腺肿瘤，其直径一般＞2cm，单个，组织密度较低；对侧肾上腺萎缩。肾上腺皮质癌的体积较大，直径常大于6cm。MRI检查肾上腺并不优于CT。PPNAD影像学以双侧肾上腺大小、形态基本正常伴或不伴多发小结节为特点；AIMAH双侧肾上腺形态失常，代之以独特的大小不等的多发结节，结节直径可达3～5cm。

- 生长抑素受体奥曲肽显像：有利于发现异位分泌ACTH的内分泌肿瘤。

- 岩下窦静脉插管分段取血（BIPSS）测ACTH：用于鉴别库欣病与异位ACTH综合征。BIPSS还有助垂体病变优势分泌的左右定位。

5.诊断要点

- 典型的库欣表现症状。

- 查体：满月脸、水牛背、锁骨上脂肪垫，皮肤菲薄及宽大紫纹
- 血皮质醇升高、节律消失，24小时尿游离皮质醇升高，小剂量地塞米松抑制试验
- CT、MRI等提示肾上腺结节或增粗。

6.鉴别诊断
- 主要与下列疾病做鉴别：原发性高血压、单纯性肥胖、糖尿病、多囊卵巢综合征、抑郁症、肾上腺嗜铬细胞瘤、肾上腺转移癌、股骨头坏死等。
- 常见鉴别诊断要点（表8-4）。

表8-4　常见鉴别诊断要点

常见疾病	问　诊	查　体	辅助检查
原发性高血压	高血压程度		
单纯性肥胖	肥胖起病情况	肥胖匀称	小剂量地塞米松抑制试验
糖尿病	糖尿病史		小剂量地塞米松抑制试验
肾上腺嗜铬细胞瘤	发作性症状	四肢皮肤湿冷	24小时尿儿茶酚胺，MIBG，生长抑素受体显像

必要时请相关科室会诊！

7.治疗原则
- 根据皮质醇症的病因类型选择治疗方式。
  - 手术治疗：适用于肾上腺腺瘤可行腹腔镜肾上腺肿瘤切除，肾上腺皮质癌应考虑开放手术根治，PPNAD、AIMAH可考虑腹腔镜一侧肾上腺全切及对侧肾上腺次全切或双侧肾上腺全切；库欣病或异位ACTH综合征原发病治疗失败后可行腹腔镜双侧肾上腺全切。
  - 药物治疗适应以下情况
    - 手术前准备、存在手术/放疗禁忌证或其他治疗失

败或不愿手术者、隐匿性异位ACTH综合征、姑息性治疗。

❖ 主要药物：分为两类，作用于肾上腺水平的肾上腺阻断药物和作用于垂体水平神经调节药物。前者主要包括美替拉酮（甲吡酮）、酮康唑、氨苯哌酮、密妥坦和依托咪酯等，后者主要包括溴隐亭、罗格列酮、奥曲肽、卡麦角林等抑制ACTH合成。密妥坦主要用于肾上腺皮质癌。

参 考 文 献

■ 吴阶平.吴阶平泌尿外科学.济南：山东科学技术出版社，2004.
■ 那彦群，叶章群，孙颖浩，等.中国泌尿外科疾病诊断治疗指南（2014版）.北京：人民卫生出版社，2013.
■ 周立群，杨勇.中国泌尿外科专科医师培养教程.北京：北京大学医学出版社，2016.

◎ 嗜铬细胞瘤/副神经节瘤

1.概述
- 嗜铬细胞瘤是起源于肾上腺髓质嗜铬细胞的肿瘤，合成、存储和分解代谢儿茶酚胺，并因后者的释放引起症状。交感神经和副交感神经节来源者定义为肾上腺外副神经节瘤。

2.临床表现
- 典型表现：头痛、心悸、多汗三联征，其发生率为50%以上。
- 高血压是最常见的临床症状，发生率为80%～90%。50%～60%为持续性，40%～50%为阵发性。体位性低血压，10%～50%患者可出现，由血容量减少所致。
- 大量儿茶酚胺还可引起基础代谢增高，糖耐量降低、糖尿病、发热等。部分患者可能会以心肌病、心律失常、高钙血症、血尿、库欣综合征、肠梗阻、胆囊炎，甚至视力下降等原因就诊。
- 伴有VHL病、MEN-1、MEN-2、神经纤维瘤病-1型等患者除嗜铬细胞瘤相关症状外，尚有其他系统的特征性表现如甲状腺髓样癌、甲状旁腺功能亢进症、多发黏膜神经瘤等。

3.体格检查
- 血压升高。
- 心律失常：发作时由于儿茶酚胺的作用，出现心动过速、期前收缩等。
- 四肢皮肤湿冷：患者末梢血管床收缩所致。
- 腹部包块：约15%可及腹部肿块。
- 与遗传相关的嗜铬细胞瘤尚可出现其他系统体征如甲状腺结节、多发黏膜神经瘤、皮肤多发神经纤维瘤、色斑等。

4.辅助检查
- 血液检查：血浆儿茶酚胺（肾上腺素、去甲肾上腺素、多巴胺）升高，但是由于儿茶酚胺间歇释放，测定结果可能假阴性；血浆甲氧基肾上腺素（MN）、甲氧基去甲肾上腺素（NMN）为儿茶酚胺代谢中间产物，持续入血，嗜铬细胞瘤患者可显著升高。

- 尿液检查：24小时尿儿茶酚胺仍是目前定性诊断的主要生化检查手段。敏感性84%，特异性81%，假阴性率14%。阴性不排除诊断。24小时尿分馏的甲氧基肾上腺素、甲氧基去甲肾上腺素特异性高达98%，但敏感性略低，约69%，适于低危人群的筛查。24小时尿总甲氧基肾上腺素（MN＋NMN）敏感性77%，特异性93%。24小时尿3-甲氧基-4-羟基-扁桃酸（urinary vanillylmandelic acid，VMA）是去甲肾上腺素和肾上腺素的代谢终产物，虽然特异性高达95%，但敏感性低46%～67%，假阴性率高41%。
- 超声检查：可发现肾上腺区或腹膜后低回声或混合回声肿物。
- CT或MRI：CT表现为圆形、椭圆形边界清晰的实性肿块，一般均较大，多数为3～5cm，个别可达20cm，肿块多数密度不均匀，多呈明显增强，部分病灶可呈囊性改变。由于血供丰富，MRI检查T_1WI低信号、T_2WI高信号，能充分反映肿瘤形态特征及与周围组织的解剖关系。
- 核素显像：间碘苄胍（metaiodobenzylguanidine，MIBG）为去甲肾上腺素类似物，能被嗜铬细胞儿茶酚胺囊泡摄取。^{131}I-MIBG特异性均达95%～100%，灵敏度分别为77%～90%。MIBG显像前必须使用卢戈液，5滴3次/日×3天，封闭甲状腺。生长抑素受体（somatostatin receptor）显像：^{111}In-DTPA-奥曲肽显像敏感性不及MIBG，但对恶性/转移性病灶的敏感性优于MIBG。

5.诊断要点
- 发作性头痛、心悸、多汗，高血压。
- 查体：皮肤湿冷、心律失常，腹部肿块。
- 24小时尿儿茶酚胺升高，血浆或尿甲氧基肾上腺素、甲氧基去甲肾上腺素升高。
- 超声或CT、MRI等肾上腺或腹膜后多血供肿块。

- MIBG或生长抑素受体奥曲肽显像阳性。

6.鉴别诊断

- 主要与以下疾病相鉴别：原发性高血压、心律失常、心力衰竭、妊娠高血压综合征、肾上腺皮质腺瘤或腺癌、胰腺肿瘤、肝脏肿瘤、胃肠间质瘤等。
- 常见鉴别诊断要点（表8-5）。

表8-5　常见鉴别诊断要点

常见疾病	问　诊	查　体	辅助检查
肾上腺皮质腺瘤或癌	发作性症状	向心性肥胖、紫纹	MIBG或生长抑素受体奥曲肽显像
肝脏肿瘤	肝炎病史	右上腹肿块	AFP、核素如MIBG
胰腺肿瘤		左上腹肿块	血AMY、CA19-9，MIBG
胃肠间质瘤	肠梗阻症状		胃肠造影，MIBG
妇科疾病	月经史		超声、MRI
必要时请相关科室会诊！			

7.治疗原则

- 嗜铬细胞瘤/副神经节瘤一经确诊，应早期进行手术切除。
  - ➤ 术前需α-受体阻断剂、钙离子通道阻滞剂、β-受体阻断剂充分药物准备。
  - ➤ 若条件允许可采用腹腔手术。肿瘤体积巨大或与重要血管脏器关系密切者应行开放手术。
  - ➤ 非手术治疗适应以下情况：
    - ✧ 一般情况差或因客观条件不允许，如合并严重心肺功能障碍时，可先行非手术治疗，α受体阻断剂对症处理，密切观察病情变化。
    - ✧ 肿瘤包绕重要血管脏器或广泛转移，无法切除者，MIBG核素治疗、放疗或化疗，α受体阻断剂控制血压。

参 考 文 献

- 吴阶平.吴阶平泌尿外科学.济南：山东科学技术出版社，2004.
- 那彦群，叶章群，孙颖浩，等.中国泌尿外科疾病诊断治疗指南（2014版）.北京：人民卫生出版社，2013.
- 周立群，杨勇.中国泌尿外科专科医师培养教程.北京：北京大学医学出版社，2016.

◎ 原发性醛固酮增多症

1.概述

- 原发性醛固酮增多症是肾上腺皮质或异位组织分泌过量的醛固酮激素，引起以高血压、低血钾、低血浆肾素活性和碱中毒为主要表现的临床综合征，又称Conn综合征。根据病因及病理的不同，可以分为以下类型（表8-6）。

表8-6　原发性醛固酮增多症临床亚型

亚　型	相对比率（%）
特发性醛固酮增多症（IHA）	50～60
醛固酮腺瘤（APA）	40～50
原发性单侧肾上腺增生（UNAH）	1～2
分泌醛固酮的肾上腺皮质癌	<1
家族性醛固酮增多症（FH）	<1
Ⅰ型（糖皮质激素可抑制性，GRA）	
Ⅱ型（糖皮质激素不可抑制性）	
异位醛固酮肿瘤	<1

2.临床表现

- **典型表现**：高血压、低血钾、高尿钾是本症的特征。头晕、头痛、乏力、视物模糊等是高血压常见症状。
- **低钾血症和碱中毒**：临床上可出现一系列症状，肌肉无力和抽搐、乏力、暂时性麻痹、针刺感等；心肌损害、心室肥大、心律失常、心电图改变（ST段延长、出现u波）等。
- **肾功能受损**：长期低血钾还可致肾小管空泡变性，尿浓缩功能差，患者可有多尿、口渴，夜尿量大于日尿量，严重者肾小管病变继发肾小球和肾间质病变可出现慢性肾功能不全。
- **其他**：低血钾抑制胰岛素分泌，可发生葡萄糖耐量低，甚至可出现糖尿病。心脑血管病变的发生率和死

632

亡率高于相同程度的原发性高血压。

3.体格检查

■ 血压升高：舒张压升高更明显，可达120～150mmHg
以上。

■ 心律失常：与低血钾有关。

■ 生理反射异常：低血钾时出现。

4.辅助检查

■ 血液检查：低血钾，严重者可低于2mmol/L以下；轻
度代谢性碱中毒，$HCO_3^->30mmol/L$；钠潴留，血钠可
$>140mmol/L$；可出现低钙血症。

■ 尿液检查：尿钾升高，24小时尿钾$>30mmol/L$；尿液
呈酸性。

■ 筛查试验：肾素活性低于正常水平，醛固酮水平增
高，醛固酮/肾素活性比值>25考虑原醛症可能。血浆
醛固酮$>15ng/dl$，肾素活性$>0.2ng/$（ml·h），计算
比值有意义。试验前至少停用螺内酯（安体舒通）6周
以上，其他相关药物2周。

■ 确诊试验：主要有四种：氟氢可的松抑制试验、口
服钠负荷试验、生理盐水滴注试验、卡托普利抑制试
验。敏感性和特异性均在90%以上，试验前需纠正低血
钾至$>3mmol/L$。卡托普利抑制试验，因其不易出现充
血性心力衰竭，尤其适合有心脏、肾脏疾患限制钠盐
摄入者。

■ 超声检查：醛固酮腺瘤一般体积小，不应该选择超声
作为影像检查手段。

■ CT或MRI：首选CT检查，醛固酮腺瘤一般小于1cm，
低密度或等密度，强化不明显。$>4cm$者可能为醛固
酮癌。CT测量肾上腺各肢的厚度可用来鉴别特发性醛
固酮增多症，厚度$>5mm$，应考虑之。MRI不比CT优
越，不应作为首选方法。

■ 肾上腺静脉取血（adrenal vein sample，AVS）：用于分
侧定位两侧肾上腺的醛固酮优势分泌，为手术定位提
供依据，敏感性和特异性分别为95%和100%。

5.诊断要点

- 高血压、低血钾症状。
- 查体：心律失常、生理反射异常。
- 低血钾、高尿钾、低肾素、高醛固酮。
- CT、MRI等提示肾上腺结节或增粗。

6.鉴别诊断

- 主要与下列疾病鉴别：原发性高血压、低钾性肾病、假性醛固酮增多症、肾素瘤、肾上腺皮质醇腺瘤或癌、异位ACTH综合征等。
- 常见鉴别诊断要点（表8-7）。

表8-7 常见鉴别诊断要点

常见疾病	问 诊	查 体	辅助检查
原发性高血压	无力、软瘫	生理反射异常	卡托普利抑制试验
假性醛固酮增多症			低血浆醛固酮水平，螺内酯治疗无效
皮质醇症	面红、肥胖史	向心性肥胖、紫纹	血、尿皮质醇升高，小剂量地塞米松抑制试验
肾素瘤			高肾素、超声或增强CT显示肾脏肿瘤

必要时请相关科室会诊！

7.治疗原则

- 根据原醛症的病因类型和定位诊断选择治疗方式。
  - ➢ 手术治疗：适用于醛固酮瘤、单侧肾上腺增生、分泌醛固酮肾上腺皮质癌或异位肿瘤，对于药物副作用不能耐受的、需长期药物治疗特发性醛固酮增多症也可考虑手术治疗。若条件允许采用腹腔手术。
  - ➢ 药物治疗适应以下情况
    - ✧ 一般情况差或因客观条件不允许，如合并严重心肺功能障碍等手术禁忌者。
    - ✧ 特发性原醛症或糖皮质激素可抑制的原醛症。

◇ 无法手术切除的肾上腺皮质癌。

◇ 主要药物：螺内酯、依普利酮、卡托普利、钙离子通道阻断剂等，糖皮质激素适用于糖皮质激素可抑制的原醛症。

（张学斌）

参 考 文 献

■ 吴阶平.吴阶平泌尿外科学.济南：山东科学技术出版社，2004.
■ 那彦群，叶章群，孙颖浩，等.中国泌尿外科疾病诊断治疗指南（2014版）.北京：人民卫生出版社，2013.
■ 周立群，杨勇.中国泌尿外科专科医师培养教程.北京：北京大学医学出版社，2016.

肾细胞癌

1.概述

■ 肾细胞癌（简称肾癌）是泌尿系统常见肿瘤之一，是肾脏最常见的恶性肿瘤（占80%～90%）。肾透明细胞癌是最多见的类型（65%～80%）。目前病因不明。但不吸烟及避免肥胖是预防发生肾细胞癌的重要方法。

2.临床表现

■ 典型表现：肾癌三联征：血尿、腰痛、腹部肿块（占6%～10%）。

■ 大部分患者无明显临床症状。

■ 副瘤综合征：高血压、贫血、红细胞增多症、发热、体重减轻、高钙血症等。

3.体格检查

■ 常无明显体征。

■ 腹部包块：肿瘤较大，多为局部晚期肿瘤。

4.辅助检查

■ 血液检查：多无明显异常。部分患者可出现血红蛋白降低或红细胞增多现象。红细胞沉降率增快多预示肿瘤恶性度较高。对于转移性肾癌，乳酸脱氢酶增高、血钙增高、血红蛋白降低是预后差的危险因素。

■ 尿液检查：可发现红细胞，且以正常形态红细胞为主，提示肿瘤侵犯集合系统。

■ 超声检查：肿瘤呈低回声或中低回声，同时与肾脏其他肿瘤相鉴别。

■ CT（图8-1）：
  ➤ 平扫：肿瘤与肾实质密度相近。
  ➤ 增强：典型肿瘤呈"快进快出"征象。
  ➤ 是术前临床分期的主要依据。

5.诊断要点

■ 体检发现或典型三联征。

- B超：为低回声或中低回声。
- CT：增强CT呈快进快出征象。

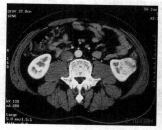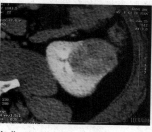

图8-1 肾细胞癌典型CT表现

6.鉴别诊断
- 主要需考虑排除以下疾病：
  - 血管平滑肌脂肪瘤。
  - 肾母细胞瘤。
  - 肾盂癌。
  - 肾脏炎性包块。
  - 其他肾脏良性肿瘤。
- 常见鉴别诊断要点（表8-8）。

表8-8 常见鉴别诊断要点

	问诊	查体	辅助检查
血管平滑肌脂肪瘤	多为体检发现；部分患者可因肿瘤自发破裂造成腰腹痛或血尿	多无阳性体征，肿瘤较大时，可触及肋缘下腹部包块	超声、CT或MRI
肾母细胞瘤	婴幼儿泌尿系最常见肿瘤，多因发现腹部包块就诊	多可触及腹部包块	超声、CT、MRI
肾盂癌	多有血尿病史，造成肾积水或侵犯周围脏器时，可表现为腰痛	多无阳性体征	CTU、MRI、顺行或逆行上尿路造影

	问　诊	查　体	辅助检查
肾脏炎性包块	多有发热、腰痛史	肾区叩击痛或无阳性体征	血常规、尿常规、抗生素治疗前后的影像学比较
其他肾脏良性肿瘤	多为体检发现	多无阳性体征，肿瘤较大时，可触及肋缘下腹部包块	泌尿系超声、CT、MRI

7.治疗原则

- 原则上一经确诊，应限期进行手术。
- 手术方式可采用肾癌根治术或保留肾单位的肾部分切除术。
- 手术途径可采用腹腔镜或开放手术。
- 手术入路可采用经腹膜后入路或经腹入路。
- 转移性肾癌的治疗
  - 尽可能切除原发灶，其他原发灶治疗方式：冷冻治疗、视频消融、HIFU刀等。
  - 进行靶向药物治疗。
  - 可选择免疫治疗，常用药物为：α-干扰素、白介素-Ⅱ。
  - 化疗效果不佳。

参　考　文　献

- 吴阶平.吴阶平泌尿外科学. 山东：山东科学技术出版社，2009.
- 郭应禄，周利群，主编. 坎贝尔-沃尔什泌尿外科学（第9版）. 北京：北京大学医学出版社，2009.
- 孔垂泽，潘铁军，孔祥波，等.肾细胞癌诊断治疗指南［M］//那彦群，叶章群，孙颖浩，等.中国泌尿外科疾病诊断治疗指南（2014版）. 北京：人民卫生出版社，2013，3-19.
- Ljungberg B，Bensalah K，Bex A，et al. Guidelines on renalcellcarcinoma［M/DL］. European Association of Urology，2016.http://uroweb.org/guideline/renal-cell-carcinoma/.

■ Motzer RJ, Jonasch E, Agarwal N, et al. Kidney Cancer [M/DL]. National Comprehensive Cancer Network, 2017. http://www.nccn.org/professionals/physician_gls/pdf/kidney.pdf.

肾盂及输尿管癌

1.临床表现

■ 典型表现：间断全程无痛肉眼血尿，可伴有腰痛。

■ 血尿合并血块时，多呈细条状。

2.体格检查

■ 常无明显体征。

3.辅助检查

■ 血液检查：多无明显异常。血尿严重时可出现血红蛋白降低。

■ 尿液检查：可发现红细胞，且以正常形态红细胞为主。

■ 超声检查：肿瘤较小时不易发现，肿瘤较大、造成输尿管或肾盂积水时易被查出。

■ CT或MRI

➤ 平扫：可见肾盂或输尿管内软组织密度或信号。

➤ 增强：轻度强化。

➤ 推荐CTU检查。

➤ 肾盂或输尿管积水常是间接征象。

■ 膀胱镜检查及上尿路逆行造影：可合并膀胱癌，造影可见上尿路充盈缺损及病变以上尿路积水。

■ 尿液细胞学检查：可发现脱落的肿瘤细胞。

4.诊断要点

■ 间断无痛性肉眼血尿，血块呈细条样。

■ 尿沉渣检查显示以正常形态红细胞为主。

■ CTU：肾盂或输尿管内密度增高，轻度强化，病变以上输尿管或肾盂扩张积水。

■ 膀胱镜检查可见合并膀胱肿瘤。

■ 上尿路逆行造影可见充盈缺损及积水。

5.鉴别诊断

- 主要需考虑排除以下疾病：
  - ➢ 肾细胞癌。
  - ➢ 息肉。
  - ➢ 黄色肉芽肿性肾盂肾炎。
  - ➢ 上尿路血块。
- 常见鉴别诊断要点（表8-9）。

表8-9　常见鉴别诊断要点

	问　诊	查　体	辅助检查
肾细胞癌	多为体检发现；肿瘤较大、侵犯肾盂时可出现血尿	多无阳性体征，肿瘤较大时，可触及肋缘下腹部包块	超声、CT或MRI
息肉	多为年轻患者，常无临床症状	多无阳性体征	超声、CT、MRI提示肿物呈多发、条索样
黄色肉芽肿性肾盂肾炎	多有发热、血尿病史	多无阳性体征	CTU、MRI、顺行或逆行上尿路造影
上尿路血块	多有无痛肉眼血尿病史	多无阳性体征，可有肾区叩击痛	泌尿系超声、增强CT、增强MRI

6.治疗原则

- 原则上一经确诊，应限期行根治术。
- 手术范围包括：患肾、输尿管全长及输尿管口旁部分膀胱壁。
- 部分患者可施行输尿管镜下肿瘤切除术或输尿管部分切除术。
- 远处转移：以铂为基础的联合化疗方案。

参 考 文 献

- 吴阶平.吴阶平泌尿外科学．山东：山东科学技术出版社，2009.

- 郭应禄，周利群，主译. 坎贝尔-沃尔什泌尿外科学（第9版）. 北京：北京大学医学出版社，2009.
- Rouprêt M，Babjuk M，Böhle A，et al. Guidelines on Upper Urinary Tract Urothelial Cell Carcinoma［M/DL］. European Association of Urology，2016. http://uroweb.org/guideline/upper-urinary-tract-urothelial-cell-carcinoma/.
- Clark PE，Spiess PE，Agarwal N，et al. Bladder Cancer［M/DL］. National Comprehensive Cancer Network，2017. http://www.nccn.org/professionals/physician_gls/pdf/bladder.pdf.

膀胱癌

1.概述
- 膀胱癌是泌尿系统常见肿瘤之一。吸烟、长期接触工业化学产品是高危因素。

2.临床表现
- 典型表现：间歇全程无痛肉眼血尿。
- 可出现尿频、尿急、尿痛。
- 血尿较重时可出现较大体积的血块、尿潴留、血块膀胱填塞。

3.体格检查
- 常无明显体征。
- 全麻下行腹部、直肠双合诊，可较易触及肿瘤，并易于分期。

4.辅助检查
- 血液检查：多无明显异常。血尿严重时可出现血红蛋白降低。
- 尿液检查：可发现红细胞，且以正常形态红细胞为主。
- 尿液细胞学检查：可发现肿瘤细胞。
- 超声检查：可早期发现肿瘤。
- CT或MRI：可见膀胱内软组织密度或信号，增强后明显强化；侵犯输尿管口时，可见输尿管扩张积水。
- 膀胱镜检查及诊断性电切：主要确诊手段。

5.诊断要点
- 间歇全程无痛肉眼血尿。
- 尿沉渣显示正常形态红细胞为主。
- 尿液细胞学检查发现肿瘤细胞。
- B超、CT、MRI可发现膀胱内占位。
- 膀胱镜检查及诊断性电切：主要确诊手段。

6.鉴别诊断
- 主要需考虑排除以下疾病
  - 膀胱炎。
  - 膀胱结石。
  - 常见鉴别诊断要点（表8-10）。

表8-10　常见鉴别诊断要点

	问　诊	查　体	辅助检查
膀胱炎	以尿频、尿急、尿痛等下尿路刺激症状为主，少有血尿	多无阳性体征	尿常规检查、膀胱镜检及诊断性电切
膀胱结石	以尿频、尿急、尿痛等下尿路刺激症状为主，可出现排尿中断，少有血尿	多无阳性体征	B超、CT，膀胱镜检查

7.治疗原则
- 原则上一经确诊，应限期进行手术。
- 非肌层浸润性膀胱癌（T_a、T_1、Tis）以充分TURBT手术联合术后膀胱灌注治疗为主要治疗手段。
- 肌层浸润性膀胱癌（T_2以上）以膀胱癌根治术为标准治疗方式；不愿意切除膀胱或身体状况差、无法耐受手术的，可采用充分TURBT手术联合化疗及放疗的方式保留膀胱。
- 膀胱癌根治术范围
  - 男性：膀胱、前列腺、双侧精囊腺、双侧末段输尿管、双侧盆腔淋巴结清扫。

➢ 女性：膀胱、子宫、双侧附件、上1/3阴道前壁、双侧盆腔淋巴结清扫。

■ 如肿瘤侵犯尿道或男性前列腺部、女性膀胱颈部，需同时切除全尿道。

■ 膀胱癌根治术后尿流改道

　➢ 原位新膀胱术。

　➢ 回肠通道术。

　➢ 输尿管皮肤造口术。

　➢ 经皮可控尿流改道术。

　➢ 利用肛门控尿术。

■ 转移性膀胱癌的治疗：以铂为基础的联合化疗方案。

参 考 文 献

■ 吴阶平.吴阶平泌尿外科学. 山东：山东科学技术出版社，2009.

■ 郭应禄，周利群主译. 坎贝尔-沃尔什泌尿外科学（第9版）. 北京：北京大学医学出版社，2009.

■ 黄健，梁朝朝，周利群，等. 膀胱癌诊断治疗指南［M］//那彦群，叶章群，孙颖浩，等.中国泌尿外科疾病诊断治疗指南（2014版）.北京：人民卫生出版社，2013：20—60.

■ Babjuk M，Böhle A，Burger M，et al. Guidelines on non-muscle-invasive bladder cancer［M/DL］. European Association of Urology，2016. http：//uroweb.org/guideline/non-invasive-bladder-cancer/.

■ Witjes JA，Compérat E，Cowan NC，et al. Guidelines on muscle-invasive and metastatic bladder cancer［M/DL］. European Association of Urology，2016.http：//uroweb.org/guideline/bladder-cancer-muscle-invasive-and-metastatic/.

■ Clark PE，Spiess PE，Agarwal N，et al. Bladder Cancer［M/DL］. National Comprehensive Cancer Network，2017. http：//www.nccn.org/professionals/physician_gls/pdf/bladder.pdf.

前列腺癌

1.概述

■ 前列腺癌是泌尿系统最常见肿瘤，病因不明。其中前列腺腺癌占98%，通常所指前列腺癌即指前列腺腺癌。

2.临床表现

■ 早期无症状。

■ 局部症状：下尿路刺激症状、排尿困难、血尿、尿潴留、尿失禁。

■ 转移部位症状：骨痛、病理性骨折、脊髓压迫、贫血等。

3.体格检查

■ 直肠指诊：前列腺质地变硬、可触及结节。

4.辅助检查

■ 血常规：晚期患者可表现为骨髓抑制所致血细胞数量下降。

■ PSA：总PSA升高，FPSA/TPSA比值下降（<0.16）。

■ 血液碱性磷酸酶：骨转移时常出现碱性磷酸酶升高。

■ MRI：推荐多参数MRI联合动态增强MRI，是主要定性诊断手段之一，是肿瘤T分期的主要依据。

■ 全身骨扫描：有助于肿瘤的M分期。

■ 超声检查：诊断意义不大。

■ CT：寻找转移灶，主要意义在于分期。

■ 前列腺穿刺活检：是最主要的确诊方法。

5.诊断要点

■ 直肠指诊异常。

■ PSA升高。

■ MRI异常。

■ 前列腺穿刺活检。

6.鉴别诊断

■ 主要需考虑排除以下疾病

➢ 良性前列腺增生症。

➢ 慢性前列腺炎。

➢ 前列腺肉瘤。

■ 常见鉴别诊断要点（表8-11）。

表8-11　常见鉴别诊断要点

	问　诊	查　体	辅助检查
良性前列腺增生症	以排尿困难为主	直肠指诊显示前列腺体积增大、质地韧，无结节感	PSA、MRI、前列腺穿刺活检
前列腺炎	以下尿路刺激症状、会阴不适、尿道滴白为主，急性期可出现发热、会阴疼痛	直肠指诊显示前列腺质地韧，无结节，急性期可及前列腺触痛	前列腺液常规、PSA、MRI、前列腺穿刺活检
前列腺肉瘤	患者以青壮年发病为主，多为体检发现或出现排尿或排便异常、进一步检查发现	可触及耻骨上或下腹部包块，直肠指诊可及增大、质硬的前列腺	PSA、MRI、前列腺穿刺活检

7.治疗原则

■ 早期前列腺癌

➤ 低危：主动监测。

➤ 中高危：前列腺癌根治术、近距离内放射治疗、外放射治疗。

■ 局部晚期前列腺癌

➤ 放疗＋内分泌治疗。

➤ 放疗＋内分泌治疗＋化疗（多西他赛）。

➤ 根治手术。

■ 转移性前列腺癌

➤ 内分泌治疗＋化疗（多西他赛）或内分泌治疗＋阿比特龙。

➤ 内分泌治疗（单纯去势或去势＋抗雄）。

■ 转移性去势抵抗性前列腺癌

➤ 化疗（多西他赛＋泼尼松）。

➤ 新型内分泌治疗药物（阿比特龙、恩杂鲁胺等）。

➤ 保持去势状态。

➤ 姑息治疗。

◈ 放疗。

◈ 唑来膦酸（骨转移）。

◈ 对症治疗。

◈ 支持治疗。

参 考 文 献

■ 吴阶平.吴阶平泌尿外科学.山东：山东科学技术出版社，2009.

■ 郭应禄，周利群，主译.坎贝尔-沃尔什泌尿外科学（第9版）.北京：北京大学医学出版社，2009.

■ 那彦群，孙颖浩，曹登峰，等.前列腺癌诊断治疗指南［M］//那彦群，叶章群，孙颖浩，等.中国泌尿外科疾病诊断治疗指南（2014版）.北京：人民卫生出版社，2013：61-89.

■ Mottet N, Bellmunt J, Briers E, et al. Guidelines on prostatecancer［M/DL］. European Association of Urology, 2016.http：//uroweb.org/guideline/prostate-cancer/.

■ Mohler J L, Armstrong AJ, Bahnson RR, et al. Prostate Cancer［M/DL］. National Comprehensive Cancer Network, 2017. https：//www.nccn.org/professionals/physician_gls/pdf/prostate.pdf.

睾丸癌

1.概述

■ 睾丸癌少见。占泌尿系统肿瘤的5%，但在年轻男性中其发病率列所有肿瘤之首。病因不明。其危险因素包括：隐睾或睾丸未降（睾丸发育不全综合征）、克兰费尔特综合征、家族遗传因素、对侧睾丸肿瘤和不孕不育。

2.分类

■ 生殖细胞肿瘤。

➢ 精原细胞瘤。

➢ 精母细胞型精原细胞瘤。

➢ 胚胎癌。

➢ 卵黄囊瘤（内胚窦瘤）。

➢ 绒毛膜上皮癌。

➢ 畸胎瘤。

➢ 曲细精管内生殖细胞肿瘤。

- 性索/性腺间质肿瘤。
- 其他非特异性间质肿瘤。

3.临床表现

- 好发年龄：30～40岁。
- 典型表现：患侧阴囊内单发无痛性肿块。
- 部分患者可出现阴囊钝痛或下腹坠胀不适。

4.体格检查

- 可触及阴囊内质硬肿块，较正常阴囊沉重，活动度好，多无触痛。
- 侵犯精索可触及精索增粗、变硬。

5.辅助检查

- 血清肿瘤标志物检查
  ➢ AFP。
  ➢ HCG。
  ➢ LDH。
- 超声检查：最常用的检查，敏感性几乎为100%。
- CT：是腹膜后淋巴结转移的最佳检查方法，是术前临床分期的主要依据。
- MRI：在局部肿瘤的敏感性（100%）和特异性（95%～100%）方面，显著优于B超，但对淋巴结转移的检测上并不优于CT。

6.诊断要点

- 年轻男性。
- 阴囊无痛性肿块。
- 血清肿瘤标志物升高。
- B超或MRI：睾丸肿瘤。

7.鉴别诊断

- 主要需考虑排除以下疾病：
  ➢ 睾丸炎。
  ➢ 急性睾丸扭转。
  ➢ 睾丸鞘膜积液。
  ➢ 附睾囊肿。
- 常见鉴别诊断要点（表8-12）。

表8-12　常见鉴别诊断要点

	问　诊	查　体	辅助检查
睾丸炎	一侧阴囊疼痛，伴睾丸肿大，可伴有发热	多可触及肿大的睾丸，触痛明显	血常规、彩超
急性睾丸扭转	急性起病，疼痛明显	患侧睾丸明显上缩，触痛明显，抬举睾丸后疼痛加重	彩超
睾丸鞘膜积液	阴囊肿大，坠胀不适	患侧阴囊明显增大，睾丸及附睾触诊不清，透光试验阳性	彩超
附睾囊肿	多为体检发现，部分可伴有疼痛	可于附睾处触及结节，无压痛	泌尿系超声、MRI

8.治疗原则

■ 行经腹股沟探查＋睾丸根治性切除术手术。

■ 术后辅助治疗

➤ 精原细胞瘤：行腹膜后及同侧盆腔淋巴结放疗，$T_1 \sim T_2$期患者术后也可行密切随访监测。

➤ 非精原细胞瘤：根治术后行腹膜后淋巴结清扫，术后可辅以化疗。

参　考　文　献

■ 吴阶平.吴阶平泌尿外科学.济南：山东科学技术出版社，2009.

■ 郭应禄，周利群，主译.坎贝尔-沃尔什泌尿外科学（第9版）.北京：北京大学医学出版社，2009.

■ 丁强，叶定伟，魏强，等.睾丸肿瘤诊断治疗指南［M］//那彦群，叶章群，孙颖浩，等.中国泌尿外科疾病诊断治疗指南（2014版）.北京：人民卫生出版社，2013，90~114.

■ Albers P，Albrecht W，Algaba F，et al. Guidelines on testicular cancer.［M/DL］. European Association of Urology，2016. http：//uroweb.org/guideline/testicular-cancer/.

■ Clark PE，Spiess PE，Agarwal N，et al. Testicular Cancer［M/DL］.National Comprehensive Cancer Network，2017. http：//www.nccn.org/professionals/physician_gls/pdf/testicular.pdf.

阴茎癌

1.概述

- 阴茎癌少见。病因不明。但多发生于包茎、包皮过长的患者，新生儿行包皮环切可有效预防发生阴茎癌。其中，鳞癌占95%。

2.临床表现

- 典型表现：阴茎龟头或包皮反复溃疡、糜烂、硬结，有恶臭。

3.体格检查

- 阴茎龟头或包皮溃疡、糜烂、硬结，有恶臭。
- 腹股沟常可触及肿大淋巴结。

4.辅助检查

- 超声检查：了解腹股沟及盆腔淋巴结转移情况。
- CT：是术前临床分期的主要依据。
- 组织学活检：确诊。

5.诊断要点

- 典型的临床表现。
- 组织活检。
- 影像学明确分期。

6.治疗原则

- 以手术治疗为主。
  - ➤ 手术方式可采用保留阴茎的肿瘤切除、阴茎部分切除或阴茎全切除术。
  - ➤ 阴茎部分切除要求：距离肿瘤边缘>2cm，且肿瘤切除后，患者可直立排尿。
  - ➤ 对T_1G_2期以上肿瘤，行前哨淋巴结活检，若阳性，则推荐行同侧腹股沟淋巴结清扫术。
- 远处转移的治疗
  - ➤ 尽可能切除转移灶。
  - ➤ 进行化疗和放疗。

（范欣荣）

参 考 文 献

■ 吴阶平.吴阶平泌尿外科学.山东：山东科学技术出版社，2009.
■ 郭应禄，周利群，主译.坎贝尔－沃尔什泌尿外科学（第9版）.北京：北京大学医学出版社，2009.
■ 孙光，马洪顺，欧阳俊，等.阴茎癌诊断治疗指南［M］//那彦群，叶章群，孙颖浩，等.中国泌尿外科疾病诊断治疗指南（2014版）.北京：人民卫生出版社，2013，115－128.
■ Hakenberg OW，Minhas ES，Necchi A，et al. Guidelines on penile cancer.［M/DL］. European Association of Urology，2016. http://uroweb.org/guideline/penile-cancer/.
■ Clark PE，Spiess PE，Agarwal N，et al. Penile Cancer［M/DL］. National Comprehensive Cancer Network，2017. https://www.nccn.org/professionals/physician_gls/pdf/penile.pdf.

◎ 良性前列腺增生

1.概述

■ 良性前列腺增生（benign prostatic hyperplasia，BPH）是引起中老年男性排尿障碍原因中最为常见的一种良性疾病。主要表现为组织学上的前列腺间质和腺体成分的增生、解剖学上的前列腺增大（benign prostatatic enlargement，BPE）、下尿路症状（lower urinary tract symptoms，LUTS）为主的临床症状以及尿流动力学上的膀胱出口梗阻（bladder outlet obstruction，BOO）。

2.病理

■ 前列腺可分为外周带、中央带、移行带和尿道周围腺体区。BPH结节发生于移行带和尿道周围腺体区。

3.病理生理改变

■ 前列腺增生导致后尿道延长、受压变形、狭窄和尿道阻力增加，引起膀胱高压并出现相关排尿期症状。随着膀胱压力的增加，出现膀胱逼尿肌代偿性肥厚，逼尿肌不稳定并引起相关储尿期症状。如梗阻长期未能解除，逼尿肌则失去代偿能力。继发于BPH的上尿路改变如肾积水及肾功能损害，主要原因是膀胱高压所致尿潴留以及输尿管反流。

4.临床表现

■ 梗阻：排尿踌躇、尿线断续、终末滴尿、尿线细而无力、排尿时间延长、排尿不尽感、充盈性尿失禁。

■ 刺激性症状：尿频、尿急、夜尿增多、单次尿量小、急迫性尿失禁。

5.诊断

■ 初始评估

➤ 病史：包括临床症状、手术外伤史、既往史尤其是糖尿病史和神经系统病史、药物治疗史、国际前列腺症状评分（I-PSS，表8-13）、生活质量评分（QOL，表8-14）。I-PSS评分是目前国际公认的判断BPH患者症状严重程度的最佳手段。

➤ 评分如下：（总分0~35分），轻度症状：0~7分，中度症状：8～19分，重度症状 20～35分。生活质量评分：0～6分。

表8-13 I-PSS评分

在最近一个月内，您是否有以下症状?	无	在五次中					症状评分
		少于一次	少于半数	大约半数	多于半数	几乎每次	
1.是否经常有尿不尽感?	0	1	2	3	4	5	
2.两次排尿间隔是否经常小于两小时?	0	1	2	3	4	5	
3.是否曾经有间断性排尿?	0	1	2	3	4	5	
4.是否有排尿不能等待现象?	0	1	2	3	4	5	
5.是否有尿线变细现象?	0	1	2	3	4	5	
6.是否需要用力及使劲才能开始排尿?	0	1	2	3	4	5	
7.从入睡到早起一般需要起来排尿几次?	没有	1次	2次	3次	4次	5次	
	0	1	2	3	4	5	

症状总评分＝

表8-14 QOL评分

	高兴	满意	大致满意	还可以	不太满意	苦恼	很糟
如果在您今后的生活中始终伴有现在的排尿症状，您认为如何? 生活质量评分（QOL）	0	1	2	3	4	5	6

- ■ 体格检查
  - ➤ 直肠指诊：了解前列腺大小、形态、质地、有无结节、压痛以及肛门括约肌张力情况。
  - ➤ 外生殖器检查：除外尿道外口狭窄或畸形所致排尿障碍。

- 尿常规。
- 血清PSA检查。
- 超声检查。
- 尿流率检查：包括最大尿流率和平均尿流率。
- 进一步检查：根据初步评估结果决定是否需要进行。包括排尿日记、尿流动力学检查、尿道膀胱镜检查、血肌酐、静脉尿路造影。

6.治疗

- 观察等待：适用于轻度下尿路症状（I-PSS评分≤7分），以及中度以上症状但生活质量尚未受到明显影响的患者。
- 药物治疗
  - α-受体阻断剂：适用于有症状的患者。常用药物包括坦索罗辛、多沙唑嗪、阿夫唑嗪和特拉唑嗪等。
  - 5-α还原酶抑制剂：适用于前列腺体积增大伴有下尿路症状患者。常用药物非那雄胺和依立雄胺。
  - 联合治疗：上述两种药物联用。同样适用于前列腺体积增大伴有下尿路症状患者。
  - 植物制剂及中药：适用于前列腺增生及相关症状治疗。
- 外科治疗
  - 适应证：中重度BPH患者，下尿路症状已明显影响患者的生活质量者可选择手术治疗，尤其是药物治疗效果不佳或拒绝接受药物治疗时患者，可以考虑外科治疗。
  - 当BPH导致以下并发症时，建议采用外科治疗：反复尿潴留；反复血尿，5-α还原酶抑制剂治疗无效；反复泌尿系感染；膀胱结石；继发性上尿路积水（伴或不伴肾功能损害）。
  - BPH患者合并膀胱大憩室，腹股沟疝、严重的痔疮或脱肛，临床判断不解除下尿路梗阻难以达到治疗效果者，应当考虑外科治疗。
  - 外科治疗方式：经典的外科手术包括经尿道前列腺电切术（transurethral resection of the prostate,

TURP）、经尿道前列腺切开术（transurethral incision of the prostate，TUIP）以及开放性前列腺摘除术。其他目前也应用于临床治疗的方式还包括经尿道前列腺电汽化术（transurethral electrovaporization of the prostate，TUVP）、经尿道前列腺等离子双极电切术（bipolar transurethral plasma kinetic prostatectomy，TUPKP）、经尿道等离子前列腺剜除术（transurethral plasma kinetic enucleation of the prostate，TUKEP）。

■ 激光治疗：近10年来，经尿道激光技术已成为BPH的重要治疗方式。经尿道钬激光前列腺剜除术，绿激光前列腺汽化术，铥激光前列腺汽化切除术都应用于BPH的外科治疗。

■ 其他治疗：经尿道微波热疗、经尿道针刺消融术、前列腺支架。

（徐维锋）

参 考 文 献

■ 中国泌尿外科疾病诊治指南.
■ 泌尿外科诊疗常规.

◎ 男性泌尿生殖系结核

1. 概述
- 泌尿生殖系结核是最常见肺外结核病之一，占肺外结核病的30%～40%。其中肾结核最常见。男性高发，男女发病率约为2：1，40～50岁为高发年龄。

2. 发病机制
- 肾结核的主要原发病灶为肺结核，少数来自于骨、关节、肠、淋巴结结核。血行播散是肾结核的主要感染方式。肾脏、附睾均是血行播散的主要种植部位。其他感染途径还包括邻近器官蔓延、逆行感染或淋巴播散。

3. 临床表现
- 泌尿系统结核
  - 泌尿系统结核起病往往在肾脏，早期可无任何临床症状，因此易漏诊。随疾病进展，多数患者表现为下尿路症状，主要为尿频、夜尿增多，排尿时有灼热感并伴有尿急。当膀胱结核进展后，膀胱容量缩小，可表现为严重的尿频、尿急、甚至尿失禁；血尿也是常见症状，以终末血尿居多，也可表现为全程血尿；部分患者可有米汤样脓尿或脓血尿。泌尿系统结核的全身症状多不明显。
  - 尿道结核主要发生于男性，较少见，主要临床表现为尿道分泌物、尿痛、尿道流血或血尿，当尿道狭窄时可表现为排尿困难、尿线变细。
- 男性生殖系结核
  - 肾结核男性患者中50%～70%合并生殖系统结核，发病率依次为附睾结核、精囊结核、前列腺结核和较为少见的精索结核。
  - 附睾结核一般发展缓慢，附睾逐渐肿大，无明显疼痛，可形成脓肿并破溃出阴囊皮肤形成窦道。个别患者起病急，类似急性附睾炎。
  - 单纯睾丸结核少，常和附睾结核同时发生。
  - 前列腺结核常无症状或类似于慢性前列腺炎、表现

655

为会阴部不适和坠胀感、肛门和睾丸疼痛。精囊和输精管结核可出现射精痛、血精及精液减少。

4.诊断

■ 顽固性的尿路刺激症状是最典型的症状，但由于缺乏特异性，诊断需要通过临床表现、实验室检查与影像学检查相结合。详细了解病史很重要。

■ 实验室检查

➤ 结核菌素试验，常用PPD（结核菌素纯化蛋白衍生物）实验，对诊断有一定的指导价值。

➤ 尿常规：尿液呈酸性、可见红、白细胞。

➤ 尿沉渣抗酸染色：呈阳性，该检查并不具有特异性。

➤ 尿结核杆菌培养：较尿沉渣抗酸染色可靠，具有诊断价值。缺点是耗时长、操作复杂、检出率较低。

➤ 尿结核菌DNA检测：易受标本或检验操作的影响出现假阳性或阴性结果。

■ 影像学检查

➤ B超检查：早期肾结核轻微病变不易发现，根据疾病进展的不同时期可表现为以下现象：①原因不明的肾积水；②肾实质出现形态异常的无回声区；③输尿管增粗；④膀胱体积正常或缩小，壁厚、毛糙；⑤附睾结核可表现为低回声结节。

➤ KUB＋IVU检查：KUB可发现肾区及下尿路的钙化灶，晚期肾结核可见肾脏全部钙化（肾自截）；典型IVU表现包括：肾盏破坏、变形或消失；肾盂纤维化、变小；输尿管僵直且多段狭窄；肾功能受损；膀胱变小挛缩。

➤ 胸部及脊柱X线检查：发现陈旧性或活动性肺结核或脊柱结核。

➤ 逆行造影检查：较少使用，IVU不显影或显影不佳者。

➤ CT检查：临床诊断的"金标准"。可发现早期病变。根据疾病不同阶段，可见肾盏变形，消失；肾实质破坏或空洞形成；输尿管扩张及管壁增厚，膀胱壁增厚或小膀胱。大量钙盐沉积于形成自截肾。CTU（尿路三围重建）可以清晰显示整个泌尿系轮廓。

➤ 磁共振成像检查：严重肾功能不全、碘过敏等情况下可选择MRU。核素检查：评价分肾功能。

➤ 膀胱镜检查：可能直接看到膀胱内典型结核病变，包括黏膜广泛充血水肿，结核结节或溃疡，输尿管口洞穴样改变。注意膀胱容量严重缩小（小于50ml）时不宜进行此项检查。急性结核性膀胱炎或尿道结核时禁忌该项检查。

5.治疗

■ 药物治疗

➤ 药物治疗原则：早期、联用、适量、规律、全程使用敏感药物。

➤ 适应证：单纯药物治疗适用于男性生殖系结核或早期局限性肾结核。

➤ 围术期用药：一般术前需使用2～4周，术后继续短程用药。

➤ 推荐的用药方案：6个月短程化疗，强化阶段（2个月）异烟肼＋利福平＋吡嗪酰胺＋乙胺丁醇，巩固阶段（4个月）异烟肼＋利福平或异烟肼＋利福平＋乙胺丁醇。

➤ 疗效评估：症状变化、尿常规、结核菌培养、结核菌耐药试验及静脉肾盂造影以观察疗效。若治疗6～9个月，效果不佳或肾脏有严重破坏者，应进行手术治疗。

■ 手术治疗

➤ 肾切除：适用于无功能的结核肾，结核病变累及整个肾脏导致实质广泛破坏。手术前药物治疗至少2～4周，红细胞沉降率、病情稳定后再行手术。

➤ 肾部分切除术：由于早期局限性肾结核经药物治疗多能治愈，目前已很少应用。只适用于局限性钙化病灶经药物治疗后无效者。

➤ 输尿管成形手术：药物治疗后病情稳定或痊愈，但存在输尿管狭窄者。

> 膀胱扩大术：对于膀胱挛缩，在结核肾切除及抗结核治疗3~6个月后可行膀胱扩大术。

> 附睾及睾丸切除术：药物治疗效果不明显或局部病变严重的附睾及睾丸结核。

(徐维锋)

参 考 文 献

■ 中国泌尿外科疾病诊治指南.
■ 泌尿外科诊疗常规.

◎ 精索静脉曲张

1. 概述
- 精索静脉曲张（varicocele）是指精索静脉回流受阻或静脉瓣膜失效，血液反流导致精索蔓状静脉丛的伸长、扩张及迂曲，通常以左侧发病为多。

2. 临床表现
- 多数精索静脉曲张患者可无临床症状，仅在体检时或诊治不育症时发现。
- 临床症状主要是阴囊部坠胀感和隐痛，可放射至下腹部和腰部。
- 站立过久或劳累后症状加重，平卧和休息后症状减轻或消失。

3. 体格检查
- 可见患侧阴囊较健侧阴囊明显松弛下坠，严重者视诊和触诊可见精索内静脉似蚯蚓团块，平卧位时曲张静脉随即缩小或消失。
- 轻者局部体征不明显，可做Valsalva试验阳性，即嘱患者站立，用力屏气增加腹压，由于血液回流受阻，曲张静脉显现。

4. 辅助检查
- B超、红外线或接触式阴囊测温。
- 对于平卧位静脉曲张不消失者，应警惕继发性病变，需检查同侧腰腹部，并可做排泄性尿路造影或CT、MRI等检查。
- 伴有男性不育者，应做精液分析等生殖相关检查。

5. 诊断要点
- 症状：患侧下腹及睾丸坠胀疼痛，可伴有阴囊饱满或膨隆。
- 查体：精索内静脉似蚯蚓团块状，可压缩。
- 辅助检查：超声诊断精索静脉曲张很容易。

6. 诊断评分系统
- 临床上可将精索静脉曲张的严重程度区分为三个级别：

> 轻度（Ⅰ度）：外观正常，触诊不明显，患者屏气增加腹压（Valsalva法）后方可触到曲张静脉。
> 中度（Ⅱ度）：触诊可触到曲张静脉，但外观正常。
> 重度（Ⅲ度）：曲张静脉如成团蚯蚓，触诊及视诊均较明显。

■ 基于诊断评分系统的处理流程（图8-2）。

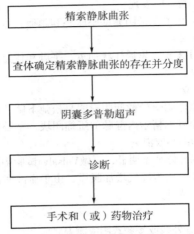

图8-2 基于诊断评分系统的处理流程

7.鉴别诊断
■ 主要需考虑排除以下疾病：睾丸鞘膜积液和附睾炎。
■ 常见鉴别诊断要点（表8-15）。

表8-15 常见鉴别诊断要点

常见阴囊疾病	问 诊	查 体	辅助检查
睾丸鞘膜积液	患侧坠胀不适	平卧无回流	B超
附睾炎	患侧明显疼痛	附睾有触痛	B超

8.治疗原则

■ 对于轻微（Ⅰ度）曲张、临床症状不明显者可不予处理；伴有男性不育者，虽然有明显的曲张，但是只要精液质量正常，也不需要手术治疗。

■ 若有较明显临床症状，可用阴囊托带或穿护身裤，以减轻症状。

■ 病因治疗药物包括口服迈之灵等，对轻中度（Ⅰ度、Ⅱ度）精索静脉曲张患者可有一定的帮助。

■ 重度（Ⅲ度）精索静脉曲张以及症状严重者以手术治疗为主。

> 手术指征

  ◇ 对症状较重，精索静脉曲张明显（Ⅱ度、Ⅲ度）或经非手术治疗疼痛不缓解者，以及精索静脉曲张不严重但精液质量异常者。

  ◇ 对于不育患者，存在精液质量异常，排除女方因素。

  ◇ 青少年精索静脉曲张患者伴有不耐受的疼痛不适者，或患侧睾丸体积明显缩小者。

> 手术方式

  ◇ 开放手术：可分经阴囊、腹股沟及腹膜后手术入路。

  ◇ 硬化剂治疗：手术简单，费用低廉，患者恢复快。

  ◇ 腹腔镜：应用较多也较为成熟，手术创伤小，患者恢复快，并且可同时处理双侧的精索静脉曲张。

  ◇ 显微镜下精索静脉高位结扎术：该方法保留了输精管静脉，还可保留精索内的动脉、神经、淋巴管，被认为是治疗VC的首选方法。具有复发率低，并发症少的优点，术后可明显提高受孕率，改善精液质量。

（邓建华）

参 考 文 献

- 郭应禄，李宏军，主编.男性不育症.北京：人民军医出版社，2003：275-291.
- 李宏军，黄宇烽，主编.实用男科学（2版）.北京：科学出版社，2015：304-307.
- 《精索静脉曲张诊断与治疗中国专家共识》编写组，中华医学会男科学分会.精索静脉曲张诊断与治疗中国专家共识.中华男科学杂志，2015，22（11）：1035-1042.

◎ 前列腺炎

1.概述

■ 前列腺炎（prostatitis）是由于前列腺受到微生物等病原体感染或某些非感染因素刺激而发生的炎症反应，及由此造成的患者前列腺区域不适或疼痛、排尿异常、尿道异常分泌物等临床表现。

■ 根据发病过程和临床表现，可将前列腺炎分为急性前列腺炎与慢性前列腺炎。目前常用的分型方法为：Ⅰ型（急性细菌性前列腺炎）、Ⅱ型（慢性细菌性前列腺炎）、Ⅲ型（慢性非细菌性前列腺炎/慢性骨盆疼痛综合征，CP/CPPS）和Ⅳ型（无症状的炎症性前列腺炎，AIP）。Ⅲ型前列腺炎又可进一步分为ⅢA型和ⅢB型，ⅢA型为炎症性慢性骨盆疼痛综合征，也称为无菌性前列腺炎，在患者的精液、挤压前列腺分泌物（EPS）或前列腺按摩后尿液标本中存在有诊断意义的白细胞；ⅢB型为非炎症性慢性骨盆疼痛综合征，在精液、EPS或前列腺按摩后尿液中不存在有诊断意义的白细胞。

2.临床表现

■ Ⅰ型前列腺炎（急性细菌性前列腺炎）：起病急、症状重，多数可出现全身感染中毒症状，局部症状主要表现为排尿不适与下腹部、盆腔、会阴及尿道疼痛等严重的尿路刺激症状。

■ Ⅱ型、Ⅲ型前列腺炎（CP/CPPS）：临床表现相近且多样化，排尿异常和局部疼痛不适是主要和常见症状。

■ Ⅳ型前列腺炎（无症状的炎症性前列腺炎）：无明显的临床症状，仅在前列腺内有炎症（白细胞）存在的证据。

3.体格检查

■ 全身检查：了解患者一般情况，并进行鉴别诊断或对伴发疾病的诊断。

■ 局部检查：前列腺的直肠指诊（DRE），并可获取前列腺按摩液（EPS）。

4.辅助检查

- 实验室检查：与无症状的对照人群相比，实验室诊断检查的许多重要参数（细菌培养和白细胞的定位诊断等）与患者症状的持续时间、发作频度和严重程度并无很好的相关性，而且这些参数不能准确地区分两者，使得检验诊断面临尴尬。

- 前列腺按摩液检查（EPS）：主要观察白细胞和脓细胞数量。

- 尿液检查：对急性细菌性前列腺炎的诊断具有参考价值。当EPS难以获得时，分析前列腺按摩后尿液可以作为诊断的参考指标。

- 精液检查：用于诊断和鉴别诊断前列腺疾病，尤其是在提取EPS比较困难时，对精液的检查可以起到重要的补充作用。

- 血液检查：急性前列腺炎白细胞总数增多；前列腺炎患者血清前列腺特异抗原（PSA）水平可以有一定程度的增高。

- 病原学诊断：四杯检查法进行细菌的定位培养，二杯法（pre and postmassage test，PPMT）仅取中段尿（VB2）和按摩前列腺后的尿液（VB3）进行尿常规和细菌培养，可获得四杯检查法同样的结果。

- 影像学检查：主要用于鉴别诊断，其中的超声检查具有简单、经济等特点，应用较多。

- 其他可选择检查
  - 尿流动力学检查。
  - 前列腺穿刺活检。
  - 前列腺内组织压力测定。
  - 尿道探子探查。
  - 膀胱尿道镜检查。
  - 腹腔镜检查。

5.诊断要点

- 症状：下腹及会阴部位的下坠、胀痛不适，排尿异常。
- 查体：前列腺的直肠指诊（DRE）。

- 实验诊断：尿常规、前列腺按摩液（EPS）及病原体分析。

- 辅助检查：泌尿系统B超。

6.诊断评分系统

- 慢性前列腺炎症状指数（chronic prostatitis symptom index，CPSI）评估前列腺炎的三个重要症状：疼痛、排尿异常和对生活质量的影响，一共有9个问题，具有客观、简单、方便、快速为患者接受等特点，并具有稳定性、可重复性。

- 疼痛或不适症状评分：

［1］最近1周，你在以下区域出现过疼痛或不适吗？

A.睾丸与肛门之间区域（会阴部）　　有（1）　无（0）

B.睾丸　　　　　　　　　　　　　　有（1）　无（0）

C.阴茎头部（与排尿无关）　　　　　有（1）　无（0）

D.腰部以下、耻骨上或膀胱区域　　　有（1）　无（0）

［2］最近1周，你有以下症状吗？

A.排尿时疼痛或烧灼感？　　　　　　有（1）　无（0）

B.性高潮（射精）时或以后出现疼痛

或不适？　　　　　　　　　　　　有（1）　无（0）

［3］最近1周，你在上述这些区域是否经常疼痛或不适？

无（0）；很少（1）；有时（2）；经常（3）；频繁（4）；几乎总是（5）

［4］请你描述最近1周中平均疼痛或不适感觉的程度。

　□　□　□　□　□　□　□　□　□　□　□

　0　1　2　3　4　5　6　7　8　9　10分

（不疼）　　　　　　　　　　　　（最严重的疼痛）

- 排尿症状评分：

［5］最近1周，你是否经常有排尿不尽感？

无（0）；

5次中少于1次（1）；

少于一半时间（2）；

大约一半时间（3）；

多于一半时间（4）；

几乎每次都有（5）。

[6] 最近1周，你在两小时以内排尿的频度有多少？

无（0）；

5次中少于1次（1）；

少于一半时间（2）；

大约一半时间（3）；

多于一半时间（4）；

几乎每次都有（5）。

■ 症状的影响：

[7] 最近1周，你是否因为临床症状而妨碍了你做事情？

无（0）；仅有一点（1）；有时候（2）；很多（3）。

[8] 最近1周，你是否经常想起自己的症状？

无（0）；仅有一点（1）；有时候（2）；很多（3）。

■ 生活质量：

[9] 如果你的余生将会伴随着现在最近1周同样的临床症状，你会感觉如何？

非常高兴（0）；

愉快（1）；

比较满意（2）；

一般（3）；

不太满意（4）；

不愉快（5）；

非常恐惧（6）。

■ NIH-CPSI积分研究结果包括：

➢ 疼痛和不适的评分包括1A，1B，1C，1D，2A，2B，3和4各个问题分数的总和＝0～21分。

➢ 排尿症状评分包括对5和6问题分数的总和＝0～10分。

➢ 临床症状对生活质量的影响评分包括对问题7、8、9回答分数的总和＝0～12分。

■ 积分的报告形式包括：

➢ 将上述3个方面的积分分别报告，其中疼痛的亚评分为0～21分，排尿症状的亚评分为0～10分，症状对生活质量影响的亚评分为0～12分。

➢ 将疼痛不适与排尿症状评分两项相加后进行报告，范围在0～31分。轻症的积分在0～9分；中等程度积分在10~18分；严重患者的积分在19~31分。

> 报告总积分，范围在0~43分。轻症的积分在1~14分；中等程度积分在15~29分；严重患者的积分在30~43分。总积分越高，患者的临床症状或病情越严重。

■ 基于诊断评分系统的处理流程见图8-3。

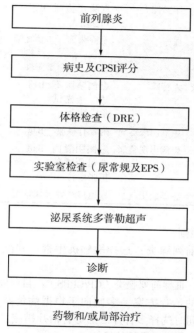

图8-3　基于诊断评分系统的处理流程

7.鉴别诊断

■ 主要需考虑排除以下疾病：一切引起下腹部疼痛不适及排尿异常的前列腺的其他疾病和前列腺外的疾病，主要包括间质性膀胱炎、良性前列腺增生（BPH）、表浅性膀胱肿瘤、睾丸鞘膜积液、附睾炎、精索静脉曲张、尿道炎。

■ 常见鉴别诊断要点（表8-16）。

表8-16　常见鉴别诊断要点

常见阴囊疾病	问诊	查体	辅助检查
间质性膀胱炎	无特殊	无特殊	膀胱镜、膀胱病理活检、尿液细胞学
BPH	年龄偏大	直肠指检前列腺增大	B超、残余尿
表浅性膀胱肿瘤	血尿	无特殊	膀胱镜、膀胱病理活检、尿液瘤细胞阳性
睾丸鞘膜积液	无特殊	患侧坠胀不适、透光试验阳性	B超
附睾炎	患侧出现疼痛	附睾有触痛	B超
精索静脉曲张	患侧出现坠痛	患侧阴囊内有可压缩的扩张血管	B超
尿道炎	感染病史	尿道口红肿	尿常规及泌尿系B超

8.治疗原则

■ Ⅰ型前列腺炎：选择敏感抗生素，并配合支持对症疗法。

■ Ⅱ型、Ⅲ型前列腺炎（CP/CPPS）：目前尚没有统一、规范的治疗方案，多倾向于根据病情及个体化的原则，同时选择多种疗法的综合治疗措施，达到控制症状、改善生活质量的目的。

■ 药物

➢ 抗生素。

➢ α肾上腺素能受体阻断剂。

➢ 抗生素治疗。

➢ 镇痛治疗。

➢ 植物药。

➢ M受体阻断剂/抗胆碱能神经药物。

- ➢ 降低尿酸。
- ➢ 精神心理治疗。
- ➢ 功能整体医学和互补替代医学。
- ➢ 类固醇激素与免疫抑制剂。
- 局部治疗
  - ➢ 前列腺按摩。
  - ➢ 生物反馈。
  - ➢ 局部用药：前列腺内直接注射、经尿道、经输精管、经直肠。
  - ➢ 前列腺热疗：微波、短波与超短波及红外线或中波透热疗法、射频、磁疗、药物直流电导入、经尿道针刺消融以及激光治疗。
  - ➢ 其他局部治疗方法：针灸、电刺激治疗、电化学治疗。
- 手术治疗：只有对那些长期采用常规治疗手段不能或难以控制，而临床症状又十分严重的慢性前列腺炎患者，尤其是同时合并前列腺结石、前列腺脓肿、严重影响排尿的梗阻型前列腺增生、前列腺癌、严重的前列腺结核、严重的前列腺疼痛、尿道狭窄等患者，在万不得已的情况下才考虑进行手术治疗。
- Ⅳ型前列腺炎：一般不需要治疗。

(邓建华)

参 考 文 献

- 前列腺炎（2版）.北京：人民军医出版社，2007：1-525.
- 那彦群，主编.中国泌尿外科疾病诊断治疗指南.北京：人民卫生出版社，2007：205-245.
- 李宏军，主编.男科诊疗常规.北京：中国医药科技出版社，2016：48-55.
- 李宏军，黄宇烽，主编.实用男科学（2版）.北京：科学出版社，2015：319-340.

◎ 先天性肾盂输尿管连接部梗阻

1.概述

- 先天性肾盂输尿管连接部梗阻（ureteropelvic junction obstruction，UPJO）是指因先天性肾盂输尿管连接部发育不良、发育异常或受到异位血管纤维索压迫等因素导致肾盂内尿液向输尿管排泄受阻，伴随肾集合系统扩张并继发肾损害。

- UPJO是小儿肾积水的主要原因，约25%的患者在1岁内被发现，50%于5岁前被诊断。病因可归纳为3类：管腔内狭窄，管腔外压迫，动力性梗阻。

2.临床表现

- UPJO的临床表现根据确诊年龄而异。

- 儿童期患者常有疼痛，可伴有肉眼血尿及尿路感染，绝大多数患儿能陈述上腹或脐周痛，大龄患儿可明确指出疼痛来自患侧腰部。伴恶心、呕吐者，常与胃肠道疾病混淆。

- 成人的先天性UPJO常因慢性腰背部疼痛或急性肾绞痛检查而发现，部分患者因腹部或脊柱区域疾病进行影像学检查时发现。大量饮水后出现腰痛的特点，因利尿引起肾盂突然扩张所致。

3.体格检查

- 婴儿常可扪及上腹部肿物。部分患者可合并肾结石及感染，出现肾区叩击痛。

4.辅助检查

- B超：是最常用的筛查手段。在妊娠第28周是评价胎儿泌尿系统的最佳时期。测量胎儿肾盂横断面的前后径（anteroposterior diameter，APD）是一项常用指标，多以妊娠任何阶段APD≥5mm诊断为肾积水。Lee RS经过meta分析后以APD将胎儿肾积水做以下分度（表8-17）。

表8-17　胎儿肾积水分度

肾积水分度	APD（mm）	
	妊娠中期	妊娠晚期
轻度	≤7	≤9
中度	7～10	9～15
重度	≥10	≥15

➤ B超评价肾积水的另一种方法是采用胎儿泌尿外科学会（Society for Fetal Urology, SFU）分级法：Ⅰ度肾积水指肾盂分离；Ⅱ度肾积水指肾盂明显扩张，伴少数肾盏扩张；Ⅲ度肾积水指肾盂明显扩张，伴多个肾盏扩张；Ⅳ度肾积水指肾盂肾盏明显扩张，伴肾皮质变薄（图8-4）。

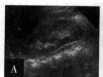
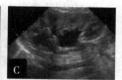

SFU：无肾积水　　SFU：Ⅰ度肾积水　　SFU：Ⅱ度肾积水

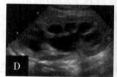
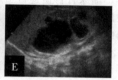

SFU Ⅲ度肾积水　　SFU Ⅳ度肾积水

图8-4　泌尿外科学会分级法

■ 利尿性肾图：鉴别梗阻性质。当注射利尿剂后，短时间内尿量增加，尿流加快，若淤积在肾盂中的尿液不能加快排出，原来的梗阻型肾图曲线没有迅速出现下降段，则存在器质性梗阻。

■ 静脉尿路造影（IVU）：可显示扩张的肾盂肾盏，造影剂突然终止于UPJ，其下输尿管正常或不显影。当患侧肾脏集合系统显影不佳时，可延迟至60分钟或120分钟摄片，必要时还可延至180分钟摄片以提高诊断率。当UPJO合并肾结石时，应进行IVU检查。

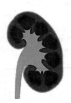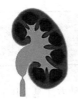

图8-5　先天性肾盂输尿管交界处狭窄程度分型

- CT血管造影（CTA）：CTA对于异位血管骑跨UPJ诊断的敏感性91%～100%，特异性96%～100%。但费用昂贵，不作为常规。当考虑施行UPJ内镜下切开术时，应进行CTA检查以明确是否存在异位血管。
- MR尿路造影（MRU）与MR血管造影（MRA）：可显示尿路扩张情况，对是否存在异位血管骑跨UPJ准确性达86%。特别适合于肾功能不全、对碘造影剂过敏或上尿路解剖结构复杂者。但费用昂贵，不作为常规。
- 肾盂压力-流量测定（Whitaker Test）：经皮肾穿刺造影、输尿管肾盂逆行造影具有一定的创伤性，可能诱发尿路感染，对于婴幼儿实际操作也较繁琐，仅作为协助诊断的备选手段。

5.手术治疗

- 手术目的：解除肾盂出口梗阻，最大限度恢复肾功能和维持肾脏的生长发育。
- 手术指征：$t_{1/2}$超过20min；分侧肾功能受损（患侧GFR<40%）、在非手术治疗随访中发现B超下肾盂前后径（APD）增大以及Ⅲ、Ⅳ度扩张。当合并患侧腰痛、高血压、继发结石形成或是反复尿路感染也应考虑手术治疗。若肾功能完全丧失或合并肾积脓应考虑行肾切除术。
- 手术方式：肾盂成形术分为离断性肾盂成形术（Anderson-Hynes肾盂成形术）和非离断性肾盂成形术

（Foley Y-V肾盂成形术）等方式，既可以通过开放性手术，也可以通过腹腔镜途径来修复UPJO；腔内肾盂切开术不适用于：狭窄段较长（超过2cm）、异位血管骑跨UPJ、患侧肾功能严重减退或是肾盂过度扩张需行肾盂修剪成形的患者。

6.随访

■ 对UPJO的术后随访主要依靠患者的主观症状与影像学检查来了解有无复发。随访时间从拔除内支架管后开始计算，至随访期间发现治疗失败终止。拔除内支架管2～4周后行影像学检查，以后间隔3、6、12个月各做1次，再每年1次，共计2年，若出现症状亦需检查。腔内肾盂切开术后患者需随访至少3年。

■ 治疗成功的标准为症状消失，肾积水减轻，肾功能好转或稳定在一定的水平，影像学检查显示排空正常。

（邓建华）

参 考 文 献

■ Walsh PC, Retik AB, Vaughan ED Jr, Wein AJ: Campbell's Urology（11th）.
■ 黄健，主编.2014年泌尿男性生殖系先天性疾病诊治指南.
■ Tekgül S, Riedmiller H, Gerharz E, et al. Guidelines on Paediatric. Urology, 2008, 44-46.

◎ 先天性尿道下裂

1.概述

■ 先天性尿道下裂（hypospadias）指先天性尿道发育不健全，以致尿道开口于正常位置（龟头顶端中央）的下端、阴茎腹侧的任何部位，多伴有阴茎下曲。发病率为（0.4～8.2）/1000。形成尿道的尿生殖褶发育不全，使尿道沟不能完全闭合是尿道下裂产生的主要原因。

■ 常见的基因突变如Ⅱ型5α-还原酶（SRD5A2）、3β-羟类固醇脱氢酶、17α-羟化酶的缺陷等以及睾酮生成不足，性分化相关基因，染色体畸变，环境因素都增加了尿道下裂的发病率。

2.临床表现

■ 尿道口可出现在正常尿道口近端至会阴部的任何部位。阴茎发育短小，多数合并阴茎向腹侧弯曲。包皮的异常分布，阴茎头背侧包皮冗赘呈帽状堆积，腹侧包皮在中线未能融合而呈V形缺损。

3.体格检查

■ 可见尿道异位开口，包皮似头巾样遮盖阴茎头，尿道弯曲，包皮系带阙如。

■ 体格检查还要注意是否伴有阴茎扭转、阴囊融合不全、阴茎阴囊转位、睾丸下降异常或隐睾、腹股沟疝等。

4.诊断要点

■ 尿道下裂诊断较易，自出生时就表现为尿道口位于正常尿道口与会阴部之间，多数合并阴茎下弯，即异位尿道开口和（或）无阴茎下弯。

■ 有些包皮过多长，尿道口不可见时需翻出龟头才能明确尿道外口位置。同时明确有无伴随其他的异常如隐睾或睾丸下降不全，交通性鞘膜积液或腹股沟疝等。严重尿道下裂伴双侧隐睾。

■ 国内通常根据尿道外口位置不同通常分为：阴茎头/冠状沟型、阴茎体型、阴茎阴囊型、会阴型等四型。国外多采用按阴茎下弯矫正后尿道口新位置分为：前型

（阴茎头型、冠状沟型及冠状沟下型），中间型（阴茎远段型、阴茎中段型和阴茎近段型），后型（阴茎阴囊型、阴囊型和会阴型）。

5.治疗

- 先天性尿道下裂矫正的手术时间，一般在6~18个月为宜。分期手术者，第二期手术应在第一期手术后6个月以上，待局部瘢痕软化稳定，血供建立良好后再行二期尿道手术。

- 手术目标：阴茎下弯完全矫正，阴茎头下曲常表现为球状阴茎头，也应恢复其正常圆锥状；尿道口位于阴茎头尖，其大小合适；阴茎外形满意，接近正常，能站立排尿，成年后能进行正常性生活。阴茎下弯通常可以通过阴茎皮肤脱套及切除阴茎腹侧瘢痕组织矫正下曲。

- 手术方式
  - ➢ 前型尿道下裂：此类手术特点是可不做复杂尿道成形，仅利用异位尿道口周围皮肤作为修复尿道的材料，手术相对简单，成功率较高。
  - ➢ 尿道板切开卷管尿道成形术（TIP术）：Snodgrass于1994年首先报告尿道板纵切卷管尿道成形术，是前型及中间型尿道下裂修复的首选术式。
  - ➢ 尿道口前移阴茎头成形术：适用于阴茎无下曲或轻微下曲但不需切断尿道板可矫正的大多数阴茎和冠状沟型患者。
  - ➢ 游离移植物尿道成形术：应用最多的是颊黏膜尿道成形，国内则多采用游离包皮尿道成形。下曲矫正后，远端尿道缺损可采用单纯阴茎或阴囊皮瓣尿道成形。
  - ➢ 分期手术：适应于近端型尿道下裂合并阴茎重度弯曲、阴茎阴囊发育差，干燥性闭塞性龟头炎，多次尿道下裂手术失败造成尿道下裂残疾者。

6.预后与随访

- 随访主要了解有无合并症及排尿情况。随访时间可根据手术复杂程度及出院时排尿情况而定，一般在出院2、6、12和24周复诊。随访内容包括排尿是否困难、尿线粗细、射程，有条件可测尿流率。远期随访主要了解患者排尿情况，生殖器外形及勃起功能情况，生育情况及心理情况等。

（邓建华）

参 考 文 献

- 何恢绪，梅骅，主编．尿道下裂外科学．第2版．北京：人民军医出版社，2008，27-190.
- 张金明，主编．现代尿道下裂外科学．广州：中山大学出版社，2005，46-371.
- 李森恺，主编．尿道下裂学．北京：科学出版社，2008，10-331.
- 何恢绪，吴雄飞．先天性尿道疾病．见：金锡御，吴雄飞，主编．尿道外科学．第2版．北京：人民卫生出版社，2004，207-215.
- 陈方．尿道下裂．见：徐月敏主编．泌尿修复重建外科学．北京：人民卫生出版社，2007，340-358.
- Retik AB.，Borer JG. Hypospadias. In: Walsh PC，Retik AB，Vaughan ED Jr，Wein AJ: Campbell's Urology（11th）.
- 2014年中国泌尿外科指南
- Leung AK，Robson WL. Hypospadias: an update. Asian J Androl，2007，9：16-22.

◎ 遗传性多囊肾病

1.概述

■ 常染色体显性遗传多囊肾病（autosomal dominant polycystic kidney disease，ADPKD）亦称多囊肾（成人型）。源自PKD1和PKD2基因突变，近100%的外显率。常染色体隐性遗传型（婴儿型）多囊肾，发病于婴儿期，临床较罕见；显性遗传型（成年型）多囊肾，常于青中年时期被发现。

2.临床表现

■ 典型表现：ADPKD患者幼时肾大小形态正常或略大，随年龄增长囊肿数目及大小逐渐地增多和增大，多在40岁开始出现症状，表现为腰痛或间歇性血尿；可出现高血压和慢性肾功能不全；50%患者将自然进展至肾衰竭。病程个体差异很大。10%~20%的患者有尿酸盐或草酸钙肾结石。部分患者曾有肾脏感染病史。脓肿形成并扩展至肾周，是严重的并发症，死亡率60%。ADPKD肾细胞癌（RCC）发生概率为1%~5%。动脉瘤因伴发高血压而加重，出血概率为5%~10%。

■ 肾肿大：两侧肾病变进展不对称，大小有差异，至晚期两肾可占满整个腹腔，肾表面布有很多囊肿，使肾形不规则，凹凸不平，质地较硬。

■ 肾区疼痛：常为腰背部压迫感或钝痛，也有剧痛，有时为腹痛。

■ 血尿：半数患者呈镜下血尿，可有发作性肉眼血尿，此系囊肿壁血管破裂所致。出血多时血凝块可引起绞痛。血尿常伴有白细胞尿及蛋白尿，尿蛋白量少，一般不超过1.0g/d。肾内感染时脓尿明显，血尿加重，腰痛伴发热。

■ 高血压：为常见表现，在血清肌酐未增高之前，约半数出现高血压，这与囊肿压迫周围组织，激活肾素-血管紧张素-醛固酮系统有关。出现高血压者囊肿增长较快，可影响预后。

■ 肾功能不全：个别病例在青少年期即出现肾衰竭，一般40岁之前很少有肾功能减退，70岁时约半数仍保持肾功能，但高血压发展到肾衰竭的过程大大缩短，也有个别患者80岁仍能保持肾脏功能。

- 多囊肝：中年发现的多囊肾患者，约半数有多囊肝，60岁以后约70%。一般认为其发展较慢，且较多囊肾晚10年左右。其囊肿是由迷路胆管扩张而成。此外，胰腺及卵巢也可发生囊肿，结肠憩室并发率较高。
- 其他肾外病变：心瓣膜病、憩室病、脑动脉瘤、胰腺囊肿、精囊囊肿等。

3.体格检查
- 可触及一侧或双侧巨大肾脏和肝脏，呈结节状，伴感染时有压痛。50%患者腰围增大，有时张力很高。

4.辅助检查
- 超声：为首选，双肾有为数众多之液性暗区，无回声。其诊断依据患者年龄而定。小于30岁双肾中任一肾至少有2个囊肿；超过60岁每一肾至少有4个囊肿。
- CT：外形呈分叶状，有多数充满液体的薄壁囊肿（图8-6）。对于出血性囊肿、囊肿壁或囊肿间实质钙化以及合并肝囊肿的诊断率高。增强CT能显示残存功能肾实质的数量。怀疑囊肿恶变或感染，应行增强CT检查。
- 尿常规：早期无异常，中晚期时有镜下血尿，部分患者出现蛋白尿。伴结石和感染时有白细胞和脓细胞。
- 尿渗透压测定：病变早期仅几个囊肿时，就可出现肾

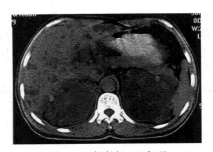

图8-6 多囊肾CT表现

浓缩功能受损表现，提示该变化不完全与肾结构破坏相关，可能与肾脏对抗利尿激素反应不良有关。

- 血肌酐：随肾代偿能力的丧失呈进行性升高。肌酐清除率为较敏感的指标。
- KUB平片：显示肾影增大，外形不规则。
- IVP：显示肾盂肾盏受压变形征象，肾盂肾盏形态奇特呈蜘蛛状，肾盏扁平而宽，盏颈拉长变细，常呈弯曲状。

5.主要诊断依据

- 肾皮质、髓质布满无数大小不等的液性囊肿；明确的常染色体显性遗传性多囊肾家族史；基因连锁分析呈阳性结果。

6.病理

- 肾体积增大，结构被囊肿破坏。肾长可超40cm，重可达5kg。囊肿大小从几毫米到几厘米，在髓质和皮质分布相对均匀。囊液由清亮到血性，清浊不等（图8-7）。显微镜下，病变肾单位的各段均囊性扩张，

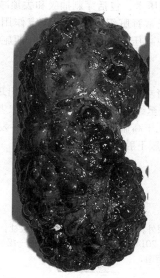

图8-7　多囊肾大小不等囊肿

囊肿脱离肾小管。虽然肾单位各段均可受累，但来自集合管的囊肿最大最多。囊肿内衬单层扁平上皮或立方上皮。受囊肿压迫的肾组织间质纤维化，肾小管萎缩，慢性炎症和血管硬化。

7.治疗原则

- 内科治疗：没有特效药物能治愈囊肿本身，仅是治疗肾囊性病的并发症，如高血压、感染、疼痛等。一般来说，130/80mmHg是高血压的控制目标。中度高血压可通过限食钠盐（小于100mEq/d），血管紧张素转换酶（ACE）抑制剂和血管紧张素受体阻断剂（ARBs）能有效控制ADPKD的高血压。

- 外科治疗
  - ➢ 经皮穿刺抽吸减压可有效控制症状。严重疼痛、反复严重出血，难以控制的感染，尤其是体积特别大的多囊肾，手术切除可能是首选。肾切除与肾移植可同时进行，给移植肾创造空间，并缓解多囊肾的相关症状。
  - ➢ 囊肿减压术，包括穿刺抽吸和去顶减压术，对缓解残存正常肾脏组织压力有一定作用。推荐后腹腔镜囊肿减压术；不推荐双侧同期施行开放性减压手术。

8.预后

- ADPKD肾功能不全，通常在30岁后出现，45%患者于60岁进展至终末期肾衰竭。1/3患者患者死于肾衰竭，1/3患者死于高血压肾病（HTN）的并发症，6%~10%死于蛛网膜下腔出血。

（邓建华）

参 考 文 献

- 吴阶平. 泌尿外科学. 北京：人民卫生出版社，2004.
- 黄健，主编. 2014年中国泌尿外科指南——泌尿男性生殖系先天性疾病诊治指南.

◎ 隐 睾

1.概述

- 隐睾（cryptorchidism，undescended testes，UDT）包括睾丸下降不全、睾丸异位和睾丸缺如。

- 睾丸下降不全是指出生后睾丸未能按通过腹股沟管并沿着腹膜鞘突下降至阴囊，而停留在下降途中，包括停留在腹腔内。睾丸异位是睾丸离开正常下降途径，到达会阴部、股部、耻骨上、甚至对侧阴囊内（图8-8）。睾丸阙如是指一侧或两侧无睾丸，约占隐睾患者的3%～5%。隐睾恶变率9.8%，比正常位置的睾丸高20～40倍。5%～10%的睾丸癌患者有隐睾史。

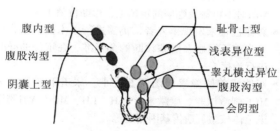

图8-8　隐睾分类

- 隐睾在男性生殖器先天性异常中发病率最高，占出生婴儿的2%～5%，单侧多见，右多于左侧。双侧的发生率占10%～25%。多数隐睾（约80%）位于腹股沟部，其中15%位于腹膜后，5%位于其他部位。

- 内分泌调节异常和（或）多基因缺失可能是主要原因。下丘脑-垂体-睾丸轴的激素内分泌调节功能紊乱可能是影响睾丸正常下降和正常发育的重要因素。血清睾酮降低是造成睾丸下降障碍的原因之一。妊娠期过高的雌激素环境也可能导致男性生殖器异常的发病率增加。睾丸引带发育异常、引带缺如、引带提前退化或引带异位附着均可导致腹腔内隐睾或迷走睾丸。一些基因家族如HOX基因、GREAT基因对生殖器官的发育起重要作用。

2.临床表现

■ 患侧或双侧者阴囊发育差，阴囊空虚。80%隐睾可触及，其中30%靠近阴囊颈或仅在外环处；20%为不可触及隐睾，其中睾丸缺如占45%，腹腔内睾丸占30%，睾丸发育不良位于腹股沟管内占25%。若双侧睾丸均不能触及，同时合并小阴茎、尿道下裂，可能为两性畸形。

3.辅助检查

■ B超可作为常规术前检查。

■ CT对结构的分辨能力下降，影响其对隐睾的诊断价值，且辐射强。MRI优于超声，可更好地区分睾丸组织与周围软组织，特别在肥胖患者。但文献报道超声与MRI对不可触及隐睾的定位上，诊断价值不大。

■ 影像检查未发现睾丸者，仍需进行手术探查。腹腔镜是当前不可触及隐睾诊断的金标准，在定位的同时可进行治疗。

■ 双侧或单侧隐睾伴随阴茎短小、尿道下裂等需进行HCG刺激试验、雄激素、FSH、LH、MIS/AMH测定、染色体核型、遗传基因测定等。

4.治疗

■ 有效保留生育能力的理想的年龄是在出生后12～24个月。出生后睾丸自行下降可发生于6个月内，之后可能性减少，1岁后已无可能自行下降。6～12个月是行睾丸下降固定术的最佳时间。

　➤ 激素治疗：隐睾可伴于丘脑-垂体-性腺轴异常，激素治疗采用HCG、LHRH或二者合用。推荐βHCG用于不可触及隐睾或一些重做病例的手术前准备，其增加睾丸血供便于手术。文献报道激素治疗成功率为6%～75%。

　➤ 开放手术睾丸下降固定术：可触及隐睾推荐行睾丸下降固定术。经腹股沟入路需腹股沟斜切口，游离精索，结扎未闭的鞘状突或疝囊，放置睾丸于肉膜囊（在阴囊皮肤与下方平滑肌层间）。

> 腹腔镜手术：所有不可触及睾丸；活检或腹腔内高位睾丸切除。国内已进行腹腔镜下手术治疗腹股沟型隐睾，证实手术安全、有效，弥补了开放术式破坏腹股沟管解剖完整性、腹膜后高位松解困难等缺陷。禁忌证是急性感染，凝血异常，既往有腹部手术史，疑有腹膜粘连。

> 自体睾丸移植：适用于高位隐睾。结扎睾丸血管，将睾丸游离移入阴囊，吻合睾丸血管与腹壁下动脉。研究报道成功率为80%～95%。

5.预后及随访

■ 3%的患者手术隐睾发生睾丸萎缩，坏死。已成功行睾丸下降固定者，9%～15%单侧和46%双侧隐睾可发生无精子症。睾丸癌最常见于有隐睾史的成人，危险性为20%～50%。手术不能减少肿瘤的危险，但可使睾丸更易被检查。

■ 随访包括常规自我检查。在触及异常睾丸后，需及时就诊于泌尿外科医师，进一步临床和超声等检查，测定血浆肿瘤标志物（βHCG与AFP）。对青春期后的隐睾行睾丸固定术存在争议，对于选择保留睾丸方案者，需小心观察及随访。

（邓建华）

参 考 文 献

■ Tomiyama H, Sasaki Y, Huynh J, et al. Testicular descent, cryptorchidism and inguinal hernia: the Melbourne perspective. J Pediatr Urol, 2005, 1：11–25.

■ 郝春生，叶辉，李龙，等.腹腔镜下高位隐睾I期下降固定术的探讨.中华小儿外科杂志，2009, 30：83–85.

■ 张潍平，孙宁，黄澄如，等.腹腔镜在未触及睾丸的隐睾中的应用.中华小儿外科杂志，2000, 21：346–348.

■ 2014版中国泌尿外科诊疗指南.

◎ 重复肾

1.概述

■ 重复肾（duplex kidney）是常见的泌尿系统先天性畸形，往往伴有重复输尿管畸形。

■ 重复肾畸形的上半肾和下半肾多数融合为一体，分为上下两部分，表面有一浅沟将两者分开，上下半肾各自有着独立的肾盂、输尿管和血管。

■ 发生率约为1/125，多见于儿童，男女比率约为1：2，左侧略多于右侧，双侧发生率约占全部重复肾畸形的20%。

■ 完全性重复肾畸形是指正常输尿管与异常输尿管分别开口于膀胱或其他部位，而上半肾的输尿管开口位置一般低于下半肾的输尿管开口（Weigert-Meyer定律）；不完全性重复肾畸形是指正常输尿管与异常输尿管汇合后共同开口于膀胱。

■ 重复肾畸形的两条输尿管可以各自开口于正常或异常部位，也可以在不同部位汇合而形成Y形输尿管。输尿管异位开口的多见于重复肾畸形的上半肾，输尿管异位开口一般位于正常开口之下。

■ 男性多异位开口于后尿道，精囊、射精管、输精管等处，女性异位开口多见于尿道、阴道或前庭等处。

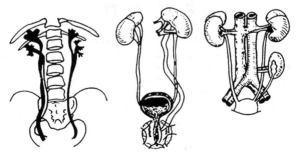

图8-9　重复肾畸形常见的几种类型

2.临床表现

■ 大部分重复肾畸形患者无特异临床表现，多为体检或偶然就诊发现。常见的临床症状包括尿路感染、腰部疼痛、肾积水、尿失禁等。输尿管异位开口和输尿管囊肿是最常见的并发症。

- 男性重复肾畸形患者的输尿管异位开口多位于前列腺部尿道、精阜等处，故一般无尿失禁症状，常因泌尿系感染如尿频、尿急、尿痛等和上尿路梗阻症状就诊。女性患者的输尿管异位开口多位于尿道、阴道及前庭等处。故多数患者既表现有正常分次排尿，又有持续性滴尿。

- 合并输尿管囊肿的患者，约80%发生于重复肾畸形的上半肾输尿管，同时常有上半肾的发育异常。输尿管囊肿开口可位于膀胱或尿道内，位于膀胱输尿管开口处，易造成尿路梗阻，导致上尿路积水及肾功能损害。男性异位输尿管囊肿位于后尿道时，可表现为排尿困难，尿线变细。女性异位输尿管囊肿，尿道口可有肿物脱出。重复肾畸形应与附加肾相鉴别，重复肾畸形中的两肾多数不能分开，而附加肾是完全独立的第三个肾。

3.辅助检查

- 超声检查：首选。超声检查重复肾畸形的大小、形态及有无肾积水、输尿管扩张等。典型的B超表现为肾区可见两个集合系统部分B超还可显示双输尿管，但上半肾积水B超有时会误诊为单纯肾积水或肾上极囊肿。

- 静脉尿路造影（IVU）：IVU是诊断的重要手段，可反映双肾功能，并能发现重复肾畸形及输尿管异位开口及输尿管囊肿，但显影程度受患者肾功能影响。

- 计算机断层扫描（CT）：CT扫描诊断重复肾畸形敏感性优于超声检查和静脉尿路造影，CT扫描常能清楚显示重复肾畸形的双肾及双输尿管，能判断尿路是否存在梗阻，并有助于确定重复肾的输尿管开口是正常位置或是异位开口。

- 磁共振水成像（MRU）：由于MRU具有多维扫描及重建特点，可清晰显示全尿路，尤其适合于检查引起肾脏和输尿管结构改变的原因和部位，对于不适合做静脉尿路造影的患者（肾功能损害、造影剂过敏、妊娠妇女等）可考虑采用。特别是在诊断伴有并发症如异位输尿管口和输尿管囊肿的重复肾畸形患者方面，MRU优于其他影像学检查。

4.治疗

■ 无临床症状者且双肾功能良好者，无需治疗。如果重复肾畸形的上半肾萎缩、无功能或肾功能严重损害，伴异位输尿管开口或输尿管囊肿则手术治疗。

■ 上半肾＋同侧输尿管切除是治疗重复肾畸形中萎缩、无功能或肾功能严重损害的上半肾的标准手术。手术时应尽可能切除无功能的上半肾，分离时应该尽量避免损伤下半肾的血管，最大限度地保留下半肾功能。

■ 完全型重复肾畸形同时合并输尿管异位开口，上半肾发育不良或无功能或肾功能严重损害，可行上半肾＋同侧输尿管切除；功能好者，可行抗反流的异位输尿管膀胱再植术。如合并输尿管囊肿者，可先行内镜下输尿管囊肿切除术，如术后出现膀胱输尿管尿液反流，可考虑行膀胱输尿管吻合术。

■ 不完全型重复肾畸形，有膀胱输尿管尿液反流时，若Y形汇合口靠近膀胱则行连接部切除、两输尿管膀胱吻合，如果汇合口高而反流严重则行汇合口以下输尿管膀胱再植；若无膀胱输尿管反流而两输尿管间回流则行输尿管肾盂吻合或上输尿管切除肾盂吻合。

■ 1993年Jordan等报道了首例腹腔镜下儿童重复肾畸形的上半肾＋同侧输尿管切除获得成功，此后陆续的有关于腹腔镜儿童重复肾畸形上半肾切除成功的报道，但成人重复肾畸形腹腔镜手术切除报道较少。腹腔镜手术路径有经腹膜后、经腹腔两种，手术切除范围及注意事项同开放手术。

■ 与开放手术相比，腹腔镜手术虽然具有创伤小，减少术后疼痛、术中出血少、胃肠功能恢复快、住院时间短、患者术后恢复快等优点，但手术时间长于开放手术。同时腹腔镜手术也存在一定并发症，并发症的发生与术者的手术经验密切相关。术后并发症包括术后尿漏、损伤肠管、损伤下腔静脉、大出血导致重复肾切除等。

5.预后与随访

- 如能将重复肾畸形中的无功能或萎缩上半肾完全切除，可治愈重复肾畸形。
- 具体随访项目和随访时限目前国内外相关研究文献都没有明确报道，尚不统一。可结合当地医疗条件和根据患者具体情况进行安排。随访项目可选择B超、IVU、CT等。

（邓建华）

参 考 文 献

- 黄澄如，张凤翔，谢会文，等．泌尿生殖系先天性畸形．见：吴阶平主编．吴阶平泌尿外科学．北京：人民卫生出版社，2004，498－499.
- Jain KA. Ectopic vaginal insertion of an obstructed duplicated ureter in an adult female: demonstration by magnetic resonance imaging. Clin Imaging, 2007, 31（1）: 54－56.
- Abouassaly R, Gill IS, Kaouk JH. Laparoscopic upper pole partial nephrectomy for duplicated renal collecting systems in adult patients. Urology, 2007, 69（6）: 1202－1205.
- 2014版中国泌尿外科指南．

胸 外 科

◎ 纵隔疾病

■ 纵隔位于两侧胸膜腔之间，以胸骨和胸椎为前后界，内有大血管、气管、主支气管、心包、食管、胸腺、神经、淋巴管等重要脏器。纵隔感染性疾病属于人体深部组织器官感染，未及时处理会危及生命。胚胎发育异常或后天性囊肿或肿瘤形成，就构成了纵隔肿瘤和囊肿。纵隔肿瘤种类繁多，形态各异，可产生压迫症状或侵蚀邻近重要脏器。因此按照WHO建议，一旦确诊，不论良性或恶性，生长缓慢或迅速，症状轻微或严重，只要没有明确的远处转移或呼吸循环系统功能障碍，允许剖胸探查的都应该尽早手术。

纵隔炎症

1. 病因

■ 纵隔内淋巴结化脓性感染或寒性脓肿溃破。

■ 胸部开放性创伤，气管或主支气管外伤性断裂，食管外伤、溃疡、肿瘤造成食管穿孔。

■ 颈部蜂窝组织炎或淋巴结炎向下蔓延或腹膜后感染向上蔓延。

■ 纵隔和心脏手术后感染，或胸骨后血肿继发感染导致纵隔感染。

2. 临床表现

■ 纵隔结构疏松，感染易扩散。急性纵隔炎时纵隔内大量积气、积液、积脓。表现为颈部红肿、疼痛和高热，颈部或前胸部广泛皮下气肿等，或者胸骨浮动、胸骨切口有气液溢出。胸片示纵隔增宽。CT显示纵隔内有液平及纵隔气肿。

■ 慢性纵隔炎因纵隔淋巴结炎性反应，肉芽增生，直接累及或压迫阻塞上腔静脉、食管、气管。临床表现有胸痛或无明显症状，诊断有时较为困难，症状与体征决定于纵隔纤维化和瘢痕累及的部位与程度。

3.治疗原则

■ 急性纵隔炎无纵隔积气或积液时，采取积极抗生素治疗，不宜探查或引流。纵隔引流术适于纵隔积气、积液、积脓，虽经大量抗生素治疗仍无效者。

■ 慢性纵隔炎，常经胸骨正中切口探查纵隔，手术应切除压迫血管、食管或气管的纵隔淋巴结，或切除淋巴结活检以明确诊断。

4.手术要点

■ 纵隔炎急性期组织水肿，手术应避免损伤无名静脉、上腔静脉及其他脏器。引流管应较软，引流时间不宜超过5天。异物刺破食管引起纵隔脓肿时，在引流同时，还必须找出异物予以去除。食管破裂造成的纵隔炎，可经食管灌洗治疗。气管断裂所致纵隔炎，条件具备时可行气管裂伤修补或吻合口瘘修补等。心脏直视术后纵隔炎，外科清创后重新闭合胸骨，一处或多处开窗，用有效抗生素冲洗，引流。

■ 前上纵隔脓肿，采用颈根部横切口，于气管前伸入手指钝性分离间隔，排出脓液，然后置多孔橡皮管，接负压吸引引流。若不能明确脓肿部位，切忌盲目手指分离，可用粗针头穿刺抽脓，明确脓肿部位后再引流。切口用油纱布疏松填塞、置管2～3天后，取出橡皮管，改用油纱填充，直至伤口愈合。

■ 后纵隔脓肿，取背侧肩胛间区切口，并切除相应一段肋骨行脓肿引流。

■ 前下纵隔脓肿，取剑突下切口并切除剑突，于胸骨后引流。

■ 主动脉弓下脓肿者，可用胸骨旁途径，切除第3或第4肋软骨一段，从胸膜外伸入脓腔，排出脓液后置引流条。注意勿损伤血管。

■ 纵隔脓肿破入胸腔者，先做胸膜腔闭式引流，两周后脓液减少，纵隔已固定时，可开放引流。逐步拔除引流管改为油纱条引流，直至伤口愈合。

■ 急性纵隔炎引流疗效良好，成功率大于85%。死亡原

2

协和临床外科手册

692

因为全身毒血症、败血症。心脏直视手术后引起的纵隔炎治疗的成功率为67%~89%。

肉芽肿性纵隔炎

1.概述
- 主要为结核菌及真菌感染引起纵隔淋巴结肿大和炎症，也称慢性纵隔炎。淋巴结钙化可侵蚀气管导致咯血，食管受牵引可形成外牵性憩室。

2.诊断
- 患者可有结核感染中毒表现。
- 胸部X线片示纵隔局部增宽，部分病例可见钙化灶。
- 胸部CT发现纵隔淋巴结肿大。
- 咯血患者纤维支气管镜检查可见钙化淋巴结凸入气管壁。

3.治疗
- 因结核菌引起的肉芽肿性纵隔炎行正规抗结核治疗。
- 肿大淋巴结引起压迫症状可手术治疗。
- 积极治疗并发症。

硬化性纵隔炎

1.概述
- 硬化性纵隔炎系纵隔内存在大量无细胞结构的致密纤维结缔组织，这些组织包绕血管或气管造成管腔狭窄。硬化性纵隔炎与组织胞浆菌感染有关，少数患者亦可能为肉芽肿性纵隔炎的晚期表现。

2.诊断
- 有上腔静脉综合征或肺动脉高压的表现。
- 胸部X线像显示纵隔边缘变僵硬、毛糙，正常曲度消失，并常见钙化影。
- 增强CT和MRI能明确血管或气管受压变形的程度和范围。
- 部分病例组织胞浆菌补体结合试验呈阳性反应。

3.治疗
- 组织胞浆菌补体结合试验阳性患者，予酮康唑治疗。
- 临床症状严重病例可行手术解除血管梗阻。

（梁乃新）

◎ 胸内甲状腺肿

1.概述

- 位于纵隔内的甲状腺肿、甲状腺瘤和囊肿。绝大多数为颈部甲状腺增大延续至纵隔，称作胸内甲状腺肿。另外一种肿大的甲状腺完全在胸腔内而颈部触及不到，称作完全性胸内甲状腺肿。极少数为胚胎发育过程中的变异形成的胸内异位甲状腺和迷走甲状腺。

2.病因和机制

- 正常甲状腺周围没有坚硬结构，当甲状腺增大时容易向疏松的胸腔内移行坠入前纵隔，或者是胚胎时期在纵隔内遗留的甲状腺组织发展而来。

3.临床表现

- 主要为肿瘤的压迫症状和肿瘤特有症状。压迫症状包括压迫气管出现胸闷、憋气、喘鸣、刺激性咳嗽、呼吸困难、胸背疼痛或胸骨后疼痛；压迫食管可有吞咽不畅；压迫无名静脉或上腔静脉引起颈静脉怒张、颜面肿胀等表现。如果合并甲状腺功能亢进，可出现心悸、出汗、兴奋、易激动等。

4.诊断要点

- 诊断除了依靠临床症状和体格检查外，X线片可见前上纵隔椭圆形肿块影，可有分叶，肿物内可有斑点状钙化，位于锁骨上下，多向一侧突出。有的上缘与颈部软组织块影相连。气管受肿瘤压迫向后方和对侧弧形移位，此是重要影像特点之一。
- CT可见胸骨后、气管前间隙内圆形或类圆形软组织块影，与颈部甲状腺相延续，极少数可位于气管后方。气管受压管腔变窄、移位。CT值为50~70Hu，内可有低密度区及斑点状钙化。异位甲状腺则与颈部甲状腺不连续。
- 核素显像（^{131}I、^{99}Tc）可用来鉴别肿物是否为甲状腺组织。
- 磁共振可帮助了解肿物与大血管的关系。

5.治疗原则

■ 胸内甲状腺肿压迫上纵隔周围器官，一经诊断应行手术治疗。有甲亢症状者术前应给予药物治疗作为术前准备。

6.手术适应证

■ 前上纵隔肿物怀疑为胸内甲状腺肿。

■ 胸内甲状腺肿，怀疑恶性。

7.手术禁忌证

■ 气管受压严重狭窄，无法行气管内插管麻醉。

■ 全身情况差，不能耐受全麻。

8.手术要点

■ 手术多采用颈部领形切口，创伤小，恢复快，操作关键是用手指紧贴腺体深入包膜内，轻轻钝性分离肿瘤，将肿瘤与胸膜和胸内大血管分开，然后用巾钳或缝线将肿瘤自纵隔提出至颈部，一般情况下完全可以将肿瘤切除。如遇下列情况，需加做纵向劈开胸骨上部切口：①坠入性胸内甲状腺中部分血供来自胸内；②巨大胸内甲状腺肿无法从胸廓入口提出；③复发后再次手术因手术瘢痕操作困难；④怀疑胸内甲状腺癌；⑤伴有上腔静脉综合征者或显著气管压迫、喘鸣等。

■ 对于迷走性胸内甲状腺肿和较大的坠入性胸内甲状腺肿，不能从颈部切除以及诊断不清的，可采取胸部切口或者颈胸联合切口。胸骨正中切口手术显露充分，但创伤大，较少采用。术中注意避免损伤喉返神经，防治术后出血。

9.术后处理

■ 注意伤口引流情况，必要时敞开切口。

■ 术前有气管软化应常规备气管切开包。

■ 术后注意有无手足搐搦甲状旁腺功能不足的表现。

■ 查血中甲状腺激素水平，防止甲状腺素水平低下。

◎ 胸腺瘤

1.概述

- 胸腺瘤是起源于胸腺上皮细胞或胸腺淋巴细胞的肿瘤，是最常见的胸腺肿瘤，占胸腺肿瘤的95%。在纵隔肿瘤的发生率中，胸腺瘤排名第1~3位。特别需要指出，随着近年对胸腺肿瘤的认识进展，所有胸腺肿瘤均属于恶性肿瘤。

2.病因和机制

- 目前对其发生原因并不清楚。

3.临床表现

- 约50%的胸腺瘤患者无任何临床症状。如果出现症状，则是因为肿瘤对周围器官的压迫以及肿瘤本身特有的症状。小的胸腺瘤多无症状。

- 肿瘤长到一定体积时，可出现胸痛、胸闷、咳嗽及前胸部不适感，胸片或CT发现纵隔阴影。也有一些患者直到出现颈面部、上肢肿胀、静脉压升高上腔静脉梗阻综合征表现时方来就诊。

- 剧烈胸疼、短期内症状迅速加重、严重刺激性咳嗽、胸腔积液所致呼吸困难、心包积液引起心悸气短，周身关节骨骼疼痛，均提示恶性胸腺瘤或胸腺癌的可能。

- 18%的患者可出现体重减轻、乏力、发热、盗汗和其他全身症状。40%的胸腺瘤可有各种伴随症状，最常见的是重症肌无力，其次是单纯红细胞再生障碍、免疫球蛋白缺乏、系统性红斑狼疮或伴发其他器官的肿瘤。

4.诊断要点

- 胸腺瘤诊断主要依靠影像学检查，其中X线检查可见一侧纵隔增宽或突向一侧胸腔的圆形或椭圆形软组织影，边缘清晰锐利，有的呈分叶状，侧位相位于胸骨后心脏大血管前，少数可见条状、点状、块状和不成形的钙化，其钙化程度较畸胎瘤为低。

- CT见左无名静脉至心脏基底之间的圆形或椭圆形实

性肿块，1/3形状不规则，非浸润性生长的胸腺瘤边缘清楚，浸润性生长的多呈扁形，表面凹凸不平，分叶状。密度均匀或不均匀，囊性变时内部可有低密度区。实性区CT值多在40Hu以上，囊性变区则在14～16Hu。

5.治疗原则

■ 胸腺瘤一经诊断应进行外科手术治疗，以解除肿瘤对周围器官的压迫症状。胸腺瘤和重症肌无力的发病有密切关系，切除胸腺瘤后肌无力症状可以减轻。

■ 伴有重症肌无力的胸腺瘤，术前需使用抗胆碱酯酶药物。不能切除的恶性胸腺瘤，手术可获得病理诊断指导术后治疗，部分切除者术后放疗可缓解症状延长寿命。

6.手术适应证

■ 前纵隔肿物怀疑为胸腺瘤。

■ 合并重症肌无力的胸腺瘤。

■ 胸腺瘤合并肺内转移可切除胸腺瘤同时行肺叶或局部切除。

■ 胸腺瘤累及周围大血管，条件允许时可行人工血管置换、搭桥术。

7.手术禁忌证

■ 临床证实肿瘤无法切除或出现远处转移。

■ 全身情况差，不能耐受全麻。

■ 重症肌无力症状控制不满意，手术风险巨大。

8.手术要点

■ 彻底切除胸腺组织，突向一侧胸腔的胸腺瘤多采取前外侧剖胸切口，突向双侧胸腔、瘤体较大者前胸正中切口比较容易摘除肿瘤。胸正中切口除摘除胸腺瘤外同时摘除对侧胸腺以防日后出现重症肌无力。术中注意不要损伤左右无名静脉。恶性胸腺瘤粘连紧密，彻底切除困难，术中可遗留部分肿瘤组织，术后辅以放疗。采取颈部切口的指征是：年老患者、有开胸禁忌、瘤体较小且靠近颈部。

9.术后处理

- 术前合并重症肌无力的患者，术后继续药物治疗，谨防肌无力危象和胆碱能危象。
- 其他同前纵隔手术后处理。

◎ 重症肌无力

1.概述

- 重症肌无力是一种自身免疫性疾病，因神经肌肉接头处的乙酰胆碱受体数目减少而引起。临床分为三型：眼肌型、躯干型、延髓型。

2.病因和机制

- 因胸腺受某种刺激发生突变，不能控制某些禁忌细胞株而任其疯狂增殖，对自身成分（横纹肌）发生免疫反应，出现肌无力。
- 据统计胸腺瘤合并重症肌无力为10%～50%，而重症肌无力患者有8%～15%合并胸腺瘤。

3.临床表现

- 重症肌无力症状和体征的根本原因是神经肌肉传导障碍，从而引起骨骼肌无力。任何横纹肌均可累及，并且常累及多个肌群，重复活动可加重，休息后缓解。
- 病程进展中，颅神经支配的肌肉首先受累，如眼睑下垂、复视、面部缺乏表情、构音障碍、咀嚼无力等。颈背部肌肉无力产生背部疼痛，四肢无力严重时妨碍梳头或上楼。呼吸肌无力是最严重和最危险的症状，严重时导致二氧化碳潴留，氧饱和度下降，气管分泌物潴留，肺部感染，以至死亡。90%患者发病始于成年期，常在35岁前。

4.诊断要点

- 除病史和体征外，抗胆碱酯酶药物试验、电生理和免疫生物学检查可帮助诊断重症肌无力。
- 90%以上的患者乙酰胆碱受体抗体和调节抗体水平升高。
- 所有诊断为重症肌无力的患者，均应定期进行胸部X线和CT检查，以确定是否有胸腺瘤或胸腺增生。

5.治疗原则

- 内科治疗主要是抗胆碱酯酶药物的应用。内科治疗无效，病情不稳定且对药物耐受，以及合并胸腺瘤者均应进行胸腺切除手术。

6.手术适应证

■ 合并胸腺瘤。

■ 年轻、病程短、肌无力严重、药物治疗不易控制。

■ 药物剂量逐渐增加而症状无改善。

7.手术禁忌证

■ 药物治疗效果好，病情稳定。

■ 存在肌无力危象。

■ 全身情况差，不能耐受手术。

8.手术要点

■ 手术径路可选择颈部横切口和正中胸骨切口。胸腺广泛切除需切除上至颈部、下至心包膈角，两侧膈神经之间的前纵隔内所有脂肪组织。

9.术后处理

■ 严密监测呼吸情况，根据呼吸状况和血气分析结果决定是否拔除气管插管。使用术前相同剂量的抗胆碱酯酶药物。

◎ 胸腺畸胎瘤

1.概述
- 来自胸腺的一种肿瘤，临床上与纵隔畸胎瘤无明显区别，但在组织学检查时，显微镜下可以辨认其来自胸腺组织。

2.病因和机制
- 目前尚不清楚。

3.临床表现
- 胸腺畸胎瘤患者可有胸闷气短、前胸不适，有的有咳嗽、发热等症状。

4.诊断要点
- 体积较大的胸腺畸胎瘤在X线胸片上可发现前上纵隔肿物影，有的向双侧胸腔突出，密度均匀为液体性质，可有钙化影。
- 胸部CT可清楚地显示前上纵隔肿物，并能显示其与大血管的关系。

5.治疗原则
- 胸腺畸胎瘤往往是在术前诊断为纵隔畸胎囊肿或纵隔囊实性肿物，术中发现肿物与胸腺相连，术后病理证实为胸腺畸胎瘤。因此前上纵隔肿物一经诊断应选择手术治疗。

6.手术适应证
- 上纵隔肿物，考虑胸腺来源可能性大。
- 不能除外畸胎瘤。

7.手术禁忌证
- 全身情况差，不能耐受全身麻醉手术。

8.手术要点
- 尽量避免分破囊壁，造成囊内容物外溢。术中游离肿瘤上极时往往牵拉胸腺，或者需切除部分胸腺组织，应注意胸腺血管的处理以及无名静脉、上腔静脉、膈神经等重要结构的保护。

9.术后处理
- 同开胸纵隔肿物切除手术。

◎ 畸胎瘤

1.概述

■ 畸胎瘤是由不同于所在部位结构的外、中、内胚层来源的多种组织成分构成的肿瘤。

2.病因和机制

■ 纵隔畸胎瘤是胚胎时期部分鳃裂组织随着膈肌下降而进入纵隔,来自胚胎期的一种多功能细胞。

■ 临床上通常称的畸胎类肿瘤包括畸胎瘤和畸胎囊肿,均含有多种组织成分。以往的分类中,只含有外胚层的叫类上皮囊肿,含有外、中两个胚层的称皮样囊肿,包含有外、中、内三个胚层成为畸胎瘤。也有称为实性畸胎瘤和囊性畸胎瘤。大多为良性,少数实性畸胎瘤可发生恶变。

3.临床表现

■ 畸胎瘤常见于20～40岁的成人,最常见于前纵隔,主要症状是肿瘤压迫邻近脏器所致。良性畸胎瘤症状较少,无症状的畸胎瘤可达34%～62%。

■ 典型和特征性的表现是咳出毛发和油脂样物,提示畸胎瘤已破入支气管。破入心包可引起心包压塞,破入胸膜腔可致急性呼吸窘迫。

■ 临床上最常见的症状是胸痛、咳嗽、前胸部不适、呼吸困难,是由于肿物刺激胸膜和压迫肺和支气管远端产生阻塞性肺炎引起。

■ 体检阳性体征很少,支气管有阻塞时肺内可有哮鸣音、湿性罗音。

4.诊断要点

■ 畸胎瘤的X线表现为前纵隔内圆形或椭圆形块影,多向一侧突出,肿瘤较大或巨大时,后缘可突向中后纵隔。肿瘤的长轴多与身体长轴平行。有的呈分叶状或结节状。

■ 肿瘤阴影密度多不均匀,典型的可见到钙化、骨化和(或)牙齿。

■ CT可准确地显示病变的范围,并能根据不同的密度分辨出肿瘤内的脂肪、肌肉及其他类型组织。

5.治疗原则

- 畸胎瘤一经诊断应行手术治疗，外科治疗是诊断性的也是治疗性的。畸胎瘤破入心包发生急性心包压塞，应急诊手术。
- 畸胎瘤合并感染应进行一段时期的抗感染治疗，但不宜拖延过久，不必等体温完全恢复正常。

6.手术适应证

- 前纵隔肿物怀疑为畸胎瘤。

7.手术禁忌证

- 全身情况差，不能耐受全麻和手术。

8.手术要点

- 巨大畸胎瘤术前麻醉诱导后翻身摆放体位时，可能因肿物压迫和牵拉腔静脉而造成血压突然变化，因此对于较大的囊性畸胎瘤，可在平卧位时穿刺或引流肿物的内容物，放出内容物后再侧卧位行开胸手术。

9.术后处理

- 同肺部手术。严密监测基本生命体征，保证呼吸道畅通，观察胸腔引流情况并按时拔管，注意补液、抗感染及镇痛处理。

◎ 心包囊肿

1.定义
- 发生在心包附近由间皮细胞组成的先天性单纯囊肿，多出现于青春期和成年人。外面结构为纤维性包囊壁，其内为清亮的液体。

2.病因和机制
- 来源争论较多，一种观点认为原始中胚层侧板在形成心包时，一部分侧板未能完全融合，持续存在形成单独的囊腔。另一种观点认为形成心包腔与两对腹脊和背脊有关，背脊发育成心包腹膜管，以后发育成胸膜腔，腹脊发育成心包腔，若腹脊在发育过程中其盲端不同程度的闭合，则产生心包憩室和心包囊肿。第三种观点认为心包腹膜管形成胸膜腔的过程中遇到阻力，其本身发生折叠，此部分与胸膜腔分隔，形成一个孤立的心包腔隙。80%以上发生在心膈角处，特别是右侧。

3.临床表现
- 大多数心包囊肿患者无临床症状，多在查体时发现。一部分患者有咳嗽、咳痰、胸闷、憋气等症状，囊肿巨大产生压迫症状时，胸闷、气短的表现更明显。

4.诊断要点
- X线片表现为边缘光滑的椭圆形或圆形肿块，与心包相连，形状可随体位而变化。CT表现为右心膈角、心缘旁、主动脉与心脏交界处的圆形、椭圆形囊性肿物，边缘清楚，密度均匀，CT值0～10Hu，囊壁薄呈均匀细线影，偶有钙化。

5.治疗原则
- 心包囊肿一经确诊，手术切除是最佳选择。虽然是囊性，但也可产生压迫症状。

6.手术适应证
- 怀疑或诊断为心包囊肿。

7.手术禁忌证
- 全身情况差，不能耐受手术。

8.手术要点

■ 术中尽量完整切除，如果囊肿过大，可先行部分减压再行游离切除。

9.术后处理

■ 同肺部手术。严密监测基本生命体征，保证呼吸道畅通，观察胸腔引流情况并按时拔管，注意补液、抗感染及镇痛处理。

◎ 支气管囊肿

1.定义

- 纵隔支气管囊肿是一种少见的纵隔病变，是胚胎时期气管支气管树异常分化形成的。位于纵隔、气管旁、食管、隆突附近或肺门。

2.病因和机制

- 正常情况下呼吸系与消化系均衍生于原始前肠，气管起自前肠腹内侧的喉气管沟，以后发育成原始气管，分叉形成左右原始肺芽，最终形成支气管和细小支气管。如果肺芽异常分化，较早的与呼吸道失去联系，则形成肺外支气管囊肿，即纵隔支气管囊肿。异常肺芽出现较迟，与支气管壁仍保留有一定的联系，则形成肺内支气管囊肿，后者被肺实质包绕。

3.临床表现

- 支气管囊肿的临床表现可轻可重，可缓可急，取决于囊肿的大小，也反映其病理变化。较大的囊肿可压迫气管、支气管或食管，出现胸闷、胸痛、咳嗽、喘息、呼吸困难、反复呼吸感染或吞咽困难或吞咽不适。也可引起上腔静脉梗阻、肺动脉狭窄、二尖瓣狭窄症状。如囊内积存大量感染液体占据一侧胸腔，可造成急性呼吸窘迫。

4.诊断要点

- 支气管囊肿的诊断关键在于胸部影像学检查。较小的囊肿不易发现，较大的支气管囊肿在胸片上表现为从纵隔突向一侧肺野的圆形、类圆形阴影，边缘光滑，密度均匀，可压迫气管、支气管及邻近组织。与支气管相通时可见气液面。
- CT表现为气管旁、升主动脉旁、主动脉弓上方及降主动脉旁圆形、椭圆形或不规则形状，囊内密度均匀，CT值约10Hu。囊壁为厚度不超过1mm的均匀线影。较大囊肿压迫周围致气管支气管壁食管腔变形。

5.治疗原则

- 支气管囊肿无论是否伴有呼吸道症状均应手术治疗。

合并感染时术前需行抗生素治疗。

6.手术适应证

■ 怀疑或诊断为支气管囊肿。

7.手术禁忌证

■ 全身情况差，不能耐受手术。

8.手术要点

■ 孤立无粘连的支气管囊肿可完整摘除。支气管囊肿嵌入食管肌层，可行囊肿剜除术。囊肿因反复继发感染与周围脏器严重粘连时，术中为避免损伤大血管引起出血和切除不彻底，可先放出囊内液体，减轻对邻近脏器的压迫，再行囊肿切除。若囊肿不能完整摘除，可以切除部分囊壁，清除囊内感染，残余囊壁用碘酊涂抹以破坏上皮的分泌功能。

9.术后处理

■ 同肺部手术。严密监测基本生命体征，保证呼吸道畅通，观察胸腔引流情况并按时拔管，注意补液、抗感染及镇痛处理。

◎ 食管囊肿

1.概述

■ 属于肠源性囊肿之一，系胚胎发育过程中前肠壁的空泡持续存在并与食管壁分离形成的一种畸形，食管囊肿多位于中纵隔。

2.病因和机制

■ 正常情况下胚胎前肠壁空泡最终闭合形成食管的管腔，若某单一空泡与食管壁分离并持续存在，即为食管囊肿。常为单房、圆形或椭圆形，表面分布肌纤维，内覆食管黏膜上皮，囊内有清亮的棕色或绿色黏液。分为壁内型、壁外型、壁内外型。

3.临床表现

■ 临床表现与囊肿的大小和部位有关。巨大食管囊肿可占据一侧胸腔，压迫、阻塞呼吸道，出现喘息、呼吸困难、反复发作的呼吸道感染等呼吸道受压表现。

■ 在幼儿严重者可出现极度呼吸困难、发绀甚至窒息。囊肿压迫食管出现吞咽困难、进食不畅、反流、呕吐、胸骨后疼痛、体重减轻。小的囊肿可没有任何症状。

4.诊断要点

■ 诊断主要依靠影像学和内镜检查。

➢ X线片可见中后纵隔脊柱旁团块影，边缘光滑，密度较淡，易与神经源性肿瘤和脑脊膜膨出相混淆。壁内型囊肿上消化道造影可见食管壁有光滑的圆形或弧形充盈缺损，一侧黏膜纹理消失，对侧黏膜形态正常，上下缘呈斜坡形，可见钡剂分流征。

➢ 纤维内镜可见突如食管腔内的圆形肿物，表面黏膜光整。

➢ CT可见食管旁后纵隔内边缘光滑的囊性肿物，局部食管可受压。CT值一般在20Hu左右。

5.治疗原则

■ 食管囊肿一经诊断可选择外科手术摘除。如囊肿与气管、支气管、食管或主动脉紧密相连，且囊壁血运丰富时，切除有一定困难，可手术剥除囊壁内衬的黏膜上皮而保留囊壁外层，同样可达到治疗目的。

6.手术适应证

■ 怀疑或诊断为食管囊肿的。

7.手术禁忌证

■ 全身情况差，不能耐受手术。

8.手术要点

■ 由于囊壁以后可萎缩粘连和纤维化，因此手术关键是切除囊壁内衬的上皮。小儿巨大食管囊肿导致呼吸窘迫时可先行急诊穿刺减压，二期手术摘除囊肿。巨大囊肿或有合并症时，手术均应注意避免损伤食管。

9.术后处理

■ 保持胃肠减压引流通畅。

■ 病情稳定后可恢复进食。

■ 巨大囊肿术后应注意呼吸功能的恢复。

◎ 食管裂孔疝

1.概述

■ 食管裂孔疝指部分胃经膈食管裂孔进入胸腔所致的疾病。临床分为滑动型、食管旁型和混合型三种类型，其中以滑动型食管裂孔疝最多见，约占食管裂孔疝的75%～90%。

2.临床表现

■ 典型表现：反酸、剑突下烧灼感。

■ 其他表现：偶有进食时过早感到饱胀，大量进食后呕吐、上腹不适、吞咽困难（因疝内容压迫食管所致）。疝入胸腔的内脏挤压肺脏并占据胸腔的一部分容积，可引起饭后咳嗽和呼吸困难。如并发疝内容物梗阻、绞窄、坏死或穿孔，则患者有胃肠道梗阻等一系列症状，严重者可致死亡。

■ 急诊表现：少数患者就诊于急诊，主要表现为：①饱食后用力腹部加压（运动、排便）后突发胸痛、胸闷、憋气；②腹部受剧烈冲击后胸痛。

3.体格检查

■ 偶有空腔脏器疝入胸腔的患者可以在胸部听诊时闻及肠鸣音或胃内的振水音。

■ 腹部的阳性体征多与疝入胸腔内的脏器的血运有关，如果脏器功能正常则无明显体征，如脏器缺血坏死则可表现出上腹压痛等体征。

4.辅助检查

■ 胃镜：胃镜检查可见胃底变浅、His角变钝或消失，贲门口宽大松弛，橘红色胃黏膜疝入食管腔。检查中还可以发现齿状线至膈裂孔压迹间距增大，一般认为此距离超过3.0cm是诊断食管裂孔疝的主要依据。

■ 影像学检查：大多数患者是在门诊行上消化道造影或胸腹联合CT时发现腹腔脏器移位至胸腔，从而诊断食管裂孔疝的。如果有巨大空腔脏器疝入胸腔，那么胸片也能发现。上消化道造影可以动态的观察造影剂通过贲门进入胃腔后又反流回食管下段。

5.诊断要点

- 胃肠X线钡餐造影检查可确诊。嘱患者平卧或头低位，钡剂充满胃腔后，加压上腹部并令患者屏气，注意贲门与胃的位置有无变化及反流程度。

6.鉴别诊断

- 创伤性膈疝：主要由外伤或医源性损伤导致膈肌破损，往往因损伤不大未在受伤当时发现。经过长时间腹腔压力作用，最终导致腹腔脏器移位进入胸腔。普通X线或普通CT很难分辨，CT膈肌三维重建或MRI可很好区分创伤性膈疝和裂孔疝。

- 先天性胸腹膜疝：多建于婴儿或儿童，属先天性发育畸形。膈肌的胸腹膜裂孔位于后外侧，左右各一，呈三角形，尖端指向膈的中央部。胚胎时期，横膈的形成使胸腹膜腔分隔开，在胚胎第8～9周内完成。膈肌由多部分组成，其中外侧部由胸腹膜皱襞和胸壁肌肉组成，膈肌最后闭合的部分就是后外侧部三角区，左侧比右侧闭合更晚。所以影像学可以发现疝环部位位于膈肌后外侧，而不是食管裂孔位置。

7.治疗原则

- X线检查提示裂孔疝但无临床症状，则不需治疗。

- 滑动性食管裂孔疝患者症状较轻，可采用内科治疗，降低腹腔内压力以及减少胃液反流。具体措施包括调节饮食、减肥，少食多餐，饭后短时间勿卧位，夜眠时抬高床头。服用制酸剂和胃黏膜保护剂。

- 外科治疗食管裂孔疝主要考虑其合并症及可能发生的并发症，并非基于其解剖缺损本身。巨大疝内容物挤压肺脏，尽管无症状，也应及早手术。对滑动型裂孔疝而言，合并严重食管炎和食管溃疡，内科治疗无效；合并食管狭窄；顽固性和反复出血或由于反流引起反复肺部感染，均应采取手术治疗。食管旁疝和混合型疝，以及多脏器疝可能并发疝壁或其他疝出的腹内脏器急性嵌顿和绞窄，应及早手术。手术目的是修补疝孔，以免再次形成裂孔疝；设法增加食管下段括约肌功能以形成抗食管反流的屏障。手术方式的选择上除了古老的经胸食管裂孔疝修补术外，还有近年日臻成熟的腹腔镜Nissen和Toupet术式。

◎ 食管癌

1.流行病学

- 我国是食管癌高发国家，食管癌是我国胸外科最常见的疾病之一。根据2015年中国国家癌症中心数据分析结果显示，在所有恶性肿瘤中，目前我国食管癌发病率位列第三，死亡率位列第四，从2000年至2011年其发病率和病死率呈现下降趋势，但由于人口总数的增长及人口老龄化，总体的年新发病例及病死人数还是在不断增加，估测2015年新发病例47.79万人，病死人数37.50万人。

- 年龄方面，45岁之后食管癌发病率和病死率明显升高，60~74岁是发病率及病死率高峰。

- 性别方面，男性发病率高于女性，男、女性发病率之比约为2.1∶1。

- 地域分布方面，我国食管癌高发地区包括太行山区、四川盆地、川西北、福建、广东、湖北、山东、陕西、甘肃、内蒙古及新疆等地，其中华北三省（河南、河北、山西）更是世界上食管癌最高发的地区之一。此外，农村地区的食管癌发病率及死亡率均明显高于城市，这可能与地域经济发达程度、医疗保障能力及医疗资源分配的不平衡有关。

- 病理类型方面，我国食管癌的最常见的病理类型是鳞状上皮癌（鳞癌），约占90%~95%；其次是腺癌，约占5%；其他少见、罕见类型包括癌肉瘤、肉瘤、小细胞癌、类癌、恶性黑色素瘤、淋巴瘤等。而西方国家人群中，由于胃食管反流导致的巴雷特食管（Barrett）高发，食管癌则以腺癌为主要病理类型。

2.病因学

- 食管癌的确切发病机制并不清楚，但目前普遍认为食管癌是多因素作用、多基因参与、多阶段发展的疾病。大量流行病学及实验室研究证实，某些化学物质（如亚硝胺）、营养缺乏（如维生素B_2、A、C）、物理因素（粗糙食物、过热食物）、不良生活习惯（饮酒、吸烟)、生物因素(细菌、真菌、病毒)、遗传因素和精神因素等,都与食管癌的发生有密切关系。此外,一些食管基础疾病,如慢性反流性食管炎导致的Barrett食管、食管化学烧伤、贲门失弛缓症、食管憩室等疾病,都是食管癌的高危因素。

3.临床症状

■ 早期症状:食管癌的早期症状包括轻度的吞咽梗阻感、吞咽时胸骨后隐痛不适感、吞咽时食管内异物感、食物下行缓慢及停滞感。早期食管癌可以没有明显症状,或症状较轻微,间断发生,进食不受影响,容易被忽略。

■ 中期症状:在早期症状被忽略后,随着食管肿瘤的增大、病情进展,中期症状逐步出现,最常见的是进行性吞咽困难,从进食不受明显影响逐步发展为难以进食固体食物、半流食;还常见吞咽时胸骨后痛,多数患者于此阶段就诊并得以确诊。

■ 晚期症状:一些患者就诊时已经出现严重的进食困难,只能进食流食,甚至无法饮水,有些还合并进食后呕吐、吐黏液等症状,提示食管接近完全梗阻或已经完全梗阻;这部分患者通常病程较长,营养状况不良,常合并体重明显下降,甚至恶病质。一旦出现持续胸背痛、声音嘶哑、刺激性咳嗽、呼吸困难、颈部淋巴结肿大,提示肿瘤明显外侵或者淋巴结转移,累及或压迫周边组织或器官(如纵隔胸膜、脊柱、喉返神经、气管或支气管等)。此外,食管癌的全身转移也可引起相应症状,如骨转移可出现骨痛或病理性骨折,腹腔内转移可出现腹水或腹部包块。另有极少数患者可出现寒战高热,可能提示食管穿孔、纵隔感染;而发生呕血,需警惕肿瘤侵破主动脉壁形成食管-主动脉瘘的可能。上述晚期症状均提示肿瘤局部晚期或者远处转移,通常手术难以切除,治疗效果及预后极差。

4.体格检查

■ 食管主体位于后纵隔,物理检查通常无法直接触及。

但是查体时仍应注意以下几方面：锁骨上淋巴结肿大提示可能有转移，声音嘶哑提示肿瘤或转移淋巴结压迫或侵犯喉返神经，胸部叩诊浊音提示胸水，腹部包块或腹水征提示腹腔转移，体重下降或明显消瘦提示营养不良或恶病质。发现上述体征均提示病情可能较严重。

5. 辅助检查

■ 胃镜：胃镜能够对食管肿瘤进行定性诊断及定位诊断，是食管癌确诊的必要检查之一。对于较早期的以及多原发食管癌，胃镜的重要性更为突出，可能发现其他检查未能发现的病变，并通过病理活检加以确诊；内镜下碘染色可以增加早期食管癌的检出率。胃镜还能够对食管病变的长度、食管狭窄程度做出判断。此外，胃镜还可用于食管癌术后随诊，监测肿瘤局部复发。

■ 胸腹增强CT：胸腹增强CT有助于判断肿瘤的位置、大小、外侵程度（T分期）及其与周围组织、器官的毗邻关系，淋巴结的转移情况（N分期），胸内及腹腔转移情况（M分期），有助于食管癌治疗策略的制订，协助判断肿瘤的可切除性，是食管癌术前必要的检查之一。但是，仅仅根据CT的表现有时往往并不足以对TNM分期做出足够准确的判断，需要结合其他检查结果进行综合判断，以更好地做出治疗决策。

■ 上消化道造影：是食管癌术前必要检查之一。食管癌的上消化道造影典型表现包括食管黏膜紊乱/破坏/中断、充盈缺损、龛影、食管腔狭窄、病变近端食管扩张、局部食管管壁僵硬、造影剂通过缓慢或滞留，对于较大的食管肿瘤，还可能看到软组织肿块影。对于特别早期的食管癌，上消化道造影容易漏诊，需要结合其他检查综合判断以减少漏诊。由于上消化道造影是一种实时、动态检查，对于判断肿瘤的活动度有一定的帮助，可初步判断食管肿瘤的可切除性。此外，上消化道造影还可以较好的显示胃的轮廓，有助于判断胃的受累情况、大小及功能，对手术决策有重要的参考价值。上消化道造影还是术后随诊的必要检查项目之一，用以吻合口瘘、狭窄、复发等病情的判断和监测。

- 超声胃镜：超声胃镜是食管癌术前精确分期的重要手段之一。术前T分期在很大程度上依赖于超声胃镜，正常情况下，超声胃镜下可以清楚区分食管的5层结构，由内向外依次是黏膜层、黏膜肌层、黏膜下层、肌层及纤维膜层。超声胃镜可以精确判断食管癌的浸润深度（T分期）、肿瘤周边毗邻关系（判断可切除性）、食管旁淋巴结转移情况（N分期），对治疗决策有重要参考价值。目前食管癌黏膜内病变的内镜下治疗技术必须根据超声内镜的结果进行决策。

- 锁骨上及颈部淋巴结彩super：由于食管癌的淋巴结转移有上行、下行及跳跃性转移多种途径，因此，术前充分评估N分期十分重要。锁骨上及颈部淋巴结彩超有助于判断颈部淋巴结情况，对手术方式的选择、淋巴结清扫范围的确定都有一定价值。同时，也用于术后患者的随诊，以判断颈部淋巴结复发或转移。转移淋巴结的典型超声表现包括淋巴结异常增大、短径/长径之比增大、淋巴结皮髓质分界不清、淋巴结正常结构消失、淋巴结异常血供丰富等。

- PET-CT：PET-CT目前并不是我院食管癌的常规检查项目，但有证据显示其在食管癌的N分期、M分期中具有较高的敏感性和特异性，与超声胃镜协同可以提高诊断效率。因此，PET-CT在食管癌的术前分期中具有较为重要的意义，有可能逐步推广。

- 支气管镜检查：对于疑有气管、支气管受累的患者，应该行支气管镜检查，通常可看到气管或支气管膜部外压性改变，如果观察到气管或支气管黏膜粗糙、水肿等表现，提示气道受肿瘤侵犯，难以达到R0切除。

6.诊断要点

- 食管癌的诊断包括三个方面：定性（病理类型、分化程度）、定位（颈段、胸上段、胸中段、胸下段）、定期（术前的临床TNM分期）。这三者确定后，治疗策略也就基本确定了。

- 根据典型症状结合相关辅助检查，确诊食管癌多不困难。定性诊断有赖于胃镜检查获取病理诊断，但对于早期食管癌容易漏诊，内镜下碘染色可以增加早期食管癌的检出率。此外，还应警惕食管癌的多原发性，食管的不同部位可以同时有多个病灶，有时容易遗漏。

7.食管癌TNM分期

- 食管癌的TNM分期是诊断的重要组成部分，是治疗决策、预后判断的关键。现行的第7版食管癌TNM分期（AJCC及UICC，2009年11月发布，2010年1月1日起实行），纳入了包括我国单一中心的600余例食管癌数据在内的亚洲人群，首次考虑到亚洲人群与西方人群的食管癌主要病理类型不同的事实，将鳞癌与腺癌区别开来，各自独立分期。第8版食管癌TNM分期即将于2018-01-01开始实行，我国有4个食管癌中心的数据参与其中，中国在国际食管癌研究领域中的声音将越来越多，影响将越来越大。现将第7版食管癌TNM分期简介如下：

➤ 食管癌定位（location）（表9-1，图9-1）。

表9-1　食管癌部位定义

	解剖定义	内镜定位
颈段食管	上接下咽，向下至胸骨切迹平面的胸廓入口	距门齿15cm至<20cm
胸上段食管	上自胸廓入口，下至奇静脉弓下缘水平	距门齿20cm至<25cm
胸中段食管	上自奇静脉弓下缘，下至下肺静脉水平	距门齿25cm至<30cm
胸下段食管	上自下肺静脉水平，向下终于胃	距门齿30cm至<40cm

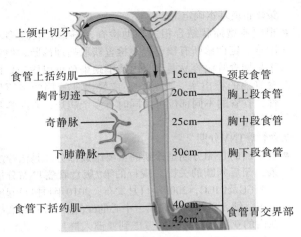

图9-1　食管癌部位定义示意图

> 食管癌TNM分期定义：

原发肿瘤（Primary Tumor，T）（图9-2）

T_x：原发肿瘤不能确定。

T_0：无原发肿瘤证据。

Tis：重度不典型增生。

T_1：肿瘤侵犯黏膜固有层、黏膜肌层或黏膜下层。

　　T_{1a}：肿瘤侵犯黏膜固有层或黏膜肌层。

　　T_{1b}：肿瘤侵犯黏膜下层。

T_2：肿瘤侵犯食管肌层。

T_3：肿瘤侵犯食管纤维膜。

T_4：肿瘤侵犯食管周围结构。

　　T_{4a}：肿瘤侵犯胸膜、心包或膈肌（可手术切除）。

　　T_{4b}：肿瘤侵犯其他邻近结构如主动脉、椎体、气管等（不能手术切除）。

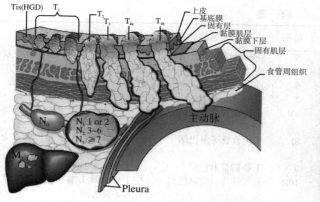

图9-2 食管癌原发肿瘤T分期示意图

区域淋巴结（Regional Lymph Nodes，N）（表9-2，图9-3）

N_x：区域淋巴结转移不能确定。

N_0：无区域淋巴结转移。

N_1：1~2枚区域淋巴结转移。

N_2：3~6枚区域淋巴结转移。

N_3：≥7枚区域淋巴结转移。

注：必须将转移淋巴结数目与清扫淋巴结总数一并记录。

表9-2 食管癌的区域淋巴结名称与编码

编码	名称	部位描述
1	锁骨上淋巴结	位于胸骨上切迹与锁骨上
2R	右上气管旁淋巴结	位于气管与无名动脉根部交角与肺尖之间
2L	左上气管旁淋巴结	位于主动脉弓顶与肺尖之间
3P	后纵隔淋巴结	位于气管分叉之上，也称上段食管旁淋巴结
4R	右下气管旁淋巴结	位于气管与无名动脉根部交角与奇静脉头端之间
4L	左下气管旁淋巴结	位于主动脉弓顶与隆突之间

编码	名称	部位描述
5	主肺动脉窗淋巴结	位于主动脉弓下、主动脉旁及动脉导管侧面
6	前纵隔淋巴结	位于升主动脉和无名动脉前方
7	隆突下淋巴结	位于气管分叉的根部
8M	中段食管旁淋巴结	位于气管隆突至下肺静脉根部之间
8L	下段食管旁淋巴结	位于下肺静脉根部与食管胃交界之间
9	下肺韧带淋巴结	位于下肺韧带内
10R	右气管支气管淋巴结	位于奇静脉头端与右上叶支气管起始部之间
10L	左气管支气管淋巴结	位于隆突与左上叶支气管起始部之间
15	膈肌淋巴结	位于膈肌膨隆面与膈脚之间（膈上）
16	贲门周围淋巴结	位于胃食管交界周围的淋巴结（膈下）
17	胃左淋巴结	位于胃左动脉走行区
18	肝总淋巴结	位于肝总动脉走行区
19	脾淋巴结	位于脾动脉走行区
20	腹腔淋巴结	位于腹腔动脉周围

注：11-肺叶间淋巴结，12-肺叶淋巴结；13-肺段淋巴结；14-肺次段淋巴结不属于食管癌引流淋巴结，本表未列出

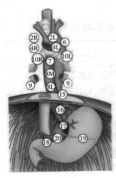 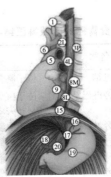 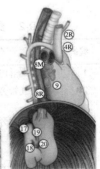

A.正面观　　　　　　　B.左侧面观　　　　　　C.右侧面观

图9-3　食管癌淋巴结分布示意图

远处转移（Distant Metastasis，M）

M_0：无远处转移。

M_1：有远处转移。

肿瘤分化程度（Histologic Grade，G）

G_x：分化程度不能确定——按G_1分期。

G_1：高分化癌。

G_2：中分化癌。

G_3：低分化癌。

G_4：未分化癌——按G_3分期。

> 食管癌TNM分期：AJCC及UICC第7版食管癌TMN分期，首次将鳞癌（表9-3）与腺癌（表9-4）区别开来，各自独立分期。

表9-3　食管鳞癌（包括其他非腺癌类型）

分期	T	N	M	G	部位*
0	is（HGD）	0	0	1，X	Any
ⅠA	1	0	0	1，X	Any
ⅠB	1	0	0	2~3	Any
	2~3	0	0	1，X	下段，X
ⅡA	2~3	0	0	1，X	中、上段
	2~3	0	0	2~3	下段，X
ⅡB	2~3	0	0	2~3	中、上段
	1~2	1	0	Any	Any
ⅢA	1~2	2	0	Any	Any
	3	1	0	Any	Any
	4a	0	0	Any	Any
ⅢB	3	2	0	Any	Any
ⅢC	4a	1~2	0	Any	Any
	4b	Any	0	Any	Any
	Any	3	0	Any	Any
Ⅳ	Any	Any	1	Any	Any

注：*：肿瘤部位按肿瘤上缘在食管的位置界定，X指未记载肿瘤部位

表9-4　食管腺癌

分期	T	N	M	G
0	is（HGD）	0	0	1，X
ⅠA	1	0	0	1~2，X
ⅠB	1	0	0	3
	2	0	0	1~2，X
ⅡA	2	0	0	3
ⅡB	3	0	0	Any
	1~2	1	0	Any
ⅢA	1~2	2	0	Any
	3	1	0	Any
	4a	0	0	Any
ⅢB	3	2	0	Any
ⅢC	4a	1~2	0	Any
	4b	Any	0	Any
	Any	3	0	Any
Ⅳ	Any	Any	1	Any

8.鉴别诊断

- 食管癌需要和以下疾病相鉴别：咽炎、食管平滑肌瘤、食管GIST、食管囊肿、食管结核、食管化学烧伤、食管克罗恩病、巴雷特食管、反流性食管炎、食管IgG4相关疾病、颈椎椎体骨质增生等。

9.治疗原则

- 目前，手术仍是食管癌综合治疗中最重要的手段，手术以根治性切除为目标，若无法达到R0切除则预后不佳。对于局部晚期食管癌，新辅助治疗（化疗/放疗）可提升手术切除率，有延长无病生存期和总生存期的趋势。我国目前食管癌的手术切除率达90%~97%，围手术期死亡率低于3.5%，并发症方面，吻合口瘘发生率为6.3%~20.5%，肺部并发症率20%~30%。

- 手术入路常采用经左胸单切口（Sweet术）、经右胸＋腹二切口（Ivor-Lewis术）、经右胸＋腹＋颈三切口

（Mckeown术），各有优缺点，通常由病灶部位、个体病情决定，也与术者个人习惯、偏好有关。近10年的数据证实，经右胸的手术入路有利于纵隔淋巴结的清扫，相比于经左胸入路提高了约10%~20%的5年生存率，因此更推荐Ivor-Lewis术或Mckeown术。但对于某些下段食管癌或贲门癌，仍可采用Sweet术（表9-5）。

表9-5　食管癌手术常见不同术式的比较

	Sweet术	Ivor-Lewis术	Mckeown术
入路	左胸	腹、右胸	右胸、腹、颈
切口数	一切口	二切口	三切口
吻合口位置	左胸内（弓上或弓下）	右胸内	颈部
适用范围	中、下段食管，贲门	中、下段食管，贲门	胸内及下颈段食管
淋巴结清扫	不完全二野清扫	完全的二野清扫	三野清扫
术后并发症	相对少	相对少	相对稍多
肿瘤/淋巴结复发	相对多	相对少	相对少
5年生存率*	约30.4%~40.4%	约49.2%~54.8%	与Ivor-Lewis术相似

- 此外，微创食管癌手术也方兴未艾，但由于手术难度较大、学习曲线较长、麻醉要求较高、器械设备较多，应选择合适的患者，循序渐进、逐步开展。
- 术后辅助治疗需根据病理分期、术后恢复情况、患者身体条件决定。通常，食管残端有肿瘤残余者建议术后局部放疗，有淋巴结转移者建议化疗和（或）纵隔、颈部放疗。

参 考 文 献

- 北京协和医院医疗诊疗常规　胸外科诊疗常规（第1版）.

- 临床诊疗指南：胸外科分册.
- AJCC Cancer Staging Manual. 7th edition.
- AJCC Cancer Staging Manual. 8th edition.
- NCCN Clinical Practice Guidelines in Oncology. Version 1.2015.
- Up to Date.

◎ 肺　癌

1.概述

- 肺癌是世界范围内发病率和死亡率最高的肿瘤之一。可能致病原因有吸烟，包括二手烟甚至三手烟，环境因素：如大气、烟尘、化学物污染，厨房油烟，电离辐射，慢性肺部疾病以及遗传因素，个体的工作压力，抑郁情绪等。按肺癌所在部位，临床分为周围型肺癌和中心型肺癌，界限以段支气管为界。

- 根据在癌细胞的形态学特点不同，肺癌主要可分为两大类：非小细胞肺癌和小细胞肺癌。非小细胞肺癌又主要包括鳞癌、腺癌和大细胞癌三种。这两大类肺癌的生物学特征、预后和治疗方式均具有显著的差别。目前肺癌发病特点呈现年轻化，女性发病率上升，早期癌增多，多原发癌增多，腺癌增多等趋势。肺癌早期往往没有症状，一旦出现症状常常病变已进入晚期，失去了手术机会。我国吸烟人口超过3亿，再加上空气污染等因素，肺癌发病人数占世界总发病人数的40%左右，形式异常严峻，肺癌的防治工作刻不容缓。

2.临床表现

- 早期肺癌往往没有症状，通常通过X线胸片或CT发现，随着病变的进展，典型肺癌会出现以下一些表现。

  ➤ 支气管肺部表现：①咳嗽：是肺癌最常见的症状。②咯血：随着肿瘤的生长，一些肿瘤会出现破溃出血，患者出现痰中带血丝或小血块，大口咯鲜血者少见。③胸痛：肿瘤累及到壁层胸膜而引起胸痛。当肺尖Pancoast瘤压迫臂丛神经并累及颈交感神经时，不但发生上肢的剧烈疼痛，而且可出现Horner综合征。④发热：多因肿瘤阻塞支气管，发生肺部炎症和肺不张所致。周围孤立性肺癌，有时也有高热，这可能为瘤体本身所引起，即所谓"癌性热"。

  ➤ 肺外表现：①胸内表现：如大量胸水可造成气短；

声音嘶哑说明喉返神经受累引起了声带麻痹；患侧膈肌明显升高，呼吸时有反常运动，则为肿瘤侵犯膈神经所致；上腔静脉受压造成上腔静脉综合征。②胸外表现：肺癌最多见的胸外表现是杵状指（趾）和增生性骨关节病，常累及手指、腕、膝及踝关节，可出现关节肿痛及僵硬。小细胞癌可有内分泌异常表现，如库欣综合征、抗利尿激素分泌异常、高血钙症、促性腺激素分泌过多及神经肌病等。血液系统可表现有贫血、再生障碍性贫血、血小板减少性紫癜和弥散性血管内凝血。上述症状和体征的原因虽未完全明了，但这些症状和体征可出现在肺癌被发现之前，这在诊断上有较重要的意义。③胸外转移表现：肺癌可向淋巴结、肝、肾上腺、肾、骨和脑转移。有的患者转移可能为最早的表现。

3.诊断要点

- 出现肺癌症状和体征。
- 影像学诊断

  ➢ X线检查：传统的X线检查（正侧位片）仍是肺癌影像诊断的首选。5%～15%的肺癌患者单凭X线检查就可发现肺部的病灶。电视透视可动态观察肺部病变及膈肌运动情况，对确定肿瘤是否侵犯膈神经有帮助。

  ➢ CT检查：疑诊肺癌的患者应常规行CT检查。CT扫描可发现或证实肺门周围肿块，还可显示周围型肺癌结节及可以发现常规X线胸片不能显示的胸腔积液，评价纵隔淋巴结是否肿大。CT判断肺癌侵犯胸壁的敏感性为64%，特异性74%，假阳性率44%，假阴性率9%；判断侵犯纵隔的敏感性为76%，特异性80%，假阳性率33%，假阴性率14%。

    ✧ 对N_1肺门淋巴结的诊断，CT的敏感性为57%，特异性85%，假阳性率38%，假阴性率16%。

    ✧ 对N_2、N_3纵隔淋巴结的诊断，CT的敏感性为69%，特异性75%，假阳性率45%，假阴性率13%。

◇ 因肺底与肾上腺相邻近，而肾上腺又为肺癌的常见转移部位，因此在肺癌的胸部CT检查时，建议下扫几层，包括肾上腺部位。

➢ MRI检查：胸部MRI扫描不但能从横断位、冠状位和矢状位等多个位置进行观察，而且可以用不同参数（T_1、T_2及质子密度）增加对疾病的检出率和鉴别能力。MRI还可利用血液的流空效应，区别肺门区肿瘤及血管。由于MRI在肺部成像效果不如CT，因此目前MRI还不作为常规检查手段。

➢ PET检查：FDG-PET显像通过了解病变的葡萄糖代谢活性及其变化对肺癌进行诊断。同CT相比，PET能更准确的鉴别肺部肿块的良恶性及确定纵隔淋巴结转移分期。PET功能显像与CT等形态学检查相互结合分析对临床有更大的帮助。缺点是该检查价格昂贵，患者接受辐射剂量较大，在有条件的医院及病人可行该项检查。

■ 其他诊断方法

➢ 痰脱落细胞学检查：肺癌痰细胞学检查的阳性率随检查技术水平、肿瘤部位、病理类型、痰液采集和选材的不同而不同，阳性率在40%～80%。中央型肺癌、有血痰者检出率较高。鳞癌、小细胞肺癌也有较高的阳性率。痰液的采集以晨起从肺深处咯出的血痰为好，涂片时间以15分钟内为宜。连续3～5天的痰细胞学检查可提高检出率。

➢ 纤维支气管镜检查：能直视病变并取活检达到病理组织学诊断之目的。对周围型肺癌，可利用支气管冲洗液进行细胞学检查。经纤维支气管镜还可行纵隔或肺穿刺活检。纤维支气管镜诊断中央型肺癌的敏感性为83%，周围型则降为66%。纤维支气管镜检查肺癌的假阳性率为1%。纤维支气管镜检查除有定性诊断价值外，还能帮助定位，确定支气管壁受损的范围，对手术方案的设计有指导作用。

➢ 经皮肺穿刺活检：多在电视透视下、CT指引下或超声指引下进行，是一种创伤性检查，有引起气胸、出血和针道种植转移的可能，不主张常规应用。不愿意接受手术或禁忌手术者可以应用。其诊断的敏感性为88%，特异性97%，假阳性率1%，假阴性率21%。气胸发生率30%，但仅10%的病人需要胸管引流。

> 电视胸腔镜：能对胸膜腔进行全面的观察并进行胸膜活检；对肺周围型的小结节可行楔形切除做病理检查。需要指出的是，胸腔镜检查属于创伤性检查，只有非创伤检查完成之后仍然未能确诊的病例才考虑使用。

> 纵隔镜：经颈部纵隔镜检查判断气管前间隙淋巴结和偏前方的隆突下淋巴结的性质。纵隔镜评价纵隔淋巴结转移的敏感性为84%，特异性100%，假阴性率9%，假阳性率0%。

> 剖胸探查：少数患者，临床和影像学检查怀疑肺癌，但缺乏病理学诊断根据，可剖胸探查，以便确诊和治疗。

4.鉴别诊断

■ 肺结核：肺结核尤其是肺结核球应与周围型肺癌相鉴别。肺结核球较多见于青年病人，病程较长，少见痰带血，痰中发现结核菌。影像学上多呈圆形，见于上叶尖或后段，体积较小，边界光滑，密度不匀可见钙化。结核球的周围常有散在的结核病灶称为卫星灶。肺癌常呈分叶状，边缘不整齐，有小毛刺影及胸膜皱缩，生长较快。需要注意的是在一些慢性肺结核病例，可在肺结核基础上发生肺癌。

■ 肺部感染：肺部感染有时难与肺癌阻塞支气管引起的阻塞性肺炎相鉴别。但如肺炎多次发作在同一部位，则应提高警惕，应高度怀疑有肿瘤堵塞所致，应取病人痰液做细胞学检查和进行纤维支气管镜检查，在有些病例，肺部炎症部分吸收，剩余炎症被纤维组织包裹形成结节或炎性假瘤时，很难与周围型肺癌鉴别，对可疑病例应施行剖胸探查术。

■ 肺部良性肿瘤：肺部良性肿瘤：如错构瘤、软骨瘤、纤维瘤，硬化性肺泡细胞瘤等都较少见，但都须与周围型肺癌相鉴别，良性肿瘤病程较长，临床上大多无症状，常呈圆形，边缘整齐，没有毛刺，也不呈分叶状。

第八版肺癌 TNM 分期（表 9-6）

T 分期

T_x：未发现原发肿瘤，或者通过痰细胞学或支气管灌洗发现癌细胞，但影像学及支气管镜无法发现。

T_0：无原发肿瘤的证据。

Tis：原位癌。

T_1：肿瘤最大径≤3cm，周围包绕肺组织及脏层胸膜，支气管镜见肿瘤侵及叶支气管，未侵及主支气管。

T_{1a}：肿瘤最大径≤1cm，

T_{1b}：肿瘤最大径>1cm，≤2cm；

T_{1c}：肿瘤最大径>2cm，≤3cm；

T_2：肿瘤最大径>3cm，≤5cm；侵犯主支气管（不常见的表浅扩散型肿瘤，不论体积大小，侵犯限于支气管壁时，虽可能侵犯主支气管，仍为T_1），但未侵及隆突；侵及脏胸膜；有阻塞性肺炎或者部分肺不张。符合以上任何一个条件即归为T_2。

T_{2a}：肿瘤最大径>3cm，≤4cm，

T_{2b}：肿瘤最大径>4cm，≤5cm。

T_3：肿瘤最大径>5cm，≤7cm。直接侵犯以下任何一个器官，包括：胸壁（包含肺上沟瘤）、膈神经、心包；全肺肺不张肺炎；同一肺叶出现孤立性癌结节。符合以上任何一个条件即归为T_3。

T_4：肿瘤最大径>7cm；无论大小，侵及以下任何一个器官，包括：纵隔、心脏、大血管、隆突、喉返神经、主气管、食管、椎体、膈肌；同侧不同肺叶内孤立癌结节。

N 分期

N_x：区域淋巴结无法评估。

N_0：无区域淋巴结转移。

N_1：同侧支气管周围及（或）同侧肺门淋巴结以及肺内淋巴结有转移，包括直接侵犯而累及的。

N_2：同侧纵隔内及（或）隆突下淋巴结转移。

N_3：对侧纵隔、对侧肺门、同侧或对侧前斜角肌及锁骨上淋巴结转移。

M分期

M_x：远处转移不能被判定。

M_0：没有远处转移。

M_1：远处转移。

M_{1a}：局限于胸腔内，包括胸膜播散（恶性胸腔积液、心包积液或胸膜结节）以及对侧肺叶出现癌结节（许多肺癌胸腔积液是由肿瘤引起的，少数患者胸液多次细胞学检查阴性，既不是血性也不是渗液，如果各种因素和临床判断认为渗液和肿瘤无关，那么不应该把胸腔积液纳入分期因素）。

M_{1b}：远处器官单发转移灶为M_{1b}。

M_{1c}：多个或单个器官多处转移为M_{1c}。

小细胞肺癌也可以按TNM进行分期，但是由于进展快，扩散转移早的特点，临床上更多采用的是二分期系统，即将小细胞肺癌分为局限期和广泛期。局限期小细胞肺癌的特点是肿瘤局限于一侧胸腔内，包括有锁骨上或前斜角肌淋巴结转移，而超出以上范围的则为广泛期。

表9-6 肺癌TNM分期

M_0	亚组	N_0	N_1	N_2	N_3
T_1	Tia（mis）	Ⅰa1			
	$T_{1a} \leq 1cm$	Ⅰa1	Ⅱb	Ⅲa	Ⅲb
	$1cm < T_{1b} \leq 2cm$	Ⅰa2	Ⅱb	Ⅲa	Ⅲb
	$2cm < T_{1c} \leq 3cm$	Ⅰa3	Ⅱb	Ⅲa	Ⅲb
T_2	$3cm < T_{2a} \leq 4cm$	Ⅰb	Ⅱb	Ⅲa	Ⅲb
	$4cm < T_{2b} \leq 5cm$	Ⅱa	Ⅱb	Ⅲa	Ⅲb
T_3	$5cm < T_3 \leq 7cm$	Ⅱb	Ⅱb	Ⅲa	Ⅲc
T_4	$7cm < T_4$	Ⅲa	Ⅲa	Ⅲb	Ⅲc
M_1	M_{1a}	Ⅳa	Ⅳa	Ⅳa	Ⅳa
	M_{1b}	Ⅳa	Ⅳa	Ⅳa	Ⅳa
	M_{1c}	Ⅳb	Ⅳb	Ⅳb	Ⅳb

5.适应证和禁忌证

- 手术适应证
  - ➢ Ⅰ、Ⅱ期的非小细胞肺癌。
  - ➢ 部分经过选择的Ⅲa期非小细胞肺癌如$T_3N_1M_0$肺癌。
  - ➢ 个别Ⅳ期非小细胞肺癌，如单发的脑转移或肾上腺转移。
  - ➢ 高度怀疑或不能排除肺癌，但又无法得到病理证实，不宜长期观察，且病变能完整切除者。
  - ➢ 症状严重的中晚期患者，如严重出血、感染，非手术方法难以控制，从减轻症状的目的出发，可行姑息性切除。

- 手术禁忌证
  - ➢ 已有远处转移，如肝、肾、骨骼等。
  - ➢ 有明显的、广泛的纵隔淋巴结转移，尤其是对侧纵隔淋巴结转移。
  - ➢ 有明显的上腔静脉压迫综合征以及气管隆突增宽、固定。
  - ➢ 已有神经受侵者，如喉返神经、膈神经麻痹。
  - ➢ 心肺功能极差或有其他重要器官及系统的严重疾病，不能耐受手术者。

6.模式选择

- 肺癌的治疗模式应根据患者的全身情况及TNM分期选择。
- 肺癌的切除方式包括亚肺叶切除（楔形切除或肺段切除），肺叶切除，袖式肺叶切除，全肺切除等。传统的肺癌手术方法是开胸手术，这种术式对患者的创伤较大，经常会造成肋骨骨折，患者术后疼痛明显，术后并发症较多。自从20世纪90年代微创手术开始应用于胸外科以来，经过20余年的发展，微创术式已经成为肺癌治疗的标准术式，从以前的四孔手术，到经典的三孔手术，单操作孔手术，发展到现在的单孔手术，经剑突下手术以及机器人手术，肺癌的治疗越来越微创，患者的术后并发症明显减少，明显缩短了患者的住院时间。

➤ Ⅰ期肺癌的治疗模式：目前肺叶切除加肺门、纵隔淋巴结清扫，仍为肺癌治疗的金标准。随着人们健康意识的提高，医疗水平的进步，临床上早期肺癌患者明显增多，尤其是小于2cm的小结节、亚厘米结节和磨玻璃结节越来越常见，目前NCCN指南对于≤2cm肺癌，如果且至少满足以下一项：单纯原位腺癌（AIS）；CT显示结节≥50%磨玻璃密度影（GGO）；影像学监测确认肿瘤倍增时间很长（≥400天），可以考虑亚肺叶切除。

➤ Ⅱ期肺癌的治疗模式：①N_1Ⅱ期肺癌的首选治疗为肺叶切除加肺门、纵隔淋巴结清扫。完全切除的N_1Ⅱ期肺癌，术后辅助化疗，无需辅助放疗。②T_3Ⅱ期肺癌可侵犯胸壁、侵犯纵隔和Pancoast瘤。这类肺癌以手术切除为主要手段。术后要放、化疗。

➤ Ⅲ期肺癌的治疗模式：部分Ⅲa期肺癌，主要为N_2淋巴结阳性的患者，如果为单站淋巴结转移，可切除，则考虑手术治疗，术中才发现有纵隔淋巴结转移者，Ⅲb期新辅助化放疗术后明显降期的患者也可以考虑手术治疗，术后辅助放化疗。对于多站转移的Ⅲa期肺癌，淋巴结有结外侵犯的，原则上不考虑手术治疗，以放化疗为主，治疗后明显降期的患者除外。Ⅲb期肺癌先行基因突变检测，如果有敏感基因突变，则首选靶向治疗，如果没有基因突变，则以化放疗为主要手段。

➤ Ⅳ期肺癌的治疗模式：Ⅳ期肺癌建议先行基因突变检测，如果有敏感基因突变，则首选靶向治疗，如果没有基因突变，则以化放疗为主要手段，治疗目的为延长寿命，提高生活质量。单一转移灶（脑或肾上腺）而肺部病变为可切除的非小细胞肺癌患者，脑或肾上腺病变可手术切除，肺部原发病变按分期治疗原则进行。

心　外　科

◎ 房间隔缺损

1.概念

■ 房间隔上存在缺口。

2.病理解剖

■ 临床一般将房间隔缺损分为以下几型：

➤ 继发孔型：亦称中央型。是由于原发隔发育欠缺所致。

➤ 静脉窦型：亦称上腔型。位置接近上腔静脉与右心房连接处，多并发右上肺静脉畸形引流。

➤ 原发孔型：位于房间隔的下部，紧邻房室瓣，缺损呈新月状。多合并有二尖瓣前叶裂，称部分型心内膜垫缺损。

➤ 单心房：是由于房间隔完全未发育所致。多见于内脏异位综合征。

➤ 冠状静脉窦型。

3.病理生理

■ 心房水平分流的方向和程度取决于房间隔缺损的大小和左右心房间的压力差。一般情况下，左心房的压力高于右心房，导致左向右分流。大量的左向右分流导致肺血管床的病理改变，肺血管阻力升高，引起肺动脉高压，严重者可能引起三尖瓣反流甚至肺动脉瓣反流。房间隔缺损导致的埃森曼格综合征临床上非常罕见。

4.临床表现

■ 症状：单纯房间隔缺损的临床症状不典型，大多数患者因为查体时发现心脏杂音而就诊。部分患者有活动后心悸、气短，多数在成人期发生。极少数患者在婴幼儿期会出现呼吸急促、多汗、活动受限，充血性心力衰竭罕见。部分患者由于并发的房性心律失常而就诊，多为室上性早搏或房扑、房颤。发绀罕见。

■ 体征：可出现心前区隆起。典型杂音：胸骨左缘第2、3肋间Ⅱ～Ⅲ级柔和的收缩期杂音以及第二心音固定分裂。肺动脉压力增高者可有肺动脉瓣区第二心音亢进，缺损较大的患者可有相对性三尖瓣狭窄所致的舒张期隆隆样杂音。

5.辅助检查

- 有上述临床表现，疑为房间隔缺损的患者，需进行下列检查。
  - 心电图：心电轴右偏，右心室肥厚。可合并室上性心律失常。
  - 胸部X线平片：肺血增多，肺动脉段突出，右房和右室增大。
  - 超声心动图：此项检查可以明确诊断。二维彩色多普勒超声可以估计缺损的大小和部位，确定肺静脉的位置，并可以明确房间分流的方向。
  - 出现严重肺动脉高压的患者，需做右心导管检查。该检查可以明确分流的方向以及分流量的大小，并计算肺血管阻力，从而判断是否有手术指征。
  - 部分房间隔缺损位置邻近下腔静脉，同时合并中-大量三尖瓣反流，临床上会出现发绀，需仔细判断。必要时行右心导管检查。

6.诊断及鉴别诊断

- 有心悸、气短、活动受限的病史以及典型的心脏杂音，即可做出初步诊断；确诊需经超声心动图检查。
- 本病尚需与以下疾病进行鉴别。
  - 室间隔缺损：症状常出现较早且严重。心脏杂音多较粗糙，且位置相对较低。超声心动图检查可以明确诊断。
  - 部分性心内膜垫缺损：症状明显且出现早。在心尖部常可听到由于二尖瓣反流而引起的收缩期杂音。心电图多显示心电轴左偏，并有左前分支传导阻滞。超声心动图检查可以明确诊断。
  - 单纯的部分肺静脉畸形引流：多无明显症状，仅在查体时发现与房间隔缺损相似的杂音。超声心动图检查可以发现房间隔是完整的，并可以明确肺静脉回流入心房的位置。

7.手术适应证

- 房间隔缺损诊断明确，辅助检查提示右心容量负荷增加，肺血增多，或心导管检查 Q_p/Q_s 大于1.5，需要手术治疗。血流动力学没有明显改变者，是否手术尚有争议。

8.术前准备

- 完成术前常规化验检查。
- 所有患者应测量四肢血压，以除外可能合并的主动脉畸形，如主动脉弓中断和主动脉缩窄。
- 合并呼吸道感染者应积极使用抗菌药物治疗，待感染控制后再考虑手术。在经积极的抗感染治疗后仍不能控制感染者，也可以考虑急诊手术。
- 婴幼儿患者心肌酶增高时，应使用心肌营养药物治疗，待复查结果正常后再进行手术。
- 重度肺动脉高压患者，术前给予间断吸氧治疗和应用血管扩张药，有利于降低全肺阻力，为手术治疗创造条件。
- 有充血性心力衰竭者，首先考虑强心利尿治疗以改善心脏功能。
- 病情严重的婴幼儿应注意术前的营养支持治疗。
- 拟行经皮介入导管封堵术的患者，术前应进行食管超声检查。向患者和家属讲明封堵术一旦失败，需手术治疗。

9.手术方法

- 直视下房间隔缺损修补术：多在正中切口下完成。为了美容的效果，可以选择右侧胸部切口。
- 经皮介入导管房间隔缺损封堵术：中央型房间隔缺损、缺损边缘明确者效果较好。
- 杂交技术：适用于婴幼儿。经胸部切口显露右心房，在食管超声心动图的引导下，直接将封堵器置于缺损处。

10.手术结果

- 房间隔缺损修补术的手术效果非常满意。在技术成熟的心脏中心，手术病死率接近于零。

11.手术并发症

- 残余分流。
- 室上性心律失常。
- 迟发性心包积液。

12.术后注意事项

- 术后早期应用强心利尿治疗，并适当补钾。
- 术后早期需要控制液体的入量，以减轻左心室的前负荷，并且可以预防迟发性心包积液的发生。
- 术前心脏明显增大、有心力衰竭表现的患者，术后需强心、利尿治疗3个月以上。

◎ 室间隔缺损

1.概念
- 室间隔上存在缺口。

2.病理解剖
- 依据胚胎学和解剖学，室间隔缺损主要分为以下几种类型。
  - 动脉干下型：位于右心室流出道漏斗部，肺动脉瓣的正下方，上缘与主动脉右冠瓣相连。缺损的上缘是肺动脉瓣环和主动脉瓣环，下缘是室上嵴。传导束远离室缺边缘。
  - 膜周部型：最常见的类型。缺损位于室上嵴的后下方，上缘邻近主动脉瓣，向下延伸至圆锥乳头肌，传导束走行于其后下缘，右侧邻近三尖瓣隔瓣。
  - 流入道型。
  - 肌部型：多位于小梁部，可多发；也可位于肌性室间隔的任何部位。
  - 混合型：存在上述两种类型以上的缺损。

3.病理生理
- 室间隔缺损的分流量取决于缺损的大小和肺血管阻力。初生婴儿由于肺血管阻力较高，限制了左向右的分流量，症状较轻。数周后，肺血管阻力逐渐下降，分流量增加，杂音随之明显，可以出现充血性心力衰竭。长期大量的左向右分流，使肺小动脉中层增生，内膜增厚，肺血管阻力进一步增加，形成肺动脉高压。
- 如果没有及时治疗，肺小动脉病变进行性加剧，形成不可逆性肺血管阻塞性病变，肺血管阻力甚至超过体循环的阻力，导致右向左分流，患者出现发绀，此即埃森曼格综合征。此时，室间隔缺损已经成为右室减压的通道，不能进行修补。患者最终会死于严重缺氧和右心衰竭。

4.临床表现
- 症状：患者的症状取决于分流量的大小。小分流的室间隔缺损可能没有任何症状，仅在查体时发现心脏杂音。大分流的缺损随着出生后肺血管阻力的下降，患者很快会出现症状，表现为多汗、呼吸急促、喂养困难、反复的上呼吸道感染、生长发育迟缓和活动量受限，甚至充血性心力衰竭。当肺动脉压力与主动脉压力接近时，左向右分流量减少，患者的症状可能反而会减轻。如病变进一步发展。出现右向左分流，患者逐渐出现发绀，甚至杵状指，并表现出缺氧的症状。

- 体征：当出现肺动脉高压、右心室肥厚时，可以出现心前区隆起。大分流的室间隔缺损左室明显增大时，心尖搏动明显。典型杂音：胸骨左缘第3、4肋间Ⅲ级以上粗糙的全收缩期杂音。心前区可以触及收缩期震颤。随着肺动脉压力的增高，杂音将变短促、柔和，仅限于收缩早期，甚至杂音完全消失，同时伴随肺动脉瓣听诊区第2心音亢进。重度肺动脉高压者可以出现肺动脉瓣反流和三尖瓣反流的杂音。

5.辅助检查

- 有上述临床表现，疑为室间隔缺损的患者，需进行下列检查。
  - ➤ 心电图：心电轴左偏，常常表现为左心室肥厚。出现肺动脉高压后可以出现双心室肥厚，晚期严重肺高压时表现为右心室肥厚。
  - ➤ 胸部X线平片：肺血增多。肺动脉段突出，左心室增大。严重肺动脉高压者以右心室增大为主，此时的肺血减少，犹以双肺外带明显，双侧肺动脉呈残根样改变。
  - ➤ 超声心动图：此项检查可以明确诊断。二维彩色多普勒超声可以显示缺损的大小和部位，并可以明确分流的方向。同时，超声心动图可以估计肺动脉的压力，明确缺损与周围组织的解剖关系。
  - ➤ 右心导管检查：当患者出现严重的肺动脉高压，为了明确是否存在手术修补缺损的指征时，需要做右心导管检查。此检查可以明确分流的方向以及分流量的大小，测定肺动脉的压力，并计算肺血管阻力。并根据肺动脉对血管扩张剂的反应，如吸氧试验，来判断是否具有手术适应证。

6.诊断及鉴别诊断

■ 有明显的呼吸急促、大汗、喂养困难、反复的上呼吸道感染、活动量受限，甚至充血性心力衰竭的病史，以及典型的心脏杂音，心前区触及明显的收缩期震颤，即可做出初步诊断；确诊需经过超声心动图检查。

■ 本病尚需与以下疾病进行鉴别。

> 房间隔缺损：幼时多无明显症状。心脏杂音柔和，且位置相对较高，伴有第二心音固定分裂。超声心动图检查可明确诊断。

> 完全性心内膜垫缺损：症状较室间隔缺损严重且更早出现严重的肺动脉高压。在心尖部常可听到由于二尖瓣反流而引起的收缩期杂音。超声心动图检查可明确诊断。

> 肺动脉瓣狭窄：虽然可以听诊到粗糙的收缩期杂音，但一般位置较高，肺动脉瓣听诊区第二心音低弱，胸片肺血减少，没有明显的充血性心力衰竭的表现。超声心动图可明确诊断。

> 法洛四联征：当患者肺动脉压力重度增高，出现艾森曼格综合征时，应与此类发绀型先天性心脏病相鉴别。

7.手术适应证

■ 诊断明确，辅助检查提示左心容量负荷增加，肺血增多，或心导管检查Qp/Qs≥1.5者，需要手术治疗。对于存在严重的肺部感染，经严格的抗菌药物治疗仍然不能改善者，以及严重心力衰竭经强心利尿治疗不能改善者，应该考虑急诊手术。

■ 小于3个月的婴儿，多发室间隔缺损，合并顽固性左心衰竭，可选择肺动脉环缩手术，以后酌情行根治手术。限制性室间隔缺损的患儿，1岁以内室间隔缺损自发闭合的可能性较大，5岁以后自发闭合的可能性几乎不存在，对于这类患者是否手术仍有争议。

8.术前准备

■ 同房间隔缺损术前准备。

9.手术方法

■ 直视下室间隔缺损修补术：多在正中切口下完成。为了美容的效果，可以选择右侧胸部切口。

■ 经皮介入导管室间隔缺损封堵术：对于肌部缺损、特别是多发肌部缺损和小的膜周部缺损应用此方法比较有优势。

■ 肺动脉束扎术：早期应用较多。近年来，由于技术的进步，即使是小婴儿一期修补术也取得了很满意的结果，已经不主张应用，除非是瑞士干酪型多发肌部室间隔缺损。对于部分单位，如果缺乏婴幼儿手术的经验，当患者出现严重的充血性心力衰竭或肺部感染，并且药物治疗的效果欠佳时，仍不失为一种合理的选择。

10.手术结果

■ 大龄患者的手术死亡率已经接近于零。月龄小于6个月、特别是体重小于5kg的小婴儿，死亡率仍有3%～5%。

11.手术并发症

■ 残余分流。

■ 主动脉瓣损伤引起的主动脉瓣关闭不全。

■ Ⅲ度房室传导阻滞。

■ 三尖瓣关闭不全。

■ 肺高压危象。

■ 低心排综合征。

12.术后注意事项

■ 对于存在严重肺动脉高压的患者，术后早期应充分镇静、吸入高浓度氧气、适当过度通气、及时纠正酸中毒，必要时吸入NO以预防肺高压危象的发生，并且积极地控制肺部感染。

■ 其他同房间隔缺损术后注意事项。

◎ 动脉导管未闭

1.概述
- 动脉导管是胎儿赖以生存的肺动脉与主动脉之间的生理性血流通道，通常于生后10～20个小时呈功能性关闭。多数婴儿在出生后4周左右动脉导管闭合，退化为动脉导管韧带。由于某种原因造成的婴儿动脉导管未能闭合，称为动脉导管未闭。

2.病理解剖
- 动脉导管组织结构与动脉不同，中层缺乏弹力纤维，主要为排列紊乱的呈螺旋排列的平滑肌细胞组成，内膜增厚并有许多黏液样结构，其收缩时有利于闭合管腔。婴儿出生后，肺血管阻力下降，动脉血氧含量增加，以及缓激肽组织等物质的产生，均促使动脉导管的闭合。上述因素如果发生改变，可影响动脉导管的闭合。

3.病理生理
- 在胎儿时期血液中前列腺素维持动脉导管的开放。出生时呼吸使氧分压增高，抑制前列腺素合成酶，降低循环中前列腺素水平，引起动脉导管收缩。未闭导管是体肺循环的异常血流通道，从而产生主动脉向肺动脉的连续性左向右分流，分流量大小取决于导管的直径与主肺动脉间的压力阶差。左向右分流使肺循环血流增加，左心回血量增多，左心容量负荷增加；再加上体循环血流减少，左心室代偿性做功，可导致左心室扩大、肥厚，直至出现左心室衰竭。
- 长期的分流使肺循环血量增加，肺小动脉反射性痉挛，肺动脉压力增高，右心室排血受阻，后负荷增加，右心室逐渐肥厚。初期肺动脉高压为动力性，如果分流未能及时阻断，随着上述病理生理的改变加重，血管阻力增加，可导致肺小动脉发生硬化阻塞等器质性改变。当肺动脉压等于或超过主动脉压时，可产生双向或右向左分流，成为埃森曼格综合征，临床上出现差异性发绀。

4.临床表现

■ 症状：患者的症状取决于导管的大小、肺血管阻力以及合并的心内畸形。小的动脉导管未闭，患儿可以无症状。中等大小的动脉导管未闭，分流量随着生后数月肺血管阻力下降显著增加，患儿常表现为发育迟缓、反复呼吸道感染、乏力。大的动脉导管未闭婴儿可在出生后数周内发生心力衰竭伴呼吸急促、心动过速和喂养困难。早产儿大的动脉导管未闭常伴有呼吸窘迫，并需要插管和呼吸机支持。个别患者可能并发感染性心内膜炎，伴有相应的临床表现。动脉导管未闭引起的肺动脉高压症状表现为劳力性气急，无左心衰竭表现。肺动脉扩张可压迫左喉返神经导致声音嘶哑，如患者常有咯血。则预后较差。

■ 体征：典型杂音：胸骨左缘第1、2肋间连续性机械样杂音，向左锁骨下传导。心前区心尖搏动增强，脉压增大。导管未闭所致的右向左分流，使患者出现差异性发绀。

5.辅助检查

■ 有上述临床表现，疑为动脉导管未闭的患者，需行下列检查。

➢ 心电图：小的动脉导管未闭患者的心电图可以完全正常。心电图改变取决于左心室负荷增加和右心室压力负荷增加的程度和时间。左心负荷增加，表现为左室高电压或左室肥厚；出现肺动脉高压时，表现为双心室肥厚；肺动脉高压严重时，表现为右室肥厚。

➢ 胸部X线片：升主动脉在婴儿期往往正常，年长后渐渐增粗，主动脉结增大，这与其他左向右分流的畸形不同。降主动脉形成漏斗征为本病的特征性改变。心脏的大小与分流量有关，大多数患者心脏轻度增大。分流量很大或肺动脉压增高的患者，肺动脉段突出，左右心室增大，在主动脉结与肺动脉干之间可看到动脉导管突出的阴影。

➢ 超声心动图：二维超声自胸骨上窝探查，在降主动脉与肺动脉之间可以找到动脉导管，其粗细及长度均可测量。用多普勒检查可以显示分流的存在。

> 心导管检查：只有当患者出现严重的肺动脉高压，为了明确是否存在手术指征时，才需要做右心导管检查。此检查可以明确分流的方向以及分流量的大小，测定肺动脉的压力，并计算肺血管阻力。另外，检测肺动脉对血管扩张剂的反应，如吸氧试验，是判断手术适应证的重要依据。

6.诊断及鉴别诊断

■ 通过询问病史，了解症状及体格检查后，可以做出初步诊断；确诊必须经过超声心动图检查。超声检查可以判断动脉导管的大小、肺动脉压力情况及有无合并其他畸形。

■ 本病需与以下疾病进行鉴别。

> 主-肺动脉间隔缺损：本病发病早期即发生严重肺动脉高压，杂音位置在胸骨左缘第3、4肋间，收缩期较响；超声、CT和（或）磁共振成像可明确诊断。

> 室间隔缺损合并主动脉瓣关闭不全：杂音为胸骨左缘第3、4肋间不连续双期杂音，舒张期杂音为叹气样，向心尖传导；超声可明确主动脉瓣反流及心室水平分流征象。

> 冠状动脉瘘：连续性杂音位置较低且表浅，舒张期较收缩期响，X线胸片显示主动脉结正常或缩小；超声显示分流水平在右心房或右心室，并可见异常扩大的冠状静脉窦；升主动脉造影可见扩大的冠状动脉及瘘入的相应心室同时显影。

> 主动脉窦瘤破裂：常有突发性胸痛病史，病程进展迅速，易发生心力衰竭；杂音位置较低，舒张期最响；超声可见高度扩张的主动脉窦突入某心腔，以右心室最多见。

7.手术适应证

■ 诊断明确，辅助检查提示左心容量负荷增加，肺血增多，或心导管检查Qp/Qs≥1.5，需要手术治疗。

> 1岁以内婴儿出现充血性心力衰竭应积极手术。

> 成人患者只要肺血管继发性病理改变尚处于可逆阶段，血流动力学仍以左向右分流为主，考虑手术治疗。

> 合并感染性心内膜炎者，一般需先经抗菌药物治疗4～6周后再行手术治疗。对少数药物治疗不能控制者。特别有赘生物脱落、发生动脉栓塞或有假性动脉瘤形成时，应及时手术治疗。

8.术前准备

■ 全面细致地询问病史和进行有关检查，明确有无合并畸形和并发症。根据结果确定手术方案。

9.手术方法

■ 导管结扎术：采用结扎术时应注意选择导管直径在1cm以下、导管壁弹性好、无中度以上肺动脉高压的婴幼儿病例。

■ 动脉导管切断缝合术：此方法畸形矫正确实，可避免术后导管再通或结扎线切透管壁而发生动脉瘤的危险。

■ 体外循环下导管闭合术：适用于动脉导管未闭合并严重肺动脉高压、年龄大的动脉导管未闭并发感染性心内膜炎、室间隔缺损或其他心脏畸形合并导管未闭、拟行一期手术，导管结扎术后再通者，或常规手术中可能发生意外大出血或急性心力衰竭的病例。

■ 经心导管封堵术：适用大部分患者。

10.手术结果

■ 动脉导管未闭的外科治疗效果是肯定的。手术死亡率因年龄、肺动脉高压的程度，以及合并畸形而不同。无肺动脉高压的病例手术死亡率低于1%，成人及合并肺动脉高压者死亡率较高。

11.手术并发症

■ 出血。

■ 喉返神经损伤。

■ 假性动脉瘤。

■ 术后高血压。

- 乳糜胸。
- 导管再通。
- 肺膨胀不全。

12.术后注意事项

- 术后早期易出现高血压。血压轻度增高可给予镇静、镇痛剂；血压持续增高不降者，可限制静脉液体入量，并应用降压药物、β受体阻断剂控制血压、心率。
- 体外循环下行导管闭合术的患者，术后早期需要控制液体的入量，以减轻左心室的前负荷以及维持电解质平衡。
- 对于存在严重肺动脉高压的患者，术后早期应充分镇静、吸入高浓度氧气、适当过度通气，及时纠正酸中毒，必要时吸入NO以预防肺高压危象的发生，并且积极地控制肺部感染。

◎ 法洛四联症

1.概念
- 由于先天性右心室漏斗部发育不良，漏斗间隔及壁束向左前移位，导致右心室流出道狭窄。室间隔缺损，主动脉骑跨和右心室肥厚。

2.病理解剖
- 胚胎期动脉圆锥偏移和漏斗部发育不良导致此病。有四个典型的特征：①室间隔缺损，多为嵴下型；②右心室流出道和肺动脉瓣膜或主干或其分支狭窄，本病几乎都合并右心室流出道狭窄。狭窄的位置分为岗位、中位、低位和广泛管状狭窄。约75%的患者有肺动脉瓣膜的狭窄，其中2/3为二瓣化；③主动脉骑跨；④右心室肥厚。

3.病理生理
- 由于肺动脉狭窄致血流减少、氧合降低以及主动脉骑跨、右向左分流等引起口唇及甲床发绀，发绀随狭窄程度的加重而逐渐明显。轻度狭窄的患者安静时可无症状而在活动时出现轻度发绀，右心室流出道局限肌性狭窄的患者可因流出道痉挛出现缺氧发作。但随着年龄的增长，由于内膜增生纤维化使狭窄处内径固定，缺氧发作逐渐减少。右心室流出道长段狭窄以及流出道、肺动脉瓣或瓣环多处狭窄的患者可在出生时即出现发绀并逐渐加重，表现为喂食或用力时呼吸困难，但却较少发生心力衰竭或缺氧发作。发绀患儿在站立或行走后常喜蹲踞，通过增加外周阻力、减少右向左分流和增加肺动脉血流量来改善缺氧。少数室间隔缺损较大、单纯漏斗部狭窄且肺血偏多的患者易早期发生心力衰竭。严重发绀合并红细胞增多症患者，由于血液黏稠导致脑血栓形成，或来源于静脉系统的血栓或细菌栓子通过右向左分流造成脑动脉栓塞或脑脓肿导致偏瘫发生。支气管侧支血管的破裂引起大咯血。

4.临床表现

- 症状：轻者活动后才出现发绀，发绀常逐渐加重。严重的在出生时即有发绀，活动或喂食时出现呼吸急促，可有晕厥发作，常喜蹲踞；严重发绀的成年患者可发生大咯血，少数患者发生心衰或偏瘫。

- 体征：小儿患者可发育差，不同程度地发绀，较大儿童或成年患者可见杵状指（趾）。肺动脉瓣听诊区第二音可为主动脉瓣关闭的单音。胸骨左缘第2～3肋间常可闻及收缩中期喷射性杂音，狭窄轻者杂音较响。狭窄越重杂音越轻。甚至完全消失，一般不伴有收缩期震颤。

5.辅助检查

- 有上述临床表现时，需进行下列检查。

  ➤ 心电图多为窦性心律，电轴右偏。右心房扩大.右心室肥厚。

  ➤ 胸部X线片肺血减少。心影呈典型的靴形心，心腰凹陷。右心室增大。

  ➤ 超声心动图大多数患者可经此检查明确诊断。一般应确定室间隔缺损的位置和大小，主动脉骑跨的程度，右心室流出道或肺动脉的狭窄部位或程度，心室的发育及瓣膜情况以及合并畸形情况等。

  ➤ 心导管和造影检查适用于：①超声心动图不能明确诊断者；②疑有大的体肺侧支需确定其位置或拟行栓堵者；③疑冠状动脉异常者；④病变复杂者；⑤严重的肺动脉及其分支发育不良者。

6.诊断及鉴别诊断

- 通过询问病史、了解症状及体格检查后，可以做出初步诊断。确诊需经超声心动图检查。超声心动图检查不仅可以判断病情的轻重程度，还可以明确合并的心内畸形。但对病情复杂或超声不能明确诊断者，需经心导管及心室和主动脉造影明确诊断。本病需与以下疾病进行鉴别。

  ➤ 发绀性心脏病：如右心室双出口。法洛四联症多有蹲踞病史。鉴别诊断要靠超声心动图检查。起声心动图不能明确诊断者需进行造影检查。

> 埃森曼格综合征：两者基础病变不同。

7.手术适应证

- 本病确诊后即应考虑手术治疗。

  > 出生3个月以内，无症状的患儿根治手术可推迟至生后3～12个月进行。

  > 出生1～2个月内有严重症状者，先行分流术，再于第1次术后12个月内行根治术。

  > 当左冠状动脉前降支异常起源于右冠状动脉，根治手术可能需行跨肺动脉瓣环加宽补片时，在有症状的患者先行分流术。待患者3～5岁时再行根治术，以便必要时可植入适当大小的外管道。

  > 多发室间隔缺损的患者。年龄太小时手术风险较大，故可先行分流术。待患儿足够大时首先采用介入法闭合肌部室间隔缺损，然后再行根治术。也可直接做根治术。

  > 严重的左、右肺动脉发育不良患者可先行姑息性手术。待患儿肺动脉发育后再行根治术。

8.术前准备

- 详细向患者及家属介绍可能采用的手术方式、手术的成功率、可能的并发症、远期的生存率等。

- 间断给患者吸氧，每日至少2次。

- 对红细胞增多症患者，应鼓励其多饮水，以降血液黏稠度，防止脑梗死。

- 积极治疗身体任何部位的感染，以防止发生心膜炎或脑脓肿。

- 反复晕厥发作者，应加强供氧，使用适量β受体阻断剂，并准备尽早手术。

9.手术方法

- 姑息手术：目前常用的改良Blalock-Taussig分流术，主动脉与主肺动脉中心分流术，以及单纯解除右心室流出道或肺动脉瓣狭窄而不闭合室间隔缺损用来增加肺血流的姑息手术。

- 根治手术：彻底解除右心室流出道狭窄，严密修补室间隔缺损，恢复左心室至主动脉及右心室至肺动脉的正常血流，并闭合动脉导管未闭、体肺分流管道或体肺侧支等异常交通，以及矫治合并的其他心内、心外畸形。

10.手术结果

- 国外手术的早期死亡率在2%～5%之间。在年幼或低体重患儿根治手术的死亡率仍较高。
- 国外资料表明，法洛四联症根治术后5年和10年生存率都在90%以上。

11.手术并发症

- 室间隔残余漏。
- Ⅲ度房室传导阻滞。
- 三尖瓣反流。
- 右心室流出道残余狭窄。
- 肺动脉瓣反流。
- 胸腔积液。
- 低心排综合征。
- 灌注肺或肺水肿。

12.术后注意事项

- 术后常规强心利尿治疗3～6个月，并注意补钾。
- 心功能差的患儿应延长强心利尿治疗时间，并适量加用转换酶抑制剂等血管活性药物。
- 本病需要长期随诊，建议每年进行1次心电图、X线胸片和超声心动图检查。

◎ 冠心病的外科治疗

1.概述
- 冠状动脉粥样硬化性心脏病简称冠心病，是指脂质沉积于冠状动脉内膜形成斑块，并伴随有炎性组织改变，造成冠状动脉管腔狭窄和心肌急慢性缺血的一系列病变。外科采用自体血管作为移植材料，跨过狭窄或闭塞的冠状动脉，恢复心肌的血液供应，即为冠状动脉旁路移植术。另外，外科手术也可以治疗心肌梗死造成的各种并发症如室间隔穿孔、心室游离壁破裂、二尖瓣关闭不全等。

2.临床表现
- 症状：冠心病的典型症状是心绞痛。有的患者也可以首先表现为心肌梗死、慢性心力衰竭或猝死。心绞痛是局部心肌缺血的表现，可以分为劳累性心绞痛和自发性心绞痛。如果冠状动脉病变加重或者继发血栓，可以导致局部心肌血供完全丧失并坏死，临床则表现为急性心肌梗死，梗死范围较大者可以出现急性心力衰竭、心源性休克。
- 体征：没有特殊性。如果出现心肌梗死，可以伴随有血流动力学变化，如心率加快、血压下降、室间隔穿孔的收缩期杂音、心包渗出的心包摩擦音等。慢性心衰可以因二尖瓣反流在心尖区闻及收缩期杂音。

3.辅助检查
- 心电图：心肌缺血和心肌梗死时有相应心电图表现。
- 胸部X线片：缺乏特异性。慢性心衰或形成室壁瘤时可以有心影扩大、胸腔积液等表现。
- 超声心动图：心肌梗死可以有心室阶段性运动异常，慢性心力衰竭可以有心腔扩大、收缩功能减弱、二尖瓣反流等。
- 冠状动脉造影：为诊断冠心病的金标准。
- 核素检查：灌注和代谢显像可以见到相应缺失区域。

4.诊断和鉴别诊断
- 结合病史、体征和辅助检查，冠心病的诊断不难确立。本病需与如下疾病进行鉴别。

> 主动脉瓣病变：主动脉瓣狭窄或反流都可以造成冠状动脉供血减少而出现心肌缺血症状，临床上有瓣膜病变的体征，超声心动图可资鉴别。

> 肥厚性梗阻性心肌病：患者常有室间隔非对称性肥厚、左心室流出道狭窄，超声心动图可以鉴别。

> 主动脉脉夹层：患者可以表现为剧烈撕裂样胸痛，累计冠状动脉开口时也可以出现心肌梗死。主动脉增强CT可以帮助鉴别。

> 肺栓塞：可能有剧烈胸痛甚至猝死，常伴有严重低氧血症，心电图、血液生化标志物检查可以帮助鉴别。

5.手术适应证

■ 狭窄程度大于50%的左主干病变。

■ 类左主干病变（即前降支和回旋支近端同时存在超过75%以上的狭窄）。

■ 三支病变。

■ 冠心病伴有左心室功能不全。

■ 介入治疗失败或再狭窄。

6.术前准备

■ 血尿便常规、血型（ABO与Rh）、肝肾功能、血脂、感染指标（乙肝五项、HIV、HCV、RPR），凝血功能检测、血气分析。

■ 心电图、胸片、肺功能（严重左主干及药物难以控制的不稳定心绞痛者除外）。

■ 胸部CT，颈动脉彩超、大隐静脉彩超、肝胆胰脾双肾超声。

■ 超声心动、心肌双核素显像（有心肌梗死及心功能不全者）。

■ 冠状动脉造影。

■ 择期手术患者术前停用抗血小板药物（阿司匹林、氯吡格雷等）5～7天。如有不稳定心绞痛者选用低分子肝素抗凝。

■ Allen试验。

- β受体阻断剂与硝酸酯类药物使用至手术当日。
- 呼吸功能锻炼。

7.手术方法

- 切口：通常选择前胸正中切口，劈开胸骨。
- 桥血管选择
  - ➢ 内乳动脉：不易形成粥样斑块、不易痉挛，远期通常率满意。应作为首选移植材料。
  - ➢ 桡动脉：远期通畅率满意，容易痉挛。术中、术后持续应用钙拮抗剂可减少痉挛发生。年龄小于50岁的患者应尽量选用。
  - ➢ 胃网膜动脉：远期通畅率优于静脉桥。
  - ➢ 大隐静脉：材料获得容易，取材方便，不易痉挛。远期通畅率低于动脉性移植材料。内镜取材可减少下肢瘢痕形成。
  - ➢ 小隐静脉：特点同大隐静脉。大隐静脉曲张患者可以考虑使用。
- 抗生素使用：一般选择第一代或者第二代头孢菌素。如果手术时间超过3个小时或者术中出血量大于1500ml应该追加一个剂量。
- 体外循环下冠状动脉旁路移植：成功获取所需的移植血管后肝素化（3mg/kg），分别行升主动脉，右心房插管建立体外循环，降温至32～34℃，阻断升主动脉，经主动脉根部或经冠状静脉窦灌注心肌停跳液。吻合顺序为先完成远端吻合后完成近端吻合。①远端吻合：静脉桥远端吻合口→内乳动脉和前降支吻合。吻合部位通常为右冠发出后降支前、后降支或左室后支，回旋支吻合在钝缘支，前降支吻合在中远端1/2或1/3。静脉桥吻合用7－0 polypropylene线完成，内乳动脉吻合用7－0或8－0 polypropylene线完成。序惯式吻合可以节省桥血管长度，冠状动脉内膜剥脱适用于冠状动脉病变弥漫、病变部位心肌存活的情况。②近端吻合：近端吻合可以选择一次主动脉阻断下完成，或心脏复跳后部分阻断升主动脉侧壁完成吻合。在升主动脉前壁切开小口，用打孔器扩大切口，吻合用6－0

polypropylene线完成。吻合完毕，检查无明显出血后复温，调整心脏节律、容量和代谢，恢复机械通气，逐渐脱离体外循环，鱼精蛋白中和肝素。放置引流管后关胸。

■ 非体外循环下冠状动脉旁路移植（OPCAB）：我院目前较少采用。对于搭桥经验丰富的医生，本方法可以达到所有需要旁路移植的靶血管部位。对于合并呼吸功能不全、肾功能不全、颈动脉狭窄等体外循环高危因素的患者，采用OPCAB获益尤其明显。胸骨正中切口最常用，该切口可以完成多支吻合。单支病变吻合可以采用经胸部小切口完成。标准的手术体位为Trendelenburg位，此体位通过增加心排血量、更容易维持血流动力学稳定。术中采用心包悬吊、心尖吸引、固定器固定靶血管、血管内分流栓等可以使手术进行更加容易。吻合顺序的原则是先易后难，先吻合内乳动脉至前降支，再吻合右冠，最后吻合回旋支。先吻合近端吻合口、再吻合远端吻合口。

8.术后处理

■ 患者返回ICU，通常需要监测心电图、有创动脉压力、中心静脉压力、经皮氧饱和度、每小时尿量、每小时引流量。呼吸机辅助，心脏活性药物辅助循环，扩血管药物控制高血压，持续镇静至循环稳定。总的原则是维持良好的血压保证各重要脏器灌注、减轻心脏前后负荷、增加心肌氧供、降低心肌氧需、减少缺血再灌注损伤、维护血管桥通畅、促进心功能恢复。

■ 每日2次ECG，每日摄胸片，每日监测1~2次心肌生化标志物（CK、CKMB、cTnI）直至正常。术后24小时内开始给予抗血小板药物治疗。

■ 术前有不稳定心绞痛、左主干病变、EF低于30%、合并心脏瓣膜病、合并心梗巨大室壁瘤和（或）室间隔穿孔、大于75岁、糖尿病史、合并肺或肾功能不全者应加强心功能支持和各器官功能维护，必要时及早应用IABP，从麻醉诱导前开始预防使用IABP。

■ 控制心率降低心肌氧耗；持续静点硝酸甘油和（或）

拮抗剂如合心爽防止桥血管痉挛，改善冠脉供血，及时处理心律失常尤其是室性心律失常；行心内膜剥脱患者或冠脉有弥漫性病变者宜尽早行抗凝治疗，术后6小时若引流量不多可开始静脉持续泵入肝素，维持APTT 40～60秒，渐过渡到口服阿司匹林。早期注意控制血压心率。

- 术后新出现房颤者予以胺碘酮转复。逐步恢复使用β受体阻断剂与硝酸酯类药物，根据患者血压情况逐步恢复使用ACEI与钙拮抗剂类药物。
- 如使用桡动脉作为旁路血管，自患者入手术室开始静脉泵入钙拮抗剂，一般用地尔硫䓬（合贝爽）或尼卡地平，患者脱离呼吸机后改为口服。
- 糖尿病患者或术后反应性高血糖者给予控制血糖在6～9mmol/L。
- 术后嘱患者低脂饮食，所有患者如无禁忌应常规口服降脂药。

9.手术并发症
- 常见并发症包括围术期心肌缺血、心律失常、神经系统并发症、出血、心包压塞、肾衰竭、纵隔感染、下肢切口愈合不良等。

二尖瓣疾病

（一）二尖瓣狭窄

1.概述

■ 二尖瓣狭窄（mitral stenosis，MS）是二尖瓣叶增厚，交界粘连、融合，瓣下腱索挛缩所致二尖瓣口开放幅度变小或梗阻，引起左心房血流受阻。

2.病理生理

■ 可分为先天性和后天性（获得性），本节主要着重后天性二尖瓣狭窄。临床上所见的后天性MS二尖瓣狭窄，绝大多数是风湿性的后遗病变，但有明确风湿热病史者仅占60%，在少见病因中，主要有老年性人的二尖瓣环或环下钙化；更罕见的病因为类癌或结缔组织疾病，如系统性红斑狼疮（SLE）。Lutembacher综合征为二尖瓣狭窄合并房间隔缺损，其二尖瓣狭窄多为后天性，风湿性心脏病患者中大约25%为单纯性MS，40%为MS合并二尖瓣关闭不全（MI）。约2/3的MS患者为女性。在风湿热病程中，一般初次感染到形成狭窄估计至少需要2年，一般常在5年以上。多数患者的无症状期在10～20年或更长。

■ 正常的二尖瓣口面积约为4～6cm²，根据狭窄的程度和代偿状态，可将其分为三个阶段：代偿期，瓣口面积在2cm²以上，心室舒张时，由左房流入的血流受阻，左房发生代偿性扩大及肥厚，使二尖瓣口跨瓣压力阶差加大，以增加瓣口血流量，延缓左房平均压的升高；左房失代偿期，瓣口面积小于1.5cm²，左房扩张超过代偿极限，减少了左房血流过瓣口时间及血量，均使左房平均压力及肺静脉压持续升高，在体力活动剧烈或心动过速发作时可导致急性肺水肿，该期可出现不同程度的咯血。右心受累期，当二尖瓣重度狭窄时（≤1.0cm²），左房压及肺静脉收缩压上升，可导致肺动脉压升高，使右心室后负荷增加，产生右室扩大和肥厚，终致右心衰竭。在整个病程发展过程中，进行性左心房扩大还可以进一步心房纤颤，左心房附壁血栓形成等并发症。

3.临床表现

■ 症状：呼吸困难，可为劳累性、阵发性，重者不能平卧或有阵发性夜间憋醒；因房颤引起心悸；长期静脉压升高可引起慢性咳嗽和咯血；由于左心房扩大或肺动脉扩张压迫喉返神经而出现声音嘶哑，压迫食管而引起吞咽困难。另外可有食欲缺乏、腹胀、恶心、呕吐、尿少、水肿。

■ 体征：体检时可见二尖瓣患者两颊发红（二尖瓣面容），胸骨左缘可有抬举样搏动，触诊可有一个舒张期拍击样震颤，叩诊心界向左侧扩大，伴有心房纤颤的患者可有脉搏短促。典型的听诊有：心尖部第一心音亢进；可闻及局限的舒张中晚期递增型隆隆样杂音，以左侧卧位时或活动后向左侧卧位时明显。重症患者的隆隆样杂音可以占满整个舒张期；也有个别患者完全没有舒张期杂音，这是因为患者心输出量低、左房内大量血栓或右心室高度增大所致。当患者瓣膜弹性好时，可闻及开瓣音，这是考虑二尖瓣交界分离术的主要指征。此外有肺动脉第二音亢进，伴轻度分裂。当肺动脉高压扩张，出现功能性肺动脉瓣关闭不全时，可闻及Graham-Steel杂音。严重的二尖瓣狭窄患者，三尖瓣区可出现全收缩期杂音，或来自右心室的第三心音。晚期二尖瓣狭窄患者出现右心衰竭，表现为肝脏肿大伴压痛、腹水和下肢水肿。

4.辅助检查

■ 心电图：心电图表现与二尖瓣狭窄程度有一定关系，轻度二尖瓣狭窄者，心电图可正常。特征性心电图改变为左心房增大的P波，P波增宽且呈双峰型，称之为二尖瓣型P波。随着病情发展，合并肺动脉高压时，显示右心室增大，电轴右偏；心房纤颤极为常见，尤其病程长、病变较为严重的病例。

- 胸部X线片：表现与二尖瓣狭窄程度和疾病发展阶段有关，中度以上狭窄的病例可见左心房增大，肺动脉段凸，左支气管抬高，可有右心室增大，双肺淤血，主动脉结小，左心室小，X线特征为梨形心改变。另外可见到正位片心脏右缘的双重影（左心房增大引起），以及胸片上两下肺野外侧常见短而细的平行条纹——Kerley B线。

- 超声心动图：是诊断二尖瓣狭窄的主要手段，可以明确二尖瓣口的狭窄程度，瓣叶活动度、心腔大小、左心房内有无血栓形成。

- 心导管检查：二尖瓣狭窄的患者在心导管检查中可以了解肺静脉高压情况，也可以计算二尖瓣瓣口面积，由于超声心动图诊断技术发展，目前心导管在这方面应用较少。对于大于50岁的患者，为除外同时合并冠状动脉病变，在手术前有必要行冠状动脉造影。

5.诊断及鉴别诊断

- 大多数患者经过询问病史、体检、心脏X线以及心脏超声检查就可以明确诊断。听诊是比较可靠的，在心尖部可闻及舒张中晚期隆隆样杂音及触及舒张期震颤是二尖瓣狭窄所特有的体征。心尖部舒张期杂音，应与下列情况鉴别：

  - Carey-Coombs杂音：系急性风湿热时，活动性二尖瓣炎的征象。

  - Austin-Flint杂音：为二尖瓣口相对狭窄时出现在舒张早期的杂音。

  - 左房黏液瘤：可有类似于二尖瓣狭窄症状和体征。但杂音往往间歇性出现，随体位而改变

  - 三尖瓣狭窄：杂音最响亮的部位应在胸骨左缘与心尖之间，吸气时此杂音增强。

6.手术适应证

- 患者出现明显的活动后心慌气短、活动后受限，心功能减低NYHA Ⅱ以上，二尖瓣口面积小于1.5cm^2，均应考虑手术治疗。

- 二尖瓣狭窄合并心房纤颤者，心腔内如有附壁血栓，

随时可以脱落而造成全身重要脏器的栓塞，应放宽手术适应证而早期手术。

- 有急性风湿活动者，应予以控制3个月后再手术。如心力衰竭难以控制而危及生命，即使是活动期也应尽早手术。
- 对急性左心衰竭尤其不易控制的肺水肿者，应考虑做急诊手术。右心衰竭经积极治疗后得以控制或减轻后，再手术治疗。
- 妊娠患者，在妊娠4～7个月期间进行手术较宜，但尽可能避免在妊娠期间做体外循环手术。
- 并发脑动脉栓塞的患者，应在1～2个月后再行心脏手术，过早手术围术期再发生脑血管意外发生率高。

7.术前准备

- 注意休息，避免剧烈劳动；禁烟，进行必要的呼吸功能锻炼。
- 适当应用强心，利尿药物，注意补钾和电解质平衡。
- 合并心力衰竭时，可适量静脉使用正性肌力药物。
- 避免感染，接受有创检查后积极应用抗菌药物预防感染。
- 进行肝、肾、肺等重要功能检查。
- 向患者说明瓣膜成形，瓣膜置换的利弊，同时说明瓣膜置换术后围术期和远期可能出现的问题。
- 手术中应常规备食管超声检查。

8.手术方法

- 二尖瓣直视成形术：一般适于瓣膜病变属于隔膜型或隔膜漏斗型。瓣膜病变程度较轻，瓣体轻度肥厚，瓣体面积无明显缩小，无明显钙化的瓣膜。瓣膜成形技术包括交界切开、瓣体削薄、腱索移植等。
- 二尖瓣置换术：适用于二尖瓣重度狭窄，瓣叶僵硬，严重钙化，瓣下结构改变严重，修复困难。
- 瓣膜种类的选择：主要有机械瓣和生物瓣两种
- 瓣膜型号的选择：首先是根据患者自身二尖瓣环的大小，同时参照患者的体重、左心室的大小。成人27号瓣最常用；体重偏轻，左心室偏小的患者可用25

号瓣。

- 机械瓣适用于：年轻，有房颤和（或）左房血栓，需要终生接受抗凝治疗的患者。
- 生物瓣适用于：希望怀孕的孕龄妇女；不适应抗凝或对抗凝治疗有禁忌证的患者；无条件进行抗凝治疗或对抗凝治疗有禁忌的患者；年龄大于65岁，和（或）合并其他疾病，二次瓣膜替换手术可能性小的患者。

9.手术结果

- 二尖瓣狭窄人工瓣膜替换术围术期死亡率，国外资料表明在2%～7%之间。近10年来，协和医院该手术死亡率为1%～3%。

10.术后并发症

- 左心室破裂。
- 出血。
- 瓣膜感染，感染性心内膜炎。
- 低心排血量综合征，心律失常。
- 瓣周漏。
- 与抗凝相关的血栓栓塞和出血。
- 溶血。
- 术后晚期心包综合征。
- 人工瓣膜功能障碍。

11.术后注意事项

- 术后早期需要控制液体的出入量，应用强心、利尿治疗，并适当补钾。注意防止电解质紊乱。
- 心脏扩大明显，心室重构严重的患者，还应长期应用ACEI类药物和β受体阻断剂。
- 出院后注意饮食调节，控制体重增长过快。活动要适量，避免心脏负荷过重。
- 建议术后每年复查心电图、胸片和超声心动图。
- 如患者接受瓣膜置换或成形，术后均接受抗凝治疗，具体见有关抗凝章节。

（二）二尖瓣关闭不全

1.概述

- 由于二尖瓣在解剖结构和（或）功能上的异常而造成左

心室内血液部分反流到左心房即称为二尖瓣关闭不全。最常见的病因包括退行性变、二尖瓣脱垂综合征、乳头肌功能不全、风湿热以及感染性心内膜炎等。

2.病理生理

- 慢性二尖瓣关闭不全导致左心室舒张期容积代偿性增加，使得总心排血量增加，从而保证了前向心输出量。同时左室和左房容积的增加允许容纳反流的容量，不使充盈压升高，左心代偿性扩大和肥厚，在二尖瓣关闭不全代偿期，患者即使在剧烈运动时也可无任何症状。

- 然而，容量负荷的长期增加，致左心室功能障碍。由于左心房、左心室的扩大和压力的增加，导致肺部淤血和肺动脉高压，最终引起右心衰竭。急性二尖瓣关闭不全患者，以左心室扩张为主，由于心肌质量与心室舒张末压不相称，左心室收缩力下降严重，易导致左心衰竭。

3.临床表现

- 症状：无症状和轻微症状二尖瓣关闭不全患者的自然病史可持续4~54年。1975年Rapaport报道二尖瓣关闭不全诊断后80%患者可存活5年，60%可存活10年，然而重症二尖瓣关闭不全患者只有45%能存活5年。二尖瓣随着病情的发展，患者会逐渐出现劳累后呼吸困难、咳嗽、心悸等症状，严重者会发生端坐呼吸或夜间阵发性呼吸困难。与慢性二尖瓣关闭不全不同，急性二尖瓣关闭不全病程常迅速加重数小时或数天内出现肺水肿、左室功能衰竭。

- 体征：慢性二尖瓣功能不全常表现为无力、消瘦；急性常表现为肺水肿。在心尖部可见并扪及有力的、局限性、抬举性心尖搏动，其搏动点向左下方移位。可闻及心尖区的收缩期高频吹风样杂音，有时可闻及第二心音。典型的风湿性二尖瓣关闭不全的杂音向左腋下传导。

4.辅助检查

- 心电图：轻度或急性患者的心电图通常正常或仅有

左房扩大。慢性或严重病变患者中，左心室肥大和劳损，心电轴左偏。常见心律失常为心房扑动，心房颤动，偶发室性心律失常等。

- 胸部X线平片：心影通常普遍增大，以左房和左室增大为主，肺野中常有肺静脉压增高的X线表现：肺野上叶有明显的静脉纹理，Kerey-B线。肺动脉段突出。
- 超声心动图：是重要的辅助检查，可确定二尖瓣关闭不全的严重程度、病因、左室功能及瓣膜的病理改变。EF值如低于40%，就已说明左室功能严重受损。
- 心导管和造影检查：由于超声心动图检查准确性较高，一般不必做心脏导管检查。所有年龄在50岁以上，或有心绞痛病史的患者，在行外科手术前，均应常规行冠状动脉造影检查，以明确有无合并冠心病。

5.手术适应证

- 理论上，应该在左心室或功能损伤达到不可逆改变之前手术治疗。但实际临床中目前的诊断手段还无法判断何时达到不可逆改变。一般认为二尖瓣关闭不全的手术适应证如下。
  - ➢ 急性二尖瓣关闭不全伴充血性心力衰竭，或有细菌性心内膜炎而内科治疗无效。
  - ➢ EF小于55%，左心室收缩末期/舒张末期内径达到45/60mm。
  - ➢ 二尖瓣反流中度以上，伴有房性心律失常。

6.术前准备

- 如心室扩张明显，EF值较低，临床症状重，应积极纠正心功能后手术。可用利尿药、血管扩张药，心率快者，不宜用抑制心率药物，可用洋地黄药物。
- 如心力衰竭不易控制，可静脉用多巴胺强心治疗。如心力衰竭无法控制，可用呼吸机辅助呼吸，减轻心脏负荷，还可考虑应用IABP或ECMO辅助治疗。
- 详细向患者说明手术进行病变二尖瓣修复的意义、可行性，以及一旦无法修复需要二尖瓣人工瓣膜置换的可能性。

7.外科手术

- 二尖瓣直视成形术：主要取决于二尖瓣病变的类型。技术要求高，手术时间也长，且要冒成形失败的风险。足够的前叶面积和良好的活动都是成形的基本条件。瓣膜成形技术包括瓣环成形术、腱索移植、瓣叶的矩形切除、三角形切除、瓣叶裂隙缝闭术、双孔技术等。

- 二尖瓣关闭不全的微创治疗，目前技术有：经皮介入二尖瓣关闭不全双孔成形术，经冠状静脉窦二尖瓣环成形术，应用Coapsys装置行二尖瓣成形术，腔镜辅助或全腔镜下成形手术，机器人辅助下成形手术。

- 二尖置换术，适于二尖瓣各结构广泛纤维化及钙化，瓣下结构严重融合；二尖瓣前叶严重病变，活动度严重受限和面积缩小；二尖瓣既往有手术史；或心室功能差，二尖瓣成形术不能在短时间内完成。

8.手术结果

- 二尖瓣成形术可以避免机械瓣术后抗凝药物的应用引起的并发症，血栓形成或出血，15年内无出血或血栓率可在95%左右，IE的发生率也明显减低，小于5%。

- 北京协和医院总结过去5年内实施的二尖瓣修复术，死亡率为1%，二尖瓣置换术的死亡率为1.5%。

9.术后并发症

- 瓣膜成形术后出现关闭不全或继发狭窄，需再次手术。

- 其他并发症见二尖瓣狭窄章节。

10.术后注意事项

- 如在二尖瓣修复术中使人工成型环，术后需口服华法林抗凝治疗3个月，维持INR在1.5～2.0之间。3个月后口服阿司匹林抗血小板治疗，如左房明显扩大、左房血栓、既往有血栓栓塞史的患者，抗凝时间延长6个月。如术后存在房颤，应终生抗凝，INR控制在1.5左右的较低水平，不宜过高，防止发生出血。

- 其他注意事项同二尖瓣狭窄章节。

主动脉瓣膜疾病

（一）主动脉瓣狭窄

1.概述

■ 由于先天或后天原因导致主动脉瓣叶结构和形态改变，交界粘连，表现主动脉瓣开放面积减小，血流在主动脉瓣叶水平受阻，出现跨瓣差。一旦出现症状，Ross and Braunwald（1968），Morrow（1968）报道，患者生存时间是：心绞痛，5年；晕厥，3年；充血性心力衰竭，2年。Lieberman等（1995）报道在药物治疗中的有症状的AS中，不管症状如何，1年、2年及3年生存率为57%、37%及25%。而对于无症状（2008 Dal-Bianco JP）患者，重度AS每年猝死率1%～5%，1/3无症状重度AS在2年内出现症状，2/3无症状重度AS在5年内要么接受AVR，要么死亡。

2.病理生理

■ 一般来说，正常成人主动脉瓣开口面积为 $3.0～4.0cm^2$。根据主动脉瓣口面积的大小，狭窄程度分级如下：轻度狭窄，面积 $>1.5cm^2$；中度狭窄，面积为 $1.0～1.5cm^2$；重度狭窄，面积 $\leqslant 1.0cm^2$。心功能正常时，跨瓣压差一般 $>50mmHg$。

■ 主动脉瓣狭窄的患者可以多年没有临床症状，生活质量也不受影响，其发展较为缓慢，其病理生理改变主要为左心室排血受阻，左室的压力负荷或后负荷增加，左室向心性肥厚，心室顺应性降低，心腔小，充盈少，心输出量降低，轻度狭窄时左心功能尚可维持正常，重度时左心功能进行性下降，左室压力明显增高，跨瓣压差常大于50mmHg，重症病例，常出现左心衰，体循环或冠脉灌注减低，临床上可表现为出现胸痛、晕厥和充血性心力衰竭的症状。失代偿期左室后负荷、室壁张力增加，左室收缩功能下降，左室出现扩张，心输出量下降，进入终末期心力衰竭阶段，可发生猝死。

3.临床表现

■ 症状：轻度狭窄患者多无临床症状，随病情发展逐渐出现晕厥、心绞痛、劳累性呼吸困难等症状，晚期可发展到左心衰竭或全心衰竭，少部分重度狭窄的患者剧烈活动后可发生猝死。

■ 体征：主动脉瓣区Ⅲ/6级以上全收缩期杂音，常可触及收缩期震颤，向颈部传导。

4.辅助检查

■ 心电图：提示左室肥厚、劳损，V5，V6导联的S-T段低平和T波倒置。

■ 胸部X线片：左心室增大，部分患者可见主动脉钙化影，主动脉结缩小，升主动脉狭窄后扩张。

■ 超声心动图：检查可以发现主动脉瓣叶增厚、变形、钙化、活动受限。跨瓣压增大。

■ 冠状动脉造影：①年龄大于50岁；②年龄在40~50岁之间，有胸痛、其他心肌缺血症状，或有冠心病高危因素。

5.诊断及鉴别诊断

■ 先天性主动脉瓣上狭窄和先天性主动脉瓣下狭窄：此类患者发病年龄较轻，而主动脉瓣狭窄的患者较少在20岁以前发病，仔细地超声心动因检查可以明确诊断。临床上偶有见到主动脉瓣狭窄合并先天性主动脉瓣上狭窄的患者，后者易被漏诊。

■ 原发性肥厚型梗阻性心肌病：超声心动图检查可以明确诊断，患者常有室间隔肥厚、左室流出道狭窄、血流增快，以及二尖瓣前叶SAM征现象。

6.手术适应证

■ 有症状，心绞痛、晕厥、充血性心力衰竭等。

■ 无症状，AVG大于50mmHg，AVA$<$0.8cm^2。

■ 有左心功能减低的证据，无论有无症状，如LVEF减低、左心室扩大、静息或运动时左心室舒张期压力升高。

■ 主动脉瓣重度狭窄伴重度心功能不全的患者，可表现为低EF，低跨瓣压，如EF小于35%，跨瓣压小于30，提示患者术后预后不良，需要与扩张性心肌病伴心功能不全鉴别，多巴酚丁胺负荷试验（DSEtest）可资鉴别，如果SV在用多巴酚丁胺后增加20%，压力阶差升高，说明AS明确，有足够的心肌收缩储备，术后预后较好。

7.术前准备

- 根据患者年龄和抗凝条件，选择合适的瓣膜。
- 注意休息，避免剧烈或竞争性运动。平卧或蹲站起时不宜过快。
- 如果患者以胸痛为主，为了缓解症状，可以谨慎使用硝酸酯类制剂和β受体阻断剂。
- 重度主动脉瓣狭窄患者慎用或避免应用洋地黄类强心药、血管扩张药、钙离子拮抗药。心肌抑制，血管扩张及心率过速均会使心输出量下降。
- 有心力衰竭的患者术前应加强利尿及调整酸碱电解质平衡。
- 合并房颤时，为了控制心室率，可以使用地高辛、乙胺碘肤酮。

8.手术方法

- 主动脉瓣替换术：主动脉瓣狭窄的患者大部需要行主动脉瓣置换术，包括机械瓣、生物瓣以及同种瓣等。术中主动脉切口不应过高或过低，过高影响主动脉瓣环的暴露，过低引起冠脉损伤或切口下缘张力过大，缝合后可导致切口下缘撕裂出血；术中确认左右冠脉开口通畅；如瓣环过小，需扩大瓣环（Nicks法，Manouguian法，Konno法）。
- 主动脉瓣交界切开术：适用于交界粘连、钙化不明显的病变。
- 经皮介入主动脉瓣置换术：适用于老年体弱不能耐受手术的患者。
- Ross手术：适用于先天性主动脉瓣狭窄的儿童或青年患者，将自体肺功脉瓣移植到主动脉瓣位置，再用自体心包或同种动脉管道重建患者肺动脉。自体肺动脉移植到主动脉瓣位置后，仍可生长，该方法有其优越性。远期仍存在自体肺动脉瓣和同种肺动脉管道钙化、失功的问题。

9.手术结果

■ 主动脉瓣置换术手术死亡率通常小于5%，术后5年生存率可达90%。

■ 在主动脉瓣形态基本正常且瓣环无明显缩小的情况下，主动脉瓣交界切开术的治疗效果是肯定的，可以维持较长时间而无再狭窄出现，术后并发症少。

■ Ross手术10年存活率达90%以上，主动脉瓣位10年免除再手术率也达85%以上。

10.术后并发症

■ 同二尖瓣膜疾病术后并发症。

11.术后注意事项

■ 同二尖瓣膜疾病术后注意事项。

（二）主动脉瓣关闭不全

1.概述

■ 因主动脉瓣环扩大或/和主动脉瓣膜破坏引起心脏舒张期主动脉内的血液经主动脉瓣口反流至左心室即为主动脉瓣关闭不全。其病因包括主动脉瓣受累为主的常见病包括先天性主动脉瓣二瓣异常、钙化性退行性变、风湿性病变和感染性心内膜炎等；主动脉受累为主的病因包括非特异性扩张、马方综合征和夹层动脉瘤等。

2.病理生理

■ 主动脉瓣关闭不全的血液流动力变化是舒张期血液从主动脉反流到左心室，导致左心室容量负荷额外增加。通常机体对此有一系列的代偿机制，这包括增加左心室舒张末容量，增加左心室腔的顺应性以适应容量增多而不增加充盈压。扩大的舒张期容量允许左心室每搏排血量增加，以维持前向每搏量在正常范围内。然而扩大的心腔体积和收缩壁应力的增加，也可以导致左心室后负荷的增加，并刺激进一步同心性肥厚。因此主动脉瓣关闭不全不仅表现出容量负荷的增加，而且还伴有阻力负荷的增加。

- 随着疾病的进展，前负荷贮备和代偿性肥厚增加，使得心室能够维持正常的排血功能；但随着左室前负荷贮备耗竭，则导致左室收缩功能发生障碍，射血分数减少。另外，肥厚心肌冠状动脉血流贮备的减少可导致活动后心绞痛。随着时间的推移，心室进行性扩大，心肌收缩性减弱超过左心室的前、后负荷，最终发展成严重左心室功能障碍。严重关闭不全，回流量增加明显，使左心室舒张期充盈压迅速增加，可高达 $30 \sim 50$ mmHg，超过左房压，引起功能性二尖瓣狭窄。晚期严重患者，由于左房、左室增大明显，使二尖瓣乳头肌移位，产生功能性二尖瓣关闭不全。

3. 临床表现

- 症状：早期多无明显症状，晚期主要为心绞痛和充血性心力衰竭，并且一旦心力衰竭出现则病情进展明显加快，其猝死率可高达 $15\% \sim 20\%$。
- 体征：颈动脉搏动明显，左心室扩大，心尖冲动向左下移位，可触及明显的抬举性冲动。听诊在主动脉区可闻及叹气样舒张期杂音，传导范围广泛；严重主动脉瓣关闭不全者，在心尖部可闻及因二尖瓣相对狭窄引起的Austin-Flint杂音；周围血管体征阳性：水冲脉、枪击音，脉压增大，毛细血管搏动征阳性。晚期可有颈静脉怒张、肝大、双下肢水肿的右心衰竭的表现。

4. 辅助检查

- 心电图：左心室肥厚伴劳损，电轴左偏。
- 胸部X线平片心影向左下扩大，呈靴形心，主动脉根部扩大，心胸比例有扩大。
- 超声心动图：是诊断主动脉关闭不全最为敏感和准确技术。可以判定主动脉瓣关闭不全的原因和瓣膜的形态，评价左心室功能（收缩/舒张末直径，EF值等）。
- 心导管和造影检查要求及注意事项同上节。

5. 诊断及鉴别诊断

- 通过询问病史，了解症状及体格检查后，可以做出初步诊断；确诊必须经过超声心动图检查。超声检查不仅可以判断主动脉瓣反流的程度，还可基本明确病因诊断，以及主动脉根部有无病变。

- 典型的主动脉瓣关闭不全舒张期杂音，临床上需与 Gramham-Steel杂音鉴别。后者有肺动脉高压、肺动脉扩张导致肺动脉瓣关闭不全产生的杂音。在肺动脉区听诊最响。
- 需注意患者全身情况；贝赫切特综合征和大动脉炎导致主动脉瓣关闭不全者，单纯行主动脉瓣替换易发生瓣漏。

6.手术适应证

- 无症状伴左心室功能正常的患者，中重度主动脉瓣关闭不全，左心室严重扩大（左室收缩末径>55mm、舒张末径>75mm）的患者则已有明确的手术指征。
- 无症状伴左心室功能障碍（EF<50%）的患者对于这类患者考虑手术治疗。
- 有症状的主动脉中度关闭不全的患者，均考虑手术治疗，但对有症状伴左心室功能障碍严重的患者[射血分数<0.25和（或）左心室收缩末径>60mm]，左心室心肌大多已发展为不可逆改变，不仅手术早期风险大，而且远期结果亦差。
- 主动脉瓣关闭不全与狭窄并存的病例，左心室舒张末压大于12mmHg时，应及时手术。
- 各种原因引起的急性主动脉瓣关闭不全，可发生急性左心衰竭，应尽早手术。

7.术前准备

- 急性重度AI在手术准备过程中应积极内科治疗。心力衰竭时可应用正性肌力药物如多巴胺可增加前向血流，应用硝普钠减轻后负荷，同时注意维持心率为90~100次/分，避免因心动过缓使心脏前负荷增加。
- 有症状患者且血压较高者可以口服血管扩张剂，但过度应用会加剧冠状动脉供血不足。
- 重度主动脉瓣关闭不全禁忌用主动脉球囊反搏。
- 术中应常规备食管超声检查。

8.手术方法

- 主动脉瓣成形术：由于主动脉瓣的闭合机制较房室瓣

更为精细，手术难度较二尖瓣成形大，残余反流和再手术率偏高，注意慎重选择病例。手术方法有：

> 脱垂瓣叶三角形切除和缝合术。
> 交界切开和瓣缘纤维块切除术。
> 主动脉瓣环环缩术。
> 主动脉窦折叠术和提高瓣环手术。
> 瓣膜折叠术。
> 主动脉瓣叶补片修补术。

- 主动脉瓣替换术。
- 特殊问题的处理
  > 细小主动脉根部的扩大：对于成人主动脉根部细小、先天性心脏左室流出道狭窄、儿童需替换主动脉瓣时，可考虑做主动脉根部扩大，植入1枚大小适宜的人工瓣。常用的方法有三种：Nicks法、Manouguian法、Konno法。
  > 主动脉根部扩张的患者，如瓣叶修复困难可考虑做Bentall手术，即带瓣人工血管组件植入，左、右冠脉再植。如瓣叶修复后，功能良好，可考虑David术，即保留主动脉瓣膜的主动脉根部置换术。
  > Ross手术，适用于1～30岁，在机械瓣或生物瓣功能障碍时再手术，或心内膜炎不能口服抗凝药物者。

9.手术结果

- 主动脉瓣关闭不全的早期手术结果与有无合并冠心病、同期二尖瓣置换、二次手术以及患者的年龄有关，总手术死亡率为2%～5%。

10.术后并发症

- 同二尖瓣疾病术后并发症。

11.术后注意事项

- 同二尖瓣疾病术后注意事项。

◎ 慢性缩窄性心包炎

1.概述

■ 慢性缩窄性心包炎是由于累及心包壁层和脏层的慢性炎症，导致心包增厚，壁层、脏层融合、纤维化，限制心脏的正常舒张活动，降低心输出量，从而降低心脏功能，出现体循环淤血症状的慢性消耗性疾病。

2.病因及发病机制

■ 病变常见的病因是结核感染，多数起病隐匿，缓慢发展。细菌学及病理学检查证实为结核感染的占30%，但约50%以上的病例不能明确致病因素。很多病例由于手术前长期抗结核治疗，结核病变的证据已消失。除结核外，化脓性感染、外伤和手术引起的心包积血、类风湿性病变、寄生虫病、纵隔放射治疗等也是引起心包炎的病因。心包受炎症累及后，渗出、增厚、壁层和脏层融合、纤维化、增厚的心包可与膈肌、胸膜粘连。早期心外膜下心肌萎缩，晚期心肌广泛萎缩，厚度变薄。

3.病理生理

■ 由于缩窄的心包限制心室的正常活动，早期主要表现为心室舒张晚期心脏舒张受限，随病变进展，舒张中期也明显受限。心脏舒张期心室内压快速升高，左右心室血液回流受阻，静脉压升高，继而导致颈静脉怒张、肝脏增大、腹水、胸腔积液及全身水肿。

4.分类

■ 缩窄性心包炎可根据心包增厚的程度，有无渗液分为三类：心包增厚型、渗出型（缩窄同时合并有心包积液）、非增厚型。

5.临床表现

■ 症状：有近半数病例发病缓慢，不自觉地出现症状，病程长短不一，长者达十余年。多数患者在出现症状和确诊时，已有半年到2年的病史。主要表现为呼吸困难、腹胀、周围组织水肿、咳嗽、食欲缺乏、疲乏无力等症状。所有患者都存在着程度不同的呼吸困难，严重者可表现为端坐呼吸。有的患者有心前区隐痛感。由于静脉血液回流受阻，静脉压升高，导致胸腔积液、肝脏增大、腹水、内脏淤血以及周围组织水肿。胸腔积液的原因除因静脉回流受阻外，也常因心包炎症累及纵隔胸膜，胸膜炎渗出所致。

- 体征：患者呈慢性病容，面部水肿，浅静脉充盈，颈静脉怒张，有的患者甚至表现出黄疸。胸腔积液、腹部膨隆、肝脏增大、腹水征阳性、双下肢可凹性水肿是这类患者的共同表现。约10%的患者出现脾大。但部分患者，常见于年轻患者，可无双下肢水肿，原因难以解释。患者心界正常或稍增大，心率较快，听诊心音遥远，早期患者有的可闻及心包摩擦音。血压正常或偏低，表现为收缩压降低，脉压小，常有奇脉。多数患者肘静脉压超过25cmH_2O。

6.辅助检查

- ECG：QRS波低电压，T波低平或倒置。部分患者出现P波异常，P波增宽或有切迹。有的患者有房性心律失常，多数表现为房颤。

- 超声心动：可见心包壁层、脏层增厚，部分患者可见心包积液。心脏舒张受限，二尖瓣E峰吸气变化率<25%，室间隔运动异常（抖动征），下腔静脉增宽，下腔静脉吸气变化率>50%。

- 胸部X线片：心影正常或稍大，心脏轮廓不规则、僵直。上纵隔增宽，为上腔静脉扩大所致。周围肺野清晰。50%以上的患者可见胸腔积液。可见心包钙化影。

- 胸部CT：可明确显示心包增厚的程度，可见心包钙化部位，范围。

- 实验室检查：PPD实验强阳性，大多数患者有低蛋白血症，并有贫血改变。多数患者胆红素高于正常，个别病例有肝功能异常。胸腹水多数淡黄色，透明，不凝固，黎氏实验（-），为漏出液表现。合并结核性胸膜炎，结核急性期，胸腔积液可表现为红色（血性），浑浊，可自凝，为渗出液表现。

7.诊断和鉴别诊断

- 依据患者有呼吸困难、肝大、腹水、静脉压升高、脉压减小、奇脉，周围可凹性水肿等表现，结合ECG、超声心动、X线、CT、实验室检查等辅助检查结果，一般可正确诊断。需要鉴别的疾病主要有以下几种：

  ➢ 充血性心力衰竭：多有既往心脏病史，心脏增大，下肢水肿严重而腹胀相对较轻。应用利尿剂后患者静脉压明显下降，而缩窄性心包炎应用利尿剂对静脉压影响不大。超声心动检查往往能提示心脏结构和功能的改变，很有助于鉴别诊断。

  ➢ 肝硬化形成的门脉高压症：也可以有肝大、腹水表现，但上肢静脉压不高，不伴有胸腔积液，常有肝病面容，黄疸表现，实验室检查肝功能大多异常。易于鉴别。

  ➢ 限制性心肌病：该病的临床表现和血流动力学表现和缩窄性心包炎很相似，较难鉴别。但限制性心肌病的超声心动表现为心肌、心内膜特征性增厚和反射性增强，室腔缩小及心尖闭塞等特点，有助于鉴别。必要时可行MRI、右心导管检查或心包活检进行鉴别。

8.手术适应证及禁忌证

- 缩窄性心包炎诊断明确，即应手术。
- 患者一般情况差，血浆蛋白低下，心率120次/分以上，红细胞沉降率快，大量胸腹水，应先保守治疗，待病情好转后再手术。
- 病情严重，心包明显广泛钙化，心功能4级，恶病质，经治疗无改善者，应慎重考虑。
- 老年患者伴有严重心肺疾病，不能耐受手术者。病情轻微，病情无进展者。应慎重考虑。

9.术前准备

- 多数患者营养不良，低蛋白，应注意加强营养，口服高蛋白食品，必要时静脉补充白蛋白。
- 伴有贫血者，可输血纠正贫血。
- 合并胸腹水的患者，术前尽可能抽放胸腹水，加强利尿，以免术后潴留在组织间隙液体大量回流，增加心脏负担。

- 如患者一般情况较差，进食少，腹水严重，处于结核活动期，有低热、盗汗症状，红细胞沉降率快，应先保守治疗，待病情稳定好转后再择期行心包剥脱术。

10.手术方法

- 胸骨正中切口：此种入路是最常用的手术入路，可充分暴露心脏前面及右侧面，易于剥离腔静脉及右心缘部位增厚的心包。

  > 手术时需注意：①手术剥离顺序是先剥离松解流出道，后流入道，先解除左心室的缩窄，再解除右室流出道，右心室、上下腔静脉的狭窄，以防肺水肿的发生。②心包切除的范围应根据患者的全身状况、术前心功能及术中循环而定。③左室前壁、心尖、左室侧壁、膈面心包应尽可能切除。向两侧可剥离至膈神经前方。④处理右心表面心包时，右心房部位一定要小心，因很容易撕裂出血。附近游离的心包片不必急于切除，以备心房或上腔静脉撕裂时修补。⑤下腔静脉入口处常有一瘢痕狭窄环，应充分松解。⑥术中有粘连紧密，不易剥除的部分时，不要强行剥离，可循周围易剥离处操作，往往可通过不同方向将其切除。如有钙化灶嵌入心肌，强行剥离可能导致局部心肌破损大出血，可旷置之。⑦对于心脏表面大片植入式瘢痕组织等确实无法剥离时，可将增厚的心包交错切开，如切菠萝样，以改善心脏受压情况。⑧在心包剥离后，如患者心肌萎缩明显，表面颜色较淡，或出现心律失常，循环不稳定者，操作应适可而止，主要部位（左、右心室表面，下腔静脉缩窄环）剥离完成即可。

- 其他手术入路有左胸前外科侧切口，双侧胸前横切口等，各有优缺点，不再详述。

11.手术并发症及预防处理措施

- 低心排血量：在心包剥离过程中，由于心包剥除后心脏扩张，如术前利尿不充分，大量体静脉血液回流，心室急剧快速充盈、膨胀，可导致低心排血量。因此，术中应限制入量，在心室缩窄解除后，予呋塞米、西地兰等强心、利尿治疗。术中应用肾上腺素、多巴胺等血管活性药物辅助心脏。如对药物反应差，必要时应用主动脉内气囊反搏，心排极差者可考虑应用ECMO。

- 膈神经损伤：手术过程中应多进行钝性分离，特别是向两侧分离接近膈神经位置时。应用电刀切除组织接近膈神经时，膈神经受到电刺激，会出现明显的膈肌收缩，提示者已到膈神经位置，可避免损伤。因此，我们提倡在剥离时使用电刀，易于止血，易于判断。膈神经损伤后影响呼吸功能，不利于呼吸道分泌物的排出，也不利于呼吸机的撤离。

- 冠状动脉损伤：术者应熟悉心脏血管走行，特别在分离前室间沟时，一定要小心细致，避免损伤冠状动脉。如不慎损伤，可导致急性心肌梗死，低心排血量。

- 心脏破裂：对于嵌入心肌的钙化灶，不必强行剥离，可予以旷置。如大片瘢痕组织植入心脏，确实无法剥离时，可井字形切开。一旦心肌破损出血，可一手手指按压破口，利用游离的心包片缝盖修补破口，可挽救患者生命。

- 胸膜破裂：常见。正好可借此吸出胸腔积液，裂口小时可直接缝合，裂口大时可放置胸腔引流。

12.术后处理

- 因心脏长期受压，心肌萎缩，收缩无力，术后易发生低心排血量和心力衰竭，故应注意以下情况。
  - ➤ 密切监测有创动脉血压、中心静脉压、末梢循环、血氧饱和度、心率、节律、呼吸状况。
  - ➤ 必要时可应用PICCO进行血流动力学监测，根据CI、SVRI、GEDI、ELWI的结果调整血管活性药及容量。
  - ➤ 控制输入液量及输入速度，以免加重心脏负担。

> 应用多巴胺、肾上腺素等血管活性药物辅助心脏，逐渐减量至撤除。继续利尿治疗，排出体内多余水分。应用洋地黄类药物纠正和治疗心力衰竭。

- 呼吸机应待患者循环稳定，自主呼吸有力后再撤离。
- 支持疗法：如患者贫血或渗血较多，可输血纠正。血浆蛋白低时，可输血浆或白蛋白予以改善。
- 较为特殊的一个现象是术后患者的胆红素水平往往较术前要升高，升高的程度不等，大约在术后3~4天达峰。应适当予保肝治疗
- 恢复要注意循序渐进，避免过早进行过量活动。
- 结核性心包炎患者，术后仍应按规定抗结核治疗足够的时间（累计抗结核治疗至少6个月到1年）。

13.手术结果

- 术后5年生存率为84%，10年为71%，30年为52%。

◎ 主动脉夹层

1.概述

■ 主动脉夹层是指在主动脉中层发生撕裂后，血液在撕裂层中（假腔）流动，原有的主动脉腔成为真腔，真假腔之间由内膜与部分中层分隔，并有一个或数个破口相通。主动脉夹层有别于主动脉壁的自发破裂以及内膜撕裂。主动脉夹层很少累及主动脉壁全周。在4% ~ 13%的主动脉夹层中，真假腔无明显的相通，假腔内的血液易发生凝固，这种少见的主动脉夹层也称为壁内血肿。

2.发病机制

■ 主动脉夹层的产生可由多种因素引起（包括遗传因素、先天性因素、高血压、主动脉中层退行性变、动脉硬化、主动脉炎症、损伤、妊娠等），是主动脉异常中膜结构和异常血流动力学相互作用的结果，其确切的发病机制尚不明确，但目前较为肯定的发病机制为：以主动脉中层结构异常为病理改变，血压变化造成血管壁横向切应力（剪切力）增大，引起主动脉内膜撕裂、壁间血肿蔓延，从而形成主动脉夹层。大约70%的内膜撕裂口位于升主动脉，20%位于降主动脉，10%位于主动脉弓的三大血管分支处。

3.临床病理学

■ 分型

➢ DeBakey分型：根据夹层内膜裂口的解剖位置和夹层累及的范围。1965年DeBakey等人提出三型分类法。

◇ Ⅰ型：原发破口位于升主动脉或主动脉弓部，夹层累及升主动脉、主动脉弓部、胸主动脉、腹主动脉大部或全部，少数累及髂动脉。

◇ Ⅱ型：原发破口位于升主动脉，夹层累及升主动脉。少数可累及部分主动脉弓。

◇ Ⅲ型：原发破口位于左锁骨下动脉开口远端，根据夹层累及范围又分为ⅢA、ⅢB。ⅢA型：夹层累及胸主动脉；ⅢB型：夹层累及胸主动脉、腹主动脉大部或全部。少数Ⅲ型夹层可达髂动脉。

> Stanford分型：1970年，Daily等人提出Stanford分型，分为两型。

  ◇ A型：夹层累及升主动脉，无论远端范围如何。StanfordA型相当于DeBakeyⅠ型和Ⅱ型。

  ◇ B型：夹层累及左锁骨下动脉开口以远的降主动脉。StanfordB型相当于DeBakeyⅢ型。

> Kirklin等分型：根据夹层累及范围分为两型。这种分类具有指导选择治疗方案的价值。

  ◇ 近端主动脉夹层：夹层累及升主动脉、主动脉弓者。如果破口位于左锁骨下动脉开口以远并累及降主动脉，同时又向近心端逆行剥离，累及主动脉弓，甚至升主动脉者，仍归为近端主动脉夹层。

  ◇ 远端主动脉夹层：夹层累及左锁骨下动脉开口以远的降主动脉。

- 分类

> Ⅰ类：是典型的主动脉夹层，即撕脱的内膜和中膜片将主动脉分为真假两腔。两腔压力不同，假腔周径常大于真腔，真假腔经内膜的破裂口相通。夹层病变可从裂口开始向远端或者近端发展，病变累及主动脉的分支时可导致相应并发症的发生。

> Ⅱ类：是主动脉中膜变性，内膜下出血并继发血肿。影像学检查往往不能发现其内膜存在破损或者裂口。随访资料证实主动脉壁内出血及血肿形成的患者中28%～47%会发展为Ⅰ类主动脉夹层，10%的患者可以自愈。

> Ⅲ类：即微夹层继发血栓形成。这种病变在随访中呈现两种预后：如果内膜破损在继发血栓基础上愈合则称为不完全性微小夹层；如果破损扩大血流进入已经破坏的中膜则形成典型Ⅰ类主动脉夹层。

> Ⅳ类：即主动脉斑块破裂形成的主动脉壁溃疡。这种病变主要局限于胸降主动脉和腹主动脉，一般不影响主动脉的主要分支，溃疡病变的持续发展可导

致主动脉破裂、假性动脉瘤或者主动脉夹层形成。

> V类：即创伤性主动脉夹层。

- 分期：传统的主动脉夹层的分期以14天为界限。发生夹层14天以内为急性期，超过14天为慢性期。分类的原因是14天以内主动脉夹层的并发症发生率尤其是破裂率远远高于14天以上的。DeBakey等人又根据主动脉壁结构炎症程度，将慢性期中两周到两月之间定义为亚急性期，在此期间主动脉壁脆性和炎症程度较前两周轻。

4.病理生理

- 主动脉夹层可引起主动脉破裂、主动脉瓣关闭不全以及重要脏器供血障碍三方面病理生理改变。

  > 主动脉破裂：主动脉破裂是主动脉夹层致死的首要原因，破裂的部位多位于内膜原发破口处，即血流剪切力最大的部位。升主动脉破裂时造成急性心包压塞，常引起患者猝死。主动脉弓部夹层破裂可引起纵隔血肿，胸主动脉夹层破裂可引起大量胸腔积血，腹主动脉破裂可造成腹膜后血肿。

  > 主动脉瓣关闭不全：DeBakey Ⅰ型和Ⅱ型主动脉夹层可累及主动脉瓣结构，引起主动脉瓣关闭不全。造成主动脉瓣关闭不全的原因有两种：夹层累及主动脉瓣交界，使其从原有位置剥离引起主动脉瓣脱垂；夹层逆行剥离，累及无冠窦及右冠窦形成盲袋并产生附壁血栓，压迫、推挤瓣环及窦管交界，造成主动脉瓣关闭不全。

  > 重要脏器供血障碍：主动脉夹层可累及主动脉分支血管的开口，造成相应脏器的供血障碍，如冠状动脉、头臂干、肋间动脉、肾动脉、腹腔动脉、肠系膜动脉、髂动脉等。严重者可引起脏器缺血坏死，造成脏器衰竭。

5.临床表现

- 急性主动脉夹层

  > 症状

    ◇ 疼痛：是首发的最常见症状，其特征是突发性剧烈的刀割样、撕裂样疼痛，难以忍受，患者烦躁不安、大汗淋漓。疼痛部位与主动脉夹层发生的部位密切关联，并随夹层的发展沿主动脉走行方向扩展。疼痛可因假腔血流重新破入主动脉腔（真腔），使假腔内压下降，剥离停止而减轻。但有时可反复出现，提示夹层继续进展。有上述症状或疼痛持续不能缓解者，预后多不良。

◇ 主动脉夹层破裂的症状：升主动脉破裂时，由于血液进入心包腔而产生急性心包压塞，多数患者在几分钟内猝死。胸主动脉破裂可造成左侧胸腔积血，腹主动脉破裂后血液进入腹膜后间隙。上述患者均有失血表现，如口渴、烦躁等症状。腹膜后血肿患者还可有腹痛、腹胀等症状，需要与腹腔脏器供血障碍鉴别。

◇ 主动脉瓣关闭不全的症状：轻度主动脉瓣关闭不全患者可无症状，或被疼痛症状所掩盖。中度以上主动脉瓣关闭不全时，患者可出现心悸、气短等症状。严重者可有咳粉红色泡沫痰、不能平卧等急性左心衰的表现。

◇ 重要脏器供血障碍的症状：冠状动脉供血障碍时，可表现为心绞痛、心肌梗死，严重者可引起死亡。头臂干受累引起脑供血障碍时可出现晕厥、昏迷、偏瘫等。肋间动脉供血障碍严重者可由截瘫。腹腔脏器供血障碍可引起腹痛、腹胀、肠麻痹、肠坏死、肾功能不全等。

➤ 体征：呈痛苦病容，重症者出现面色苍白、大汗淋漓、四肢皮肤湿冷、脉搏快而弱和呼吸急促等休克现象，但血压多可在正常范围。四肢动脉、双侧颈动脉搏动可不对称，血压可有差别。有主动脉瓣关闭不全者，可闻及胸部左缘2、3肋间舒张期杂音。腹部脏器供血障碍时可造成肠麻痹，甚至肠坏死，表现为腹部膨隆、叩诊呈鼓音、广泛压痛、反跳痛及肌紧张。

■ 慢性主动脉夹层：除急性发作史外，慢性主动脉夹层患者的临床表现以夹层部位主动脉增粗、压迫症状为主，如声音嘶哑、吞咽困难、呼吸困难、左侧肺部感染等。

6.辅助检查

- 心电图：大多正常。如果夹层累及冠状动脉开口并引起心肌缺血或心肌梗死，可出现S-T段、T波及心肌梗死的心电图改变。

- 胸部X线：主要表现为纵隔影或主动脉影的增宽。主动脉瓣关闭不全时，有左心室增大的表现。

- 血液检查：多有白细胞计数轻度增多，如果有大量渗出，红细胞计数及血红蛋白降低，破裂出血时为重度贫血。腹腔脏器供血障碍时，转氨酶、肌酐、胰淀粉酶可增高。

- 超声心动图：目前临床上开展较多的无创性检查，对于DeBakey Ⅰ、Ⅱ型主动脉夹层，可探及分隔夹层真假腔的隔膜，隔膜随血流摆动，并可见内膜破口，有无主动脉瓣关闭不全及判明其程度，是否有心包积液等。经食管超声心电图（TEE）还可检查主动脉弓远端及胸主动脉。

- 计算机断层扫描（CT）：多采用注射造影剂的增强CT成像，往往作为急性主动脉夹层的首选检查手段。典型表现为由隔膜分隔的真假腔，真腔较小且CT值高，假腔较大但CT值低于真腔。同时可以发现内膜破口、附壁血栓、心包腔及胸腔积液、分支血管受累情况及是否合并血管畸形。

- 磁共振成像（MRI）：MRI可以准确提供夹层主动脉形态结构变化、破口位置、受累血管分支和血流动态等方面资料，主要应用于慢性夹层或病情稳定的患者以及随访中并发症的评估。

- 数字减影血管造影术（DSA）：DSA可准确、全面、动态的提供上述信息。但DSA为有创性检查，并可诱发夹层破裂，随着无创影像诊断技术的发展，已很少作为主动脉夹层的初始检查。

7.诊断与鉴别诊断

- 主动脉夹层起病急骤，发展迅速，预后凶险，因此诊断过程要求简洁、准确，才能不延误治疗。根据病史、临床表现及各项辅助检查尤其造影剂强化CT或MRI表现，主动脉夹层可以确诊。但应注意与心肌梗死、肺栓塞、胰腺炎、大叶性肺炎等相鉴别，因主动脉夹层有典型的CT或MRI表现，鉴别不难。

8.手术指征

- 对于DeBakey Ⅰ、DeBakey Ⅱ型主动脉夹层，无论是急性期或慢性期，升主动脉直径大于5cm，均宜采取以手术为主的综合治疗。急性期患者，特别是Ⅱ型夹层或合并主动脉瓣关闭不全者，应在积极药物治疗下急诊手术，可防止夹层继续剥离，降低主动脉破裂和急性左心衰竭的发生率。

- DeBakey Ⅲ型主动脉夹层出现以下情况，降主动脉直径大于5cm或伴有内脏缺血症状应考虑手术替换受累降主动脉或介入置入覆膜支架。

9.术前准备

- 药物治疗：适宜的药物治疗不仅是主动脉夹层的非手术治疗方法，同时也是手术前、手术后处理的重要手段，一旦确诊为急性主动脉夹层，甚至高度怀疑主动脉夹层而伴有高血压时，即应给予适当的药物治疗。药物治疗的目的是控制血压和心排血量，防止主动脉破裂和夹层继续发展。

  ➢ 控制血压：急性主动脉夹层一般以持续输入硝普钠为主，同时配合应用β受体阻断剂或钙离子阻滞剂。慢性主动脉夹层可采用口服降压药及其他口服药物，以使血压维持在收缩压100～110mmHg为宜。

  ➢ 对症治疗：镇静镇痛，镇咳，控制左心衰等。

  ➢ 一般支持治疗：卧床，保持大便通畅，纠正水电解质失衡及调整好营养、纠正贫血、低蛋白血症。

- 其他措施：在药物治疗过程中对患者进行持续监护，包括神志、四肢动脉压和脉搏、中心静脉压、尿量、心电图及胸腹部体征。并发症或手术危险因素（包括糖尿病、冠心病、心功能不全、大动脉炎活动期等）

的治疗。选择安静环境，卧床休息，避免情绪变化。

10.手术方法

- 目前主动脉夹层的手术治疗仍以人工血管替换为主。
- DeBakey Ⅰ、DeBakey Ⅱ型主动脉夹层：手术的目的是封闭升主动脉撕裂口，重建正常血流，根据夹层病变累及和扩展的范围而采用不同的方法。

  ➤ Bentall手术：适用于各种遗传性（Marfan综合征或主动脉二叶畸形伴主动脉根部扩张）和退行性主动脉根部瘤合并DeBakey Ⅰ、DeBakey Ⅱ型夹层，可同时伴有或不伴主动脉瓣反流。切除病变主动脉，用带瓣人工血管替换主动脉根部及升主动脉移植，同时行冠状动脉重建。

  ➤ David手术：适用于Bentall手术病例。前提条件是主动脉瓣叶结构正常或可修复。切除病变主动脉根部，保留或修复主动脉瓣叶，游离左右冠状动脉开口，游离主动脉根部至主动脉瓣环水平，沿瓣环下水平褥式缝合，测量左室流出道直径，选择人工血管（直径＝左室流出道＋5mm）固定于左室流出道。将主动脉近端残端缝合在对应的人工血管壁，检查无主动脉反流，重建冠状动脉，行升主动脉置换。

  ➤ Wheat手术：适用于上述两种手术而主动脉瓣病变无法修复病例。方法与Bentall手术类似，但手术时仅需切除病变主动脉瓣，进行常规主动脉瓣替换，与窦管交界处切断主动脉，修复主动脉窦，行升主动脉人工血管替换。

  ➤ Cabrol手术：手术适应证同适用于Bentall手术病例。冠状动脉开口附近主动脉壁受累或冠脉开口位置异常，主动脉根部置换的同时，用8mm人工血管两端分别与左右冠状动脉开口吻合，人工血管与升主动脉行侧-侧吻合。

  ➤ 升主动脉移植术：适用于DeBakey Ⅰ、DeBakey Ⅱ型主动脉夹层而主动脉窦正常，同时不伴有主动脉瓣反流者。近端与窦管交界处切断主动脉，远端可行无名动脉近端、半弓或全弓替换。

➤ 主动脉弓移植术：适用于DeBakey Ⅰ型主动脉夹
层。深低温停循环下，分别游离切断用无名动脉、
左颈总动脉及左锁骨下动脉。远端降主动脉真腔内
可同时置入硬象鼻或软象鼻。完成四分叉人工血管
与远端吻合，恢复远端循环。分别重建无名动脉、
左颈总动脉及左锁骨下动脉。完成与主动脉人工血
管吻合。

➤ 头臂血管重建同时主动脉弓支架置入：适用于
DeBakey Ⅰ型主动脉夹层，不累及主动脉根部。常
温非体外循环下，行头臂血管重建。同时顺行或逆
行置入弓部覆膜支架。

- DeBakeyⅢ型：DeBakeyⅢ型主动脉夹层的手术一种
是主动脉病变修复技术，另一种是解决主动脉夹层所
致的缺血并发症。这些方法可以单独应用，也可合并
使用。

➤ 人工血管置换术：根据主动脉弓远端受累情况可在
深低温停循环或左心转流下完成胸主动脉置换主动
脉置换术。降主动脉人工血管替换同时根据替换的
范围应积极重建肋间动脉或腹腔内脏血管。

➤ 胸主动脉夹闭术：胸主动脉夹闭术适用于B型夹层，
第一阶段用人工血管移植通过胸腹正中切口进行
升主动脉和腹主动脉旁路术，第二个阶段从左侧锁
骨下动脉远端阻断主动脉。

➤ "象鼻"技术：用于Ⅲ型主动脉夹层逆行累积主动
脉弓部远端。手术同主动脉弓替换同时行远端硬象
鼻或软象鼻置入。

➤ 夹层开窗术：开窗术为假腔制造一个足够大的流出
道进入真腔，方法是夹层累及主动脉显露、控制、
切开，主动脉夹层的隔膜被切除，主动脉重新关闭
缝合。开窗术是一种姑息方法。

➤ 主动脉分支重建术：如果开窗术失败，可以选择特
殊主动脉分支重建术。理想的供血动脉应该开口于
夹层的近端，甚至可以来自锁骨下动脉、腋动脉或

者升主动脉。这类手术复杂，而且远期通畅率不高。某些情况下，可以选择供血动脉来自无夹层的髂动脉和股动脉，比如股股旁路、髂-肾动脉旁路以及髂-肠系膜上动脉旁路等，或者内脏动脉，比如肾-肠系膜上动脉旁路、肠系膜上动脉-肾动脉旁路或者肾-肝动脉旁等。

11.术后处理

- 术后一般监测及处理与心脏直视手术相同，但应着重注意如下几点。
  - ➢ 四肢动脉和外周脉搏的变化。
  - ➢ 尿量与肾功能化验指标。
  - ➢ 神经系统功能的观察：通过对瞳孔、术后清醒时间和程度、定向力、四肢活动和生理、病理反射等观察，及时判断并尽快予以处理。
  - ➢ 对于同期施行主动脉瓣成形术的患者，要注意观察脉压的变化、心脏杂音的出现或变化，判断主动脉瓣成形术的效果，必要时可做床旁超声心动图确诊。
  - ➢ 凝血机制的监测及抗凝治疗。

12.手术并发症

- 出血：大出血是主动脉外科常见而且最危险的并发症。
- 神经系统并发症：包括昏迷、苏醒延迟、定向力障碍、抽搐、偏瘫、双下肢肌力障碍等。
- 急性肾衰竭：主要原因为围术期血压过低，术中肾脏缺血时间过长，体外循环时间过长、血红蛋白尿对肾脏的影响，以及术前长期高血压、夹层累及肾动脉造成的肾功能不全。
- 急性呼吸衰竭：多为Ⅱ型急性呼吸衰竭，深低温停循环和体外循环时间过长是引起肺损伤的最常见原因。其处理原则与一般急性呼吸衰竭的处理原则相同。
- 其他：包括喉返神经损伤、乳糜胸、心包和胸腔积液及肺不张等。
- 远期并发症：包括吻合口假性动脉瘤形成、吻合口狭窄。

13.手术结果

■ 大组资料表明，DeBakey Ⅰ、DeBakey Ⅱ型主动脉夹层的早期手术死亡率为10%~20%，DeBakey Ⅲ型急性主动脉夹层的手术死亡率（胸主动脉人工血管替换术）为20%~35%。

■ 死亡原因：DeBakey Ⅰ、DeBakey Ⅱ型主动脉夹层主要为神经系统并发症、急性肾衰竭和出血。而DeBakey Ⅲ型主动脉夹层为出血、急性肾衰竭和夹层破裂。主动脉夹层外科治疗的远期效果受诸多因素影响，难以评价。

（刘剑州）

神经外科

◎ 神经系统查体

1.概述

■ 神经系统检查主要目的是明确病变在神经系统的定位诊断。神经系统的查体主要包括意识状况、颅神经、运动、感觉、共济、反射等。受篇幅限制，关于认知、记忆、理解、情感等高级皮层功能障碍及精神检查请查阅专科书籍。

2.意识

■ 人体的醒觉调节主要依靠位于脑干的上行网状激活系统（ascending reticular activating system，ARAS），脑干的急性出血、损伤、脑疝压迫等常常造成急剧的意识状况恶化，脑干肿瘤等恶性病变亦可能逐渐影响意识。需要指出，意识变化是连续的过程，从清醒到错乱、谵妄、嗜睡、昏睡、木僵、昏迷等。

■ 为了更好量化意识状况，方便医护沟通，引入了昏迷的格拉斯哥（Glasgow）评分（表11-1）。

表11-1　Glasgow评分

评　分	睁眼 （eye opening）	语言反应 （verbal response）	运动反应 （motor response）
1	疼痛刺激无反应	无反应	无反应
2	疼痛刺激睁眼	只能出声，不形成词语	去大脑僵直，刺痛伸直
3	呼唤睁眼	能讲单词，无连贯语意	去皮层僵直，刺痛屈曲
4	自主睁眼	对达不切题	疼痛可躲避
5		对答切题	疼痛可定位
6			遵嘱活动

注：该评分总分15分，13～14分为轻度意识障碍，9～12分为中度意识障碍，3～8分为重度意识障碍。需要指出，当多次刺激肢体不同部位时，可能产生不同的评分，这时应取不同检查之间的最高评分作为Glasgow评分。此外由于下肢运动受脊髓影响，上肢的运动评估较为可靠

3.颅神经及外周神经查体

■ 详见神经科和诊断学专科查体。

4.昏迷患者的接诊

■ 对于意识障碍或不能合作的患者，询问病史极其困难，但首先需要向患者家属或急救人员询问以下必要事项。

➢ 患者是否有头外伤，不论是入院前还是近期内。

➢ 患者是否有晕厥史。

➢ 患者是否有肢体抽搐。

➢ 之前1周内是否有任何症状。

➢ 患者之前有何基础疾病。

➢ 患者有无服用某种药物。

■ 一般查体：注意有无颈项强直、酒精气味、外伤痕迹、舌头咬痕、注射毒品痕迹等。

■ 神经查体：对于昏迷患者，不需要也无法进行完整的神经系统查体。此时主要需关注患者的瞳孔反射、角膜反射、肌张力、腱反射、病理征、Glasgow评分，有条件时行眼底镜检查。

■ 特殊检查

➢ 眼球凝视：昏迷患者可能出现双瞳孔向一侧凝视，通常凝视向刺激性病灶（脑出血等）存在的一侧，而凝视向破坏性病灶所在的对侧。

➢ 前庭反射：将患者的头向左、右侧转动，患者的眼球若能向反方向运动，说明中脑功能尚完整。

➢ 面瘫：注意区分面神经的上运动神经元瘫或下运动神经元瘫。后交通动脉瘤破裂常导致面神经下运动神经元瘫。

➢ 肌力不对称：若患者受疼痛刺激时，双侧上肢反应不一致，例如左侧可定位，右侧仅能屈曲，说明存在定位于左侧大脑的病变影响对侧肢体运动。

（魏俊吉　杨远帆）

◎ 外伤性颅内血肿

（一）硬膜外血肿

1.概述

- 因外伤致硬脑膜动静脉撕裂，以及板障出血使血液积聚于硬膜外和颅骨之间，形成硬膜外血肿。血肿形成使脑膜与颅骨内板剥离，又可撕裂另外一些小的血管，导致血肿不断增大。硬膜外血肿好发于颞部或额颞部。

2.临床表现

- 头部外伤史。
- 不同程度的意识障碍：①无原发昏迷，血肿增大，出现进行性颅压增高和意识障碍；②昏迷-清醒-昏迷，中间清醒期；③伤后持续昏迷。以中间清醒期最为常见和典型。
- 颅压增高：头痛、恶心、呕吐、烦躁、视盘水肿、库欣现象等。
- 可有小脑幕切迹疝：患侧瞳孔散大，对光反射迟钝或消失，对侧肢体瘫痪，锥体束征。

3.体格检查

- 意识状态：根据意识障碍的程度不同，GCS 3～15分均可出现（表11-2）。

表11-2　Glasgow昏迷量表（Glasgow Coma Scale，GCS）

分　值	睁眼反应（E）	语言反应（V）	运动反应（M）
6	—		遵嘱活动
5	—	对答切题	刺痛定位
4	自主睁眼	答非所问	刺痛躲避
3	呼唤睁眼	可说单字	刺痛屈曲
2	刺痛睁眼	仅能发声	刺痛伸直
1	不能睁眼	无反应	无反应

注：总分15分，最低3分。按得分多少，评定其意识障碍程度。13～14分为轻度障碍，9～12分为中度障碍，3～8分为重度障碍。因气管插管或气管切开术等无法发声时，V项记为T分

- 瞳孔变化：如出现脑疝，可出现患侧瞳孔散大，直接对光反射迟钝或消失。
- 肌力：因血肿压迫运动中枢，可出现对侧肌力不同程度下降。
- 病理征：可出现对侧病理征阳性。

4.辅助检查

- 头CT平扫：如合并颅骨骨折，头颅CT骨窗可见骨折线，CT脑窗可见颅骨内板下凸透镜状高密度灶，多在骨折线附近。
- 头颅MRI：可见颅骨内板下凸透镜状异常信号区，其T_1、T_2信号强度与血肿形成的时间有关。

5.诊断要点

- 临床症状：头外伤病史，颅内高压征象，偏瘫、失语等。
- 体格检查：GCS评分低于15分，患侧瞳孔散大，对侧肢体肌力下降，对侧病理征阳性。
- 辅助检查：头CT颅骨内板下凸透镜状高密度灶。

6.治疗原则

- 内科治疗
  - 监测生命体征、血氧饱和度和神经系统功能，若有神经功能恶化，及时复查头颅CT。
  - 保持气道通畅。
  - 吸氧，避免低氧血症。
  - 避免低血压。
  - 降低颅压：头高15°～30°、甘露醇、呋塞米、轻度过度通气（$PaCO_2$维持在25～35mmHg）。
  - 预防性使用抗癫痫药。
  - 维持水、电解质平衡。
  - 病情稳定后，可开始康复治疗。

- 外科治疗
  - 手术指征
    - 急性小脑幕上硬膜外血肿＞30ml，颞部＞20ml，幕下＞10ml需立刻开颅手术清除血肿。
    - 急性硬膜外血肿＜30ml，颞部＜20ml，幕下

<10ml，最大厚度<15mm，中线移位<5mm，GCS评分>8分，没有局灶性神经功能障碍症状和体征的患者可保守治疗，但必须住院严密观察病情变化，行头部CT动态观察血肿变化。一旦出现临床意识改变、颅压增高症状，甚至瞳孔变化或CT血肿增大，都应该立刻行开颅血肿清除手术。

> 手术方法

◇ 按照血肿部位采取相应区域骨瓣开颅，清除血肿和彻底止血，骨窗缘悬吊硬脑膜，骨瓣原位复位固定。

◇ 对于巨大硬膜外血肿、中线移位明显、瞳孔散大的患者，可采用去骨瓣减压和硬脑膜减张缝合技术，避免手术后大面积脑梗死造成的继发性高颅压和脑疝，再次行去骨瓣减压手术。

（二）硬膜下血肿

1.概述

■ 头部外伤后，脑皮质动静脉或桥静脉撕裂，血肿积聚于硬膜下腔，多在脑挫裂伤基础上发生。3天以内为急性硬膜下血肿，3周以内为亚急性硬膜下血肿，3周以上为慢性硬膜下血肿。

2.临床表现

■ 急性和亚急性硬膜下血肿多有进行性意识障碍，少数可有中间清醒期。

■ 颅压增高：头痛、恶心、呕吐、烦躁、视盘水肿、库欣现象等。

■ 慢性硬膜下血肿多见于老年人，表现为慢性颅压增高，精神症状，智能下降等，头部外伤常轻微，易被患者忽视。

■ 可有小脑幕切迹疝：患侧瞳孔散大，对光反射迟钝或消失，对侧肢体瘫痪，锥体束征。

■ 可有局灶性神经功能障碍。

3.体格检查

■ 意识状态：根据意识障碍的程度不同，GCS 3～15分均可出现。

- 瞳孔变化：如出现脑疝，可出现患侧瞳孔散大，直接对光反射迟钝或消失。
- 肌力：可出现对侧肌力不同程度下降。
- 病理征：可出现对侧病理征阳性。

4.辅助检查

- 头颅CT：可见颅骨内板下新月状高密度区，慢性硬膜下血肿可表现混杂密度区。
- 头颅MRI：可见新月状异常信号区，其T_1、T_2信号强度与血肿形成的时间有关。

5.诊断要点

- 临床症状：头外伤病史，颅内压增高征象，偏瘫、失语等。
- 体格检查：GCS评分低于15分，患侧瞳孔散大，对侧肢体肌力下降，对侧病理征阳性。
- 辅助检查：头CT颅骨内板下新月状高密度灶。

6.治疗原则

- 内科治疗
  - 监测生命体征、血氧饱和度和神经系统功能，若有神经功能恶化，及时复查头颅CT。
  - 保持气道通畅，吸氧，避免低氧血症。
  - 避免低血压。
  - 降低颅压：头高15°~30°、甘露醇、呋塞米、轻度过度通气（$PaCO_2$维持在25~35mmHg）。
  - 预防性使用抗癫痫药。
  - 维持水、电解质平衡。
  - 病情稳定后，可开始康复治疗。

- 外科治疗
  - 手术指征
    - 急性幕上硬膜下血肿＞30ml、颞部＞20ml、血肿厚度＞10mm或中线移位＞5mm、幕下＞10ml，的患者，需立刻采用手术清除血肿。
    - 急性幕上硬膜下血肿＜30ml、颞部＜20ml、血肿最大厚度＜10mm、中线移位＜5mm、GCS评分＜9分的急性硬膜下血肿患者，可以先行非手术治疗。如果出现伤后进行性意识障碍，GCS评分下降>2分，应该立刻采用外科手术治疗。

- ◇ 慢性硬膜下血肿临床出现颅压增高的症状和体征，伴有或不伴有意识改变和大脑半球受压体征，需行手术治疗。
- ◇ 慢性硬膜下血肿CT或MRI扫描显示单侧或双侧硬膜下血肿厚度>10mm、单侧血肿导致中线移位>10mm，无论有无症状，需行手术治疗。

➢ 手术方法
- ◇ 对于临床最常见的额颞顶急性硬膜下血肿，特别是合并脑挫裂伤颅压增高的患者，提倡采用标准大骨瓣开颅血肿清除，根据术前GCS评分、有无脑疝以及术中颅压情况决定保留或去骨瓣减压，硬膜原位缝合或减张缝合。
- ◇ 双侧额颞顶急性硬膜下血肿应该行双侧标准外伤大骨瓣手术，也可采用前冠状开颅去大骨瓣减压术。
- ◇ 慢性硬膜下血肿：低密度硬膜下血肿通常采用单孔钻孔引流术；混合密度可采用双孔钻孔引流冲洗方法；对于慢性硬膜下血肿反复发作、包膜厚、血肿机化的患者，则需要行骨瓣开颅手术剥除血肿膜、清除机化血肿。

（三）脑内血肿

1.概述

- 头部外伤后，脑组织受力变形或剪力作用使深部动静脉撕裂出血，常伴有脑挫裂伤伴脑内血肿。

2.临床表现

- 多有意识障碍进行性加重，且较持久。
- 颅压增高：头痛、恶心、呕吐、烦躁、视盘水肿、库欣现象等。
- 易出现小脑幕切迹疝：患侧瞳孔散大，对光反射迟钝或消失，对侧肢体瘫痪，锥体束征；常有局灶性神经功能障碍。

3.体格检查

- 意识状态：根据意识障碍的程度不同，GCS 3～15分均可出现。
- 瞳孔变化：如出现脑疝，可出现患侧瞳孔散大，直接对光反射迟钝或消失。
- 失语：如血肿压迫语言中枢，可能出现运动性或感觉性失语。
- 视力下降、视野缺损：枕叶血肿可压迫视觉中枢出现不同程度的视力下降、视野缺损。
- 肌力：可出现对侧肌力不同程度下降。
- 病理征：可出现对侧病理征阳性。

4.辅助检查
- 头颅CT：可见脑内高密度区，周围可有水肿，脑室和脑池受压变窄，可有中线移位。
- 头颅MRI可见脑内异常信号区，T_1、T_2信号强度与血肿形成的时间有关。

5.诊断要点
- 临床症状：头外伤病史，颅压增高征象，偏瘫、失语等。
- 体格检查：GCS评分低于15分，患侧瞳孔散大，对侧肢体肌力下降，对侧病理征阳性，根据血肿部位不同，还可能出现失语，视力下降、视野缺损等。
- 辅助检查：CT可见脑内高密度区，周围可有水肿，脑室和脑池受压变窄，可有中线移位。

6.治疗原则
- 内科治疗
  ➢ 监测生命体征、血氧饱和度和神经系统功能，若有神经功能恶化，及时复查头颅CT。
  ➢ 保持气道通畅，吸氧，避免低氧血症。
  ➢ 避免低血压。
  ➢ 降低颅压：头高15°～30°、甘露醇、呋塞米、轻度过度通气（$PaCO_2$维持在25～35mmHg）。
  ➢ 预防性使用抗癫痫药。
  ➢ 维持水、电解质平衡。
  ➢ 病情稳定后，可开始康复治疗。

- 外科治疗
  - ➤ 手术指征
    - ✧ 对于急性脑实质损伤（脑内血肿、脑挫裂伤）的患者，如果出现进行性意识障碍和神经功能损害，药物无法控制高颅压，CT出现明显占位效应，应该立刻行外科手术治疗。
    - ✧ 额颞顶叶挫裂伤出血体积>20ml，中线移位>5mm，伴基底池受压，应该立刻行外科手术治疗。
    - ✧ 急性脑实质损伤患者，通过脱水等药物治疗后颅压≥25mmHg，脑灌注压≤65mmHg，应该行外科手术治疗。
    - ✧ 颅后窝血肿>10ml、CT扫描有占位效应（第四脑室的变形、移位或闭塞，基底池受压或消失，梗阻性脑积水），应立即行外科手术治疗。
  - ➤ 手术方法（表11-3）

表11-3　脑内血肿手术方式优缺点对比

手术方式	优　点	缺　点
大骨瓣开颅血肿清除术	直视下操作，血肿清除干净，止血可靠，减压充分	全麻，手术时间长，创伤大，脑组织损伤重
小骨窗开颅血肿清除术	创伤小，脑损伤轻，血肿清除相对干净	彻底止血困难，减压不充分，需要显微操作基础
神经内镜血肿清除术	直视，定位准确，损伤小，处理深部血肿、脑室血肿有优势	手术空间狭小，应急大出血能力差，容易感染
立体定向血肿抽吸（引流）术	局麻或全麻均可，定位准确，损伤小，手术时间短，适合深部小血肿或狭长血肿	准备过程繁琐，血肿清除可能不彻底，术中出血，不能发现出血点并止血

  - ✧ 大骨瓣开颅血肿清除术。
  - ✧ 小骨窗开颅血肿清除术。

◇ 神经内镜血肿清除术。

◇ 立体定向血肿抽吸术。

◇ 血肿钻孔引流术。

参 考 文 献

■ 中国颅脑创伤外科手术指南.

■ Guidelines for the surgical management of traumatic brain injury.

◎ 高血压性脑出血

1.概述

- 高血压脑出血是指因长期的高血压和脑动脉硬化使脑内小动脉因发生病理性的改变而破裂出血。需明确的是，高血压脑出血这一诊断是排除性诊断，即需排除其他因素后（脑血管病变、颅内肿瘤、凝血功能障碍等）做出的诊断。在非外伤性脑出血的病因中，高血压占60%左右，有高发病率、高致残率、高致死率的特点。多见于50～60岁，男性多于女性。

2.临床表现

- 一般症状：急骤发病，初为急性颅压增高表现，可伴有失语、偏瘫，继之进入昏迷状态，严重的可在短时间内发生脑疝（双侧瞳孔散大、病理呼吸、去脑强直）而死亡。

- 神经定位征：常在发病后半小时内出现体征，表现与出血部位相关。

  - 壳核出血：最常见，出血累及内囊和（或）外囊，有典型的三偏征：①偏瘫：出血对侧中枢性面瘫、不完全或完全性偏瘫；②偏身感觉障碍；③偏盲并有双眼同向凝视；累及优势半球的可伴有失语。

  - 丘脑出血：表现为三偏征，同时伴有眼球运动障碍和Horner征，出血可破入脑室。

  - 皮层及皮层下出血：多以抽搐发病，昏迷较少见。

  - 小脑出血：眩晕、呕吐症状较著，可伴有眼球震颤和共济失调，易发生梗阻性脑积水。

  - 脑干出血：90%位于脑桥，发病后迅速进入深昏迷，表现为呼吸循环不稳定，瞳孔呈针尖样，伴有四肢瘫、中枢性高热。死亡率极高。

  - 脑室出血：多数情况下出血破入脑室使病情进一步恶化，表现为不同程度的意识障碍、脑膜刺激征、中枢性高热和急性梗阻性脑积水。

3.体格检查

- 根据意识障碍的程度不同，GCS 3～15分均可出现；参见表11-2。

- **瞳孔变化**：如出现脑疝，可出现患侧瞳孔散大，直接对光反射迟钝或消失。
- **失语**：如血肿压迫语言中枢，可能出现运动性或感觉性失语。
- **视力下降、视野缺损**：枕叶血肿可压迫视觉中枢出现不同程度的视力下降、视野缺损。
- **肌力**：可出现对侧肌力不同程度下降。
- **病理征**：可出现对侧病理征阳性。

4.辅助检查

- **头颅CT扫描**：是确诊脑出血的首选检查，新鲜出血为脑内高密度、边缘清晰、有占位效应的病灶，吸收期血肿边缘模糊，周边有水肿带。阅片时应明确血肿部位、出血量、占位效应（中线移位、脑室脑池受压等）、是否破入脑室、周边水肿带以及有无急性脑积水或蛛网膜下腔出血等。按以下公式测量血肿量：血肿量＝血肿最大层面的长径×血肿最大层面的宽径×整个血肿层数×0.5。

5.诊断要点

- 有高血压病史，且排除其他因素导致的自发性颅内出血。
- **临床症状**：头外伤病史，颅高压征象，偏瘫、失语等。
- **体格检查**：GCS评分低于15分，患侧瞳孔散大，对侧肢体肌力下降，对侧病理征阳性，根据血肿部位不同，还可能出现失语，视力下降、视野缺损等。
- **辅助检查**：CT可见脑内高密度区，周围可有水肿，脑室和脑池受压变窄，可有中线移位。

6.鉴别诊断

- **出血性脑梗死**：有脑梗死病史，出血区内为混杂密度影，CT值不如脑出血的高。
- **动脉瘤破裂**：表现为蛛网膜下腔出血，血肿部位与动脉瘤部位一致，很少见于壳核和丘脑等高血压脑出血好发部位。对怀疑动脉瘤的病例，应行脑血管造影检查。
- **脑动脉畸形**：多见于青少年或青壮年，很少见于高血压性脑出血的好发部位。MRI检查可见到局部有异常血管流空影，脑血管造影对诊断有决定性意义。

- 海绵状血管瘤：临床症状较轻，可表现为癫痫、局灶性神经功能障碍等。CT扫描可见密度更高的钙化灶。MRI检查具有诊断价值，T_1像呈等或混杂信号，T_2像呈高信号，周围因含铁血黄素沉积呈低信号环影，病变可不同程度强化。
- 颅内肿瘤出血：出血可使病情在原有症状基础上突然加重，也可为首发症状。增强的头颅CT和MRI扫描具有诊断意义。
- 脑内出血还应考虑的鉴别诊断有脑动脉淀粉样变、脑外伤、凝血机制障碍等。

7.治疗原则

- 一般处理
  - 密切观察病情变化，有条件的进入重症监护室。
  - 体位：绝对卧床，头高位20°～30°，有意识障碍的应定时侧卧。被动活动肢体防止发生深静脉血栓、压疮和失用性肌肉萎缩。
  - 呼吸道管理：及时清除呼吸道和口腔分泌物、呕吐物，防止舌后坠。定时翻身拍背、雾化吸入和吸痰，预防坠积性肺炎。如估计昏迷时间较长做预防性气管插管和气管切开，并留置鼻饲管。
  - 支持治疗：每24小时入量一般维持在2500ml左右，纠正水电解质和酸碱紊乱。每日热量摄入至少在40kcal/kg，可鼻饲也可同时或单独给予静脉营养。
  - 对症治疗：酌情应用镇痛、镇静药物，高热患者应予以物理和药物降温治疗。
  - 应用润肠通便药物，咳嗽者予以镇咳药物。
- 内科治疗
  - 控制颅压：甘露醇脱水作用最强，但有肾损害作用，可以125～250ml静脉快速输注。甘油果糖作用次之，用法同上，无肾损害。
  - 控制血压：收缩压维持在140mmHg以下，高于上述水平应给予药物降压。
  - 止血剂和抗纤维蛋白酶制剂的应用能够促进动脉破

裂口处的凝血过程或抑制纤溶过程，同时防治消化道出血和治疗有出血倾向的患者。

> 防治应激性溃疡。

> 防治癫痫发作。

- 手术治疗

  > 手术指征

    ◇ 小脑出血伴神经功能恶化、脑干受压和（或）脑室梗阻致脑积水的患者应尽快行血肿清除术。不推荐以脑室引流作为这类患者的初始治疗。

    ◇ 对于大多数幕上出血的患者，手术的有效性尚未被证实。

    ◇ 早期血肿清除并不一定使患者获益。

    ◇ 对于病情恶化的幕上ICH患者，血肿清除可能是挽救生命的手段。

    ◇ 对于幕上ICH合并昏迷、明显的中线移位，难治性颅压升高，去骨瓣减压（单纯或同时行血肿清除）可能会降低死亡率。

    ◇ 利用立体定向或内镜，加或不加溶栓药物，以微创的方式清除血肿，其效果尚不确定。

  > 手术方法

    ◇ 开颅血肿清除术，必要时去骨瓣减压。

    ◇ 神经内镜血肿清除：尤其适用深部血肿及脑室出血。

    ◇ 立体定向脑内血肿穿刺吸除术。术中酌情在血肿腔置管引流，术后如无禁忌可经引流管注入尿激酶来促使血肿液化和排出，方法是：尿激酶10000U溶于3ml生理盐水中注入血肿腔，夹管1~2小时，然后开放引流。可反复给药不超过3次/日，至引流液变清。

（魏俊吉　吴　昊）

参 考 文 献

- Guidelines for the Management of Spontaneous Intracerebral Hemorrhage.

◎ 垂体腺瘤

1.概述

- 垂体腺瘤是起源于腺垂体细胞的良性肿瘤，发病率（1～7）/10万。以青壮年好发。
- 分类：主要分激素分泌型和无功能型两大类。
  - 激素分泌型垂体腺瘤分为：①垂体泌乳素（PRL）腺瘤；②垂体生长激素（GH）腺瘤；③垂体促肾上腺皮质激素（ACTH）腺瘤；④垂体促甲状腺激素（TSH）腺瘤；⑤促性腺激素腺瘤。
- 根据大小分类：微腺瘤≤1cm，大腺瘤1～3cm，巨大腺瘤≥3cm。

2.临床表现

- 典型表现：①激素分泌过度症状；②头痛；③视力、视野障碍；④相关颅神经损害症状。
- 其他症状：下丘脑功能障碍、高热、尿崩等；肿瘤压迫导致梗阻性脑积水等。

3.体格检查

- 激素分泌过度导致的症状：①泌乳素瘤：泌乳症状；②ACTH腺瘤：库欣面容，向心性肥胖、满月脸、痤疮、紫纹；③GH腺瘤：肢端肥大面容，下颌突出，嘴唇增厚、鼻变大、手脚增大等。
- 视力、视野：双颞侧视野缺损。
- 其他体征：颅神经症状，导致眼球运动障碍，脑积水导致步态不稳等症状。

4.辅助检查

- 内分泌检查：①泌乳素瘤：PRL＞200ng/ml可诊断；＞100ng/ml为可能。②GH腺瘤：约90%GH基础值高于10ng/ml，葡萄糖抑制试验不被抑制。③ACTH腺瘤：血皮质醇、24小时尿游离皮质醇（UFC）及血ACTH水平增高；地塞米松抑制试验测血或UFC，小剂量不能抑制，大剂量能抑制；血浆皮质醇昼夜节律消失。
- 鞍区增强MRI检查
  - 微腺瘤：T_1多低信号，可以等或高信号。垂体柄偏移，鞍底下陷征象；T_2高或等信号。伴有出血时：T_1、T_2均可高信号。增强：强化降低病灶。

> 大腺瘤：T_1等或低信号，T_2等、高混合信号；增强多数强化不均匀，可有囊变、坏死、出血信号。

- 其他检查：头颅平片、鞍区CT、脑血管造影等。

5.诊断要点

- 典型的激素分泌过度表现（激素分泌型）。
- 头痛。
- 双颞侧视野缺损（大腺瘤）。
- 术前内分泌检查标准（激素分泌型）。
- 鞍区增强MRI占位病变。

6.鉴别诊断

- 应与颅咽管瘤、脑膜瘤、异位松果体瘤、脊索瘤、视神经或视交叉胶质瘤、胆脂瘤等发生于鞍区的肿瘤相鉴别。
- 同时又要与空泡蝶鞍、垂体脓肿、Rathke囊肿、垂体炎、颅内动脉瘤、交通性脑积水等非肿瘤性疾病鉴别。
- 也需与由于内分泌靶腺功能障碍负反馈作用于垂体，导致垂体增生的疾病如原发性甲状腺功能低下相鉴别。

7.治疗原则

- 对大多数垂体腺瘤而言，手术仍为首选的治疗方法。但PRL腺瘤以药物治疗为先。
- 手术治疗入路选择

  > 经蝶垂体腺瘤切除术：适合于90%以上垂体瘤切除。各种类型的垂体微腺瘤；各种类型的垂体大腺瘤或垂体巨大腺瘤主要向鞍上或鞍后上伸展，轻度向鞍上前方及轻度向鞍上两侧者。

  > 开颅垂体腺瘤切除术：经翼点、额外侧、额下等入路。开颅入路手术适用于向鞍上、鞍旁、额下和斜坡等生长的肿瘤。

  > 扩大经蝶入路：采用神经内镜辅助下，针对向前方或侧方生长明显，包绕海绵窦等侵袭性巨大腺瘤的

手术。

> 放射治疗：对手术切除不彻底或术后复发者又不适宜再次手术的病例。

> 药物治疗：以溴隐亭为代表的多巴胺激动剂治疗泌乳素腺瘤；生长抑素激动剂治疗GH腺瘤和TSH腺瘤等。

参 考 文 献

■ 垂体腺瘤临床治疗指南.

◎ 胶质瘤

- 胶质瘤在病理学上是指一组具有向胶质细胞分化特征的神经上皮肿瘤的总称，根据WHO（2007年）的分类，胶质瘤分类如下：①星形细胞来源肿瘤；②少突胶质细胞瘤；③混合性胶质瘤；④室管膜瘤；⑤其他神经上皮来源肿瘤（包括星形母细胞瘤、三脑室脊索样胶质瘤）；⑥神经元及混合性神经元-神经胶质起源肿瘤。
- 临床上将胶质瘤分为高级别胶质瘤（HGG）和低级别胶质瘤（LGG），前者WHO分级为Ⅲ~Ⅳ级，后者WHO分级为Ⅰ~Ⅱ级。

（一）高级别胶质瘤

1.临床表现

- 起病急，进展快，早期头痛、恶心、呕吐等颅压增高的症状，局灶性症状和肿瘤位置相关。

2.辅助检查

- CT：平扫表现为略高或混杂密度病灶，边缘不规则，瘤周水肿明显。增强显示不规则强化。
- MRI：T_1、T_2像显示多为不规则形态，边界不清，不均匀信号（以低、等、混合信号为主），肿瘤内部坏死、囊变和出血多见，瘤周水肿多为中、重度，占位征象明显。Gd-DTPA增强后显示病灶呈不均匀环形强化（表11-4）。

3.鉴别诊断

- 应与转移瘤、不典型的脑膜瘤、肉瘤等相鉴别，还应与非肿瘤疾病如脑脓肿、结核球反应性胶质增生、脱髓鞘病变、血管瘤、血肿环状强化等相鉴别。

4.治疗原则

- 治疗原则以手术为主，辅以放疗、化疗等综合治疗。

5.手术

- 手术原则：最大范围的安全切除肿瘤。如病变累及重要结构，需调整手术策略行部分切除或单纯活检术。对于复发的多形性胶母细胞瘤，如一般情况和肿瘤部

表11-4　MRI影像学特征性表现

肿瘤种类		影像学特征表现（要点）
低级别胶质瘤（Ⅱ级）	主要指弥漫性星形胶质细胞瘤、少突胶质细胞瘤、少突星形胶质细胞瘤3种 特殊类型还包括：多形性黄色星形细胞瘤（PXA）、第三脑室脊索瘤样胶质瘤和毛黏液样型星形细胞瘤等	弥漫性星形胶质细胞瘤信号相对均匀，T_1W低信号，少突胶质细胞瘤MRI表现同弥漫性形胶质瘤，但信号不均匀，常有大块状钙化 PXA多见于额叶，位置表浅，有多发小囊变、强化显著和邻近脑膜强化是其特征 第三脑室脊索瘤样胶质瘤位于第三脑室内 毛黏液样型星形细胞瘤实性为主，常见于鞍上
间变胶质瘤（Ⅲ级）	主要包括间变性星形胶质细胞瘤、间变性少突胶质细胞瘤、间变性少突星形胶质细胞瘤3种	当MRI考虑的星形细胞瘤或少突细胞瘤出现强化时，提示间变可能大
Ⅳ级胶质瘤	胶质母细胞瘤；胶质肉瘤	胶质母细胞瘤最主要特征为不规则形周边强化和中央大量坏死。强化外可见脑水肿 胶质肉瘤依肉瘤或胶质瘤成分优势，分别表现实性不均匀强化肿块或胶冻样表现
室管膜瘤	主要指Ⅱ级和间变生（Ⅲ型） 特殊类型：黏液乳头型室管膜瘤为Ⅰ级	室管膜瘤边界清楚，位于脑室内，信号可混杂，出血、坏死、囊变和钙化可并存，瘤体强化常明显 黏液乳头型室管膜瘤好发于马尾

位可以切除，应考虑再次手术。

- 手术目标：①安全切除肿瘤，缓解颅压高和压迫引起的症状；②降低肿瘤细胞负荷，为辅助放化疗创造有利条件；③明确组织病理学诊断，并为分子诊断提供条件；④维持较好的生存状态；⑤延长生存期。
- 新的手术辅助技术如神经导航、术中荧光引导，术中磁共振成像检查等有助于胶质瘤的最大范围安全切除。

6.放疗

- 术后尽早开始放疗（1个月内），采用3D-CRT或IMRT技术进行局部放疗，总剂量≤60Gy，常规剂量分割方式进行。

7.化疗

- 给予替莫唑胺75mg/m²化疗同步放疗，随后6个周期的TMZ辅助化疗［150～200mg/（m²·d），5/28天方案］，此方案在MGMT基因启动子甲基化的患者中获益最明显。

8.预后

- 肿瘤级别。
- 年龄（≤65岁与＞65岁）。
- 术前神经功能状况（KPS≥70与＜70）。
- 肿瘤切除程度（全切除与非全切除）。
- 病灶部位（额叶与非额叶，脑叶与深部）。
- 新发与复发。

9.随访

- 每隔2～3个月对患者进行随访。
- 随访内容：临床基本情况，认知和精神心理状态，神经系统检查，必要的辅助检查和影像学检查。
- 评估肿瘤控制情况应选择MRI平扫（T_1、T_2、FLAIR、DWI）及T_1增强扫描。其中RANO标准作为判断肿瘤是否复发的判别标准（表11-5）。

表11-5 RANO标准

	完全缓解（CR, complete response）	部分缓解（PR, partial response）	稳定（SD, stable disease）	进展（PD, progressive）
T_1+C	未见	缩小≥50%	变化在-80%到+25%之间	增加≥25*
T_2/FLAIR	稳定或减小	稳定或减小	稳定或减小	增加*

	完全缓解（CR, complete response）	部分缓解（PR, partial response）	稳定（SD, stable disease）	进展（PD, progressive）
新增病灶	未见	未见	未见	可见*
皮质激素应用	无需	稳定或减少	稳定或减少	不作为标准
临床表现	稳定或改善	稳定或改善	稳定或改善	恶化*
判定标准所需条件	以上全部	以上全部	以上全部	以上任何一项*

注：#：含*的项目出现任何一项即判定进展

不作为标准：如无临床恶化，单纯皮质激素用量的增加不能判定进展

（二）低级别胶质瘤

1.概述

■ 成人弥漫性低级别胶质瘤（WHO Ⅱ级）包括少突胶质细胞瘤、星形细胞瘤及少突星形细胞瘤。低级别胶质瘤占成人脑原发肿瘤的15%，多发于年轻的人群（40岁左右），多分布于幕上，岛叶和辅助运动区更易受累。其病因不清，目前认为是多因素作用的结果：基因多样性、感染因素以及免疫因素相关。长期暴露于电离辐射是唯一确定的危险因素。

2.临床表现

■ 病程多为1～10年。症状和体征取决于肿瘤的部位和大小。幕上低级别胶质瘤最常见的症状是癫痫，还可能出现头痛，视力及视野改变，精神改变和运动、感觉障碍等。

3.辅助检查

■ CT：CT平扫为低密度为主的混合病灶，亦可为等密度病灶，与脑实质分界不清，肿瘤的占位效应及瘤周水肿多为轻至中度。CT增强扫描时可增强或不增强。

■ MRI：病灶呈圆形和椭圆形，多表现为低和等T_1信号，

协和临床外科手册

T_2高信号，瘤周水肿多为轻至中度。增强扫描后，无或轻度强化，仅少数可见中度强化。

4.鉴别诊断

- 与其他脑肿瘤如脑膜瘤、肉瘤、转移瘤、胆脂瘤、脑穿通畸形、脑软化灶等鉴别。

5.治疗原则

- 手术治疗：其原则是在保存神经功能的前提下尽可能地争取全切除。

  ➤ 如肿瘤较小，特别是位于非功能区者应争取行显微外科全切除。

  ➤ 位于额极、颞极、枕极者可行肿瘤包括部分脑叶切除。

  ➤ 肿瘤较大、浸润范围较广时，尽量多切除肿瘤，减少肿瘤残留，为有效地进行放疗及化疗打下基础。

  ➤ 肿瘤位于功能区者而尚无偏瘫及失语者，应注意保存神经功能，可以选择唤醒麻醉，并行分块适当切除，以免发生严重并发症。

  ➤ 脑室肿瘤可从非功能区皮层切开进入脑室，应妥善保护脑室内结构，尽可能切除肿瘤解除脑室梗阻。

  ➤ 应充分利用神经导航、电生理监测及术中磁共振成像等技术手段为患者制定个体化方案。

- 放疗

  ➤ 放射治疗为缩小病灶范围、延缓复发、控制癫痫以及延长无症状生存时间的重要治疗方法。肿瘤完全切除且预后因素属低危者可定期观察；若预后因素属高危者应予早期放疗。放疗的总剂量为45～54Gy，分次剂量为1.8～2.0Gy。

- 化疗

  ➤ 对于低危的患者，可行观察，高危患者应行术后放化疗。化疗方案可选择PCV（甲基苄肼＋洛莫司汀＋长春新碱）或者替莫唑胺治疗。

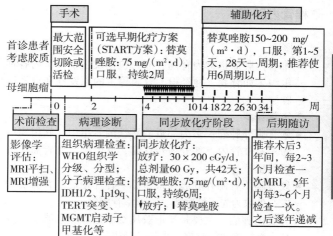

图 11-1

6.预后

- 低风险患者：肿瘤全切且年龄＜40岁。
- 高风险患者：肿瘤未全切和（或）年龄≥40岁。

（王 裕 姚 勇）

◎ 椎管内肿瘤

1.概述

■ 椎管内肿瘤也称为脊髓肿瘤，包括发生于椎管内各种组织（如脊髓、神经根、脊膜等）的原发性和继发性肿瘤。

2.分类

■ 硬脊膜外肿瘤：多为邻近的恶性的骨组织、软组织肿瘤累及椎管内，部分为转移瘤、淋巴瘤、血管瘤、神经鞘瘤等。

■ 硬脊膜下脊髓外肿瘤：最多见。神经鞘瘤和脊膜瘤为主，少数为先天性肿瘤、终丝室管膜瘤。

■ 脊髓内肿瘤：主要是星形胶质细胞瘤、室管膜瘤，少数为血管网状细胞瘤、先天性肿瘤。

■ 哑铃形肿瘤：主要指骑跨椎管内外肿瘤，以神经鞘瘤多见。

3.临床表现

■ 髓内肿瘤：早期症状不具有特异性，病程常常有数年；若是恶性肿瘤或是转移瘤，则病程仅数月。髓内肿瘤出血会使症状突然加重，多为室管膜瘤、血管网状细胞瘤。成人髓内肿瘤的主要症状是疼痛和肌力下降。疼痛一般定位在肿瘤水平，很少有放射痛；颈段肿瘤主要引起上肢症状，胸段肿瘤引起下肢肌张力增高和感觉障碍。麻木也是常见的症状，从下肢远端向近端发展。位于腰膨大或圆锥部位的肿瘤可引起背部和下肢的放射痛，早期即可以出现大小便功能障碍。

■ 髓外肿瘤：特征性表现为Brown-Sequard综合征，即同侧肌力下降、肌张力升高、同侧深感觉障碍，对侧浅感觉减退。上颈段和枕骨大孔区肿瘤多位于腹侧，表现为枕下的疼痛、上肢远端肌力下降和骨间肌的萎缩。下段颈椎管的髓外肿瘤表现则为节段性肌无力和长传导束损害。胸段肿瘤的主要症状是肢体僵硬、易疲劳，最后表现为痉挛；同时有肌力下降，特别是踝和大足趾的背屈，常从远端开始。位于背侧中线的肿瘤，可以压迫双侧的脊髓后索，导致感觉性共济失调、步态不稳。括约肌功能受损常发生在临床病程的晚期。终丝的室管膜瘤常表现为背部疼痛，并间断地向双侧下肢放射。

4.影像学检查

- X线和CT主要用于了解脊柱骨性结构受累情况，及其稳定性情况。

- MRI表现

  ➢ 髓内肿瘤：脊髓增粗和肿瘤强化是髓内肿瘤的特征性表现。在T_1相上，多数髓内肿瘤比脊髓的信号略低或相等，脊髓异常增粗；在T_2相上，多数肿瘤是高信号的，对诊断和鉴别诊断十分有利。室管膜瘤通常是均匀强化，病变两端的囊性变较为常见，尤其是颈段和颈胸段的肿瘤。星形胶质细胞瘤在增强MRI上，边缘不规则，界限没有室管膜瘤清楚，强化可以是均匀、斑片状或是很少。血管网状细胞瘤的边界非常明显，强化显著，常常可见血管的流空信号影。脂肪瘤在T_1、T_2相上均为高信号，但是抑脂相中可见肿瘤信号明显降低。

  ➢ 炎性疾病的MRI表现各有不同，与病因相关。急性的多发硬化斑块通常表现为白质内灶状的均匀强化，很少有脊髓增粗。多个脊髓节段的斑片状强化是脊髓炎的特征表现。软脑膜的强化见于淋巴瘤、转移瘤和细菌性、真菌性和结核性脊髓炎。放射性坏死在T_1相上表现为病灶周围的环状强化，T_2相上呈现高信号且脊髓增粗，使髓内肿瘤与放射性坏死鉴别十分困难。

  ➢ 髓外肿瘤：在T_1相上，大多数肿瘤的信号与脊髓的信号强度相比，是等信号或是稍低信号；而在T_2相上，神经鞘肿瘤的信号常比脊髓或是脊膜瘤的信号高。几乎所有的髓外肿瘤都有不同程度的增强，脊膜瘤典型的表现是均匀的强化，只有在极少数情况下，如内部钙化或囊变时，才有不均匀强化；若周边硬膜也有强化，则是对脊膜瘤诊断的有力证据。

尽管神经鞘肿瘤和终丝室管膜瘤对造影剂的摄取是均匀的，可是由于肿瘤内部经常发生囊变、出血或坏死，所以常表现为不均匀的增强。

5.诊断依据

- 病史：椎管内肿瘤发展较缓慢，病程多在数年余。应详细了解有无脊神经根痛及其放射部位、感觉、运动和大小便障碍，发生的先后次序。
- 症状体征：①神经根痛是最常见的首发症状，以硬脊膜外肿瘤最多见；②疼痛；③运动障碍及反射异常；④感觉障碍；⑤自主神经功能障碍。
- 影像学资料：脊柱X线片、CT扫描可见椎间孔扩大、椎体及邻近骨质吸收和破坏。MRI扫描能显示肿瘤的大小、数目、位置，并可显示肿瘤与脊髓的关系。
- 腰椎穿刺行脑脊液生化常规检查及动力学试验。
- 脊髓血管造影可显示肿瘤病理性血管及其供血动脉和引流静脉情况，对手术操作有指导意义，对于血管瘤、血管网织细胞瘤及其他血管性病变的诊断和手术切除更有意义。

6.鉴别诊断

- 应与脊髓蛛网膜炎、脊髓血管畸形、椎间盘突出症、脊髓空洞症、脊柱结核和脊柱原发或继发性肿瘤相鉴别。

7.治疗原则

- 目前手术切除椎管内肿瘤仍是唯一有效的方法。多数椎管内肿瘤为良性病变，对此如能全切其预后良好。对恶性肿瘤经手术充分减压，辅以术后放疗也可以获得一定的缓解。
  - ➢ 髓内肿瘤的外科治疗已经有相当大的进展，外科手术曾经仅用于活检诊断，可是现在已经成为治疗界限清楚的良性肿瘤的最有效的方法。即使肿瘤为恶性，也常常是低级别的，可以通过显微外科手术的方式切除肿瘤，保留神经功能，得到长期控制不复发甚至是治愈的目的。
  - ➢ 髓外肿瘤的切除多数通过标准的后入路椎板切除即

可完成，可以根据需要完全或部分切除一侧的关节面。半椎板切除和单侧的关节面切除则可以较少影响脊柱的稳定性，术后的疼痛也更轻微。全部切除肿瘤术后极少复发。因为肿瘤生长缓慢，所以当全部切除肿瘤困难，有可能加重神经功能损伤时，不求全部切除肿瘤。如果肿瘤位于腹侧，需切断齿状韧带，以显露肿瘤。腰部的肿瘤常被马尾覆盖或圆锥遮挡，必须将他们分离才能有足够的手术空间，常常可以从马尾的一侧分离肿瘤，并安全地拖向椎管侧壁将其切除。终丝室管膜瘤手术治疗的效果取决于肿瘤的大小以及肿瘤和马尾神经根的关系，应该争取全部切除肿瘤。

（邓　侃　姚　勇）

整形科

◎ 外伤及手术创面处理

1.概述

- 创面（wound），包括外伤创面和手术创面，都是外科医师的常见问题。创面修复分为三个阶段：炎症期（2~3天）、增生期（约3周，成纤维细胞增生并合成胶原）、**重塑期**（6个月~1年，胶原合成和分解均较活跃）。伤口在2~3周较脆弱（炎症期及增生期），之后进入重塑期，瘢痕强度增加。瘢痕的最大强度约为正常组织的75%。

- 影响创面愈合的因素可分为局部因素和全身因素。局部因素包括：动脉供血不足、静脉回流受阻、水肿、感染、压力、放射线、异物和坏死组织等。全身因素包括：糖尿病、营养不良、维生素缺乏、化疗、吸烟、高龄以及免疫抑制（如应用糖皮质激素）等。

2.接诊要点

- 现病史：受伤时间，机制及周围环境。6~8个小时以上的伤口直接缝合后较易感染，大多选择二期缝合。面部皮肤血运丰富，可适当延长清创缝合的时间，一般24小时内如果伤口无明显污染，仍可尝试一期关闭，以减少瘢痕的形成。创伤机制有助于判断组织损伤程度。受伤环境可提示伤口污染程度。

- 既往史：糖尿病、血管疾病、免疫抑制、恶性肿瘤、凝血异常、营养不良、瓣膜病等均可影响伤口愈合。既往手术史：手术瘢痕、血管分流术、陈旧未愈创面、有无植入物。用药史：激素及免疫抑制剂可影响伤口愈合。过敏史：尤其有无磺胺类药物及青霉素过敏史，指导抗生素应用。

- 体格检查：检查伤口有无活动性出血、异物以及周围组织损伤程度；通过运动、感觉、动脉搏动和末梢血液循环情况，确定有无神经、血管、骨及肌肉的损伤并详细记录神经血管检查的结果；如怀疑鼻泪管或腮腺导管损伤，应予以探查；记录伤口的长度、深度、软组织损伤程度和污染程度。

■ 影像学检查：评估有无骨折、血肿、积气等。

3.治疗

■ 非手术治疗

> 注意：抢救生命永远比处理伤口重要！

> 易发生破伤风感染的伤口：受伤超过6小时，伤口较深，挤压伤伴感染征象，组织失活，或异物存留。应予破伤风抗毒血清注射，注射前需皮试，若过敏可肌注破伤风免疫球蛋白。

> 应用抗生素的指征：急性创伤，伴蜂窝织炎或伤口污染；人或动物咬伤；免疫抑制或糖尿病患者的污染伤口：广谱抗生素，覆盖厌氧菌；面中部外伤：应用抗生素避免感染累及海绵窦；瓣膜病：预防感染性心内膜炎，避免细菌种植于人工瓣膜；肢体淋巴水肿；捻发音、恶臭：提示厌氧菌感染。

> 初始治疗：应用广谱抗生素（头孢类或耐酶青霉素），根据细菌培养及药敏结果调整。软组织感染：通常为革兰阳性细菌（如葡萄球菌或链球菌）导致，可在密切临床监测下根据经验选用窄谱抗生素。

■ 手术治疗：基本原则为无痛清创、无创缝合、解剖对位。

> 清创（debridement）

◇ 即将污染的创口，经过清洗、消毒，然后切除创缘、清除异物，切除坏死和失去活力的组织，使之变成清洁的创口。清洗的顺序一般为生理盐水-络合碘-生理盐水-双氧水-生理盐水。清创前应有良好的麻醉，尽量无痛清创。

◇ 急诊清创往往很难区分可逆损伤与不可逆损伤，但延迟清创将会导致更多组织坏死及感染。清创时需去除所有坏死组织、污染组织及异物。

◇ 如为挤压伤、大面积损伤，或怀疑重要组织受损，可大致清除坏死组织后加强换药，直至创面界限清楚时再彻底清创。在术后早期应用封闭负压辅助闭合系统（vacuum assisted closure system, VAC），可有效促进肉芽生长，并及时清除坏死组织及渗出物，同时保证伤口的湿性环境，促进局部血运的改善。清创时应尽可能保留重要组织结构，如神经、血管、肌腱、骨。当上述结构发生严重感染或无法挽救时，清除后应予重建。大量生理盐水冲洗伤口可有效减少细菌并清除表面坏死组织。

✧ 不同清创技术联合应用有互补作用：器械清创可锐性及钝性去除失活组织；敷料清创即用湿纱布逐渐去除伤口的坏死物质及纤维碎屑（清洁伤口禁用）；化学清创则是应用生物酶消化失活组织。

➢ 关闭创面

✧ 清洁创面在充分清创、去除异物、冲洗并止血后，可在6～8个小时内关闭。血运丰富部位（如面部、手部）抗菌力强，一期关闭的时间窗可超过8小时。人咬伤及猫咬伤的创面往往含有大量致病菌，不宜一期关闭。

✧ 一期关闭：就诊时即刻缝合创面。二期关闭：不缝合，等待创面自行愈合。三期关闭（延期关闭）：创面旷置一段时间（3～5天）后再缝合。

✧ 细菌含量超过10^5/g称为感染创面，如不清创往往难以愈合。β溶血性链球菌少于 10^5/g时即可影响创伤愈合。污染伤口应充分清创并加强换药以减少细菌，保证安全的延期关闭。3个月不能闭合的伤口称为慢性伤口。

4.手术创面处理

■ 切口

➢ 切口的方向应沿皮肤张力松弛线（relaxed skin tension lines，RSTLs）设计。沿皮肤张力松弛线的创面张力小，瘢痕也相对较小。皮肤张力松弛线又称为皮纹、面部表情线或最小张力线等，垂直于其深面肌肉的长轴。在微笑、皱眉、紧闭双目等情况下，面部肌肉收缩，表情线特别明显。例如额肌在额部垂直走行，而皮肤张力松弛线呈水平走行，与其深面的额肌垂直。面部手术时可通过面部肌肉收缩确定RSTL的方向。颈部、躯干和四肢手术时，若RSTL不明显，可通过在不同方向比较皮肤的伸展性，确定RSTL的方向，RSTL与皮肤伸展性最好的方向垂直。

> 皮肤切口还可选择不明显或看不到的位置，例如乳房手术可选择乳晕、腋窝或乳房下皱襞切口，面部除皱术的切口可选在发际线处。

> 在保证手术顺利完成的前提下，切口尽量短，又要尽量避免形成"猫耳朵"。四肢切口应与肢体长轴平行，避免瘢痕挛缩导致关节功能障碍。头皮切口应斜行平行于毛囊以避免瘢痕性秃发。前胸从双肩到剑突的三角区易形成增生性瘢痕。足底切口术后可能会长期疼痛。

■ 手术操作

> 熟悉解剖结构、术前仔细计划可以避免不必要的切开及分离。粗暴的操作会挤压组织导致缺血、坏死及延迟愈合。牵拉皮肤时可用皮钩或齿镊。术中用湿纱布及盐水冲洗防止组织干燥。应沿解剖层次进行分离，避免对筋膜、血管、肌肉及神经造成不必要的损伤。过度牵拉神经可能导致神经失用。

> 缝合材料（表12-1及表12-2）

  ◇ 缝合材料包括缝线、皮肤黏合剂和皮钉等。缝线可分为天然和合成、可吸收和不可吸收、单股或多股（编织）缝线等。

  ◇ 人体对天然缝线的炎症反应比合成缝线大。对儿童和不合作的成年人，常用可吸收缝线缝皮，以避免拆线。不可吸收缝线常用于缝皮，或用于需要提供永久组织连接的深部缝合部位（如血管吻合）。

  ◇ 单股缝线表面光滑，较易穿过组织，组织损伤小、反应轻，不易定植细菌。缺点是摩擦力小，不易操作，线结不牢固，需要增加线结数量以固定线结。

◇ 多股缝线对组织损伤较大，组织反应较重，容易定植细菌。优点是摩擦力大，容易操作，线结较牢固。

表12-1 不可吸收缝线列表

缝线种类	缝线性质	缝线强度	线结稳定性	组织反应	常用范围
丝线	多股	低	非常好	大	缝皮
聚丙烯（Prolene）	单股	中等	非常差	小	血管吻合、皮内缝合
尼龙	单股	中等	差	小	皮内缝合
聚酯纤维（Ethibond）	多股	非常高	一般	一般	心血管外科、神经外科
不锈钢	—	最高	非常好	很小	骨骼、肌腱

表12-2 可吸收缝线列表

缝线种类	缝线性质	强度维持时间	线结稳定性	组织反应	常用范围
肠线		1周	差	很大	口腔黏膜、儿童
薇乔（vicryl）	多股	2~3周	一般	一般	泌尿、普通外科
单乔（monocryl）	单股	2~3周	好	小	皮内缝合
Dexon	多股	2~3周	好	小	泌尿、普通外科
普迪思（PDS）	单股	4周	差	小	缝合腹膜

◇ 皮钉：金属材料制成，优点是能迅速关闭伤口，强度大，且组织反应小。缺点是对合不精确，且拆除时间过迟会留下明显印痕。应避免用于外露

部位，如面部、颈部，常用于头皮创口。

◇ 皮肤黏合剂：可用于闭合和保护张力较小的创口。可单独使用，也可与缝线合用。优点是较美观，且速度较快。缺点是无法保证精确对合。

■ 缝合原则

➤ 缝合的原则是解剖对位、分层缝合、不留死腔。缝合的顺序是"先两头后中间，再中间再中间"，即先缝合伤口的两端，然后每次从两条缝线的中点进针，这种方法可以保证伤口较精确对合，避免猫耳形成。缝合后皮缘应外翻，使真皮精确对合、促进创口愈合且瘢痕较小。

➤ 主要依靠真皮层的缝线完成创面对合，这也能减轻表皮的缝线张力。

➤ 若感觉伤口张力较大，可在皮下脂肪层进行皮下游离以减小张力。头皮部位可切开帽状腱膜，在帽状腱膜下行皮下游离。

➤ 缝合真皮层时（图12-1），深度应达真皮网状层，从真皮乳头层出针，把线结理在深处，防止缝线外露。这种方法可以保证精确对合，且皮缘外翻。

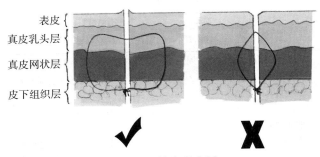

表皮
真皮乳头层
真皮网状层
皮下组织层

图12-1　缝合真皮层

5.拆线

■ 拆线的时间取决于缝线的吸收率，解剖部位，伤口愈合情况，切口张力，以及预期外观。缝线保留7～10天后可形成线痕。面部缝线应在4～7天后拆除，四肢及躯干部位的缝线可在术后1~2周拆除。

- 手术瘢痕
  - ➤ 手术瘢痕的大小受许多因素的影响，如伤口部位、张力、是否发生感染、患者体质等。手术技巧仅是其中一个因素。还有一些预防瘢痕过度增生的方法。
  - ➤ 免缝胶布：可单独使用，也可与缝线合用以对合、保护并隐藏手术创口。若局部张力过大，皮肤会出现水疱。可保留在创口上，直至其自动脱落。一般术后用1周。
  - ➤ 硅胶膜/硅凝胶：一般在伤口拆线，揭去免缝胶布后开始应用，用3个月左右。硅胶膜每天至少要用12小时，最好一天24小时应用。硅凝胶更适合用在脸部和颈部等部位。

Tips：

1.抢救生命永远比处理伤口重要！

2.清创前要充分麻醉，要酌情应用破伤风抗毒素及抗生素。

3.缝合伤口要注意解剖对位、分层缝合、不留死腔。

(黄久佐)

参 考 文 献

- Charles H Thorne, et al. Grabb and Smith's plastic sugery, 7th ed.Philadelphia：Lippincott Williams & Wilkins, 2014.
- Ken K.Lee, et al. Color atlas of cutaneous excisions and repairs. New York：Cambridge, 2008.
- Alan D, McGregor, et al. Fundamental techniques of plastic surgery, 10th ed. New York：Churchill Livingstone, 2000.

◎ 皮片移植术和皮瓣移植技术

1.概述

- 创面的关闭需要遵循重建阶梯，即创面从简单到复杂的重建方法：直接关闭、皮片移植、局部皮瓣以及远位皮瓣。若创面较小，且局部血供好、细菌少，可直接关闭。若创面较大，则需要进行皮片移植。若局部创面缺损较多，且局部血供较差，可考虑局部皮瓣。若局部皮瓣无法覆盖，则可以从远隔部位选取皮瓣，采用显微外科技术与受区的动脉和静脉进行吻合，即远位皮瓣/游离皮瓣。

2.皮片移植术

- 皮片移植就是将皮肤从其生长部位移植到另一部位或另一个体，从而消灭创面。
- 适应证：无法直接关闭切口时可考虑皮片移植；缺少邻近组织覆盖；不明确肿瘤切缘是否干净；应用其他复杂方法可能导致严重并发症甚至死亡；其他因素：营养状况、年龄、伴发疾病、吸烟史以及依从性。
- 禁忌证：严重感染创面；有骨、肌腱、神经暴露的创面；放射治疗后的组织；异物外露的创面；长期不愈的压疮；陈旧性肉芽组织。
- 根据皮片的形状，主要可以分为网状植皮、片状植皮和邮票植皮。网状植皮可以用较小的皮片覆盖较大面积的受区创面；适用于不规则创面的植皮；能够确保皮片下方积液流出，减少血肿或血清肿的形成；会导致继发的创面收缩，可以减少创面的面积，但是不应用于关节部位。片状植皮恢复后的外观更好，因此面部及手部需应用片状植皮。将移植皮片剪成 $2.0 \sim 3.0 cm^2$ 邮票状大小进行移植，间距为 $0.5 \sim 1.0cm$。一般在大面积烧伤自体皮源不足时采用，异体皮临时覆盖创面的移植有时也采用邮票状植皮。
- 按移植皮片的厚度，分为：刃厚皮片、中厚皮片、全厚皮片（full-thickness skin graft，FTSG）。刃厚与中厚皮片因仅从一定的层面切取部分皮肤，因此又称为断层皮片（spilt-thickness skin graft，STSG）（图12-2）。

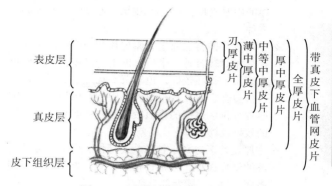

图12-2　皮肤结构及皮片示意图

➢ 刃厚皮片
　　✧ 刃厚皮片是移植皮片中最薄的一种，仅含表皮层，带少量真皮乳头组织，厚度一般在0.3mm左右。由于移植的皮片较薄，缺乏真皮组织，术后瘢痕增生显著，后期收缩性较大，不耐磨，色泽改变最显著。刃厚皮片切取后在供区几乎不留下明显的瘢痕，因此供区范围较广，一般在皮肤完整的肢体均可取材。
　　✧ 刃厚皮片一般用滚轴式取皮刀切取，小面积的皮片也可直接用刀片切取。刃厚皮片切下后，供皮区出血点细小致密；如出血点较大，说明可能切取较深，需要调整深度。受区清创干净，止血彻底，皮片移植覆盖创面后，缝合固定，用抗生素纱布或油纱覆盖，再垫以多层无菌敷料，打包堆、加压包扎。术后3～5天，打开包堆，检查植皮成活情况。在此期间如有感染，及时打开包堆、换药，处理术区。
➢ 中厚皮片
　　✧ 中厚皮片包含表皮层及部分真皮，又可分为薄的

829

中厚皮片（含1/3真皮层，厚度0.3～0.5mm）、中等中厚皮片（含1/2真皮层，厚度0.5～0.6mm）、厚的中厚皮片（含2/3真皮层，厚度0.7～0.9mm）三种。

❖ 中厚皮片的特点介于刃厚皮片与全厚皮片之间，存活相对较容易，术后又近乎全厚皮移植，瘢痕挛缩小，弹性较好，色素沉着轻，供区创面也可自行愈合，因此在整形外科中的应用最广。但中厚皮片供区遗留的瘢痕较刃厚皮片明显，移植后的效果也较全厚皮片稍差。

❖ 中厚皮片多选择于较隐蔽的部位，但应宽敞有足够的供皮面积，最常选择在大腿上外侧，以及侧胸部、腹部、腰背部等部位。

❖ 为了控制好皮片的厚度与深度，可采用徒手取皮，或采用滚轴式或鼓式取皮刀取皮，操作熟练后可以取下完整均匀的中厚皮片。

❖ 中厚皮片移植的受区创面要求比刃厚皮片高，需要基本控制感染，彻底止血，创面处理符合要求后，将取下的中厚皮片平铺于创面上，大小在轻度牵拉的状态，较所需覆盖的创面稍大，保持一定的弹性与张力，但不可过于紧张，太过松弛又可能影响皮片的存活；皮片周缘与创区周围缝合，结扎线留长线；缝合完毕后，用庆大霉素溶液冲洗皮下创面，清除积血块。用凡士林油纱或网状敷料覆盖于皮面，再加细小的碎纱布或棉片，打包堆、加压扎。术后9～11天即可打开包堆、拆线。在此期间如有感染，及时打开包堆、换药，处理术区。

➤ 全厚皮片

❖ 全厚皮片包含表皮层及真皮全层，成人全厚皮片一般在1mm左右，最厚可达2～3mm。全厚皮片移植后瘢痕挛缩小，外观良好，色素沉着轻，移植效果最好。供区创面不可自行愈合，需要将创面缝合或再以刃厚或中厚皮片覆盖。

   ✧ 适应证：面部、颈部、眼睑等外露部位的缺损；
     手掌、足底、关节等功能部位植皮；头皮移植需
     要全层头皮移植。
   ✧ 禁忌证：感染或污染创面；血运不良的肉芽创面；
     骨、肌腱以及材料外露；大面积的皮肤缺损。
   ✧ 全厚皮片移植的供区常选择下腹部、上臂内侧，
     耳后及锁骨上区皮肤。
   ✧ 全厚皮片一般直接用手术刀切取，皮片取下后
     将脂肪层修剪干净。供区创面缝合或再以刃厚或
     中厚皮片覆盖。一般均用整张植皮，行打包堆、
     加压包扎。术后14天左右即可打开包堆、拆线。
     在此期间如有感染，及时打开包堆、换药、处理
     术区。

- 皮片移植前，需要了解患者的全身系统情况和局部
  病变情况。完善术前的常规辅助检查和照相。根据受
  区大小、位置确定供区位置、取皮的大小。受区的选
  择一般是遵从就近原则。严格掌握适应证和植皮的种
  类。皮片移植术后，可根据患者体温、受区敷料的渗
  出情况，来判断皮片的成活情况及有无感染。

- 皮片移植的血运建立分为血浆营养期与血管营养期。
  血浆营养期是在移植后头2~3天内，受区血管芽长入
  皮片，但血管中没有血液，营养维持是靠从受区创面
  的渗出液吸收。血管营养期是移植2~3天后，血管在
  皮片与受区间活跃生长，有的受区血管芽长入皮片，
  有的为受区血管和皮片内血管吻接形成新的血管网。
  尽管血管内有血液流动但没有稳定的血循环。术后
  4~5天血管化充分，有活跃的血液流动，7天后血循环
  建立，皮片成活。

- 皮片移植术术后常见并发症有血肿、感染、皮片移
  动等。

3.皮瓣移植技术

- 皮瓣（skin flap）是由具有血液供应的皮肤及其附着的
  皮下脂肪组织所组成。在皮瓣形成与转移过程中，其
  血供来源的位置称为蒂部，其他面及深面均与供区分

离，转移到另一创面（受区）。皮瓣转移的早期由蒂部血运供应营养，受区创面新生血管长入皮瓣，建立新的血运后，才完成皮瓣转移的全过程。

- 适应证：有肌腱、骨、关节、大血管、神经干等组织裸露的新鲜创面或陈旧性创伤，而周围又无局部组织直接缝合覆盖时应用皮瓣修复；有的缺损尽管没有深部组织缺损外露，但为了获得好的外形和功能效果，可以选择皮瓣修复；器官再造时，为重塑器官的三维形态，如鼻、唇、眼睑、眉毛、耳、阴茎、手指的再造等，皆以皮瓣为基础，再配合其他支持组织（如软骨、骨、筋膜等）的移植；面颊、鼻等部位的洞穿性缺损修复，除制作衬里外亦常需要具有丰富血运的皮瓣覆盖；各种原因所致的局部溃疡、压疮或局部营养贫乏所致的难治性创面等，可通过皮瓣输送血液，改善局部营养状态。

- 分类：按传统分类，主要有两类。一是按形态学分为：扁平皮瓣与管形皮瓣（即皮管）；二是按取材及修复缺损部位的远近而分为：局部皮瓣与远位皮瓣（带蒂皮瓣）。20世纪70年代后由于对皮瓣血液供应，血管分布研究的深入，提出了按皮瓣血循环类型进行分类，即将皮瓣分为任意皮瓣与轴型皮瓣两大类。在轴型皮瓣中又有直接皮肤动脉、肌皮动脉、动脉干网状血管及肌间隙或肌间隔血管等类型。后三种血管供应若在手术时不能将深部的血管干包含在皮瓣内，则只能作为任意皮瓣应用。

- 皮瓣的设计及原则
  - 缺损的判断：根据缺损处的情况，包括部位、形状、大小、有无严重挛缩情况、周围的皮肤条件、创伤条件等进行综合分析，选择适当的供皮瓣区和大小。
  - 供皮瓣区与皮瓣类型的选择：选择皮肤质地、颜色近似的部位为供皮瓣区；以局部、邻近皮瓣，安全简便的方案为首选；应尽可能避免不必要的延迟及间接转移；皮瓣设计面积大小，应比经切除瘢痕松解后的实际创面还要大20%左右；应尽量多选用血运丰富的轴型皮瓣或岛状皮瓣移植。

➤ 逆行设计（planning in reverse）：又称"试样"，是皮瓣设计必不可少的步骤。其程序大致如下：先在皮瓣供区绘出缺损区所需皮瓣大小、形态及蒂的长度；用纸（或布）按上述图形剪成模拟的皮瓣；再将蒂部固定于供皮瓣区，将纸型（或布型）掀起、试行转移一次，视其是否能比较松弛的将缺损区覆盖，这种根据患者的实际情况和可以耐受的体位模拟比试的设计方法叫逆行设计，也叫皮瓣逆转设计法。逆行设计是防止设计脱离实际情况行之有效的措施，在手术前讨论时是不可忽视和省略的，因为只有通过这种逆行设计，才能检验我们所设计的皮瓣大小，位置、形状能否与缺损区吻合，患者对这种体位能否耐受等。逆行设计中应注意的是供区皮瓣大小应略超过实际缺损区，避免转移过程中因组织的损耗导致的有效皮瓣面积减少。

■ 术后早期临床观察主要有移植皮瓣的皮肤颜色、温度、毛细血管充盈试验、血管搏动及出血特点等。耐心细致地全面观察，综合判断，及早发现问题，以求早期处理。术后的监测内容主要包括：观察皮瓣色泽及温度的变化；观察皮瓣肿胀情况，一般4日后开始消肿，皮瓣肿胀严重时，应及时处理；观察毛细血管充盈反应，它是判断皮瓣回流情况的重要指标，是早期发现静脉危象的简便而有效的监测手段。

■ 常见并发症包括皮瓣血运障碍、皮瓣下血肿、皮瓣撕脱、感染等。

Tips:

1.创面的关闭需要遵循重建阶梯，即创面从简单到复杂的重建方法：直接关闭、皮片移植、局部皮瓣以及远位皮瓣。

2.无深部重要组织外露的创面可考虑用皮片移植的方法关闭。

3.有深部重要组织外露的创面可考虑用皮瓣移植的方法关闭。

（黄久佐）

参 考 文 献

■ Charles H Thorne，et al. Grabb and Smith's plastic sugery，7th ed.
Philadelphia：Lippincott Williams & Wilkins，2006.
■ David L.Brown，et al. Michigan Manual of plastic surgery.
Philadelphia：Lippincott Williams & Wilkins，2004.

附　　录

◎ 急性生理和慢性健康评分

急性生理和慢性健康评分（acute physiology and chronic health evaluation，APACHE II）为三个部分的总和，包含12个参数的急性生理评分，慢性健康评分和患者年龄评分，评分范围0～71分（附表1）。对于急性生理评分的参数，记录患

附表1 APACHE II评分的组成

	+4	+3	+2	+1	0	+1	+2	+3	+4
肛温（℃）	>41	39~40.9		38.5~38.9	36~38.4	34~35.9	32~33.9	30~31.9	<29.9
平均动脉压（mmHg）	>160	130~159	110~129		70~109		50~69		<49
心室率	>180	140~179	110~139		70~109		55~69	40~54	<39
呼吸频率	>50	35~49		25~34	12~24	10~11	6~9		<5
FiO$_2$≥0.5 A-aDO$_2$	>500	350~499	200~349		<200				
FiO$_2$<0.5PaO$_2$					>70	61~70		55~60	<55
pH	>7.7	7.6~7.69		7.5~7.59	7.33~7.49		7.25~7.32	7.15~7.24	<7.15
Na$^+$（mmol/L）	>180	160~179	155~159	150~154	130~149		120~129	111~119	<110
K$^+$（mmol/L）	>7	6~6.9		5.5~5.9	3.5~5.4	3~3.4	2.5~2.9		<2.5
Cr（mg/dl）（急性肾衰竭时乘以2）	>3.5	2~3.4	1.5~1.9		0.6~1.4		0.6		
Het（%）	>60		50~59.9	46~49.9	30~45.9		20~29.9		<20
WBC（以1000计）	>40		20~39.9	15~19.9	3~14.9		1~2.9		<1
15-GCS									
HCO$_3^-$*	>52	41~51.9		32~40.9	22~31.9		18~21.9	15~17.9	<15

注：*指静脉血数值，仅当无血气结果时应用

者入ICU后第一个24小时内最差值，记录最高值和最低值后分别评分，并取分值高者。

　　A.急性生理评分

附表2　Glascow昏迷评分[*]

	最佳运动反应	语言反应	睁眼动作
6	遵嘱动作		
5	刺痛能定位	回答准确	
4	刺痛能躲避	回答错误	自主睁眼
3	刺痛时肢体屈曲（去皮层）	能说出单个词	呼唤睁眼
2	刺痛时肢体过伸	只能发音	刺痛睁眼
1	不能运动（去脑强直）	不能言语	不能睁眼

　　注：[*]遵循best guess原则：使用镇静和（或）肌松药物时，估计在没有药物影响时的GCS评分；双侧肢体活动不对称时按较轻侧判断

　　B.年龄评分

附表3

年龄	< 44	45～54	55～64	65～74	> 75
评分	0	2	3	5	6

　　C.慢性健康评分

　　如果患者存在严重的器官系统功能不全或免疫抑制[*]，应如下计分：①非手术或急诊手术后患者5分；②择期术后患者2分；③若不符合慢性器官功能不全或免疫功能抑制的诊断，无论入院情况如何，慢性健康评分0。

　　[*]器官功能不全或免疫功能抑制状态必须在此次入院前即明显表现，并符合下列标准：

　　肝脏：活检证实肝硬化，明确的门脉高压，既往由门脉高压造成的上消化道出血；或既往发生过肝脏衰竭或肝性脑病或昏迷。

心血管：按照纽约心脏联盟评分，心功能四级。

呼吸：慢性限制性、阻塞性或血管性疾病，导致严重的运动受限，如不能上楼或进行家务劳动；或明确的慢性缺氧、高碳酸血症、继发性红细胞增多症、严重的肺动脉高压（$> 5.33\ kPa$），或呼吸机依赖。

肾脏：接受长期透析治疗。

免疫功能抑制：患者接受的治疗能够抑制对感染的耐受性，如免疫抑制治疗、化疗、放疗、长期或最近大剂量类固醇治疗，或患有足以抑制对感染耐受性的疾病，如白血病、淋巴瘤、AIDS。

◎ 营养筛查与评估

- 营养筛查：用最简单、可重复、经济的方法，快速识别有导致不良临床结局的营养风险和发生营养不良的危险程度，是发现营养风险的重要环节。欧洲、美国的医院管理组织及学术团体都要求住院患者24～48小时内完成营养筛查。
- 营养评估：是解释和扩展在营养筛查过程中得到的资料，发现和诊断疾病相关营养不良的最终评判工具。营养专业人员通过获取、评价临床信息，综合判断患者主观及客观情况得出疾病相关的营养诊断。

营养筛查

常用方法：

- 营养风险筛查（nutrition risk screening，NRS 2002）

附表4 初筛

		Yes	No
1	BMI＜20.5		
2	患者3个月内是否有体重下降		
3	最近1周患者是否有进食的减少		
4	患者是否患有重症疾病（e.g.重症监护治疗）		

是：任何问题有"是"的回答，行下表评估；
否：所有问题，应每周重复调查1次。

附表5 终筛

营养状况的受损程度	疾病的严重程度（＝需要增加）
不存在 正常营养状况 Score 0	不存在 正常营养需求 Score 0

营养状况的受损程度		疾病的严重程度 （=需要增加）	
轻度 Score 1	3个月内体重丢失>5%，或食物摄入较正常需要量减少25%~50%	轻度 Score 1	髋骨折，慢性疾病有并发症，肝硬化，COPD，长期血透，肿瘤
中度 Score 2	2个月内体重丢失>5%，或BMI18.5~20.5+全身损伤，或食物摄入较正常需要量减少50%~75%	中度 Score 2	腹部大手术，脑卒中，严重肺炎，血液系统肿瘤
严重 Score 3	1个月内体重丢失>5%（3个月内体重丢失>15%），或BMI<18.5+全身损伤，或食物摄入较正常需要量减少75%~100%	严重 Score 3	颅脑损伤，骨髓移植，ICU患者（APACHE>10分）

分数：　　　　　　　　　　+　　分数：　　　　=　总分

年龄：年龄大于70岁的患者，再增加1分（年龄调节分数）

Score≥3：患者有营养风险，实施营养治疗

Score<3：每周进行营养的再评估（e.g.择期大手术）

■ 微营养评定法-简表（mini nutritional assessment-short form，MNA-SF）

附表6　MNA-SF

1.过去3个月内，是否因为食欲缺乏、消化问题、咀嚼或吞咽困难而减少食量？

分值 0=食量严重减少　1=食量中度减少
　　　2=食量没有改变

2.过去3个月内体重下降情况

分值 0=体重下降>3kg（6.6磅）　1=不知道
　　　2=体重下降1~3kg之间（2.2~6.6磅）
　　　3=体重没有下降

3.活动能力？

分值 0＝需长期卧床或坐轮椅　　1＝可以下床或离开轮椅，但不能外出　　2＝可以外出

4.过去3个月内，患者是否受到心理创伤或患上急性疾病？

分值 0＝是　　　　2＝否

5.精神心理问题？

分值 0＝严重痴呆或抑郁　　　　1＝轻度痴呆
　　　　2＝无精神心理问题

6.体质指数（BMI）（kg/m^2）

分值 0＝BMI＜19　　　1＝19≤BMI＜21　　　2＝21≤BMI＜23
　　　3＝BMI≥23

7.如果无法得到体质指数，用小腿围（CC）（cm）？

分值　0＝CC＜31　　　　3＝CC≥31

累加各项总得分

结果判断：正常营养状态（12～14分）、营养不良风险（8～11分）、营养不良（0～7分）。

营养评估

- ■ 完整的营养评估：一般分为主观和客观两方面。主观指标主要指一些与患者或家属面对面接触时获取的主观性信息，如进食习惯及能力、食欲和消化问题、近期内体重变化等；而客观指标则指有准确来源的内容，如医疗病历、人体测量、生化数据以及各种医疗干预措施等。
  - ➤ 主观指标：膳食及营养摄入信息的采集：应包括患者的日常摄入习惯、饮食喜好、宗教及文化背景、酒精摄入、食物过敏史等，常用方法包括：24小时回顾法：要求患者回忆前一天24小时摄入的所有食物。此方法易行、快速；然而多数患者很难准确回忆摄入情况；
  - ➤ 食物频率问卷法：收集患者每天、每周、每月摄入

某种食物的频次，有助于证实回顾的准确性，并能提供个人膳食摄入更全面的情况。此方法经济省时，但提供的信息有限；

➢ 营养计算法：利用食物成分表和计算机数据库中每种饮食营养素的量进行计算，较准确地了解每日食物的营养摄入量，但可能受摄入食物记录准确性的影响。

➢ 医疗史及临床症状的调查：了解其与营养相关的既往病史及用药史，既往采用何种营养治疗；营养相关的临床表现包括咀嚼吞咽能力、义齿适应情况等。

■ 客观指标：包括体格检查、人体测量及体成分分析、生化及实验室检查等三方面的内容。

➢ 体格检查：除了由主管医生及护理人员进行常规医疗体格检查之外，还要求营养专职人员进行营养相关的专科体格检查，如皮下脂肪消耗、肠鸣音、特异性维生素 B_1 缺乏、维生素 A 中毒体征等。

➢ 人体测量及体成分分析：人体测量是指测定人体各部位的长度、体重以及比例。体成分分析是指机体各部分的体成分分布。

  ✧ 体重：临床上最常用的体格检查和营养评定的指标，短期体重变化反映了体液变化，长期体重变化可能与机体组织变化相关。3～6个月内非自愿体重减轻是评价机体营养状况的有用指标，较轻体重下降为<5%，严重体重下降为>10%。

  ✧ 体重指数（Body Mass Index，BMI）＝体重（kg）/身高²（m²）。我国推荐18.5～23.9正常，>28肥胖，<18.5潜在营养不良。如个体BMI和本人近期的数值进行比较，意义更大。

  ✧ 上臂中围（Mid-arm Circumference，MAC）和三头肌皮褶厚度（Triceps skin fold thickness，TSF）：MAC是用卷尺测量肩峰和尺骨鹰嘴中点手臂的围长，TSF结合可分析出机体肌肉和脂肪的比例。但用卡尺测量TSF需要相当的技巧，测量方法不正确可能会造成高达20%的误差。除MAC外，也有推荐将小腿围（足跟平面至腘窝中心距离的中点的围度）作为体重的替代指标。

❖ 上肢力量测量：即手握力。握力与机体营养状况相关，反映肌肉功能变化，与外科手术后的恢复状况有关。正常男性握力≥35kg，女性握力≥23kg，用于监测患者手术前后变化或长期随访。

❖ 体成分分析：身体脂肪以及瘦体组织、水分的构成及分布都与健康密切相关，比简单测量体重更能反映营养状态。目前常用的是生物电阻抗方法（Bioele trical impedance Analysis，BIA），优点是简单快捷，可重复，能节段分析能够估计身体各部分的肌肉和体液；缺点是许多难以控制的因素容易影响其准确性，如近期饮食、酗酒、锻炼的改变等。

➤ 生化和实验室检查：通常包括测定血、尿、便或组织中的营养标志物或反映器官功能的因子。原则上说，生化指标是比较准确的，但是其结果的判断易受到疾病状态、水化状态以及临床医药治疗的影响，不能单纯依靠结果的数据进行营养状态的诊断。

❖ 肌酐身高指数：外周蛋白质评价指标，尿中排出的肌酐量反映机体肌肉组织的状况。肌酐身高指数（creatinine height index，CHI）：CHI（%）＝24小时肌酐排泄量/24小时同性别及身高的标准肌酐值×100。CHI减少5%～15%为轻微虚弱，15%～30%为中度，30%以上为重度。

❖ 氮平衡：正常状态下每日氮排出应该等同于氮摄入，若负氮平衡提示处于分解代谢或摄入不足。

❖ 内脏蛋白评价：通过直接进行血液中某些蛋白质的检查了解内脏中蛋白质的储备。通常用蛋白质的半衰期评估内脏蛋白质（附表7）。

❖ C反应蛋白（CRP）：属于正性急性反应蛋白，在炎症反应及感染时升高，提示营养风险增加。

❖ 免疫应答：蛋白质缺乏时影响机体正常的免疫应答，而致感染风险增加，常用指标：延迟皮下超敏反应、总淋巴细胞计数。

附表7　常见的内脏蛋白评定列表

内脏蛋白质	正常范围	半衰期	基本功能	评　价
白蛋白	35~50g/L	17~20天	转运蛋白，维持血浆渗透压	急性反应时降低，受体内水平衡的影响较大
转铁蛋白	215~380mg/dl	8~10天	运载铁离子	急性反应时降低，受体内铁状态影响
前白蛋白	19~43mg/dl	2天	运载甲状腺素	急性反应时降低，受急慢性肝病、吸收不良、甲亢的影响大
视黄醇结合蛋白	2.1~6.4mg/dl	12小时	运载维生素A	快速反应蛋白，肾衰时升高，甲亢、肝衰竭、维生素A、锌缺乏时降低

  ✧ 维生素及矿物质评估：通过检测血、尿、头发中的维生素、矿物质或代谢相关产物，有助于了解是否发生维生素及矿物质缺乏。但除硒外，循环中的微量营养素浓度作为评价营养状态的指标并不具敏感性或特异性。许多维生素或矿物质缺乏的最有效指标是观察其对补充后的反应（附表8）。

附表8　部分矿物质和维生素的实验室评估

营养素	组织浓度	体内储存指标	缺乏相关的功能指标
铁	血清铁	血中铁蛋白浓度、转铁蛋白饱和度、可溶性转铁蛋白受体浓度（STFR）	血红蛋白，血细胞比容，平均细胞容积降低；红细胞分布宽度，细胞原卟啉浓度升高
钙	DEXA	骨矿物质密度	

续　表

营养素	组织浓度	体内储存指标	缺乏相关的功能指标
锌	血浆锌浓度	红或白细胞锌；头发锌；单核细胞金属硫蛋白信使RNA	锌依赖酶活性降低，如碱性磷酸酶，铜-锌超氧化物歧化酶
碘	尿碘		促甲状腺激素升高，甲状腺激素浓度降低
硒	血浆硒	头发和指甲硒	血浆谷胱甘肽过氧化物酶活性降低
铜	血浆铜和铜蓝蛋白		铜依赖酶如血小板和白细胞的细胞色素C氧化酶活性降低
叶酸	血浆或血清叶酸	红细胞叶酸	口服组氨酸后尿中亚氨甲基谷氨酸（FIGLU）升高（维生素B_{12}缺乏也可能升高）；巨幼红细胞性贫血
维生素A	血清维生素A	最小剂量反应	
维生素C	血清维生素C	淋巴细胞维生素C	
维生素K	血清维生素K		凝血酶原时间数值升高
维生素B_{12}	血清维生素B_{12}		巨细胞性贫血（也可见于叶酸缺乏）
维生素E	血清维生素E		溶血（红细胞过氧化试验）

- ❖ 其他常用生化指标协助了解营养状态：一些常规生化检查，如肝功能、肾脏功能（Cr，BUN）、血脂（TG、TCHO）、血电解质（K、Na、Mg、Ca、P）等都有助于判断营养状态，并用于营养治疗安全性的监测指标。
- ■ 营养评估的最终目标是在整体营养治疗中发挥营养诊断、评判和监测的作用。人体健康与营养状态密切相

关，这也是JCAHO要求所有住院患者48小时内要求进行营养筛查和评估的原因，到目前为止仍然没有一项检查能够完整地评估营养状态，但是通过早期营养筛查及必要的全面营养评定，能早期发现、诊断营养不良，及时给予适宜的营养干预，最终改善患者的临床结局，降低并发症及死亡率。

◎ 常用静脉泵入药物

附表9　常用静脉泵入药物

药品名称	原液浓度	用　法	常用剂量	适应证	注意事项
硝酸甘油	5mg/ml	50mg＋NS 40ml避光泵入 0.6ml/h起	10～200μg/min	扩冠降压	低血压、头痛
硝酸异山梨酯	10mg/10ml	原液泵入5ml/h	5mg/h	扩冠降压	低血压、头痛
硝普钠	50mg/支粉剂	50mg＋5%GS 50ml避光泵入 0.6ml/h起	10～200μg/min	扩血管、抗心力衰竭	避光头痛、出汗、心悸
多巴胺/多巴酚丁胺	20mg/2ml	（kg*3）mg＋NS至50ml泵入5ml/h	1～20μg/（kg·min）	强心升压、抗休克	恶心、头痛、心悸、呼吸困难、胸痛
艾司洛尔	200mg/2ml	0.5mg/kg静推后原液泵入1.8ml/h起（60kg）	50～300μg/（kg·min）	选择性β₁受体阻断剂	低血压、潮红、心动过缓、肺水肿

药品名称	原液浓度	用　法	常用剂量	适应证	注意事项
乌拉地尔	25mg/5ml	①先静脉注射10~50mg,监测血压变化[一般先推12.5mg(半支)];②再持续静脉泵以维持降压效果　药物配制:100mg乌拉地尔加NS或5%或10%GS配至50ml　推荐泵速:维持速度4.5ml/h(依据血压调整)	100~400μg/min	选择性阻断α₁肾上腺素受体,用于高血压危象,重度高血压	低血压、过敏
酚妥拉明	10mg/ml	应根据适应证调整用法	2mg/h	阻断α肾上腺素受体,控制嗜铬细胞瘤引起的高血压危象	低血压、心动过速
尼莫地平(尼莫同)	10mg/50ml	50ml(原液)避光泵入5ml/h,2h后加至5ml/h(起泵25ml/h,2h后加至5ml/h)	1mg/h	SAH血管痉挛;急性脑血管病	低血压、肝损、假性肠梗阻
去甲肾上腺素	2mg/ml	(kg*0.3)mg+NS至50ml泵入1ml/h起	0.1~2μg/(kg·min)	兴奋β肾上腺素受体为主,适于各种休克	严防药液外漏心律失常,加重心肌缺血(不用于外周)

药品名称	原液浓度	用　法	常用剂量	适应证	注意事项
异丙肾上腺素	1mg/2ml	3mg+5%GS 44ml泵入 1ml/h	1μg/min	激动β受体，适于AVB、缓慢心律失常	心悸、头晕、潮红、心率快、久用耐药
肾上腺素	1mg/ml	(kg*0.3) mg+NS至50ml泵入 1ml/h起	0.1~2μg/(kg·min)	心源性休克、心搏骤停	高血压、心律失常、加重心肌缺血
胺碘酮	150mg/3ml	150~300mg负荷量静脉点滴（维持10分钟）或150mg+5%GS 100ml，静脉点滴30分钟；后续600mg+5%GS 38ml，避光泵入 5ml/h起	5ml/h（1mg/min）*6小时，减至2.5ml/h（0.5mg/min）维持	Ⅲ类抗心律失常药，治疗各种室上性和室性快速心律失常	24小时内总量<1.8g；禁用于甲亢、碘过敏、肺间质纤维化、QT间期延长者
奥曲肽（善宁）	0.1mg/ml	首剂0.1mg入壶，再0.5mg+NS至50ml，泵入 2.5ml/h	25~50μg/h		
地西泮（安定）	10mg/2ml	原液泵入 1~2ml/h	5~10mg/h	镇静、抗癫痫、抗惊厥	成瘾、青光眼者禁用

药品名称	原液浓度	用　法	常用剂量	适应证	注意事项
咪达唑仑（力月西）	5mg/5ml	原液泵入	镇静0.04~0.2mg/(kg·min)；抗癫痫0.05~0.6mg/(kg·min)	镇静、抗癫痫、抗惊厥	嗜睡、幻觉、失调、呃逆、呼吸抑制、共济、低血压
吗啡	10mg/ml	50mg+NS 45ml泵入 2ml/h起	2mg/h	镇痛、镇静、麻醉	嗜睡、幻觉、失调、呃逆、呼吸抑制、共济、低血压
冬眠合剂（氯丙嗪+异丙嗪+哌替啶）	50mg/2ml; 50mg/2ml; 100mg/2ml	氯丙嗪50mg+异丙嗪50mg+哌替啶100mg+NS至50ml泵入 2ml/h	2ml/h起	镇静、退热	呼吸抑制、低血压
呋塞米	20mg/2ml	原液泵入0.5ml/h起	不超过40mg/h	利尿、促进K$^+$、Na$^+$、Cl排泄	注意电解质，适当补钾
胰岛素	100U/ml	50U+NS 50ml泵入 1ml/h起	视BG调整	ICU患者，DM酮症	低血糖
丙戊酸钠（德巴金）	400mg/支	1200mg+NS 50ml泵入 2ml/h	48mg/h	癫痫发作	过敏，血小板减少，肝损害

药品名称	原液浓度	用　法	常用剂量	适应证	注意事项
氨茶碱	250mg/10ml	500mg＋NS至50ml泵入 2ml/h	20mg/h	哮喘持续状态、急性左心衰竭	24小时总量不超过1g；AMI血压骤降禁用
氯化钾	15%/10ml	50ml直接静脉泵入	中心静脉<10ml/h	低钾血症	注意泵入速度，不可过快
垂体后叶素	6U/ml	首剂12～18U入壶；300U，泵入	消化道出血：2～4ml/h（0.2～0.4U/min）；咯血：1～2ml/h（0.1～0.2U/min）	消化道出血、咯血等出血性疾病	高血压、冠心病、心力衰竭、肺源性心脏病各忌用

◎ 临床常用计算公式

- 补Na^+量（mmol）＝0.6（女性0.5）×体重×（理想[Na^+]－实测[Na^+]）

- 体液丢失量（L）＝0.6×体重×（实测[Na^+]－140）÷140

- 校正血[Ca^+]（mg/L）＝实测[Ca^+]（mg/L）＋0.8×[4－白蛋白值（g/dl）]

- 肌酐清除率/（ml/s）＝[（140－年龄）×Wt（kg）]/{[SCr]（μmol/L）×0.81}；（女性×0.85）

- 补碱量（mmol）＝（正常BE值－实测BE值）×体重（kg）×0.3

- 补Cl^-量（mmol）＝（85－实测Cl^-值）×体重（kg）×0.2

- 体表面积（m^2）＝0.0061×身高（cm）＋0.0128×体重（kg）－0.1529

- 人体理想体重（Wt）估测公式：Wt（kg）＝身高（cm）－105

- 体重指数（BMI）＝体重（kg）/身高（m）^{2}
  - 18.5～24.9　正常
  - 25.0～29.9　肥胖前期
  - 30.0～34.9　Ⅰ度肥胖
  - 35.0～39.9　Ⅱ度肥胖
  - ≥40　　　　Ⅲ度肥胖

◎ 格拉斯哥昏迷评分（GCS评分）

- 睁眼（E）

  4分：自然睁眼：靠近患者时，患者能自主睁眼，术者不应说话、不应接触患者。

  3分：呼唤睁眼：正常音量呼叫患者，或高音量呼叫，不能接触患者。

  2分：刺痛睁眼：先轻拍或摇晃患者，无反应后予强刺激，如以笔尖刺激患者第2或第3指外侧，并在10秒内增加刺激至最大，强刺激睁眼评2分，若仅皱眉、闭眼、痛苦表情，不能评2分。

  1分：不能睁眼

- C分：如因眼肿、骨折等不能睁眼，应以"C"（closed）表示。语言反应（M）。

  5分：回答正确：定向能力正确，能清晰表达自己的名字、居住城市或当前所在地点、当年年份和月份。

  4分：回答错误：定向能力障碍，有答错情况。

  3分：语无伦次：完全不能进行对话，只能说简短句或单个字。

  2分：只能发声：对疼痛刺激仅能发出无意义叫声。

  1分：不能发声。

  T分：因气管插管或切开而无法正常发声，以"T"（tube）表示。

- D分：平素有言语障碍史，以"D"（dysphasic）表示。运动反应（V）。

  6分：遵嘱活动：按指令完成2次不同的动作。

  5分：刺痛定位：予疼痛刺激时，患者能移动肢体尝试去除刺激。疼痛刺激以压眶上神经为金标准。

  4分：刺痛躲避：对疼痛刺激有反应，肢体会回缩。

  3分：刺痛肢屈：对疼痛刺激有反应，肢体会弯曲，呈"去皮质强直"姿势。

  2分：刺痛肢伸：对疼痛刺激有反应，肢体会伸直，呈"去脑强直"姿势。

  1分：不能活动。

◎ 患者状态评分

■ 患者状态评分（Karnofsky performance status，KPS），亦称卡氏评分：

100：正常，无症状和体征，无疾病证据。

90：能正常活动，有轻微症状和体征。

80：勉强可进行正常活动，有一些症状和体征。

70：生活可自理，但不能维持正常生活或工作。

60：生活能大部分自理，但偶尔需要别人帮助，不能从事正常工作。

50：需要一定帮助和护理，以及给予药物治疗。

40：生活不能自理，需要特别照顾和治疗。

30：生活严重不能自理，有住院指征，尚不到病重。

20：病重，完全失去自理能力，需要住院和积极的支持治疗。

10：重危，临近死亡。

0：死亡。

附表10　ASA病情评估分级

	分级标准	围术期死亡率
第1级	正常健康	$0.06\% \sim 0.08\%$
第2级	有轻度系统性疾病，无功能受限	$0.27\% \sim 0.4\%$
第3级	有中度至严重的系统性疾病，日常活动受限，但未丧失工作能力	$1.8\% \sim 4.3\%$
第4级	有严重系统性疾病，已丧失工作能力，且经常面临生命威胁	$7.8\% \sim 23\%$
第5级	不论手术与否，生命难以维持24小时的濒死患者	$9.4\% \sim 51\%$
第6级	脑死亡患者，其器官供移植用	

注：如系急症手术，在每级数字后标注'急'或'E'字

（王　裕）

附图——局部解剖图谱

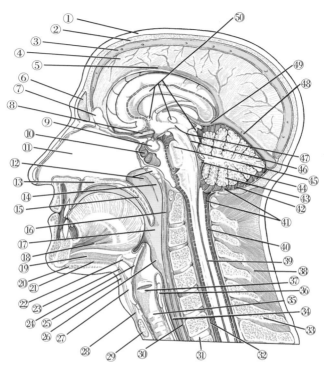

附图1 头、颈部正中矢状面解剖图

①头皮；②颅骨；③上矢状窦；④大脑镰；⑤下矢状窦；⑥额窦；⑦鸡冠；⑧视神经；⑨蝶鞍内的垂体；⑩蝶窦；⑪鼻中隔；⑫咽扁桃体，咽鼓管；⑬硬腭；⑭鼻咽；⑮软腭及悬雍垂；⑯咽壁；⑰口咽；⑱颏舌肌；⑲颏舌骨肌；⑳二腹肌前腹；㉑下颌舌骨肌；㉒舌骨会厌韧带；㉓甲状舌骨肌；㉔会厌；㉕胸骨舌骨肌；㉖喉咽；㉗Thyroid cartilage；㉘胸骨甲状肌；㉙甲状腺峡部；㉚前纵韧带；㉛椎间盘；㉜后纵韧带；㉝第七颈椎；㉞食管；㉟气管；㊱环状软骨；㊲喉；㊳项韧带；㊴脊髓中央管；㊵蛛网膜下腔；㊶硬脑膜；㊷蛛网膜下腔；㊸小脑；㊹第四脑室；㊺脑桥；㊻中脑水管；㊼第三脑室；㊽直窦；㊾大脑大静脉；㊿胼胝体，前连合，中间块，连接双侧的后连合

857

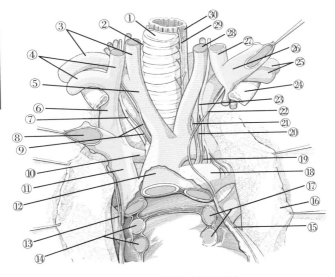

附图2　上纵隔（前面观）

①气管；②右侧喉返神经；③右侧锁骨下动脉及颈总动脉；④右侧锁骨下静脉及颈内静脉；⑤头臂干；⑥右侧头臂静脉；⑦右侧迷走神经；⑧左侧头臂静脉（翻开）；⑨心支；⑩奇静脉；⑪上腔静脉；⑫主动脉；⑬心包表面的右侧膈神经；⑭右侧肺静脉；⑮心包表面的左侧膈神经；⑯左肺（翻开）；⑰左侧肺静脉；⑱左侧肺动脉；⑲左侧喉返神经；⑳迷走神经颈下心支；㉑颈上心神经；㉒左侧膈神经；㉓左侧迷走神经；㉔第一肋；㉕锁骨下血管；㉖左侧头臂静脉（翻开）；㉗左侧颈内静脉；㉘左侧颈总动脉；㉙左侧喉返神经；㉚食管

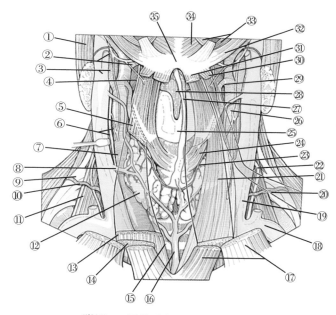

附图 3　甲状腺的毗邻（前面观）

①胸锁乳突肌；②舌下神经和舌动脉；③颈内静脉和动脉；④喉上神经外支；⑤胸骨甲状肌；⑥迷走神经和颈襻；⑦颈总动脉；⑧甲状腺中静脉；⑨臂丛；⑩颈横动脉；⑪前斜角肌；⑫甲状腺；⑬胸骨甲状肌；⑭胸骨舌骨肌；⑮气管；⑯甲状腺下静脉；⑰胸锁乳突肌；⑱锁骨下静脉和动脉；⑲颈内静脉；⑳颈横动脉；㉑胸骨甲状肌；㉒膈神经；㉓甲状腺上动脉；㉔环甲肌；㉕甲状软骨；㉖颈总动脉；㉗甲状舌管残迹；㉘甲状舌骨膜；㉙甲状腺上动脉；㉚舌下神经；㉛胸骨舌骨肌；㉜茎突舌骨肌；㉝二腹肌（前腹和后腹）；㉞下颌舌骨肌；㉟舌骨

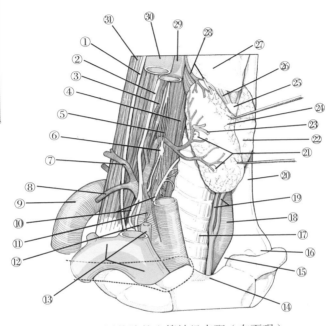

附图 4　甲状腺的血管神经支配（右面观）

①膈神经；②迷走神经；③颈升动脉；④食管；⑤交感链；⑥颈中神经节；⑦颈横动脉；⑧肩胛上动脉；⑨锁骨下动脉；⑩喉返神经；⑪迷走心支；⑫锁骨下袢；⑬锁骨下静脉，椎静脉，右侧头臂静脉；⑭锁骨上切迹；⑮左侧头臂静脉；⑯锁骨下静脉；⑰气管；⑱左颈总动脉；⑲甲状腺下静脉；⑳左颈内静脉；㉑甲状旁腺；㉒甲状腺（左叶）；㉓甲状腺中静脉；㉔甲状腺（右叶）；㉕环状软骨弓；㉖环甲肌；㉗甲状软骨；㉘甲状腺上动脉和静脉；㉙颈总动脉；㉚颈内静脉；㉛前斜角肌

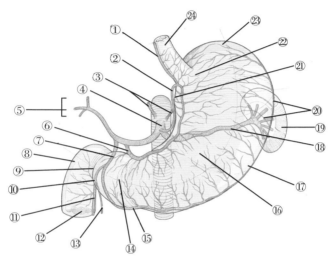

附图5　胃的形态及动脉供应

①胃左动脉食管支；②胃左动脉；③膈下动脉；④腹腔干；⑤肝右&肝左动脉；⑥胃右动脉；⑦胃十二指肠动脉；⑧十二指肠（第一部分）；⑨幽门；⑩胰十二指肠上动脉；⑪（胰十二指肠上动脉）十二指肠支；⑫十二指肠（第二部分）；⑬（胰十二指肠上动脉）胰腺支；⑭胃幽门部；⑮胃网膜右动脉；⑯胃体；⑰胃大弯；⑱脾动脉；⑲脾脏；⑳胃短动脉；㉑胃小弯；㉒贲门部；㉓胃底；㉔食管

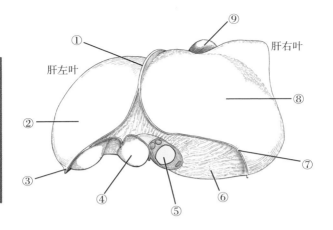

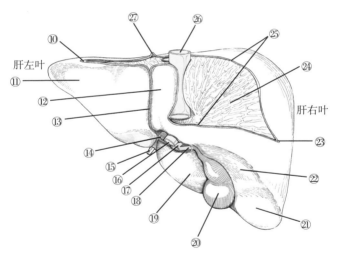

附图6　肝脏解剖图（上面观、后面观）

①镰状韧带；②肝膈面；③左三角韧带；④肝尾状叶；⑤下腔静脉；⑥肝裸区；⑦冠状韧带；⑧肝膈面；⑨胆囊底；⑩左三角韧带；⑪胃压迹；⑫肝尾状叶；⑬小网膜附着处；⑭肝动脉；⑮肝圆韧带；⑯门静脉；⑰肝总管；⑱胆囊管；⑲肝方叶；⑳胆囊；㉑结肠压迹；㉒肾压迹；㉓右三角韧带；㉔肝裸区；㉕冠状韧带；㉖下腔静脉；㉗镰状韧带

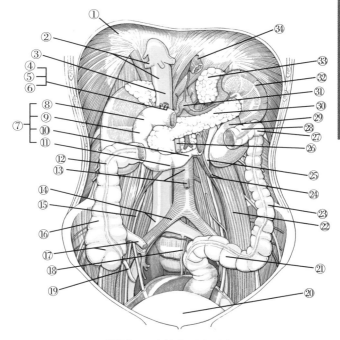

附图7 胰的位置和毗邻

①膈；②肝静脉及下腔静脉；③网膜孔位置；④胆总管；⑤门静脉；⑥肝固有动脉；⑦十二指肠；⑧上部；⑨降部；⑩升部；⑪水平部；⑫结肠右曲；⑬主动脉及肠系膜下动脉；⑭髂总静脉及动脉；⑮生殖股神经；⑯升结肠；⑰盲肠及回肠；⑱骶正中动脉及静脉；⑲阑尾；⑳膀胱；㉑乙状结肠；㉒腰大肌，髂肌；㉓降结肠；㉔睾丸动脉及静脉；㉕输尿管；㉖肠系膜上静脉及动脉后方的胰腺钩突；㉗结肠左曲；㉘横结肠；㉙肾脏；㉚胰腺；㉛腹腔干及其分支：胃左动脉，肝总动脉，脾动脉；㉜脾脏；㉝肾上腺；㉞食管

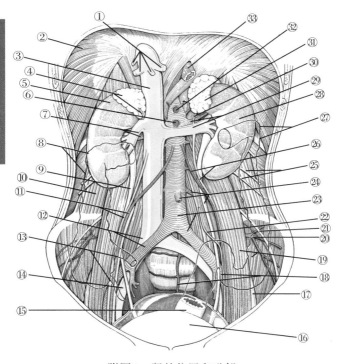

附图8　肾的位置和毗邻

①肝静脉；②膈；③下腔静脉；④右侧肾上腺及静脉；⑤右肾；⑥肠系膜上动脉；⑦右肾静脉及动脉；⑧结肠右曲及升结肠轮廓；⑨输尿管；⑩腰方肌；⑪右侧睾丸静脉及动脉；⑫右侧髂总静脉及动脉；⑬盲肠、回肠及阑尾轮廓；⑭髂外静脉；⑮直肠；⑯膀胱；⑰股神经；⑱骶正中动脉，髂外动脉；⑲腰大肌，髂肌；⑳髂腰动脉髂支；㉑股外侧皮神经；㉒生殖股神经；㉓主动脉，髂总动脉；㉔腰动脉，肠系膜下动脉，输尿管；㉕髂腹下神经，髂腹股沟神经；㉖左侧睾丸动脉及静脉；㉗结肠左曲及降结肠轮廓；㉘左肾；㉙左肾静脉及动脉；㉚肾上腺静脉，肾上腺下动脉；㉛肾上腺；㉜膈下动脉，腹腔干，肾上腺中动脉；㉝食管

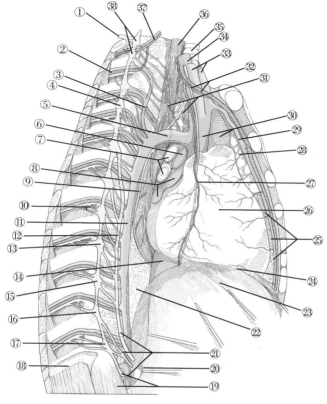

附图9 纵隔（右面观）

①第一胸椎；②肋间静脉，动脉，神经；③上肋间静脉；④第三交感神经节；⑤奇静脉；⑥右肺动脉；⑦右支气管（分支）；⑧右肺静脉；⑨食管表面的右侧迷走神经；⑩交感神经交通支；⑪奇静脉；⑫内脏大神经；⑬第八交感神经节；⑭下腔静脉；⑮第九交感神经节；⑯第十交感神经节；⑰第十一交感神经节；⑱腰方肌表面外侧弓状韧带；⑲腰大肌及第十二交感神经节；⑳内侧弓状韧带（切断并拉向内侧）；㉑内脏大神经，内脏小神经，内脏最小神经；㉒左侧膈膜；㉓膈（拉向下方）；㉔心包在膈肌表面的附着点；㉕胸横肌；㉖右侧心包表面；㉗心包膈动脉，膈神经；㉘胸腺剩件；㉙胸廓内静脉；㉚上腔静脉及升主动脉；㉛发往心深丛的心神经；㉜右侧膈神经及胸廓内动脉；㉝右侧及左侧头臂静脉；㉞右侧锁骨下动脉；㉟气管；㊱食管；㊲肋颈干肋间支；㊳星状神经节

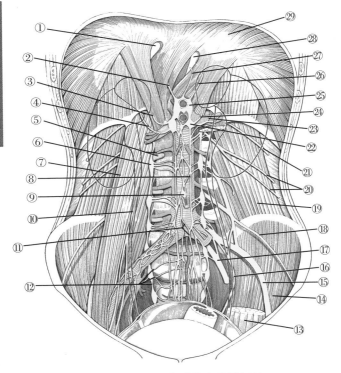

附图 10 腰丛和主动脉内脏神经丛

①腔静脉裂孔；②内脏大神经；③内脏小神经；④内脏最小神经；⑤腰动脉及静脉；⑥腰交感干；⑦腰大肌；⑧主动脉丛；⑨肠系膜下神经节；⑩生殖股神经；⑪腹下神经丛；⑫骶交感干，骶内脏神经；⑬腰大肌（切断）；⑭髂肌；⑮股神经；⑯闭孔神经；⑰腰骶干；⑱股外侧皮神经；⑲腰方肌；⑳髂腹下神经及髂腹股沟神经；㉑肋下神经；㉒肠系膜上及主动脉肾神经节；㉓内脏最小神经；㉔内脏小神经；㉕腹腔神经节；㉖左侧内脏大神经；㉗右侧迷走神经；㉘食管裂孔；㉙膈